# Endocrine and Reproductive Physiology

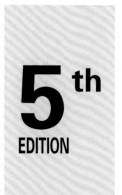

**5th** EDITION

## Mosby Physiology Series

原著 Bruce A. White John R. Harrison Lisa M. Mehlmann

# Mosby
# 内分泌与生殖生理学

主译 张 蕾 王晓茜 陈继明 夏百荣

中国科学技术出版社
·北京·

**图书在版编目（CIP）数据**

Mosby 内分泌与生殖生理学 : 原书第 5 版 / (美) 布鲁斯・A. 怀特 (Bruce A. White), (美) 约翰・R. 哈里森 (John R. Harrison), (美) 丽莎・M. 梅尔曼 (Lisa M. Mehlmann) 原著 ; 张蕾等主译 . — 北京 : 中国科学技术出版社 , 2023.8

书名原文 : Endocrine and Reproductive Physiology: Mosby Physiology Series, 5E

ISBN 978-7-5236-0178-5

Ⅰ. ① M… Ⅱ. ①布… ②约… ③丽… ④张… Ⅲ. ①内分泌系统－生殖生理学 Ⅳ. ① R322.5

中国国家版本馆 CIP 数据核字 (2023) 第 058924 号

著作权合同登记号 : 01-2022-6292

| | | |
|---|---|---|
| 策划编辑 | 延　锦　焦健姿 | |
| 责任编辑 | 延　锦 | |
| 文字编辑 | 弥子雯　方金林 | |
| 装帧设计 | 佳木水轩 | |
| 责任印制 | 徐　飞 | |

| | |
|---|---|
| 出　　版 | 中国科学技术出版社 |
| 发　　行 | 中国科学技术出版社有限公司发行部 |
| 地　　址 | 北京市海淀区中关村南大街 16 号 |
| 邮　　编 | 100081 |
| 发行电话 | 010-62173865 |
| 传　　真 | 010-62179148 |
| 网　　址 | http://www.cspbooks.com.cn |

| | |
|---|---|
| 开　　本 | 889mm × 1194mm　1/16 |
| 字　　数 | 449 千字 |
| 印　　张 | 17 |
| 版　　次 | 2023 年 8 月第 1 版 |
| 印　　次 | 2023 年 8 月第 1 次印刷 |
| 印　　刷 | 北京盛通印刷股份有限公司 |
| 书　　号 | ISBN 978-7-5236-0178-5/R·3070 |
| 定　　价 | 158.00 元 |

Elsevier (Singapore) Pte Ltd.

3 Killiney Road, #08-01 Winsland House I, Singapore 239519

Tel: (65) 6349-0200; Fax: (65) 6733-1817

This Translation of *Endocrine and Reproductive Physiology*: *Mosby Physiology Series, 5E* by Bruce A. White, John R. Harrison and Lisa M. Mehlmann was undertaken by China Science and Technology Press and is published by arrangement with Elsevier (Singapore) Pte Ltd. *Endocrine and Reproductive Physiology*: *Mosby Physiology Series, 5E* by Bruce A. White, John R. Harrison and Lisa M. Mehlmann 由中国科学技术出版社进行翻译，并根据中国科学技术出版社与爱思唯尔（新加坡）私人有限公司的协议约定出版。

Mosby 内分泌与生殖生理学（原书第 5 版）（张蕾，王晓茜，陈继明，夏百荣，译）

ISBN: 978-7-5236-0178-5

Copyright © 2023 by Elsevier (Singapore) Pte Ltd. and China Science and Technology Press

# 译者名单

主　译　张　蕾　王晓茜　陈继明　夏百荣

副主译　刘　瑛　梁俊华

译　者（以姓氏笔画为序）

王晓茜　清华大学附属北京清华长庚医院

文　佳　清华大学附属北京清华长庚医院

冯岩岩　清华大学附属北京清华长庚医院

朱云珊　清华大学附属北京清华长庚医院

朱思敏　清华大学附属北京清华长庚医院

刘　瑛　清华大学附属北京清华长庚医院

刘金辰　清华大学附属北京清华长庚医院

刘冠辰　北京工业大学

孙晓彤　清华大学附属北京清华长庚医院

张　蕾　清华大学附属北京清华长庚医院

陈　锐　清华大学附属北京清华长庚医院

陈继明　南京医科大学附属常州第二人民医院

尚梦远　清华大学附属北京清华长庚医院

胡跃伟　北京信息科技大学

胥晓飞　清华大学附属北京清华长庚医院

夏百荣　中国科学技术大学附属第一医院

梁俊华　同济大学附属同济医院

龚子元　清华大学附属北京清华长庚医院

# 内容提要

　　本书引进自 ELSEVIER 出版集团，是经典著作 Mosby 生理学系列之一。著者从内分泌系统的解剖出发，全面介绍了不同器官对生殖系统的影响，系统阐述了内分泌的生理学、病理生理学、临床管理及新近的研究进展，讨论了生殖系统周期、女性生殖系统、妊娠内分泌及新开展的内分泌技术等内容，详细描述了相应的处理措施及用药方法。本书为全新第 5 版，共 11 章，图表更加丰富，各章末设有总结及自测题，可供内分泌科与生殖科医学生练习参考。本书内容翔实、图文并茂、阐释得当，可作为辅助生殖科医生不可多得的案头参考书。

# 主译简介

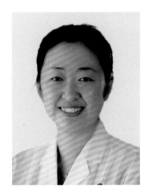

张 蕾

北京大学医学博士，主任医师，副教授，博士研究生导师。清华大学附属北京清华长庚医院妇产科副主任、党支部书记，妇产科住院医师规范化培训及临床技能考核专家，北京市科普专家，北京市医疗鉴定专家。中国医疗保健国际交流促进会生殖感染与微生态分会秘书长兼常务委员。2012 年赴加拿大 McGill 大学妇产科生殖中心学习未成熟卵体外培养的临床和实验室技术。师从妇科感染领域的权威专家廖秦平教授，在妇产科临床工作近 20 年，长期从事妇科感染、辅助生殖技术、人工智能等方面的工作。近年来主持和参与国家自然科学基金及省部级课题 10 余项，承担参与"十五"国家科技攻关计划项目、北京市科技计划项目、首都医学发展科研基金项目等女性生殖道感染的临床和基础研究工作，主持医管局"扬帆计划"和北京市自然基金。在清华大学医学院开设"妇产科新进展""妇科肿瘤学""妇产科进展""人体机能学"等课程，为国家培养医学和医工交叉型人才。入选北京市第二批青苗人才培养计划。近年来，发表论文 60 余篇。

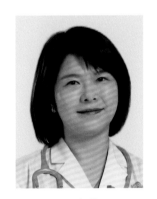

王晓茜

医学博士，清华大学附属北京清华长庚医院妇产科副主任医师。毕业于北京协和医学院。中国人体健康科技促进会生育力保护与保存专业委员会委员，中国中药协会女性生殖健康药物研究专业委员会委员，北京生殖医学会青年委员。长期从事人类辅助生殖技术、女性生殖系统感染及普通妇科研究。参编专业著作多部，在 SCI 期刊及国内核心期刊发表论文 30 余篇。

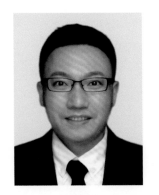

陈继明

医学博士，博士后，主任医师、副教授，硕士研究生导师。南京医科大学常州临床医学院妇产科学教研室主任，南京医科大学附属常州第二人民医院妇科病区主任。中国老年学和老年医学学会妇科分会青年委员会副主任委员，中国老年保健协会更年期与妇科内分泌分会青年委员会副主任委员，中华预防医学会生育力保护分会生殖内分泌生育保护学组委员，中国医师协会妇产科医师分会妇科单孔腹腔镜技术全国科研协作组成员，中国成人教育协会继续医学教育专业委员会腔镜国际培训中心常务委员，中国医药教育协会生殖内分泌科普培训中心常务委员，中国优生科学协会肿瘤生殖分会青年委员会常务委员，中国中药协会女性生殖健康药物研究专业委员会委员。*World Journal of Gynecology & Women's Health* 主编，*European Journal of Gynaecological Oncology* 客座主编，《中国计划生育和妇产科》《现代药物与临床》《手术电子杂志》及 *Journal of Gynecology and Obstetrics* 编委。主持科研 10 余项，主编、参编专著 8 部，发表论文 150 余篇，其中 SCI 收录论文近 30 篇。

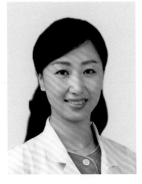

夏百荣

医学博士，博士后，主任医师，教授，博士／硕士研究生导师。中国科学技术大学附属第一医院妇产科行政副主任、西区妇瘤科主任，中华医学会妇科肿瘤学分会第五届委员会青年委员，中国医师协会妇产科医师分会青年委员会委员、阴道镜与宫颈病变专业委员会委员，中国抗癌协会肿瘤内分泌专业委员会常务委员、肿瘤多学科诊疗专业委员会委员、妇科肿瘤专业委员会委员、肿瘤标志物专业委员会委员，中国医疗保健国际交流促进会第二届妇产科分会青年副主任委员，中国妇幼保健协会妇科肿瘤防治专业委员会委员。近年来在 SCI 期刊及国内核心期刊上发表论文 50 余篇。

# 译者前言

　　内分泌是指内分泌细胞将其产生的激素直接分泌到体液中，并以体液为媒介，对靶细胞产生效应的一种分泌方式。内分泌系统是由内分泌腺和分散于机体各处的内分泌细胞组成的一个信息传递系统。内分泌系统与神经系统密切联系，相互配合，共同调节机体的功能活动、新陈代谢、生长发育和生殖过程，维持内环境相对稳定。

　　本书由美国康涅狄格州法明顿市康涅狄格大学健康中心的 Bruce A. White 教授、John R. Harrison 博士和 Lisa M. Mehlmann 博士联合撰写，是根据最新研究结果进行全面修订的全新第 5 版。全书系统阐述了内分泌的生理学、病理生理学、临床管理及最新进展，同时较前一版增加了更多图表，还补充了生殖系统周期、女性生殖系统、妊娠内分泌及新开展的内分泌技术等内容。本书旨在向医学生提供内分泌相关的基础知识，内容全面、逻辑严谨、重点突出，便于记忆和运用，可作为医学专业人员在职业生涯中终身学习的参考书。

清华大学附属北京清华长庚医院　　张　蕾　王晓茜

# 原书前言

在 *The New Yorker* 最近发表的一篇题为 *Body at Rest and In Motion* 的文章中，Siddhartha Mukherjee 博士（哥伦比亚大学医学中心医生、教员，普利策奖获得者，著有 *The King of All Maladies: a Biography of Cancer*）引发了关于以下问题的思考：在各器官系统开始出现问题之前，人体在维护自己身体方面付出了多少努力。这让我们回想起了 20 世纪 20 年代 Walter Cannon 在 Claude Bernard 对"内环境"稳定性的强调上建立了一个新的概念：将我们的身体在面对不断变化的外部环境时维持相对稳定的内部环境的能力称为"内环境稳态"。

现代生物学家和医学研究人员对维持内环境稳态的机制及破坏内环境稳态的病因和发病机制进行了进一步研究。内分泌系统本质上是维持内环境稳态的系统。内分泌系统不断监测重要营养素、离子和代谢产物的循环，并整合多个器官系统的功能，以保持其水平处于正常范围内。此外，与中枢神经系统相关的内分泌系统还会监测一天中不同时间段的营养状况和压力水平，相应地调节代谢、睡眠/清醒周期、免疫系统、身体活动和其他功能，以及人体的能量储备和年龄，这些关键信息可指导内分泌系统对青春期觉醒和生殖系统的后续发育进行有效调控。

本书旨在为医学生提供内分泌基础知识，着重讲述正常生理过程，并辅以内分泌、生殖病理学讨论。全新第 5 版加入了两位新著者参与修订，John Harrison 博士修订了有关钙和磷的稳态、下丘脑 - 垂体复合体及甲状腺的部分，Lisa Mehlmann 博士修订了有关生殖系统的生命周期、女性生殖系统、妊娠和哺乳的部分。我们力求清晰简洁，希望本书能够对这些非常复杂的系统有一个基本的呈现。

Bruce A. White

（刘金辰　张　蕾　译）

# 目　录

# 第1章 内分泌系统总论
## Introduction to the Endocrine System

孙晓彤 译

学习目标
1. 掌握人体中一些主要的内分泌腺体。
2. 掌握主要激素的化学性质。
3. 了解化学性质如何影响激素的合成、储存、分泌、运输、清除、作用机制，以及激素给药途径。
4. 了解激素与血浆蛋白结合的意义。
5. 能够描述不同类型激素的主要信号转导通路及其终止机制，并分别举例。

内分泌腺分泌的化学信息物质称为激素（框1-1），以高效生物活性进入细胞外液。分泌的激素通常通过毛细血管进入循环，调节遍布全身的靶器官。内分泌系统由脑垂体、甲状腺、甲状旁腺、肾上腺等构成，还包括卵巢和睾丸（图1-1），它们依赖于内源性内分泌功能保障生殖系统发育、成熟及生殖。除了内分泌腺器官外，内分泌细胞作为一个次要的组成部分（按数量计算）存在于其他器官中，可以是细胞群（胰腺中的胰岛），也可是单个细胞扩散于几个腺体（组织）中，包括胃肠道、肾、心脏、肝和脂肪。此外，还有几种类型的下丘脑神经内分泌神经元可以产生激素。胎盘是一个短暂的交换器官，同时也是妊娠期一个重要的内分泌结构。

内分泌系统还包括一系列细胞相关或循环的

特定酶，它们会执行激素前体外周转化的功能（框1-1）。例如，来自肝的血管紧张素原在循环中被血管紧张肽原酶转化为血管紧张素Ⅰ，然后被富集在肺内皮中的跨膜外酶血管紧张素转换酶（angiotensin converting enzyme，ACE）转化为活性激素血管紧张素Ⅱ（见第7章）。外周细胞前体转化为活性激素的另一个例子是有关维生素D在肝细胞和肾小管细胞中的两个相继的羟基化。

许多细胞外信使，包括前列腺素、生长因子、神经递质和细胞因子，也具有调节细胞功能。然而，这些信使在微环境中主要以自分泌或旁分泌的方式发挥作用，因此，只根据需要在有限的范围内进行讨论。

为了发挥作用，激素必须与靶器官内的特定靶细胞类型所表达的特定受体结合。在配体受

## 框 1–1　激素和产生部位列表

各内分泌腺体合成与分泌的激素

**垂体**

- 生长激素（GH）
- 催乳素
- 促肾上腺皮质激素（ACTH）
- 促甲状腺激素（TSH）
- 促卵泡激素（FSH）
- 黄体生成素（LH）

**甲状腺**

- 甲状腺素（$T_4$；四碘甲腺原氨酸）
- 三碘甲腺原氨酸（$T_3$）
- 降钙素

**甲状旁腺**

- 甲状旁腺素（PTH）

**胰岛（内分泌胰腺）**

- 胰岛素
- 胰高血糖素
- 生长抑素

**肾上腺**

- 肾上腺素
- 去甲肾上腺素
- 皮质醇
- 醛固酮
- 硫酸脱氢表雄酮（DHEAS）

由生殖腺合成的激素

- 卵巢
  - 17-β 雌二醇
  - 孕酮
  - 抑制素
- 睾丸
  - 睾酮
  - 抗米勒管激素（AMH）
  - 抑制素

除内分泌以外，具有主要功能的器官合成的激素

**脑（下丘脑）**

- 抗利尿激素（ADH；又称血管升压素）
- 催产素
- 促肾上腺皮质激素释放激素（CRH）
- 促甲状腺激素释放激素

- 促性腺激素释放激素（GnRH）
- 生长激素释放激素（GHRH）
- 生长抑素
- 多巴胺

**脑（松果体）**

- 褪黑素

**心脏**

- 心房利尿钠肽（ANP）

**肾脏**

- 促红细胞生成素

**脂肪组织**

- 瘦素
- 脂肪连接蛋白

**胃**

- 促胃液素
- 生长抑素
- 胃饥饿素

**肠**

- 促胰液素
- 胆囊收缩素
- 胰高血糖素样肽 –1（GLP-1）
- 胰高血糖素样肽 –2（GLP-2）
- 糖依赖性胰岛素释放肽（GIP，抑胃肽）
- 胃动素

**肝**

- 胰岛素样生长因子 I（IGF- I ）

外周转化生成的激素

**肺**

- 血管紧张素 II

**肾脏**

- 1,25– 二羟维生素 D

**脂肪、乳腺及其他器官**

- 17β– 雌二醇

**肝及其他器官**

- 睾酮

**生殖皮肤、前列腺、皮脂腺及其他器官**

- 5α– 双氢睾酮（DHT）

**多数器官**

- $T_3$

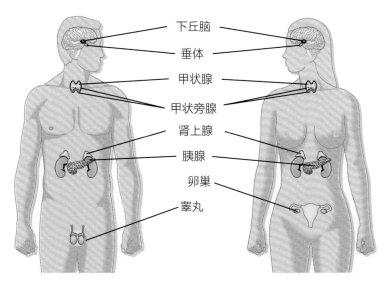

**▲ 图 1-1　内分泌系统的主要腺体**

经许可转载，引自 Koeppen BM, Stanton BA, editors: Berne and Levy Physiology, 6th ed., Philadelphia, 2010, Mosby.

体结合的情况下，激素也被称为配体，以及作为激动药，因为它们与受体的结合被转导成细胞应答。受体拮抗药通常与受体结合并将其锁定在不活跃状态，无法诱导细胞应答。结合和改变类固醇激素受体活性的药物被称为选择性受体调节药。例如，他莫昔芬是一种混合雌激素受体激动药／拮抗药，因此被称为选择性雌激素受体调节药（selective estrogen receptor modulator，SERM）。受体的丧失或失活导致激素抵抗。受体的激活结构导致其不受调节的，激素依赖性激活。

在血液中广泛分布的传递激素使内分泌系统在多器官和细胞类型中发挥理想的协调功能。

1. 促进机体正常发育和生长。

2. 保持内环境的稳态。

3. 调节青春期生殖系统开始成熟和成人生殖系统的功能。

在成人人体中，内分泌器官产生和分泌激素响应反馈控制系统，以达到反馈系统设定的符合循环激素的水平，这些设定水平是由基因决定的，但可能会因年龄、生物周期节律（24h 周期或昼夜节律）、季节周期、环境、压力、炎症和其他影响而改变。

内分泌疾病的主要形式是由激素缺乏（如甲状腺功能减退症）、激素过量（如甲状旁腺功能亢进症）或受体功能障碍（激素抵抗）引起的。

因此，要认识激素可以刺激靶组织和器官的分化功能和生长。这就是激素在驱动肿瘤转化和癌症进展中的作用的基础（如激素反应性癌症的存在）。这些和其他形式的内分泌疾病的发病机制将在后文中讨论。

本章中的信息涵盖了所有激素或特定激素群的共性，讨论了激素的化学性质及其作用机制。本报道提供了必要的一般信息以分类激素，并预测一个特定激素的最可能的特征。稍后将讨论这些一般化的例外情况。

## 一、激素的化学性质

激素在生物化学上被分为蛋白质／肽、儿茶酚胺、类固醇激素和碘甲腺原氨酸。一种激素的化学性质决定了以下因素。

1. 如何以规定的方式合成、储存和释放。

2. 如何在血液中被携带。

3. 生物半衰期 $t_{1/2}$ 和清除方式。

4. 其对细胞的作用机制。

### （一）蛋白质／肽

蛋白质和肽激素可以分为由基因家族编码的结构相关的分子（框 1-2）。蛋白质／肽激素通过它们的初级氨基酸序列获得其特异性提供特定的

---

**框 1–2　蛋白质 / 肽激素特征**

- 合成为前激素或前激素原
- 储存在膜结合的分泌囊泡（有时称为分泌颗粒）中
- 在分泌（被调节的异位）和合成水平上被调节
- 经常在血液中循环
- 通常注射给药
- 亲水性和通过跨膜受体发出信号

---

高级结构，以及翻译后修饰，如糖基化。

蛋白质 / 肽激素是在多核糖体上合成的更大的前激素。新生的肽在其 N 端有一组 15～30 个氨基酸，称为信号肽，它引导生长中的多肽通过内质网状进入细胞液。信号肽具有酶活性，然后蛋白质从细胞液运输到高尔基体，在那里它被包装成一个膜结合的分泌小泡，转入到细胞质中。翻译后修饰发生在内质网、高尔基体和分泌小泡中。

原始基因转录本被称为前激素或激素前体（图 1-2）。去除信号肽会产生一种激素或一种前激素。原激素是一种多肽，需要进一步分裂才能产生成熟的激素。通常情况下，原激素通常在高尔基体或分泌小泡内的时候发生分裂。有时前激素包含多个激素序列。例如，蛋白质、阿黑皮素原（proopiomelanocortin，POMC）、包含

肾上腺皮质的氨基酸序列、促肾上腺皮质激素（adrenocorticotropic hormone，ACTH）和 α 促黑素细胞激素（α melanocyte stimulating hormone，αMSH）。然而，垂体细胞仅产生 ACTH，而角质形成细胞和特定的下丘脑神经元产生 αMSH，不是 ACTH。细胞在源于细胞类型表达的原激素转化酶的作用下将同一原激素加工成不同的肽，促进原激素的细胞特异性加工。

蛋白质 / 肽激素以膜结合的分泌囊泡的形式储存在腺体中，通过调节的分泌途径以胞吐作用释放出来。这意味着激素不是持续分泌的，而是根据刺激的反应通过刺激 - 分泌交合的机制分泌出来。调节的胞外作用是由细胞内 $Ca^{2+}$ 的升高，以及与囊泡和细胞膜成分相互作用的其他成分（如小 G 蛋白）的激活诱导的。这最终导致分泌囊泡膜与细胞膜的融合和泡内容物的胞吐作用。

除特别要注意的胰岛素样生长因子（insulin-like growth factor，IGF）和生长激素（growth hormone，GH）外，蛋白质 / 肽激素可溶于水溶剂，且主要以非结合形式在血液中循环；因此，它们往往具有较短的生物半衰期（$t_{1/2}$）。通过受体介导的胞吞作用和激素受体复合物的溶酶体周转，蛋白激素从循环中去除（见后文）。许多蛋白质激素小到以生理活性形式出现在尿液中。例

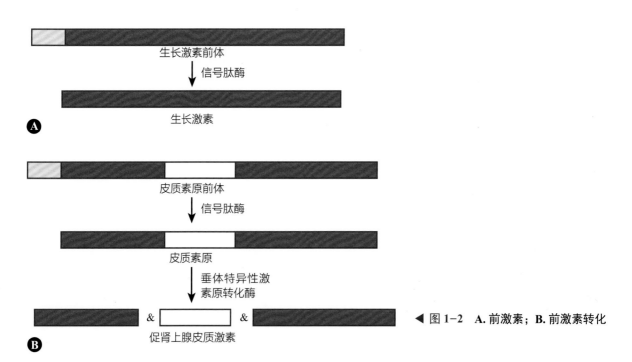

◀ 图 1-2　A. 前激素；B. 前激素转化

如，促卵泡激素（follicle-stimulating hormone，FSH）和黄体生成素（luteinizing hormone，LH）存在于尿液中。用人尿进行妊娠试验是基于胎盘产生的黄体生成素样激素，人绒毛膜促性腺激素（human chorionic gonadotropin，hCG）的存在。

如果口服，蛋白质/肽容易被消化。因此，它们必须通过注射给药，如果是小分子肽，则需要通过黏膜给药（舌下或鼻内）。由于蛋白质/肽不易跨膜，它们通过跨膜受体进行信号传递。

### （二）儿茶酚胺类

儿茶酚胺是由肾上腺髓质和神经元合成的，其中包括去甲肾上腺素、肾上腺素和多巴胺（图1-3和框1-3）。肾上腺髓质的主要激素产物是肾上腺素，还有少量的去甲肾上腺素。肾上腺素是由氨基酸、酪氨酸的酶修饰产生。肾上腺素和其他儿茶酚胺最终储存在分泌囊泡中，是调节的分泌途径的一部分。肾上腺素是亲水的，可自由或松散地与白蛋白结合。肾上腺素和去甲肾上腺素在通过膜受体发出信号方面与蛋白质/肽激素相似，称为肾上腺素受体。儿茶酚胺的生物半衰期很短（几分钟），可在细胞内灭活，以失活的形式从细胞中扩散出来随尿排出。

### （三）类固醇激素

类固醇激素是由肾上腺皮质、卵巢、睾丸和胎盘产生的（框1-4）。这些腺体中的类固醇激素可分为5类，包括孕激素、盐皮质激素、糖皮质激素、雄激素和雌激素（表1-1）。孕激素和皮质激素是C21-类固醇，而雄激素是C19-类固醇，雌激素是C18-类固醇。类固醇激素还包括维生素D的活性代谢物，这是一种第二类固醇（见第4章）。

类固醇激素由胆固醇的一系列酶修饰合成（图1-4）。胆固醇的酶修饰一般有3种类型，包括羟基化、脱氢/氢化和碳-碳键的断裂。这些修饰的目的是产生一种足够独特的胆固醇衍生物，可以被特定的受体识别。因此，孕激素与孕激素受体（progesterone receptor，PR）结合，盐皮质激素与盐皮质激素受体（mineralocorticoid

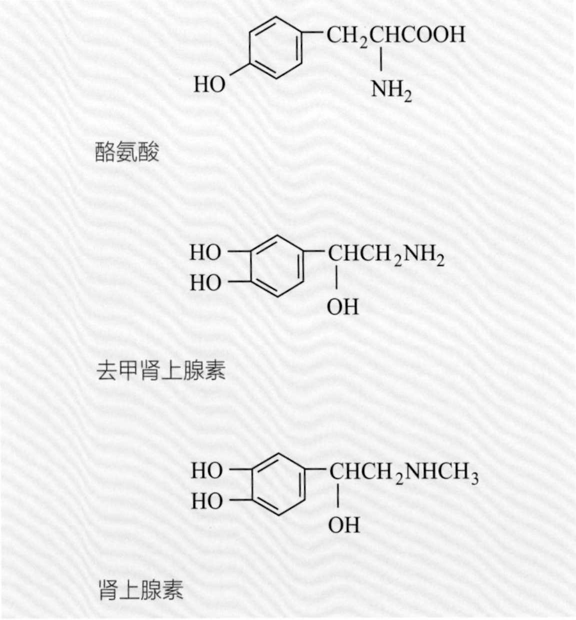

▲ 图1-3　儿茶酚胺、去甲肾上腺素、肾上腺素和它们的前体酪氨酸结构

---

**框1-3　儿茶酚胺特征**

- 来自于酪氨酸的酶修饰
- 储存在与膜结合的分泌囊泡中
- 在分泌水平上（通过调节的胞吐作用）和通过调节其合成所需的酶途径进行调节
- 游离在血液中运输或与蛋白质松散结合
- 通常作为一种气雾剂来打开细支气管，并且有几种特定的类似物（激动药和拮抗药）可以口服
- 亲水和信号通过跨膜G蛋白耦联受体，该受体称为肾上腺素受体

---

**框1-4　类固醇激素特征**

- 源自于胆固醇的酶修饰
- 由于亲脂性，不能储存在分泌囊泡中
- 在合成所需的酶途径水平上调控
- 在血液中结合蛋白质运输（结合球蛋白）
- 通过细胞内受体（核激素受体家族）发出信号
- 可以口服

---

receptor，MR）结合，糖皮质激素与糖皮质激素受体（glucocorticoid receptor，GR）结合，雄激素与雄激素受体（androgen receptor，AR）结合，雌激素与雌激素受体（estrogen receptor，ER）

表 1-1　类固醇激素

| 家族 | 碳原子序列 | 具体激素 | 主要合成场所 | 主要受体 |
| --- | --- | --- | --- | --- |
| 孕激素 | 21 | 孕酮 | 卵巢、胎盘 | 孕激素受体（PR） |
| 糖皮质激素 | 21 | 皮质醇、皮质酮 | 肾上腺皮质 | 糖皮质激素受体（GR） |
| 盐皮质激素 | 21 | 醛固酮、11- 脱氧皮质酮 | 肾上腺皮质 | 盐皮质激素受体（MR） |
| 雄激素 | 19 | 睾酮、双氢睾酮 | 睾丸 | 雄激素受体（AR） |
| 雌激素 | 18 | 17β- 雌二醇、雌三醇 | 卵巢胎盘 | 雌激素受体（ER） |

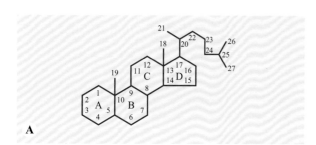

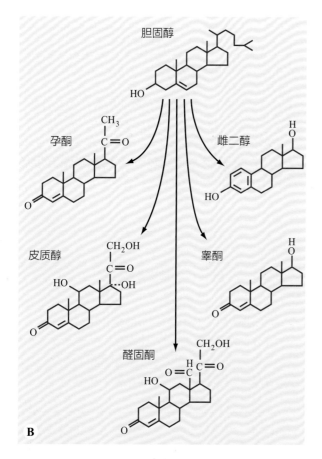

▲ 图 1-4　A. 胆固醇；B. 类固醇激素衍生物

结合，活性维生素 D 代谢物与维生素 D 受体（vitamin D receptor，VDR）结合。

类固醇激素作用的复杂性是通过表达每个受体的多种形式而增加的。此外，类固醇激素和它们所结合的受体之间存在一定程度的非特异性。例如，糖皮质激素与 MR 具有高亲和力的结合，而孕激素、糖皮质激素和雄激素都可以在一定程度上与 PR、GR 和 AR 相互作用。了解这种"关联"，对开具合成类固醇处方的医生来说是很重要的。例如，醋酸甲羟孕酮（一种用于绝经后女性激素替代治疗的合成黄体酮）与 AR 和 PR 结合良好。类固醇激素是亲脂性的，并且很容易通过细胞膜（见后文）。因此，经典的类固醇激素受体位于细胞内，并通过调节基因表达发挥作用。最近，人们发现膜和近膜受体有介导类固醇激素快速、非基因组的作用。

促类固醇激素细胞类型是指能够将胆固醇转化为孕烯醇酮的细胞，这是所有类固醇生成途径的第一反应。类固醇生成具有一定的胆固醇合成能力，但通常从循环中的富胆固醇脂蛋白（低密度脂蛋白和高密度脂蛋白，见第 3 章）中获取胆固醇。然后通过 6 种或更少的酶反应进一步修饰孕烯醇酮。由于其疏水性，类固醇激素和前体容易离开类固醇生成细胞，因此不会被储存。类固醇生成受胆固醇摄取和储存、动员水平，以及类固醇生成酶基因表达和活性水平的调控。类固醇激素不受预制激素分泌水平的调节。这种分泌模式的临床意义是，当给定通路中的下游类固醇源酶不活跃或缺乏时，高水平的类固醇激素前体很容易被释放到血液中（图 1-5）。在比较蛋白质激

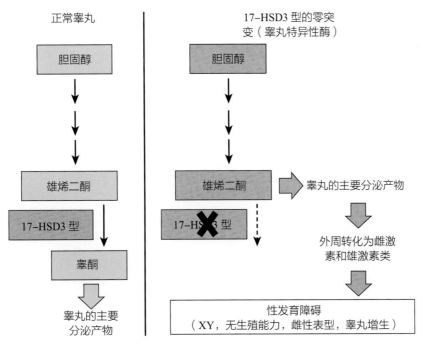

▲ 图 1-5 血液中酶缺陷对类固醇激素前体影响的例子

HSD. 羟类固醇脱氢酶

素产生细胞和激素产生细胞的超微结构时，蛋白质激素产生细胞储存产物分泌颗粒，有广泛的粗面内质网。相反，类固醇细胞以脂滴的形式存储前体（胆固醇酯），但不存储产物。为了平滑内质网膜，类固醇生成酶会被定位在线粒体内，这两种细胞器在类固醇生成细胞中大量存在。

类固醇发生的一个重要特征是类固醇激素从原类固醇生成细胞释放后，通常会发生进一步的修饰（除了那些涉及失活和排泄的修饰）。这被称为外周转化过程。例如，卵巢和胎盘合成雌激素，需要至少两种细胞类型来完成胆固醇到雌激素的途径（见第 10 章和第 11 章）。这意味着一个细胞分泌前体，另一个细胞将前体转化为雌激素。活性类固醇激素也有相当大的外周转化，如睾丸分泌少量雌激素。然而，脂肪、肌肉和其他组织表达的酶将睾丸素（一种强效的雄激素）转化为 17β- 雌二醇。外围类固醇的转化在多种内分泌疾病中都起着重要作用（图 1-5）。

类固醇激素是疏水的，有相当一部分在血液中循环，结合运输蛋白质（见后文）。这些蛋白包括白蛋白、特定的运输蛋白、性激素结合球蛋白（sex hormone-binding globulin，SHBG）和皮质类固醇结合球蛋白（corticosteroid-binding globulin，CBG）（见后文）。激素的代谢通常包括灭活修饰，然后在肝脏中进行葡萄糖苷酸或硫酸盐结合。这些修饰增加了类固醇的水溶性，降低了其对运输蛋白的亲和力，使失活的类固醇激素被肾脏排出体外。类固醇化合物在胃肠道中很容易被吸收，因此通常可以口服。

## （四）甲状腺激素

甲状腺激素被归类为碘甲腺原氨酸（图 1-6），由碘化酪氨酸残基通过醚键耦联而产生（框 1-5）。它们的特异性由甲腺原氨酸的结构决定，但也由甲腺原氨酸碘化的确切位置决定。正常情况下，甲腺释放的主要碘甲腺原氨酸是 $T_4$（3,5,3'5'- 四碘甲腺原氨酸，也称为甲状腺素），它作为活性形式的循环前体，$T_3$（3,5,3'- 三碘甲腺原氨酸）。因此，通过特定的 5'- 去碘作用外周转化在甲状腺功能中发挥重要作用。甲状腺激素通过扩散和运输系统跨细胞膜。它们作为糖蛋白分子甲状腺球蛋白的组成部分储存在甲状腺细胞外（见第 6 章）。甲状腺激素很少溶于血液，并在血液中与甲状腺素结合球蛋白（thyroxine binding globulin，

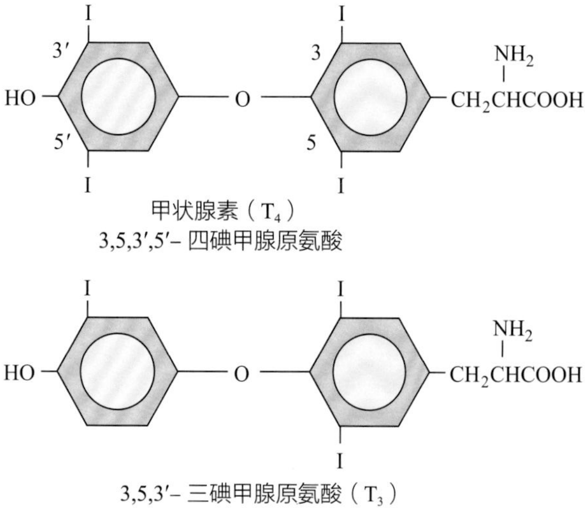

甲状腺素（$T_4$）
3,5,3',5'- 四碘甲腺原氨酸

3,5,3'- 三碘甲腺原氨酸（$T_3$）

▲ 图 1-6　甲状腺激素的结构，即碘化甲腺原氨酸

TBG）结合运输。$T_4$ 和 $T_3$ 的半衰期较长，分别为 7 天和 24h。甲状腺激素与类固醇激素相似，甲状腺激素受体（thyroid hormone receptor，TR）位于细胞内，起转录因子的作用。事实上，TR 与类固醇激素受体和 VDR 属于同一个基因家族。甲状腺激素是可以口服并能被充分吸收的激素，所以口服甲状腺激素成为有效的治疗方式。

## 二、激素在血液循环中的运输

通过与肝脏调节的血浆蛋白结合，大量类固醇和甲状腺激素可以在血液中运输。蛋白质和多肽激素通常在血液中自由运输。结合激素、游离激素和血浆转运蛋白浓度之间存在平衡。

游离激素是一种生物活性激素，具有调节靶器官、反馈控制、新陈代谢等作用。因此，在评估激素水平时，有时必须确定游离激素水平，而不仅仅是激素总量。这一点特别重要，因为激素运输蛋白本身受内分泌和疾病状态改变的调节。

蛋白质结合有多种用途。它延长了激素 $t_{1/2}$ 的循环。绑定的激素代表是一个激素"蓄水池"，因此可以缓冲激素分泌的急性变化。此外，类固醇和甲状腺激素是亲脂和疏水的。结合运输蛋白质阻止这些激素简单地分成分泌部位附近的细胞，并允许它们在整个循环中被转运。

框 1-5　甲状腺激素特征

- 源自酪氨酸的碘化，它们耦联形成碘甲腺原氨酸
- 亲脂性，但通过与甲状腺球蛋白共价附着储存在甲状腺滤泡细胞中
- 在合成、碘化和分泌的水平上被调节
- 在血液中运输，与蛋白质紧密结合
- 细胞内受体（核激素受体家族）
- 可以口服

## 三、细胞对激素的反应

在每个器官系统中，激素调节着细胞的每一个基本功能。激素控制细胞的生长和增殖，通过遗传和表观遗传变化调节细胞的分化、变化，以及细胞存活或经历程序性细胞死亡的能力。激素影响细胞代谢、离子组成和跨膜电位，协调几个复杂的细胞骨架相关事件，包括细胞形状、迁移、分裂、胞吐、再循环 / 内吞，以及细胞 - 细胞和细胞基质黏附。激素调节细胞、膜和分泌蛋白的表达和功能，而特定的激素能决定其自身受体或其他激素受体的水平。

尽管激素可以对细胞功能的多个方面进行协调、多因素的调控，但并不是任何特定激素都能调节每个细胞的每一个功能类型。相反，一种激素控制着细胞的一个子集，只在这种激素表达受体（即靶细胞）的细胞类型中起作用。因此选择性受体的表达决定了哪些细胞会对特定的激素做出反应。此外，一个特定细胞的分化表观遗传状态将决定它对一种激素的反应。因此，激素反应的特异性在于激素本身的结构、激素的受体和表达该受体的细胞类型。血清激素浓度极低（皮摩尔到纳摩尔范围）。一个受体必须对其同源激素具有很高的亲和力和特异性。

激素受体一般可分为跨膜受体和细胞内受体两类，它们属于核激素受体家族。

### （一）跨膜受体

大多数激素是不能通过细胞膜的蛋白质、多肽或儿茶酚胺。因此，这些激素必须与跨膜蛋白受体相互作用。跨膜受体是包含 3 个结构域的蛋

白质（从细胞外到细胞内）：①一个胞外结构域，对特定激素具有高亲和力的结合位点；②一个或多个跨细胞膜的疏水性跨膜结构域；③一个与信号蛋白相连的胞质结构域。

与跨膜受体结合的激素会在受体蛋白所有 3 个结构域中诱导构象转变。这种激素受体结合诱导的构象变化被称为信号。该信号被转导到一个或多个细胞内信号分子的激活中。信号分子作用于效应蛋白，效应蛋白反过来改变特定的细胞功能。激素受体结合（信号）、信号分子的激活（转导），以及一个或多个效应蛋白的调控被称为信号转导途径（或称信号通路），最终结果被称为细胞应答。

1. 与跨膜受体相关的信号通路通常有以下特征。

(1) 受体结合后，构象转移延伸到胞质结构域。构象变化可能导致以下一种或多种情况。

①受体的鸟嘌呤交换功能的激活。

②膜内受体与膜内其他受体或共受体的同源二聚化和（或）异源二聚化。

③通过胞质结构域招募和激活信号蛋白。

(2) 下游效应蛋白依赖于上游受体、信号分子和效应蛋白，并且驱动多个层次步骤。这意味着该通路中一个或多个成分的丢失或失活会导致激素抵抗，而这些成分的构成性激活或过度表达能以一种激素独立、不受调节的方式刺激细胞应答。

(3) 初始激素受体结合诱导的信号的扩增，通常是通过在信号通路中包含一个酶的步骤。扩增可以如此之大，以至于激素与部分可用受体结合可以达到对激素的最大反应。

(4) 从一个激素受体结合事件中激活多个发散或收敛的途径。例如，胰岛素与其受体的结合激活了 3 个独立的信号通路。

(5) 通过构成和调节的负反馈反应拮抗作用。这意味着一个信号被相反的通路所抑制或终止。获得相反途径的功能可导致激素抵抗。

2. 信号通路使用了几种常见的模式信息转移（如细胞内的信使和信号转导事件），其中包括以下内容。

(1) 构象变化：许多信号成分是蛋白质，有能力在≥2 种构象状态之间切换，这些状态会改变它们的活性、稳定性或细胞内位置。如前所述，信号转导始于激素受体的结合，从而诱导受体的构象变化（图 1-7）。下文讨论的其他信息传递模式可以调节或通过调节跨膜受体和下游信号蛋白的构象变化。

(2) 蛋白质和脂质的共价磷酸化：磷酸化蛋白质或脂质的酶被称为激酶，而那些催化去磷酸化的酶被称为磷酸酶（图 1-8）。蛋白质激酶和磷酸酶可分为酪氨酸特异性激酶和磷酸酶或丝氨酸/苏氨酸特异性激酶和磷酸酶。也有混合功能激酶和磷酸酶可以识别这 3 个残基。一种重要的脂质激酶是肌醇脂 -3- 激酶（inositol lipid 3-kinase, $PI_3K$）。信号成分的磷酸化状态可以改变以下情况。

①活动：磷酸化可以激活或失活底物，蛋白质通常有多个磷酸化位点，从而诱导蛋白质活性的定量和（或）定性变化。

②稳定性：蛋白质的磷酸化可以诱导它们随

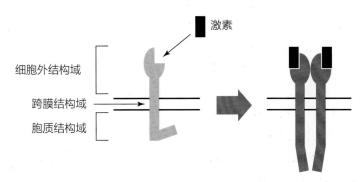

▲ 图 1-7　激素诱导的跨膜受体构象变化

这通常会促进受体的二聚化，以及胞质结构域的构象变化，从而揭示一种特定的活性（如鸟嘌呤核苷酸交换因子活性、酪氨酸激酶活性）

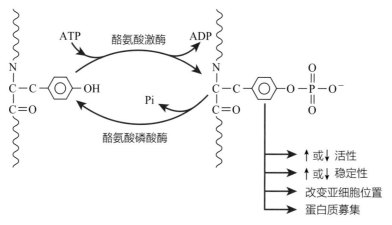

▲ 图 1-8　信号转导通路中的磷酸化 / 去磷酸化（这里展示的是磷酸酪氨酸）
ATP. 腺苷三磷酸；APP. 腺苷二磷酸

后的泛素化和蛋白酶体降解。

③ 亚细胞位置：一些核转录因子的磷酸化诱导它们转位到细胞质中并保留在细胞质中。

④ 与其他信号蛋白的招募聚集：跨膜受体胞质结构域的磷酸化通常会诱导信号蛋白招募到它们被磷酸化的受体。是因为招募的蛋白质含有一个域，它能识别并结合磷酸化的磷酸基残基。磷酸化募集的另一个重要例子是将 Akt 激酶 / 蛋白激酶 B（protein kinase B，PKB）募集到细胞膜上，并由 3- 磷酸肌醇依赖性蛋白激酶（13'-phosphoinositide-dependent kinase1，PDK1）磷酸化和激活。在这种情况下，Akt 激酶 /PKB 和 PDK1 通过磷酸化膜脂、3,4,5- 三磷脂酰肌醇（phosphatidylinositol 3,4,5-trisphosphate，PIP$_3$）被招募到细胞膜上。

(3) 蛋白质的共价乙酰化 / 去乙酰化：组蛋白和其他染色质蛋白的乙酰化（和磷酸化）通过改变染色质结构和可接近性，在某些情况下以一种可调控的、可遗传的方式实现表观遗传。许多核外蛋白也受其乙酰化程度的调节。乙酰转移酶驱动乙酰端，而去乙酰化酶驱动去乙酰化。主要的去乙酰化酶家族由 7 种沉默信息调节因子（silence infor-mation regulator，SIRT）组成。

(4) 非共价鸟苷三磷酸（guanosine triphos-phate，GTP）与鸟苷酸结合蛋白（G 蛋白）的结合：G 蛋白代表了一个大的分子开关家族，当与鸟苷二磷酸（guanosine diphosphate，GDP）结合时是潜伏、不活跃的，当与 GTP 结合时是活跃的（图 1-9）。G 蛋白被鸟嘌呤核苷酸交换因子（guanine nucleotide exchange factor，GEF）激活，促进 GDP 的解离和 GTP 的结合。G 蛋白具有内在的 GTPase 活性。GTP 通常在几秒内被 G 蛋白水解为 GDP，从而终止了 G 蛋白的转导活性。另一种 G 蛋白终止机制（它代表了治疗某些内分泌疾病的药物开发的靶点）是一个被称为 G 蛋白信号调节蛋白（RGS 蛋白）的蛋白家族，它与活性 G 蛋白结合并增加其固有的 GTP 酶活性。

(5) 环核苷酸单磷酸与其特定效应蛋白的非共价结合（图 1-10）：环磷酸腺苷（cyclic adenosine monophosphate，cAMP）是腺苷三磷酸（adenosine triphosphate，ATP）被腺苷酸环化酶（膜蛋白）催化后的产物。腺苷酸环化酶分别被 G 蛋白、Gs-α 和 Gi-α 激活和抑制（见后文）。环

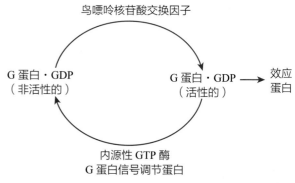

▲ 图 1-9　信号转导通路中的 G 蛋白途径
GDP. 鸟苷二磷酸；GTP. 鸟苷三磷酸

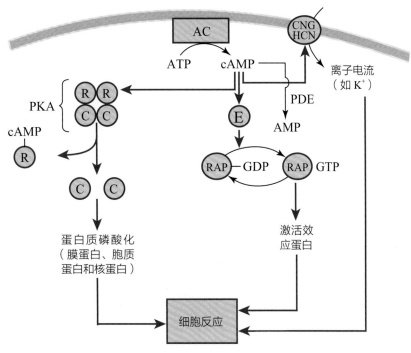

▲ 图 1-10　信号转导通路中的循环 AMP/PKA 途径

AC. 腺苷酸环化酶；ATP. 腺苷三磷酸；cAMP. 环磷酸腺苷；AMP. 腺苷一磷酸；GDP. 鸟苷二磷酸；GTP. 鸟苷三磷酸；PDE. 磷酸二酯酶；R. cAMP 依赖性蛋白激酶（PKA）的调节亚基；C.cAMP 依赖性蛋白激酶（PKA）的催化亚基；E. Epac（cAMP 激活的交换蛋白）；CNG. 环核苷酸门控通道；HCN. 超极化诱导的环核苷酸调节通道

状 AMP（cAMP）有 3 种常见的胞内效应因子。

cAMP 依 赖 性 蛋 白 激 酶（cAMP-dependent protein kinase，PKA）调节亚基。非活性 PKA 是由两个催化亚基和两个常规亚基组成的异四聚体。cAMP 结合导致调节亚基与催化亚基分离，从而产生两个活性催化 PKA（PKAc）亚基分子。PKAc 使丝氨酸和苏氨酸残基上的大量蛋白质磷酸化。PKAc 的底物包括许多细胞质前体受体，以及转录因子，最显著的是 cAMP 应答元件结合蛋白质（cAMP response element binding protein，CREB protein，简称 CREB 蛋白质）。

cAMP 的第二个效应因子是 cAMP 激活的交换蛋白（exchange protein activated by cAMP，EPAC），它有两种异构体。EPAC 蛋白作为小 G 蛋白（Raps）的 GEF（见前文）。小 G 蛋白反过来控制着大量的细胞功能，包括细胞 - 细胞连接复合物的形成和细胞 - 基质黏附，$Ca^{2+}$ 从细胞内储存（特别是在心肌中）的释放，以及在胰岛 B 细胞中通过胰高血糖素样肽 -1 增加葡萄糖依赖

的胰岛素分泌（见第 3 章）。

cAMP 可以直接结合并调节离子通道。这是两种类型，环核苷酸门控（cyclic nucleotide-gated，CNG）通道和超极化激活环核苷酸门控（hyperpolarization-activated cyclic nucleotide-modulated，HCN）通道。例如，去甲肾上腺素通过 Gs 耦联受体发挥作用，部分通过增加内部去极化的 $K^+$ 来增加心率和 $Na^+$ 窦房结 HCN 的电流。

环磷酸鸟苷（cyclic guanosine monophosphate，cGMP）是 GTP 被鸟苷酸环化酶催化产生，它以跨膜和可溶性的形式存在（图 1-11）。鸟苷酸环化酶的跨膜形式是一种激素受体，利尿钠肽受体（natriuretic peptide receptor，NPR，包括 A 和 B 两型），用于利尿钠肽（ANP. 心房利尿钠肽；BNP. 脑利尿钠肽；CNP. C 型利尿钠肽）。鸟苷酸环化酶的可溶性形式被另一种信使，一氧化氮（nitric oxide，NO）激活。一氧化氮合酶（nitric oxide synthase，NOS）由以 L- 精氨酸为底物，利用氧催化产生一氧化氮。在血管内皮

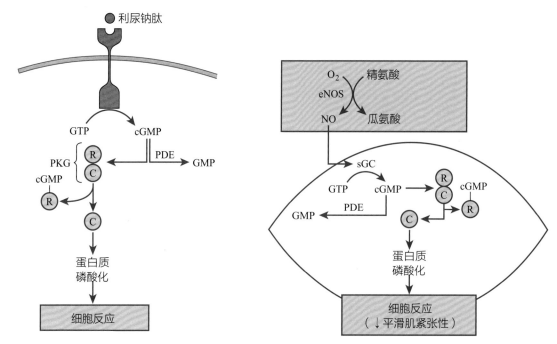

▲ 图 1-11　膜结合和可溶性鸟苷酸环化酶

R. cGMP 依赖性蛋白激酶（PKG）的调节亚基；C. cGMP 依赖性蛋白激酶（PKG）的催化亚基；eNOS. 内皮型一氧化氮合酶；
NO. 一氧化氮；sGC. 可溶性鸟苷酸环化酶；GTP. 鸟苷三磷酸；cGMP. 环磷酸鸟苷；GMP. 鸟苷一磷酸

细胞中，内皮型一氧化氮合酶（endothelial nitric oxide synthase，eNOS）是血管舒张神经元信号（如乙酰胆碱）和某些激素（雌激素）的靶点。然后 NO 扩散到血管平滑肌，激活可溶性鸟苷酸环化酶产生 cGMP。

cGMP 依赖性蛋白激酶（cGMP-dependent protein kinase，PKG），该酶磷酸化并调节多种蛋白质。在血管平滑肌中，可引起松弛和血管舒张。如前所述，cGMP 也调节离子通道。cAMP 和 cGMP 分别被磷酸二酯酶降解为 AMP 和 GMP（图 1-10 和图 1-11），从而终止其信号转导功能。磷酸二酯酶代表了一个巨大家族的蛋白质和显示细胞特异性表达。cAMP 磷酸二酯酶被咖啡碱和其他甲基黄嘌呤抑制。cGMP 被 cGMP 磷酸二酯酶降解，其中一种异构体被西地那非（俗称"伟哥"）抑制。在某些情况下，cAMP 和 cGMP 通过调控磷酸二酯酶相互调控（一种称为串扰的现象）。

例如，卵母细胞的阻滞是由高水平的 cAMP 维持的。LH 激增通过减少利尿钠肽的局部产生来降低周围卵泡细胞中的 cGMP。这导致卵母细胞环 GMP 降低。由于 cGMP 抑制卵母细胞 cAMP 特异性磷酸二酯酶，降低 cGMP 导致 cAMP 降低，从而使卵母细胞完成第一次减数分裂（见第 10 章）。

（6）作为细胞内信使的脂质信息分子的产生：其中包括二酰甘油（diacylglycerol，DAG）和 1,4,5- 三磷酸肌醇（inositol triphosphate，IP$_3$），由磷脂酰肌醇 4,5- 双磷酸（phosphatidylinositol 4,5-bisphosphate，PIP$_2$）通过膜结合磷脂酶 C（phospholipase C，PLC）裂解而成。DAG 能激活蛋白质的某些异构体激酶 C（图 1-12）。IP$_3$ 与内质网膜上形成 Ca$^{2+}$ 通道的大型复合物 IP$_3$ 受体结合，并促进 Ca$^{2+}$ 从内质网流出（见后文）进入细胞质。一些 DAG 激活的 PKC 亚型也依赖于 Ca$^{2+}$，因此 IP$_3$ 的作用收敛并加强 DAG 的能力。DAG 信号由脂肪酶终止，而 IP$_3$ 则通过去磷酸化迅速失活。

（7）非共价 Ca$^{2+}$ 集合：通过 Ca$^{2+}$ 主动运输出细胞或进入细胞内腔室（如内质网），Ca$^{2+}$ 细胞溶质水平维持在非常低的水平（10$^{-8}$～10$^{-7}$ M）。如前所述，IP$_3$ 与受体结合增加了 Ca$^{2+}$ 从内质网流入细胞质的流量。Ca$^{2+}$ 也可以通过细胞膜 Ca$^{2+}$

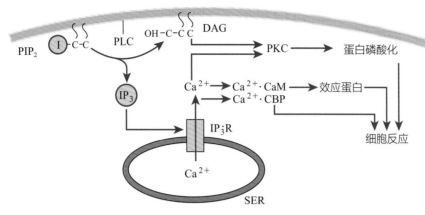

▲ 图 1-12 信号通路中的三磷酸肌醇（**IP$_3$**）和二酰甘油（**DAG**）

CaM. 钙调蛋白；CBP. 钙结合蛋白；DAG. 二酰甘油；IP$_3$R. IP$_3$ 受体；PIP$_2$. 磷脂酰肌醇 4,5- 双磷酸；PKC. 蛋白激酶 C；PLC. 磷脂酶 C；SER. 光面内质网

通道的开放通道进入细胞质。这使 Ca$^{2+}$ 直接与众多特定效应蛋白结合的增加，从而导致其活性的变化（图 1-12）。此外，Ca$^{2+}$ 调节几种效应蛋白与钙调蛋白结合而间接作用。一些 Ca$^{2+}$/ 钙调蛋白作用于酶，放大细胞溶质 Ca$^{2+}$ 增加的初始信号。降低通过细胞膜和内质网 Ca$^{2+}$ ATP 酶（即 Ca$^{2+}$ 泵）的细胞溶质 Ca$^{2+}$ 就能终止 Ca$^{2+}$ 依赖信号。

## （二）利用 G 蛋白的跨膜受体

最大的激素受体家族是 G 蛋白耦联受体（G protein-coupled receptor，GPCR）家族。这些受体跨越细胞膜 7 次，称为七次跨膜受体。直接与 GPCR 相互作用的 G 蛋白称为异三聚体 G 蛋白，由 α 亚基（Gα）和 β/γ 亚基二聚体（Gβ/γ）组成。Gα 亚基与 GTP 结合并作为主要的 G 蛋白信号换能器。

事实上，GPCR 是配体激活的 GEF（见前文）。这意味着在激素结合上，受体的构象切换到活动状态。一旦激活，GPCR 会诱导 GDP 交换 GTP，从而激活 Gα。一个单结合受体可激活 ≥100 的 G 蛋白。GTP 结合的 Gα 从 Gβ/γ 中分离并结合，激活一个或多个效应蛋白（图 1-13）。

G 蛋白如何将特定的激素受体结合事件与特定下游效应蛋白联系起来？至少需要有 16 个 Gα 蛋白在细胞型表达、GPCR 结合和影响蛋白激活方面表现出特异性。一种普遍存在的 Gα 蛋白被

称为 Gs-α，它刺激膜酶腺苷酸环化酶，并增加另一信使 cAMP 的水平（见前文）。一些 GPCR 耦联 Gi-α，抑制腺苷酸环化酶。第三种主要的激素信号通路是通过 Gqα 激活磷脂酶 C（PLC）。如前所述，PLC 通过 PIP$_2$ 生成两种脂质信使，DAG 和 IP$_3$。G 蛋白结构和表达的缺陷与内分泌疾病有关，如甲状旁腺功能减退（Gs 活性丧失）或垂体肿瘤（Gs 中固有的 GTPase 活性丧失，从而延长其在活性状态下的时间）。

依赖于 GPCR 的信号通路调节广泛的细胞应答。例如，胰腺激素胰高血糖素调节肝脏代谢的许多方面（见第 3 章）。胰高血糖素受体与 Gs-cAMP-PKA 通路相关，该通路可在翻译后和转录水平上调节酶活性。PKA 磷酸化并因此激活磷酸化酶激酶。磷酸化酶激酶磷酸化并激活糖原磷酸化酶，催化从糖原释放葡萄糖分子。PKA 的催化亚基也进入细胞核，在那里它们磷酸化并激活转录因子 CREB 蛋白质。硫酸 -CREB 增加了编码特定酶的基因的转录率（如磷酸烯醇丙酮酸羧激酶）。

综上所述，一个 GPCR 信号通路以不同的动力学方式调控不同细胞区隔中的多个靶点（图 1-14）。如前所述，G 蛋白信号被内在的 GTP 酶活性终止，将 GTP 转化为 GDP。这使 G 蛋白回到不活跃的状态（与 GDP 结合）。另一种终止机制涉及 GPCR 的脱敏和内吞（图 1-15）。与受体

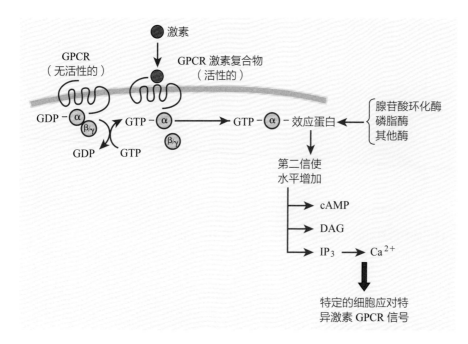

◀ 图 1-13　与 GPCR 结合的激素的信号通路

GPCR. G 蛋白耦联受体；GDP. 鸟苷二磷酸；GTP. 鸟苷三磷酸；cAMP. 环磷酸腺苷；DAG. 二酰甘油；IP₃. 1,4,5- 三磷酸肌醇

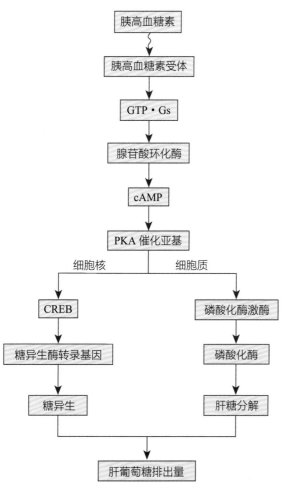

▲ 图 1-14　通过 PKA 调节细胞质和细胞核事件，以产生一般的细胞反应

GTP. 鸟苷三磷酸；cAMP. 环磷酸鸟苷；PKA. 蛋白激酶 A；Gs. 激活型 G 蛋白；CREB. cAMP 应答元件结合蛋白

结合的激素增加了 GPCR 激酶（GRK）磷酸化 GPCR 的胞内结构域的能力。这种磷酸化会招募一种叫作 β 抑制素的蛋白质。GRK 诱导的磷酸化和 β 蛋白结合使受体失活，而 β 蛋白结合受体以网格蛋白介导的内吞噬机制耦联。一些 GPCR 被去磷酸化并迅速回收到细胞膜（没有激素），而其他的则在溶酶体中降解。GRK/β 制动蛋白依赖的失活激活和胞吞作用是细胞暴露于过量激素后激素脱敏的重要机制。激素受体胞吞作用（又称受体介导的胞吞作用）也是清除血液中蛋白质和肽激素的重要机制。

### （三）受体酪氨酸激酶

受体酪氨酸激酶（receptor tyrosine kinase，RTK）可以分为两组，第一组作为多种生长因子的受体（如表皮生长因子、血小板衍生生长因子）；第二组作为胰岛素和 IGF 的受体。前一组 RTK 包括跨膜糖蛋白，其胞内结构域包含内在的酪氨酸激酶活性。生长因子结合诱导 RTK 在细胞膜内二聚，随后酪氨酸残基转磷酸化，生成磷酸酪氨酸（phosphotyrosine，pY）。磷酸酪氨酸的功能是招募蛋白质。一种招募的蛋白质是磷脂酶 C，然后被磷酸化激活，并从 PIP₂ 产生信使 DAG 和 IP₃（见前文）。另一个被招募到 pY 残基上的非常重要的蛋白质是接合蛋白 Grb2，它与名为

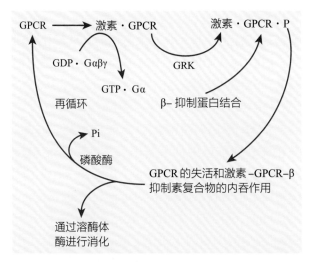

▲ 图 1-15　**G 蛋白耦联受体（GPCR）失活及内吞溶酶体（脱敏）和（或）以去磷酸化的形式回收到细胞膜（再敏化）**
GPK. GPCR 激酶；GDP. 鸟苷二磷酸；GTP. 鸟苷三磷酸

SOS 的 GEF 结合。向膜 SOS 招募使其激活一种称为 Ras 的小型膜结合小 G 蛋白。然后 Ras 与它的效应蛋白 Raf 结合。Raf 是一种丝氨酸特异性激酶，可磷酸化并激活双功能激酶 MEK。然后 MEK 磷酸化并激活丝裂原活化蛋白激酶（MAP

激酶，又称 ERK）。活化的 MAP 激酶进入细胞核磷酸化并激活多种转录因子。该信号通路被称为 MAP 激酶串联，它将一个生长因子 RTK 信号转导和放大到一个细胞应答，该细胞应答涉及一个编码的蛋白质参与增殖的产生和生存的基因表达的变化。

　　胰岛素受体（IR）在几个方面不同于生长因子 RTK。首先，潜在的 IR 已经被胱氨酸键二聚，胰岛素结合诱导构象变化，导致细胞质域转磷酸化。pY 残基的主要招募蛋白质是胰岛素受体底物（insulin receptor substrate，IRS），然后 IRS 被 IR 磷酸化在酪氨酸残基上。IRS 上的 pY 残基招募 Grb2-2/SOS 复合物，从而通过 MAP 激酶通路激活对胰岛素的生长反应。pY 残基的主要招募蛋白质是胰岛素受体底物（IRS），然后 IRS 被 IR 磷酸化在酪氨酸残基上。IRS 上的 pY 残基招募 Grb2-2/SOS 复合物，从而通过 MAP 激酶通路激对胰岛素的生长反应（图 1-16）。IRS 上的 pY 残基也招募脂质激酶 $PI_3K$，并在细胞膜中伏击并激活其底物 $PIP_2$ 附近的激酶。如前所述，这最终导致了 Akt 激酶 /

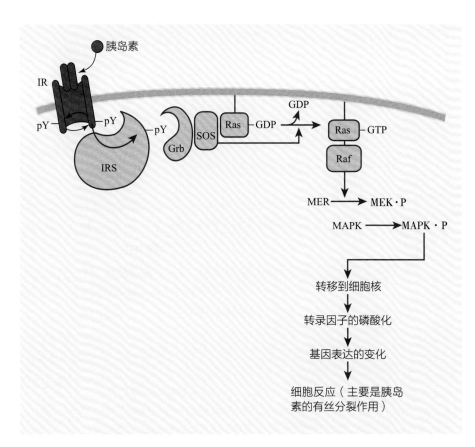

◀ 图 1-16　**胰岛素受体（一种受体酪氨酸激酶）通过 MAPK 通路的信号转导**
pY. 磷酸酪氨酸；IR. 胰岛素受体；IRS. 胰岛素受体底物；GDP. 鸟苷二磷酸；GTP. 鸟苷三磷酸；MAPK. 促分裂原活化的蛋白激酶

PKB 的激活，这是胰岛素代谢反应所必需的。IR 也激活涉及小 G 蛋白 TC-10 的通路（图 1-17）。小 G 蛋白依赖通路和 Akt 激酶 /PKB 通路都是胰岛素作用于葡萄糖摄取所必需的（见第 3 章）。

RTK 被配体诱导的内源性胞吞作用下调。此外，来自 RTK 的信号通路，包括 IR 和 IRS，被丝氨酸 / 苏氨酸磷酸化、酪氨酸去磷酸化和细胞因子信号蛋白抑制（见后文）。

### （四）与细胞质酪氨酸激酶相关的受体

另一类膜受体属于细胞因子受体家族，包括生长激素、催乳素、促红细胞生成素和瘦素的受体。这些受体以二聚体的形式存在，不具有内在的蛋白激酶活性。相反，细胞质结构域与 JAK 激酶家族成员稳定相关（图 1-18）。激素结合诱导构象变化，使与二聚受体相关的两个 JAK 更紧密地结合在一起，并导致它们的转磷酸化和激活。然后 JAK 磷酸化受体胞质结构域上的酪氨酸残基。pY 残基招募的潜在转录因子被称为 STAT（信号转导和转录激活因子）蛋白。

STAT 被 JAK 磷酸化后与受体分离、二聚，并转移到细胞核中调节基因表达。已确定 JAK/STAT 信号的负反馈回路。STAT 刺激一个或多个细胞因子信号传送阻抑物（suppressor of cytokine signaling，SOCS）蛋白的表达。SOCS 蛋白与 STAT 竞争与细胞因子受体上的 pY 残基结合（图 1-19）。这在 STAT 激活阶段终止了信号通路。最近的研究表明，SOCS 蛋白是由胰岛素信号诱导的。SOCS 3 蛋白在终止 IR 信号中发挥作用，但也在降低高胰岛素血症患者的胰岛素敏感性。

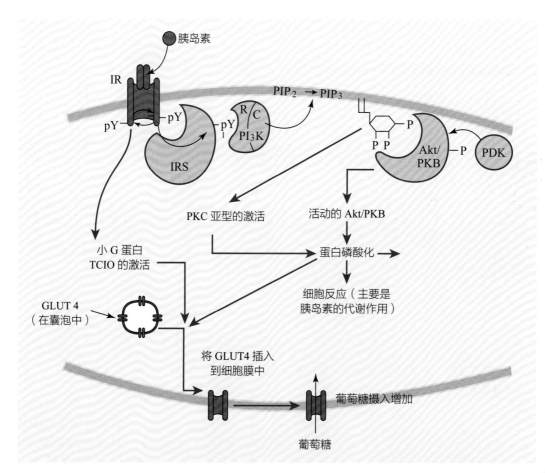

▲ 图 1-17 胰岛素受体通过磷脂酰肌醇 −3− 激酶（PI₃K）/Akt/PKB 通路的信号转导

GLUT4. 葡萄糖转运体 4；IR. 胰岛素受体；PDK. 磷酸肌醇依赖性蛋白激酶；PIP₂. 磷脂酰肌醇 4,5- 双磷酸；PIP₃. 3,4,5- 三磷脂酰肌醇；Akt/PKB. 蛋白激酶 B；PKC. 蛋白激酶 C；pY. 磷酸酪氨酸；R 和 C. 分别是 PI₃K 的调节亚基和催化亚基

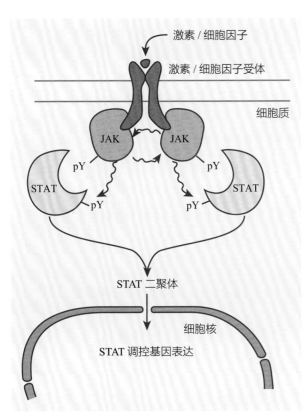

▲ 图 1-18　来自细胞因子受体家族的信号转导
STAT. 信号转导和转录激活因子；JAK. Janus 激酶；pY. 磷酸酪氨酸

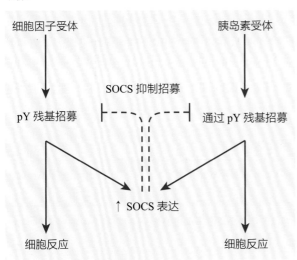

▲ 图 1-19　细胞因子信号传送阻抑物（SOCS）蛋白在终止细胞因子家族和胰岛素受体信号中的作用
pY. 磷酸酪氨酸

### （五）受体丝氨酸 / 苏氨酸激酶受体

一组跨膜受体被转化生长因子（transforming growth factor，TGF）β 家族成员结合并激活，包

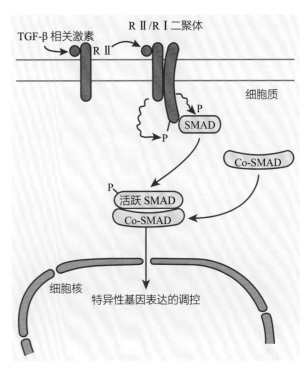

▲ 图 1-20　转化生长因子 β（TGF-β）相关激素的信号转导
SMAD. Sma 和 Mad 相关蛋白

括抗米勒管激素和抑制素。非结合受体以解离异二聚体的形式存在，称为 R I 和 R II（图 1-20）。激素与 R II 结合，诱导 R II 与 R I 二聚，R II 通过磷酸化激活 R I。然后 R I 激活被称为 Sma 和 Mad 相关蛋白（Sma-and Mad-related protein，SMAD）的潜在转录因子。激活的 SMAD 与 Co-SMAD 异二聚，进入细胞核，调节特定基因表达。

### （六）膜鸟苷基环化酶受体

鸟苷环化酶的膜结合形式构成了一个利尿钠肽受体家族（图 1-11）。心房利尿钠肽（ANP）的激素作用将在第 7 章中进行讨论。

### （七）来自细胞内受体的信号转导

类固醇激素、甲状腺激素和 1,25- 二羟基维生素 $D_3$ 主要通过细胞内受体发挥作用。这些受体的结构相似，是核激素受体超家族的成员，包括类固醇激素、甲状腺激素、脂溶性维生素、过氧化物酶体增殖物激活受体（peroxisome proliferator-activated receptor，PPARγ）和其他代谢受体（肝 X 受体、法尼基 X 受体）。

核激素受体作为转录调控因子，意味着激素受体结合的信号最终被转导为在分化细胞类型中表达的基因子集的转录速率的变化。一种受体与特定的 DNA 序列结合，称为激素应答元件，通常靠近一个基因的启动子，并以激素依赖的方式影响该基因的转录速率（见后文）。然而，多种激素受体结合事件被集体转导到几个基因的调控中。此外，一种激素的调节通常包括激活和抑制特定细胞类型中许多基因的转录。我们已经讨论了通过跨膜受体将信号传递到转录因子的例子。表 1-2 总结了基因转录中激素调控的 4 种一般模式。

核激素受体有 3 个主要的结构域，包括一个氨基端结构域（amino terminus domain，ATD）、一个中间的 DNA 结合结构域（DNA-binding domain，DBD）和一个羧基末端配体结合域（ligand-binding domain，LBD）（图 1-21）。氨基末端结构域包含一个与激素无关的转录激活结构域。DNA 结合域包含 2 个锌指基序，它们代表由 $Zn^{2+}$ 组成的小环与每个环基部的 4 个半胱氨酸残基结合。这两个锌指和邻近的氨基酸赋予了识别和结合特定 DNA 序列的能力，这被称为激素应答元件（hormone response element，HRE）。羧基末端配体结合结构域包含以下几个子结构域。

1. 激素识别和结合的位点。

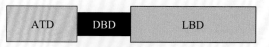

氨基酸端域（ATD）
• 与共调节蛋白的非配体关联
• 非配体依赖性磷酸化位点

DNA 结合结构域（DBD）
• 通过锌指结构域与 DNA 结合
• 二聚作用

配体结合域（LBD）
• 配体结合
• 配体依赖性与共调节蛋白的关联
• 二聚作用
• 核转运
• 与伴侣蛋白的关联

▲ 图 1-21　核激素受体的结构域

2. 激素依赖的转录激活域。

3. 核易位信号。

4. 热休克蛋白的结合结构域。

5. 二聚子域。

在核受体作用机制的细节上有许多变化。核激素受体增加基因转录的两种一般途径如图 1-22 所示。

途径 1：未激活受体是细胞质状或细胞核状，结合 DNA 并在激素集合时招募辅激活物。在 ER、PR、GR、MR 和 AR（如类固醇激素受体）中，我们观察到了这种模式。在没有激素的情况

表 1-2　激素调控基因表达的机制

| 激素类型 | 类固醇激素 | 甲状腺激素 | 儿茶酚胺、多肽、蛋白质 | 儿茶酚胺、多肽、蛋白质 |
|---|---|---|---|---|
| 细胞膜 | 穿过细胞膜 | 通过细胞膜，可能使用转运体 | 与跨膜受体的胞外结构域结合 | 与跨膜受体的胞外结构域结合 |
| 细胞质 | HRC 与受体结合，可易位到细胞核 | 通过细胞质直接进入细胞核与受体结合 | 最终激活细胞质蛋白激酶，易位到细胞核 | 激活细胞质中的一个潜在的 TF，TF 易位到细胞核 |
| 细胞核 | HRC 与反应元件（通常作为二聚体）结合，招募共调节蛋白并改变基因表达 | 激素与已经结合反应元件的受体结合，HRC 诱导共调节蛋白的交换，改变基因表达 | 磷酸化 TF，它与 DNA 结合并招募共调节蛋白，改变基因表达 | TF 与 DNA 结合并招募共调节蛋白，改变基因表达 |
| 示例 | 皮质醇 | $T_3$ | 胰高血糖素 | 生长激素 |

HRC. 激素受体复合物；TF. 转录因子；$T_3$. 甲状腺素

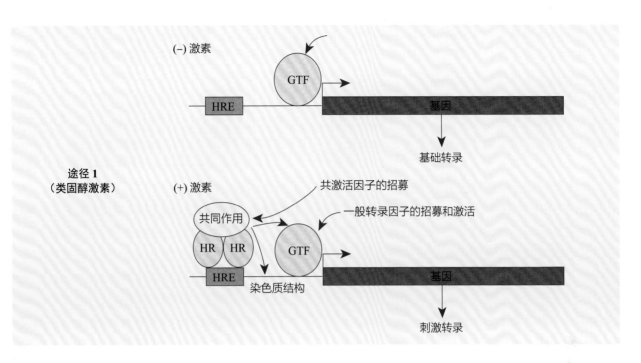

途径 1
（类固醇激素）

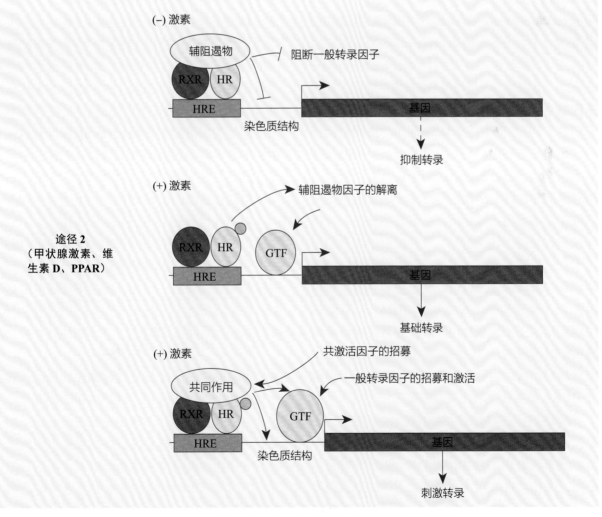

途径 2
（甲状腺激素、维
生素 D、PPAR）

▲ 图 1–22 **核受体和激素复合物增加基因转录的两种一般机制**
GTF. 通用转录因子；HR. 激素受体；HRE. 激素应答元件；RXR. 类视黄醇 X 受体；PPAR. 过氧化物酶体增殖物激活受体

下，一些这些受体通过与伴侣蛋白（即热休克蛋白，因为它们的水平会随着高温和其他压力而升高）的相互作用被保存在细胞质中。伴侣蛋白维持核受体在以非活性结构中的稳定性。

激素结合诱导受体的构象变化，导致其与热休克蛋白分离。这暴露了核定位信号和二聚化区域，因此受体二聚并进入细胞核。一旦进入细胞核，这些受体就会与各自的 HRE 结合。PR、GR、MR、AR 的 HRE 与识别序列 AGAACANNNTGTTCT 互为倒重复序列。特异性是由邻近的碱基序列和可能的受体与其他转录因子在特定的基因启动子的背景下的相互作用赋予。ER 通常与识别序列的反向重复序列 AGGTCANNNTGACCT 结合。特定的 HRE 也被称为雌激素应答元件（estrogen response element，ERE）、孕激素应答元件（progesterone response element，PRE）、糖皮质激素应答元件（glucocorticoid response element，GRE）、盐皮质激素反应元件（mineralocorticoid response element，MRE）和雄激素应答元件（androgen response element，ARE）。一旦与各自的 HRE 结合，这些受体就会招募其他蛋白质，称为协同调控蛋白，它们是协同激活子或协同抑制因子。协同激活子的作用是招募转录机制的其他成分，并可能激活其中的一些成分。辅助激活因子还具有组蛋白乙酰转移酶（HAT）活性，可启动子区域的组蛋白乙酰化。组蛋白乙酰化使染色质卷曲放松，使该区域更容易进入转录机制。虽然机制的细节超出了本章所描述的范围，但进行学习、阅读时应该认识到，类固醇受体也可以通过招募具有组蛋白脱乙酰酶（histone deacetylase，HDAC）活性的辅阻遏物因子来抑制基因转录，并且在同一个细胞中同时诱导转录激活和抑制途径。因为 HDAC 能重新启动沉默的肿瘤抑制基因的表达，人们研究 HDAC 抑制药来治疗某些癌症。

途径 2：受体始终在细胞核内，与辅激活子交换激素结合的辅阻遏物因子。该通路被甲状腺激素受体（THR）、VDR、PPARγ 和视黄酸受体使用。例如，THR 通常以异源二聚体的形式与类视黄醇 X 受体（retinoid X receptor，RXR）结合。在没有甲状腺激素的情况下，THR/RXR 招募辅阻遏物因子。如前所述，辅阻遏物因子招募具有组蛋白脱乙酰酶（HDAC）活性的蛋白。与组蛋白乙酰化相反，组蛋白去乙酰化可以使染色质更紧密地卷曲，这使得该区域的促进剂更不容易接近转录机制。因此，THR/RXR 异质二聚体在缺乏激素的情况下与甲状腺激素应答元件（thyroid hormone response element，TRE）结合，并将邻近基因的表达维持在一个“被抑制”的水平。甲状腺激素（和其他这类配体）很容易进入细胞核并与它们的受体结合。甲状腺激素结合诱导辅助抑制蛋白解离，从而增加基因表达到基础水平。激素受体复合物随后招募共激活蛋白，这进一步增加转录活性到“刺激”水平。

类固醇激素受体信号转导的终止尚不清楚，可能涉及磷化、泛素化和蛋白酶体降解。如前所述，循环类固醇和甲状腺激素被清除。

总之，激素通过膜或细胞内受体向细胞发出信号。膜受体对独立于新蛋白合成的细胞过程（如酶活性、细胞骨架排列）有快速的影响。膜受体还可以通过移动激酶（如 PKA、MAPK）或移动转录因子（如 STAT、SMAD）快速调节基因表达。类固醇激素影响较慢而且时间较长，这些影响涉及染色质重塑和基因表达的改变。越来越多的证据表明类固醇激素有快速、非基因组效应，但这些途径仍在研究中。

功能性受体的存在是激素作用的绝对条件，受体的缺失与激素的缺失产生的症状基本相同。除了受体，还有相当复杂的途径涉及许多细胞内的信使和效应蛋白。因此，内分泌疾病可由这些信号转导通路的任何成分的异常表达或活动引起。

## （八）终止信号概述

本章所讨论的大部分内容描述的是信号转导的刺激作用。如前所述，激素信号的所有信号转导必须有终止机制，以避免对靶细胞的感染和不受控制的刺激。这部分源于增加激素水平的原始刺激的停止，以及清除激素的机制（即信号的移除）。然而，靶细胞内有终止信号通路广泛的细胞内机制。表 1-3 列出了其中一部分。需要注意的是，终止机制的过度活跃会导致激素抵抗。

表 1-3　信号转导终止的一些模式

| 信号转导终止的作用机制 | 示　例 |
| --- | --- |
| 受体介导的胞吞作用与溶酶体降解有关 | 许多跨膜受体 |
| 受体或信号通路"下游"成分的磷酸化／去磷酸化 | 胰岛素受体和胰岛素受体底物的丝氨酸磷酸化 |
| 泛素化／蛋白酶体降解 | 类固醇激素受体 |
| 抑制性调节因子的结合 | PKA 的调节亚基 |
| 内在终止酶活性 | G 蛋白的 GTP 酶活性 |

PKA. cAMP 依赖性蛋白激酶

## 总　结

1. 内分泌系统包括如下几个方面。

- 专门产生激素的腺体（垂体、甲状腺、甲状旁腺和肾上腺）。
- 下丘脑神经内分泌神经元。
- 作为内分泌细胞簇的分散的内分泌细胞，仅为（胰岛）或作为具有非内分泌主要功能的器官（胰腺、胃肠道、肾脏）内的细胞存在。
- 睾丸和卵巢，其内在的内分泌功能是配子体发生的绝对必要条件。

2. 内分泌信号涉及一种称为激素的化学信使的分泌，这种激素在血液中循环，并与细胞外流体结合达到平衡。激素通过与受体特定的高亲和力相互作用，改变其靶细胞、组织和器官的许多功能。

3. 蛋白质／肽激素

- 在核糖体上产生，插入内质网的池，通过高尔基体，最后储存在与细胞膜结合的分泌囊泡。这些囊泡的释放代表了一种受调节的胞吐作用模式。每一种激素都是先被制成一种前激素，包含一个信号肽，引导延长的多肽进入内质网的池。
- 常作为前体激素合成。在去除信号肽后，激素原被激素原转化酶处理。
- 通常不穿过细胞膜，而是通过跨膜受体发挥作用（见后文）。
- 大多数以游离激素的形式循环，并通过尿液

排出或通过受体介导的胞吞作用和溶酶体降解被清除。

4. 儿茶酚胺激素

- 包括激素、肾上腺素（Epi）和去甲肾上腺素（Norepi）。Epi 和 Norepi 是酪氨酸的衍生物，被多种反应酶修饰。最终，Epi 和 Norepi 储存在分泌囊泡中，并通过调节的胞吐作用释放。
- 通过跨膜 GPCR 受体（肾上腺素受体）发挥作用。

5. 类固醇激素

- 包括皮质醇（糖皮质激素）、醛固酮（盐皮质激素）、睾酮和双氢睾酮（雄激素）、雌二醇（雌激素）、孕酮（孕激素）和 $1,25-$ 二羟维生素 $D_3$（类固醇）。
- 是胆固醇的衍生物，它被一系列细胞特异性的酶反应所修饰。
- 具有亲脂性和易跨膜性。因此，类固醇激素不能储存在分泌性囊泡中。类固醇的产生是在合成水平上被调节的。类固醇激素很大程度上是由前体的外周转换产生的。
- 与运输蛋白质结合的循环体。类固醇激素通过酶修饰被清除，这增加了它们在血液中的溶解度，降低了它们对运输蛋白的亲和力。类固醇激素及其非活性代谢物通过尿液排出体外。
- 通过细胞内受体发挥作用，这是核激素受体家族的成员。大多数类固醇激素受体存在于细胞质中，并在配体（激素）结合后易位到细胞核。每一种类固醇激素都调节其靶细胞中许多基因的表达。

6. 甲状腺激素

- 甲腺原氨酸的碘化衍生物。术语甲状腺激素通常指甲腺素（thyroxine，$T_4$，又称四碘甲腺原氨酸）和三碘甲腺原氨酸（triiodothyronine，$T_3$）的总称。$T_4$ 是一种不活跃的 $T_3$ 的前体，$T_3$ 是由 $T_4$ 在外周组织脱碘后的产物。
- 甲状腺上皮细胞合成和释放（见第 6 章）。
- 在循环中与运输蛋白质紧密结合。

- 亲脂性和跨细胞膜。在没有激素的情况下，$T_3$ 与甲状腺激素受体（THR）的几种亚型之一结合，与类视黄醇 X 受体（RXR）形成异二聚体，并与细胞核中的应答元件结合。激素结合诱导与 THR 相互作用的共调节蛋白交换。

7. 蛋白质、肽和儿茶酚胺激素通过跨膜受体发出信号，并使用几种常见的信息传递形式。

- 发生构象变化。
- 通过活化的 G 蛋白。
- 与 $Ca^{2+}$ 或 $Ca^{2+}$– 钙调蛋白结合。$IP_3$ 是一种主要的脂质信使，通过与 $IP_3$ 受体结合增加胞质 $Ca^{2+}$ 水平。
- 磷酸化和去磷酸化，分别使用激酶和磷酸酶。一个蛋白质的磷酸化状态影响其他蛋白质的活性、稳定性、亚细胞定位和招募结合。值得注意的是，磷酸化的脂质（如 $PIP_3$）也在信号转导中发挥作用。

8. 跨膜受体家族

G 蛋白耦联受体（GPCR）作为鸟嘌呤核苷酸交换因子（GEF）激活异三聚体 α/β/γG 蛋白复合物的 Gα 亚基。根据被激活的 Gα 亚基的类型，这将增加 cAMP 水平，降低 cAMP 水平，或者增加蛋白激酶 C 活性和 $Ca^{2+}$ 水平。所有儿茶酚胺受体（肾上腺素受体）均为 GPCR。GPCR 通过受体介导的胞吞作用内化，该作用涉及 GRK 和 β 抑制素。胞吞作用导致激素的溶酶体清除。该受体可以在溶酶体中被消化，也可以被循环到细胞膜上。

- 胰岛素受体是一种酪氨酸激酶受体，可激活 Akt 激酶 /PKB 通路、G 蛋白 TC10 相关通路和促分裂原活化的蛋白激酶（mitogenactivated protein kinase，MAPK）通路。胰岛素受体使用支架蛋白胰岛素受体底物（IRS；4 种亚型）作为这 3 种通路信号转导的一部分。
- 一些蛋白质激素（如生长激素、催乳素）与细胞膜受体家族的细胞因子受体结合。这些是由两面激酶结合的构成型二聚受体。激素结合与胞外结构域相互作用，诱导 JAK-JAK 交叉磷酸化，然后招募和结合 STAT 蛋白。

STAT 的磷酸化激活并诱导它们易位到细胞核，在那里它们作为转录因子。

- 与转化生长因子 β（TGF-β）相关的激素，如抗米勒管激素，通过辅助受体（受体 I 和受体 II）复合物发出信号，最终通过激活的 SMAD 蛋白向细胞核发出信号。
- 心房利尿钠肽（和相关肽）与在胞质结构域内包含鸟苷环化酶结构域的跨膜受体结合。这些受体通过增加 cGMP 发出信号，从而激活 cGMP 依赖性蛋白激酶（PKG）和环核苷酸门控通道。cGMP 还调节选择性磷酸二酯酶。

9. 细胞内受体：类固醇激素与核激素转录因子家族的成员结合。

- 类固醇激素受体通常存在于细胞质中。激素结合诱导核易位、二聚化和 DNA 结合。类固醇激素受体复合物调节靶细胞中的许多基因。

10. 甲状腺激素受体（THR）与类固醇激素受体有关，但它们基本在细胞核中与甲状腺激素应答 DNA 元件结合。例如，$T_3$ 结合通常会诱导共调节蛋白的交换和基因表达的改变。

## 自测题

1. 蛋白质激素和类固醇激素在内分泌细胞中的储存有什么不同？

2. 与血清运输蛋白结合如何影响激素代谢和激素作用？

3. Gsα GTPase 活性的大幅增加如何影响与 Gsα 连接的 GPCR 信号转导？

4. IRS 蛋白在将胰岛素受体信号转导为生长反应中发挥什么作用？代谢反应？

5. 举一个跨膜受体相关转录因子转位到细胞核的例子。

6. 解释受体介导的与 GPCR 结合的激素内吞机制。

7. GPCR 的 GEF 活性对其发出信号的能力有何重要性？

8. 解释 PLC 如何生成第二个信使。

## 关键词和概念

- 七次跨膜受体
- 腺苷酸环化酶
- 肾上腺皮质
- 激动药
- 雄激素
- 雄激素受体
- 雄激素应答元件（ARE）
- 拮抗药
- β 抑制蛋白
- $Ca^{2+}$ 钙离子
- $Ca^{2+}$ ATP 酶
- $Ca^{2+}$ 通道
- 钙调蛋白
- 环腺苷酸磷酸二酯酶
- cAMP 应答元件结合蛋白质（CREB）
- 儿茶酚胺
- 细胞应答
- cGMP 依赖性磷酸二酯酶
- 昼夜节律
- 辅激活物
- 辅阻遏物
- 皮质醇结合球蛋白
- 蛋白质和脂质的共价磷酸化
- 环磷酸腺苷
- 环鸟苷磷酸
- 环磷酸核苷酸
- 环氢菲环
- 细胞因子受体家族
- 二酰甘油（DAG）
- 停靠蛋白质
- 效应蛋白
- 类花生酸
- 内分泌腺
- 内分泌系统
- 肾上腺素
- 雌激素
- 雌激素受体
- 雌激素应答元件（ERE）
- 外分泌腺
- 胞吐作用
- 鸟嘌呤核苷酸交换因子（GEF）
- 钙
- Giα 糖皮质激素
- 糖皮质激素受体
- 糖皮质激素应答元件（GRE）
- 葡萄糖醛酸苷结合作用
- GPCR 激酶（GRK）
- G 蛋白耦联受体（GPCR）
- Gqα Grb2/SOS
- Gsα GTP- 结合蛋白（G 蛋白）
- 鸟苷酸环化酶
- Gβ/γ 异源三聚体 G 蛋白
- 高亲和性受体
- 组蛋白乙酰转移酶（HAT）
- 组蛋白脱乙酰酶（HDAC）
- 激素脱敏
- 激素抵抗
- 激素
- 激素应答元件（HRE）
- 1,4,5- 三磷酸肌醇（$IP_3$）
- 胰岛素受体（IR）
- 胰岛素受体底物（IRS）
- 细胞内第二信使
- 内在 GTP 酶活性
- 碘化甲腺原氨酸
- JAK 激酶家族
- 白三烯
- 配体
- 配体诱导鸟嘌呤核苷酸交换因子
- 配体诱导内吞
- 丁酮
- 盐皮质激素
- 盐皮质激素受体
- 盐皮质激素应答元件（MRE）
- 促分裂原活化的蛋白激酶（MAPK）
- 混合功能激酶和磷酸酶
- 一氧化氮（NO）
- 去甲肾上腺素

- 核受体超家族
- 卵巢
- 外周转化过程
- 3,4,5- 三磷脂酰肌醇（$PIP_3$）
- 肌醇脂 -3- 激酶（$PI_3K$）
- 磷脂酶 C
- 磷酸酪氨酸（pY）
- PKA 催化亚基
- PKA 调节亚基
- 胎盘
- 前激素
- 前激素原
- 孕酮受体
- 孕激素应答元件（PRE）
- 孕酮
- 激素原转化酶
- 环前列腺素
- 前列腺素
- cAMP 依赖性蛋白激酶（PKA）
- 蛋白激酶 B（PKB/Akt 激酶）
- cGMP 依赖性蛋白激酶（PKG）
- 蛋白 / 肽激素
- Raf 丝氨酸特异性激酶
- 肾素 – 血管紧张素系统（RAS）
- 受体
- 受体丝氨酸 / 蛋白丝氨酸苏氨酸激酶
- 受体酪氨酸激酶（RTK）
- 调节型分泌途径
- G 蛋白信号调节蛋白（RGS proteins）

- 第二信使假说
- 丝氨酸 / 苏氨酸特异性激酶和磷酸酶
- 置位点
- 性激素结合球蛋白
- 信号肽酶
- 信号肽
- 信号识别复合体
- 信号转导通路
- 信号转导蛋白质家族
- STAT 信号转导器和转录激活因子
- 类固醇激素
- 类固醇合成细胞
- 刺激 – 分泌耦联
- 硫酸结合
- 细胞因子信号传送阻抑物（SOCS）蛋白
- 靶细胞
- 靶器官
- 睾丸
- 血栓素
- 甲状腺激素受体
- 甲状腺素结合球蛋白
- 甲状腺激素应答元件（TRE）
- 转化生长因子（TGF）β 家族
- 转运蛋白
- 酪氨酸激酶和磷酸酶
- 短昼夜节律
- 维生素 D
- 维生素 D 受体
- 维生素 D 应答元件（VRE）

# 第 2 章　胃肠道的内分泌功能
## Endocrine Function of the Gastrointestinal Tract

刘　瑛　译

学习目标

1. 掌握 3 个肠内分泌激素家族成员，其中包括促胃液素、促胰液素和胃动素。

2. 熟悉自主神经、胃和十二指肠激素如何调节胃酸分泌和胃运动。

3. 熟悉自主神经和十二指肠激素对胰腺外分泌、胆囊及其相关导管分泌的调节。

4. 熟悉并解释胃动素在消化间期如何调节胃和小肠收缩。

5. 熟悉并解释肠内分泌激素在胃肠道生长调节中的作用（肠吸收）。

6. 了解胰高血糖素样肽 -1（glucagon-like peptide-1，GLP-1）和抑胃肽（gastric inhibitory polyoeotide，GIP）的肠促胰岛素的作用。

胃肠激素的第五个一般功能，即对食欲的影响，将在第 3 章能量稳态的背景下讨论。

我们从胃肠道的激素功能和调节开始讨论内分泌生理学。1902 年 Bayliss 和 Starling 发现了分泌素，这是首次将激素描述为血液中的化学信使，它们在一个部位释放，并在其他多个部位发挥作用。事实上，胃肠道黏膜的上皮质含有多种肠内分泌细胞类型，是体内最大的内分泌细胞团。

肠内弥散分布的分泌系统可能是内分泌组织的最基本特征，由位于上皮内的单细胞腺体组成。大多数肠内分泌细胞称为开放细胞，从上皮的基膜延伸至顶端表面（图 2-1），也有部分闭合的肠内分泌细胞不延伸至管腔表面。开放性肠内分泌细胞的顶膜表达受体或转运体，使细胞能够

采集管腔内容物。管腔内容物称为促分泌素，刺激特定类型的肠内分泌细胞分泌激素。这种与管腔内容物的结合及营养摄取不受渗透力和机械力影响。目前对促分泌涉及的机制知之甚少，但有些似乎依赖营养物质的吸收。来源于吸收性上皮细胞分泌旁分泌因子进而刺激肠内分泌细胞释放激素的证据也支持这种看法。作为对管腔内容物应答的一部分，特定的肠内分泌细胞类型分布在胃肠道上的不同位置（表 2-1）。我们将看到这些分布对每种细胞类型的调节和功能至关重要。

在肠内分泌细胞功能的最简单模型中，当细胞腔内侧存在促分泌剂时，基底层细胞会释放激素作为回应。分泌的激素扩散到底部固有层的血

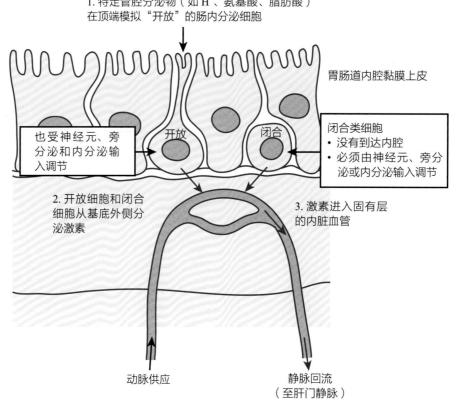

▲ 图 2-1　闭合和开放的肠内分泌细胞。肠内分泌细胞位于胃肠道的上皮内。开放：细胞从基底层延伸至管腔。闭合：细胞不能到达管腔。这两种细胞都分泌激素进入上皮下固有层的毛细血管

表 2-1　胃肠道肠道内分泌细胞分布

| | 胃 | 十二指肠 | 空肠 | 回肠 | 结肠 |
|---|---|---|---|---|---|
| G 细胞（促胃液素） | × | （×） | | | |
| S 细胞（促胰液素） | | × | × | | |
| I 细胞（CCK） | | × | × | （×） | |
| K 细胞（GIP） | | × | × | | |
| L 细胞（GLP-1） | | | | × | × |
| L 细胞（GLP-2） | | | | × | × |
| M 细胞（胃动素） | | × | × | | |
| 生长素分泌细胞 | × | （×） | （×） | （×） | （×） |

CCK. 胆囊收缩素；GIP. 抑胃肽；GLP. 胰高血糖素样肽；×. 集中的主要位置；（×）. 不太集中

管中，从而进入全身循环。循环中的胃肠激素通过与胃肠道内的一个或多个部位及其壁外腺体的特定受体结合来调节胃肠道功能。在经典模型

中，当管腔内促分泌素浓度降低时，肠内分泌细胞也会随之停止工作，从而停止激素的分泌。

这一简单的肠内分泌系统模型并不能完全

解释进食后胃肠道与其他系统联合后的应答过程。开放和闭合的肠内分泌细胞均受肠神经系统（enteric nervous system，ENS）和相邻上皮细胞分泌的旁分泌因子（肠内分泌细胞功能的内在调节因子）的调节。此外，肠内分泌细胞还有外源性调节因子，最突出的是自主神经系统和位于胃肠道外的内分泌腺体。相反，胃肠激素可对自主反射或肠反射的传入神经有局部调节作用（即旁分泌），所以神经递质可以调节胃肠激素应答。可以看出，胃肠道功能是通过神经和内分泌应答之间的复杂相互作用来协调的。因此，患有精神疾病（如抑郁症）和内分泌疾病（如甲状腺功能亢进）的患者胃肠道功能经常受到干扰并不奇怪。

肠内分泌系统分泌的激素维持胃肠道及壁外腺体的健康，并对摄取营养做出综合应答。这种对胃肠激素的综合应答部分归因于它们调节胃肠道多种功能的能力。

# 一、肠内分泌激素家族及其受体

所有已确定的胃肠激素均为肽，并与位于靶细胞膜上的 G 蛋白耦联受体（GPCR）结合。胃肠激素及其同源 GPCR 可以根据结构同源性归类为不同的基因家族。在本章中，我们讨论 3 个肠内分泌激素家族的成员，包括促胃液素、促胰液素和胃动素（表 2-2）。

促胃液素家族包括促胃液素和胆囊收缩素（cholecystokinin，CCK），它们肽链的 C- 末端 5 个氨基酸相同。促胃液素以高亲和力与 CCK-2 受体结合。CCK 以高亲和力与 CCK-1 受体结合。该家族的受体是 G 蛋白耦联受体，与 $Ca^{2+}$ 和二酰甘油（DAG）/PKC- 信号通路相关。

促胰液素家族包括促胰液素、胰高血糖素、胰高血糖素样肽（包括 GLP-1 和 GLP-2）和抑胃肽（GIP；又称糖依赖性胰岛素释放肽）。该家族

表 2-2　肠内分泌激素家族及其受体

| 激素家族 | 家族成员 | 受体与主要信号通路 | 受体的主要分布（与胃肠功能相关） |
|---|---|---|---|
| 促胃液素 | 促胃液素（G 细胞） | CCK2 受体，在 $Ca^{2+}$ 和 PKC 作用下 Gq-↑ | • 胃的 ECL 细胞和壁细胞 |
| | CCK（I 细胞） | CCK1 受体，在 $Ca^{2+}$ 和 PKC 作用下 Gq-↑ | • 胆囊的基层、肝胰壶腹的括约肌<br>• 胰管和胰腺腺泡细胞<br>• 迷走神经的传入神经和肠神经元<br>• 胃肌层和幽门括约肌<br>• 胃 D 细胞 |
| 促胰液素 | 促胰液素（S 细胞） | 促胰液素受体，在 cAMP 作用下 Gs-↑ | • 胰管及胆管<br>• 胰腺腺泡细胞、G 细胞和胰腺细胞 |
| | GLP-1（L 细胞） | GLP-1 受体，在 cAMP 作用下 Gs-↑ | • 胰岛 B 细胞 |
| | GLP-2（L 细胞） | GLP-2 受体，在 cAMP 作用下 Gs-↑ | • 胃肠道，尤其是小肠 |
| | GIP（K 细胞） | GIP 受体，在 cAMP 作用下 Gs-↑ | • 胰岛 B 细胞<br>• 胃黏膜及基层 |
| 胃动素 | 胃动素（M 细胞） | 胃动素受体，在 $Ca^{2+}$ 和 PKC 作用下 Gq-↑（也能被红霉素结合） | • 胃和小肠，尤其是平滑肌细胞和肠道神经元 |
| | 生长激素（P/D1 细胞） | GHS 受 体 类 型 1a（GHS-RIa），在 $Ca^{2+}$ 和 PKC 作用下 Gq-↑ | • 垂体和下丘脑 |

CCK. 胆囊收缩素；ECL. 肠嗜铬样；GLP. 胰高血糖素样肽；GHS. 生长激素促泌素；GIP. 抑胃肽；cAMP. 环磷酸腺苷

还包括神经分泌因子，血管活性肠肽（vasoactive intestinal peptide，VIP）。促胰液素家族肽的每个成员对应的 GPCR 在结构上也是相关的。这些受体主要与 Gs 信号通路结合，从而增加靶细胞内的环磷酸腺苷（cAMP）。

胃动素家族的激素有胃动素和胃饥饿素。胃饥饿素最初被认为是一种生长激素促泌素（growth hormone secretogogue，GHS），但在胃基底层细胞中含量最高。胃动素和胃饥饿素的受体是与 Ga-q/ 磷脂酶 /IP$_3$ 通路相连的 GPCR，后者反过来刺激蛋白激酶 C 和 Ca$^{2+}$ 依赖的信号通路（见第 1 章）。

许多胃肠道外的组织也表达胃肠激素。从病理生理学角度上看，肿瘤组织可以不受控制的分泌胃肠激素。其他生理部位包括其他内分泌腺（如垂体）和生殖器官同样可以产生胃肠道激素。中枢（CNS）和外周（PNS）神经系统也可以产生以上这几种多肽，被用作神经递质或神经调节因子。例如，CCK 在中枢神经系统的新皮质区和外周神经系统的泌尿生殖相关神经中均有表达。至于 CCK 在中枢神经系统中的作用，它可能与焦虑和惊恐障碍有关。这也意味着这些肽的受体也存在于中枢神经系统、外周神经系统和其他非神经组织中。因此，与特定胃肠道激素肽相关的药物（激动药或拮抗药）可能具有广泛的作用，这取决于其稳定性，以及是否能够穿过血脑屏障。还有一种可能性是，胃肠道以外的部位合成的胃肠道激素可能"溢出"进入到体循环中，并影响胃肠道功能。

## 二、促胃液素与胃功能调节

胃起着食物贮存器的作用。人类间断性进食，通常单次摄入量超过胃肠道能立即处理的最大负荷。因此，胃会容纳摄入的食物，并逐渐将部分消化的食物（食糜）推送到小肠的第一部分，即十二指肠。胃壁各层执行两项基本功能，分泌和反复收缩舒张运动。

### （一）胃的分泌和运动调节功能综述

胃壁最内层，即胃黏膜，含有大量腺体样和产黏液的上皮细胞，可以被分为近端和远端两部分。近端的两个部分（胃底和胃体）包含主要的胃黏膜腺体（图 2-2）。在这些腺体内，壁细胞分泌"盐酸"（HCl），这对大分子的水解、酶原的激活和摄入食物的灭菌有着非常重要的作用。壁细胞也分泌内因子，这是一种糖蛋白，有助于有效吸收 B 族维生素。

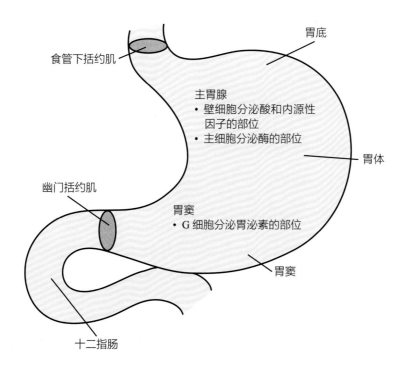

▲ 图 2-2　胃的解剖学

胃底和胃体的腺体也含有主细胞，这些细胞分泌消化酶（如胃蛋白酶原、胃脂肪酶）。第3种细胞类型黏液细胞，位于胃腺的颈部和整个胃的表面。黏液细胞分泌黏蛋白原，缓冲和保护胃黏膜，尤其是位于胃腺附近的胃黏膜。由于胃酶和黏液的产生主要受神经控制，受胃肠道内分泌的影响很少，因此我们重点讨论胃酸的分泌和运动。

胃黏膜的远端幽门具有重要的肠内分泌功能。这一部位包含两种"开放"型肠内分泌细胞即分泌促胃液素（激素）的 G 细胞和分泌生长抑素（旁分泌因子）的 D 细胞。这两种肽在调节胃血流量、细胞生长、分泌和运动的负反馈回路中起拮抗作用（见后文）。D 细胞也存在于胃底和胃体区域，直接抑制壁细胞的分泌。

胃壁的外层，即外肌层，由平滑肌组成。肌肉舒张允许胃扩张和储存，其收缩可将部分消化的食物（食糜）移到十二指肠。胃部有两个进出通道。分别是食管下括约肌（lower esophageal sphincter，LES）和幽门括约肌。LES 使吞食的食物进入胃，并保护食管免受酸性食糜反流的腐蚀。幽门括约肌与外肌层一起工作，只允许消化的食糜由胃进入十二指肠。幽门括约肌还能防止食糜回流到胃中。

一般来说，胃功能的调节包括必要的分泌刺激和运动（即在有食物的情况下）和酸性食糜降低胃内 pH 或食糜进入小肠和结肠下的胃分泌和胃运动的抑制。这样，在没有缓冲食物的情况下，胃可以避免过多的酸分泌。此外，胃下方的消化道部分可保护自身免受过量酸的影响，避免对肠壁的损害和肠道酶活性的抑制。另外，小肠作为消化和吸收的主要场所，还控制着食物进入和通过小肠的流速，以优化消化过程和营养、盐和水的吸收。尽管促胃液素肿瘤的患者（Zollinger-Ellison 综合征）出现食管、胃和十二指肠溃疡，但胃酸分泌及其流入肠道的速度调节失衡通常会导致十二指肠溃疡。

进食后胃的调控模型可分为 3 个阶段。初期占消化期对食物应答的 20%，可由实际或想象的食物和食物气味，或者嘴里的食物被激活。由于需要为储存和开始消化食物做准备，初期胃液分泌增加，但胃的运动能力降低。胃期占餐后应答的 10%，由食物和胃的机械扩张所激活。第二阶段是胃期，分泌功能受到强烈刺激，同时蠕动收缩和胃排空加强。第三阶段是肠期，在此期间，部分消化食物的酸性混合物（食糜）有序地通过幽门括约肌进入小肠，最终进入结肠。这一阶段发生的酶消化和吸收过程占总消化过程的 70%。食物进入下消化道通常会减缓胃分泌和排空。

## （二）促胃液素与胃功能的激活

胃壁细胞分泌 HCl 可由 3 种通路激活。

- 位于黏膜固有层的相邻肠嗜铬样（enterochro-maffin-like，ECL）细胞分泌的组胺旁分泌刺激调节。
- 外周神经和迷走神经副交感神经系统通过促胃液素释放肽（gastrin-releasing peptide，GRP）和乙酰胆碱刺激调节。
- 促胃液素的直接和间接激活。

促胃液素由胃窦部和十二指肠近端的 G 细胞产生。在人体内的促胃液素是指在两个末端都有修饰的含有 17 个氨基酸的肽（G-17）。事实上，G-17 的产生是一个很好的例子，说明一个肽的编码基因如何产生多个较大的且可以被分泌入血的前体。G-17 是前促胃液素原翻译后连续加工的产物，这种加工通常可分为 3 个阶段（图 2-3）。在第一阶段，硫化作用和蛋白质水解产生促胃液素前体的混合物，称为促胃液素前体。第二阶段涉及分泌颗粒内的蛋白质水解，产生 C- 末端肽。这些中间体的加工还包括谷氨酰胺基环化为焦谷氨酰胺基残基。第三阶段涉及 C- 末端的酰胺化以产生酰胺化促胃液素。人 G 细胞主要分泌的生物活性产物是 G-17（17 个氨基酸的肽）。氨基端的焦谷氨酰残基和 C 端的酰胺化保护 G-17 不被循环氨基肽酶和羧肽酶消化。G-17 与 CCK2 受体具有高亲和力结合，并参与了促胃液素对胃的所有作用。最后 4 个氨基酸使 G-17 具有促胃液素样生物活性。五肽促胃液素是临床上使用的一种合成促胃液素，含有最后 4 种氨基酸，同时在氨基末端加上了一种丙氨酸，可提高稳

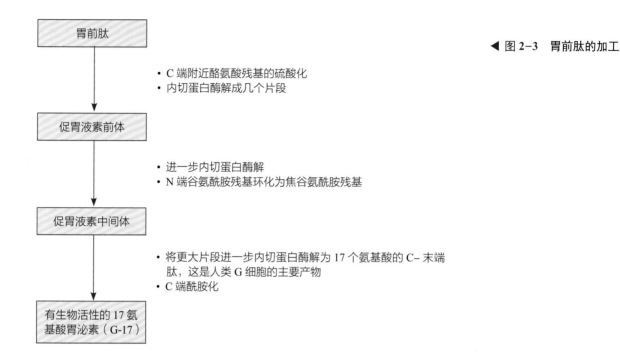

◀ 图 2-3　胃前肽的加工

定性。

初期，迷走神经（副交感神经）参与刺激胃 HCl 分泌。节前迷走神经传出激活直接刺激壁细胞和 ECL 细胞释放组胺（图 2-4）。这些作用由与毒蕈碱受体结合的乙酰胆碱介导。促胃液素的迷走神经刺激作用是由肠神经元释放的神经内分泌因子 GRP 所介导的。

在胃期，G 细胞的促胃液素分泌主要是由胃窦腔内的多肽和氨基酸调控（图 2-5）。促胃液素分泌也可通过胃部扩张刺激产生，这种扩张可被通过局部神经通路和迷走神经反射作用的胃期机械性传感器检测到。进食后 30~60min，循环促胃液素水平可显著增加。

促胃液素的主要作用是刺激胃底和胃体内胃腺壁细胞分泌 HCl。为此，促胃液素必须进入并在全身系统循环，然后从胃体和胃底的胃黏膜固有层内的毛细血管和小静脉中释放出来（即促胃液素循环至其胃内释放部位的上游）。

促胃液素主要通过结合 ECL 细胞上的 CCK2 受体引起 HCl 分泌。ECL 细胞位于胃黏膜固有层，在促胃液素作用下产生组胺（图 2-5）。促胃液素与 ECL 细胞上 Gq- 蛋白耦联的 CCK2 受体结合增加细胞内 $Ca^{2+}$，从而导致含有组胺的分泌囊泡的胞吐作用增加。促胃液素还通过增加使组氨酸生成组胺的组氨酸脱羧酶和使组胺转运并浓缩到分泌囊泡中的 2 型囊泡单胺转运蛋白（type 2 vesicular monoamine transporter，VMAT-2）的表达来增加组胺的合成和储存。因此，促胃液素协调 ECL 细胞中组胺的分泌和合成。反过来，组胺通过与附近的壁细胞上的 $H_2$ 受体结合，以旁分泌方式刺激 HCl 分泌。促胃液素对壁细胞也有直接的作用，尽管作用较小。

在进餐后的肠期，胃内容物的减少减轻了氨基酸和多肽，以及扩张诱导的迷走神经通路对 G 细胞的刺激。胃内容物的减少也降低了胃腔的缓冲能力。因此，在肠期和消化间期，胃的酸度降低。当 pH<3 时，酸刺激 D 细胞分泌旁分泌肽，即生长抑素。生长抑素通过其受体（SS-R）抑制邻近 G 细胞分泌促胃液素（图 2-6）。

在肠道阶段，小肠和结肠因酸度、高渗性、扩张和特定分子（如脂肪酸）刺激产生的激素和神经信号也会抑制促胃液素释放和胃排空。这些激素统称为抑胃肽。抑制胃酸分泌的人体生理性促胃液素的特性仍不确定，但包括来自十二指肠和空肠的分泌素和 GIP，以及来自远端回肠和结肠的酪酪肽和 GLP-1。CCK 是一种公认的胃运动和排空抑制剂。管腔脂肪酸可以促进 CCK 从十二指肠和空肠释放（图 2-6）。

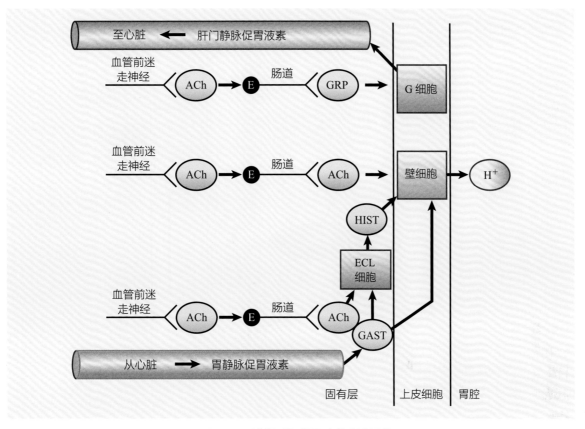

▲ 图 2-4 进餐后初期胃酸的分泌调节

食物的联想、视觉、气味或者口中食物的存在，通过迷走神经节前副交感神经刺激胃酸（HCl）分泌，刺激节后肠神经释放乙酰胆碱（ACh）。分泌乙酰胆碱的肠神经纤维通过肠嗜铬样（ECL）细胞释放组胺（HIST）直接刺激壁细胞。释放促胃液素释放肽（GRP）的肠神经纤维刺激也可刺激促胃液素（GAST）分泌。作为一种激素，促胃液素水平在全身循环中增加。促胃液素通过结合 ECL 细胞（以及壁细胞）上的胆囊收缩素 2 受体刺激胃酸分泌

## 三、胰腺和胆囊的肠内分泌调节

胰腺的外分泌腺是一种壁外腺，通过主排泄管将其分泌产物排空至十二指肠的胃肠道。胰腺外分泌腺泡主要产生消化小肠大分子所需的酶。胰酶在中性 pH 下具有最佳活性。因此，胰腺导管内的细胞分泌富含重碳酸盐的液体，用于中和十二指肠中的酸性食糜。胆囊也是一个壁外器官。它接受肝脏分泌的胆汁。胆汁在胆囊中被储存和浓缩。胆汁通过胆总管进入小肠，胆总管通常在进入十二指肠之前与主胰管连接形成肝胰壶腹（图 2-7）。胆汁的主要功能是乳化甘油三酯，从而促进胰脂肪酶对甘油三酯的降解。为了实现这一功能，需要胆汁酸和其他脂质的聚集体（微胶粒）。微胶粒的形成需要中性或微碱性条件。因此，胆总管上皮细胞分泌富含重碳酸盐的液体。

胰腺和胆囊功能主要在消化间期［胰腺分泌与移行性复合运动（migrating myoelectric complex，MMC）同步发生］，以及消化期的头胃期由自主神经系统调节。然而，在肠期，这些最活跃的腺体主要受促胰液素和 CCK 两种激素的内分泌控制。促胰液素主要调节胰腺和胆管富含碳酸氢盐液体的导管分泌。CCK 主要刺激胰腺腺泡细胞分泌酶和胆囊收缩。这种双重调节允许对最终分泌到十二指肠的物质进行微调（如胰液中碳酸氢盐和蛋白质的百分比）。

促胰液素和 CCK 对胰腺作用的经典模型是十二指肠中出现的酸、长链脂肪酸和含甘氨酸的二肽、三肽刺激开放的肠内分泌细胞分泌这两种

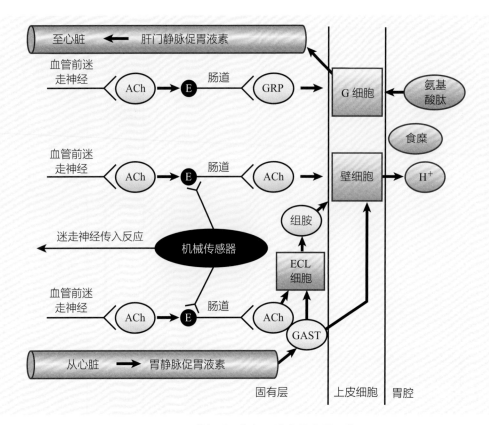

▲ 图 2-5　进餐后胃期促胃液素的分泌调节

管腔氨基酸和多肽强烈刺激胃窦 G 细胞分泌促胃液素（GAST）。胃机械扩张也可以通过局部和自主（迷走神经）反射刺激促胃液素分泌和胃酸分泌。Ach. 乙酰胆碱；ECL. 肠嗜铬样

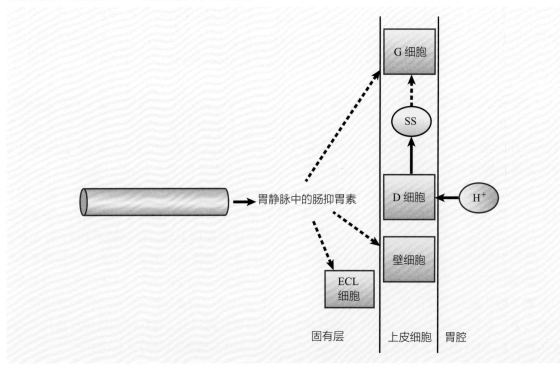

▲ 图 2-6　进餐后肠期促胃液素的分泌调节

食物（食糜）从胃腔排出会减少胃酸的缓冲作用。低 pH 刺激 D 细胞释放旁分泌因子生长抑素（SS），抑制邻近 G 细胞分泌促胃液素。人类生理下的肠抑胃素的功能性质尚不明确，其中包括来自小肠的促胰液素和抑胃肽（GIP），以及来自回肠和结肠的酪酪肽。ECL. 肠嗜铬样

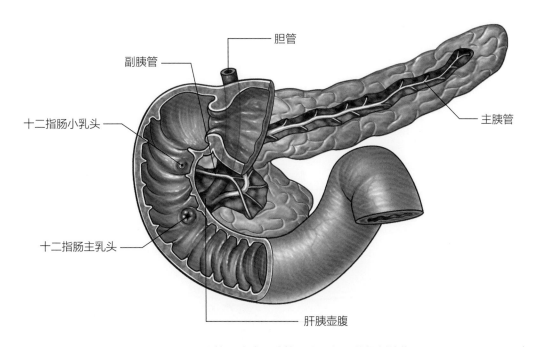

▲ 图 2-7　胆总管、胰腺、胰管和十二指肠的解剖结构

胆囊（未显示）储存并浓缩来自肝脏的胆汁。胆囊收缩和 Oddi 括约肌舒张（围绕肝胰壶腹）使胆汁沿着胆总管流入十二指肠。胰酶和重碳酸盐通过逐渐增宽的导管到达十二指肠，最终形成主胰管。该管在到达十二指肠前与胆总管连接，形成肝胰壶腹。分泌单位的末端是胰腺腺泡，分泌酶。导管上皮分泌富含重碳酸盐的液体。注意，胆总管的导管上皮也分泌富含重碳酸盐的液体

经许可转载，引自 Churchill Livingstone Elsevier. Drake et al: *Gray's Anatomy for Students,* second edition, 2010.

激素。促胰液素和 CCK 进入血液循环后，分别与导管或腺泡细胞上的特定受体结合（图 2-8）。

然而，有证据表明，促胰液素对 CCK 存在允许效应，反之亦然。此外，自主神经系统和外周神经系统对促胰液素和 CCK 的作用也存在允许作用。神经递质 ACh 和促胰液素相关的肠神经分泌肽 VIP 刺激胰腺导管和腺泡细胞，并与促胰液素和 CCK 协同作用。舒血管肠肽瘤（VIPoma，又称水泻 - 低血钾 - 胃酸缺乏综合征）的患者由于持续高水平的胰腺分泌进入肠道造成胰腺相关性腹泻。

### （一）促胰液素

促胰液素由十二指肠和空肠的 S 细胞产生。与促胃液素类似，促胰液素是由一个较大的促胰液素原前体分子翻译处理后产生的。大多数促胰液素是一种羧基酰胺化的 27- 氨基酸肽。

促胰液素释放的主要刺激因素是十二指肠 pH 降低。促胰液素释放的阈值 pH 为 4.5。酸化的食糜通过幽门括约肌进入十二指肠后，循环中

促胰液素水平迅速升高（10min）。$H^+$ 诱导 S 细胞释放促胰液素的确切机制尚不清楚。有证据表明 $H^+$ 直接作用于 S 细胞，也有证据表明 $H^+$ 通过肠神经元和磷脂酶 A2 样促胰液素释放因子间接作用于 S 细胞。

促胰液素的主要短效作用是在消化的肠期刺激胰腺和胆管分泌富含重碳酸盐的液体（图 2-8）。促胰液素通过与 cAMP 依赖性通路相关的促胰液素受体发挥作用。促胰液素受体发出的信号打开顶端 Cl 通道（囊性纤维化跨膜电导调节器或 CFTR），从而增加进入管腔的 $Cl^-$（及细胞旁水渗透）的转运。$Cl^-$ 随后与碳酸氢根阴离子交换。促胰液素对这一过程的上调可通过细胞膜表面存在的 CFTR 转运体的开放和通过细胞外含有转运蛋白的囊泡插入细胞膜中来实现。CFTR 通道对胰腺功能的重要性是囊性纤维化患者胰腺分泌功能障碍的病理基础。

促胰液素也与胰腺腺泡细胞上的受体结合。尽管促胰液素本身对腺泡细胞的作用很小，但促胰液素与 CCK 协同作用，进一步增强了胰酶的

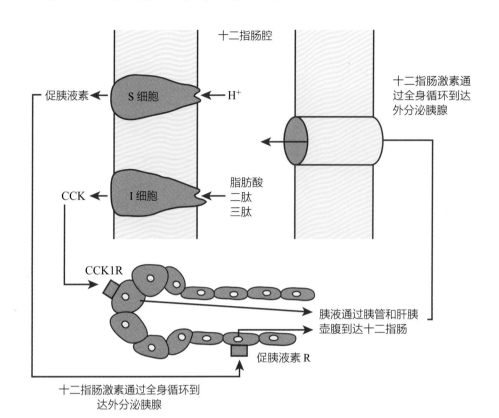

▲ 图 2-8　促胰液素和胆囊收缩素（CCK）对胰腺分泌的激素调节

分泌。促胰液素也可以通过抑制胃酸分泌而起到抑胃肽的作用。

## （二）胆囊收缩素

CCK 是由十二指肠和空肠的 I 细胞产生的含有 33 个氨基酸的多肽。CCK 在结构上类似于促胃液素，与其有相同的 5 个羧基端氨基酸。CCK 也在羧基末端的第 7 个氨基酸即酪氨酸有硫化。CCK 主要与 CCK1 受体（CCKA 受体）结合，而促胃液素优先与 CCK2 受体结合。这两种激素都能与对方的受体较弱地相互作用，CCK 脱硫后增加了其对 CCK2 受体的亲和力。CCK1 受体与蛋白激酶 C 依赖和 $Ca^{2+}$ 依赖通路有关。

CCK 分泌的主要刺激因素是小肠中存在长链脂肪酸或甘油单酯（图 2-8）。含有甘氨酸的二肽和三肽也可诱导 CCK 分泌。这些刺激 CCK 释放的机制尚不清楚，尽管有证据表明脂质在组装成乳糜微粒后具有吸收后效应。还有证据表明，肠道细胞从肠腔释放了一种 CCK 释放肽（CCK-RP），后者通过与 I 细胞顶膜上的 CCK 受体结合从而刺激 CCK 释放。与促胰液素一样，CCK 主要调节胰腺和胆道功能。在胰腺中，CCK 刺激腺泡细胞分泌酶（图 2-8）。CCK1 受体增加细胞内 DAG 和 $Ca^{2+}$，导致含胰酶的胞吐作用增加。CCK 对促胰液素刺激重碳酸盐分泌也有容许作用。

CCK 能够强烈刺激胆囊收缩，CCK 缺乏症与胆囊收缩障碍和胆石症（胆结石）有关。CCK 通过激活迷走神经传入神经元直接或间接地促进胆囊收缩。CCK 还通过促进肝胰壶腹括约肌（Oddi 括约肌）的舒张促进胆汁分泌进入十二指肠。后者对肝胆功能的作用可能是由于 CCK 依赖性肠神经元释放抑制性物质（如一氧化氮）所致。如前所述，CCK 还抑制胃排空，从而降低十二指肠酸度，促进脂质乳化、消化和吸收。

## （三）胃动素与消化间期胃和小肠刺激性收缩

胃动素是一种有 22 个氨基酸的多肽，由小肠 M 细胞分泌的含有 114 个氨基酸的胃动素原前体产生。小肠内食物或酸可以抑制胃动素分泌，但小肠内环境碱化可以刺激胃动素分泌。

禁食后循环中胃动素水平每 1～2 小时达到峰值，和 MMC 同相。MMC 是一组从胃到回肠进行的有组织的收缩运动，清除胃和小肠中不消化的食团。MMC 也可能阻止结肠细菌迁移到小肠。胃动素可能启动或整合 MMC。

胃动素受体是能够激活磷脂酶 C 信号通路的一种 GPCR。胃动素受体也能够被大环内酯类抗生素（红霉素）结合并激活（表 2-2）。红霉素和其他胃动素受体激动药用于治疗胃排空延缓（胃轻瘫），这在糖尿病患者和一些术后患者中很常见。

## 四、胃肠激素的促胰岛素作用

循环中营养物质浓度的升高，特别是血糖的升高，是胰腺 B 细胞分泌胰岛素的强烈刺激信号（见第 3 章）。口服葡萄糖比静脉注射葡萄糖更容易引起胰岛素升高，这揭示了胃肠激素对胰岛素分泌的调节作用。这种肠 - 胰岛轴引出了肠促胰岛的概念。在这个模型中，肠内分泌细胞感知胃肠道中的营养物质并释放一种激素（肠促胰岛素），反过来使胰腺 B 细胞为即将到来的血液中营养物质（主要是血糖）升高做好准备。人类有两种肠促胰岛素，即抑胃肽（GIP；又称糖依赖性胰岛素释放肽）和胰高血糖素样肽 -1(GLP-1)。目前学界正在研究这些肽（或其类似物）能否用于治疗 2 型糖尿病（见第 3 章）。肠促胰岛素的一个重要特征是其增加胰岛素分泌的能力强烈依赖于循环中的葡萄糖水平。这意味着肠促胰岛素类似物引起严重低血糖症的风险较低，因为一旦血糖下降，肠促胰岛素的作用就会终止。

一般来说，GIP 和 GLP-1 通过 B 细胞上的 Gs 耦联受体结合后增加 cAMP 浓度从而发挥作用。这与主要的葡萄糖 / 腺苷三磷酸（ATP）依赖途径以允许或协同方式相互作用，导致细胞内 $Ca^{2+}$ 增加和胰岛素释放。例如，cAMP-EPAC 信号（见第 1 章）可能促进 B 细胞中分泌小泡的停靠和胞吐调节。肠促胰岛素还增强 B 细胞对胰岛素和葡萄糖敏感蛋白的合成，如葡萄糖转运体、

GLUT2 和己糖激酶。

### （一）抑胃肽 / 糖依赖性胰岛素释放肽

GIP 是由小肠 K 细胞分泌的含有 42 个氨基酸的多肽，是促胰液素基因家族的成员。GIP 释放的主要刺激因素是小肠内存在的长链脂肪酸、甘油三酯、葡萄糖和氨基酸。

GIP 最早是在动物模型中发现的一种可以抑制胃酸分泌和小肠运动的抑胃肽。然而，生理水平的 GIP 对人类胃功能的影响不大。相反，GIP 作为肠促胰岛素有重要的生理作用。GIP 基因敲除小鼠在糖耐量实验（糖耐量受损）中维持正常血糖水平的能力降低。

在极少数情况下，GIP 受体在肾上腺皮质束状带细胞上有异常表达。这些患者表现为肾上腺肿大和食物引起的高皮质醇血症。在这些患者中，小肠中的食物刺激 GIP 的释放，进而刺激肾上腺皮质产生皮质醇（见第 7 章）。

### （二）胰高血糖素样肽 -1

胰高血糖素基因编码一个大前体蛋白（胰高血糖素原），该前体蛋白经过蛋白质水解处理形成活性和非活性肽（图 2-9）。此外，消化胰高血糖素原前体的激素源转化酶在不同细胞中特异性表达，因此不同类型的细胞释放不同的产物。在胰腺的 A 细胞中，活性产物是胰高血糖素（见第 3 章）。相反，肠 L 细胞表达胰高血糖素原前体，同时分泌 GLP-1 和 GLP-2 作为生物活性肽。回肠和结肠腔内游离脂肪酸和葡萄糖可以刺激 GLP-1 的产生。小肠上部游离脂肪酸和葡萄糖也可以通过激活神经通路增加 GLP-1 的分泌。GLP-1 和其他胰高血糖素衍生肽 GLP-2 和酪酪肽（在结构上和胰高血糖素无关）共分泌。GLP-2 的促生长效应将在后面讨论。

与 GIP 一样，GLP-1 也有肠促胰岛素的作用。GLP-1 基因敲除小鼠糖耐量受损。GLP-1 和酪酪肽似乎也是回肠制动的一个组成部分，回肠中的游离脂肪酸和糖通过增加 GLP-1 和酪酪肽的分泌抑制胃排空。GLP-1 的这种抑胃肽作用进一步增强了机体调控血糖过度波动的能力。用天然

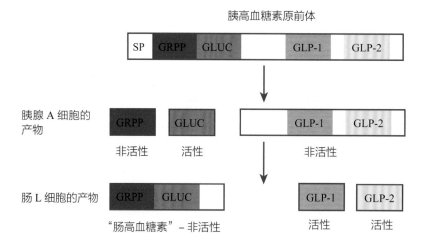

胰高血糖素原前体

▲ 图 2-9　胰高血糖素原前体的细胞特异性加工

GLP-1 进行治疗存在一个问题，那就是它会迅速降解。目前正在研究使用更稳定的类似物（称为促胰岛素分泌肽）和酶降解抑制药来增强 2 型糖尿病患者的胰腺 B 细胞功能。

## 五、胃肠激素的促肠道作用

许多激素的一个重要特征是其促进靶组织生长的能力。这种促生长效应有助于维持靶组织的健康和完整性，并优化靶组织执行其特异的分化功能的能力。胃肠激素除了维持健康胃肠结构和生理学的作用外，其促生长效应引起了临床上的广泛关注，原因有以下几点。

- 胃肠激素的过度分泌（通常来自肿瘤）导致胃肠组织的肥大和增生，有时进展为癌症。
- 胃肠道具有适应病变和涉及胃肠段切除或旁路的矫正手术的能力。
- 利用多潜能细胞或干细胞在体外培养新的胃肠道组织（即组织工程化的新肠道），可用于替换病变或切除的部分。
- 促进糖尿病患者胰岛生长和新生的能力。

### （一）促胃液素

促胃液素除了在调节胃酸分泌方面具有公认的作用外，还对胃肠道产生其他几种作用。促胃液素的第二个重要的作用是对胃黏膜的发育和营养作用。促胃液素基因敲除小鼠的胃黏膜分化较

差，ECL 和壁细胞数量减少。相比之下，患有 Zollinger-Ellison 综合征（见前文）的患者表现为胃黏膜肥大和增生，以及黏膜下皱褶增大。过度生长效应对于 ECL 细胞群尤其明显。虽然 ECL 细胞增殖可进展为类癌，但这是比较罕见的，通常有其他异常。如前所述，前促胃液素和甘氨酸化促胃液素（G-Gly）似乎能够促进结肠黏膜的增殖。

胃酸通过影响 D 细胞和生长抑素的释放，抑制 G 细胞的生长。因此，长期抑制胃酸生成（例如，使用质子泵抑制药或 $H_2$ 受体阻断药）可导致胃窦 G 细胞过度生长。

### （二）促胰液素和胆囊收缩素

CCK 对胰腺腺泡细胞直接作用，促进细胞功能维持和生长。促胰液素通过与其受体结合抑制胰腺导管细胞生长。相反，促胰液素相关神经递质 VIP 通过 VIP 受体（称为 VPACi 受体）刺激导管生长。在某些导管胰腺腺癌中，促胰液素受体有缺陷，但 VPACi 受体是完整的。因此，促胰液素受体功能的丧失可能使细胞向净增殖方向转移。

### （三）胰高血糖素样肽 -1

胃肠激素的促肠效应作用最令人兴奋和最有前景的一个方面是 GLP-1 对胰岛发育和生长的促生长作用，尤其是对 B 细胞的促生长效应。

GLP-1在体外可诱导人胰岛干细胞分化为B细胞。在小鼠和大鼠中，GLP-1和肠促胰岛类似物 -4 对手术和化学诱导的糖尿病起到保护作用，增加 B 细胞量和新生能力并抑制 B 细胞凋亡。此外，GLP-1 受体敲除小鼠在部分胰腺切除术后不表现肠促胰岛类似物 -4 诱导的胰岛再生作用。因此，GLP-1 或类似物可能用于 B 细胞功能受损的糖尿病患者的治疗。

### （四）胰高血糖素样肽 -2

GLP-2 与 GLP-1 由小肠的 L 细胞共同分泌。与 GLP-1 不同，GLP-2 不具有促胰岛素作用。GLP-2 与其自身受体（GLP-2 受体）结合，并对肠道具有强大的营养作用。事实上，这种作用的证据是在一位小肠过度生长的患者身上首次发现的。这位患者的肾脏同时也被发现有肿瘤，该肿瘤产生了大量的胰高血糖素相关肽。GLP-2 已用于预防接受全肠外营养的患者的黏膜萎缩，它还可以促进肠切除患者的肠道生长和适应。GLP-2 对己糖转运也有正向作用，并可能增强肠绒毛的其他吸收功能。

### 总　结

1. 胃肠激素由肠内分泌细胞产生。胃肠激素是多肽或蛋白质，与靶细胞上的 G 蛋白耦联受体结合。胃肠激素由位于胃肠道特定区域的特定细胞类型产生。胃肠激素主要经管腔内促分泌和神经元（肠道和自主神经）及旁分泌信号刺激后分泌。

2. 促胃液素在刺激胃酸分泌中起主要作用。促胃液素由胃窦中的 G 细胞分泌，以应答胃窦腔中的氨基酸和多肽，以及神经元刺激。促胃液素的主要分泌形式是含有 17 个氨基酸的 G-17 多肽。G-17 的 N 端有一个环化谷氨酰胺残基，C 端有一个酰胺化甘氨酸，这增加了促胃液素的生物半衰期。促胃液素与 CCK2 受体结合，主要通过刺激 ECL 细胞分泌组胺发挥作用。组胺随后刺激胃壁细胞使其分泌 HCl。

3. 十二指肠和空肠的主要肠内分泌细胞是 S 细胞和 I 细胞，分别分泌促胰液素和 CCK。促胰液素主要在进食的肠期释放，以应对十二指肠酸度的增加。促胰液素促进胆汁和胰分泌富含重碳酸盐的液体，这些液体流入十二指肠。CCK 促进胆囊收缩和肝胰壶腹括约肌舒张，从而促进胆汁排空至十二指肠。CCK 还刺激胰腺腺泡细胞分泌胰酶。

4. 胃动素在消化间期（两餐之间）由小肠 M 细胞分泌，与移行性复合运动同步。胃动素能够促进胃和小肠的排空。胃动素受体可被红霉素激活，红霉素可用于治疗胃排空延缓（胃轻瘫）。

5. 胃肠激素称为肠促胰岛素，是对管腔营养物（特别是葡萄糖）的应答而分泌的，可增加血糖刺激胰岛分泌胰岛素的能力。肠促胰岛素包括 GIP，最近因其肠促胰岛素作用被命名为糖依赖性胰岛素释放肽。GIP 由小肠的 K 细胞分泌。另一种重要的肠促胰岛素是 GLP-1，由肠 L 细胞分泌。由于肠促胰岛素能够提高胰岛的 B 细胞对葡萄糖的敏感性，因此正在探索肠促胰岛素治疗 2 型糖尿病（$T_2DM$；见第 3 章）。

6. 胃肠激素也有重要的营养作用。促胃液素刺激胃黏膜的生长，尤其是对 ECL 细胞和黏膜下层。促胰液素和 CCK 促进胰腺外分泌组织的生长。GLP-1 促进 B 细胞增殖，这可能是 GLP-1 在 2 型糖尿病治疗中的重要作用。GLP-2 与 GLP-1 相关，但它是一种单独的激素，可促进胃肠黏膜生长，用于治疗有胃肠黏膜萎缩风险的患者。

7. Zollinger-Ellison 综合征是由产生大量促胃液素的肿瘤引起的。患者食管、胃和十二指肠溃疡，胃黏膜和黏膜下皱褶过度生长。

### 自测题

1. 消化期的三个阶段是什么？哪个阶段促胃液素释放量最大？为什么？

2. 在消化间期给药时，下列试验对促胃液素分泌的效果如何？

 A. 生长抑素拮抗药

 B. 窦腔中氨基酸混合物

 C. 窦腔酸度增加

D. 毒蕈碱激动药

E. 促胃液素释放肽

3. 胃排空与十二指肠 S 和 I 细胞分泌促胃液素之间的关系是什么？

4. CCK 对以下方面有什么影响？

A. 胰腺重碳酸盐分泌

B. 胰酶分泌

C. 胆汁重碳酸盐分泌

D. 胆囊肌层收缩

E. Oddi 括约肌收缩

5. GLP-1 和胰高血糖素之间的关系是什么？

6. 如何定义肠促胰岛素。说出两个属于肠促胰岛素的激素名称。

7. 在 Zollinger-Ellison 综合征患者中观察到了什么促肠作用？

8. 为什么红霉素会促进胃排空？

## 关键词和概念

- 乙酰胆碱酰化
- 氨酰化促胃液素
- 自主神经系统
- CCK
- CCK1 受体
- 初期
- 主细胞
- 胆囊收缩素（CCK）
- 食糜
- 十二指肠
- 内分泌腺
- 肠神经系统
- 内分泌细胞
- 肠胃泌素
- 肠嗜铬样（ECL）细胞
- 肠促作用
- 红霉素
- 促胰岛素分泌肽
- 胰腺外分泌腺
- 外部调节因子
- 食物性皮质醇增多症
- 胃底和胃体
- G-17
- 胆囊
- 胃期
- 促胃液素
- 促胃液素释放肽（GRP）
- 胃轻瘫
- 促生长激素释放素
- 糖依赖性胰岛素释放肽
- G 蛋白耦联受体
- 生长激素分泌型
- 盐酸
- 激素
- I 细胞
- 糖耐量受损
- 肠促胰岛素
- 分泌作用
- 肠期
- 内在因子
- 内在调节因子
- 移行性复合运动（MMC）
- 胃动素
- 黏液
- 旁分泌
- 壁细胞
- 五肽促胃液素
- 酪酪肽
- 促胃液素原前体
- 幽门窦
- S 细胞
- 促胰液素
- 促胰液素释放因子
- 促分泌素
- 生长抑素
- 胃
- 迷走神经副交感神经系统
- 迷走神经反射
- 血管活性肠肽
- 维生素 $B_{12}$
- Zollinger-Ellison 综合征

# 第3章 能量代谢
## Energy Metabolism

文 佳 译

学习目标

1. 掌握能量代谢，以及消化期和禁食期能量需求差异。
2. 掌握参与调节能量代谢动态平衡的主要激素，并能描述它们的合成部位、生产调节和受体信号通路。
3. 理解消化期肝细胞、骨骼肌细胞和脂肪细胞中特定酶通路的激素调节图示。
4. 理解禁食期肝细胞、骨骼肌细胞和脂肪细胞中特定酶通路的激素调节图示。
5. 了解脂肪组织作为内分泌器官发挥的作用。
6. 了解不平衡能量代谢，及其在 1 型糖尿病和 2 型糖尿病中的后果。

## 一、能量代谢概述

### （一）生命过程中不可或缺的腺苷三磷酸

细胞的生长、增殖、迁移、组织结构完整性及内环境稳态的维持、刺激应答，以及细胞分化后的收缩、分泌、吞噬和动作电位传导等都需要能量。例如，当你读到前面的句子时，你的心脏收缩和舒张了 16 次，并且有 350 万个红细胞从骨髓进入血液。实际上静息代谢率（如坐着和阅读时）占总能量消耗的 60%～70%。

细胞从能量载体腺苷三磷酸（ATP）中获得能量来进行这种不间断的运转。ATP 末端的 1～2 个磷酸基的酶解释放出大量的能量，这些能量与许多能量不利的反应相结合并驱动它们。然而

ATP 不能被存储。因此细胞需要持续地 ATP 供应，这是通过持续氧化碳基物质来实现的（图 3-1）。主要的单体供能物质是单糖（主要是葡萄糖）、游离脂肪酸（free fatty acid，FFA，又称非酯化脂肪酸）、氨基酸和酮体。某些细胞以聚合物的形式储存这些供能物质，并在需要时获取它们（例如，骨骼肌以糖原的形式储存葡萄糖以供运动时使用）。然而，大多数细胞需要不断地输入单体供能物质，这些供能物质从循环中被运送到细胞外微环境，然后通过特定的转运体进入细胞。

由于细胞依赖循环中单体供能物质的持续输送，因此对细胞来说整个机体必须维持循环通畅，并且在循环中始终保持充足的主要供能物质和 $O_2$ 水平。如果满足不了这两个要求，开始会

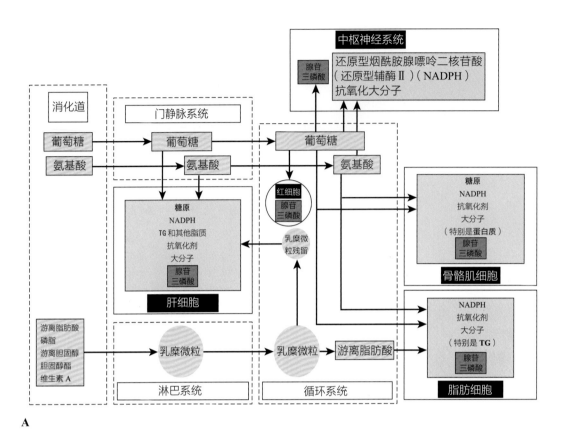

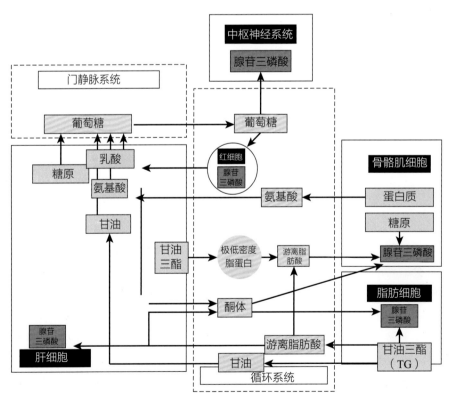

▲ 图 3-1　A. 消化阶段游离脂肪酸、氨基酸（AA）和葡萄糖的利用和分配；B. 进食阶段的供能物质利用和分配
灰色框里的粗体聚合物代表储存形式

造成细胞可逆性损伤，最终会导致细胞不可逆性损伤和细胞凋亡。相反，虽然供能物质水平不足会导致细胞功能障碍和死亡，但细胞外和细胞内供能物质水平过高也会导致严重损伤（见后文）。因此，全身能量代谢的调节使所有细胞始终维持细胞内 ATP 的合理水平，同时保持细胞内和循环供能物质的浓度低于临界值。白天，运动、禁食或饥饿期间，细胞可获得循环供能物质的数量和类型都会发生变化。因此，全身代谢需要动态和灵活变化。这是通过内分泌、旁分泌、神经信号通路，以及可以感应细胞内特定营养物质、代谢物、离子或腺苷一磷酸/腺苷三磷酸（AMP/ATP）比值的组分对能量代谢进行调节来实现的。

## （二）主要供能物质的细胞特异性代谢

为使特定的供能物质被特定的细胞所利用，该细胞必须表达细胞膜相关转运蛋白，在某些情况下，细胞内细胞器相关转运蛋白，这些转运蛋白可以输入和输出特定的供能物质；组成指定供能物质特定代谢途径的酶和辅助因子。这些酶和辅助因子的关键成分在消化期与禁食期受激素、代谢物和细胞内能量感受器的调节。

那些在供能物质利用中扮演重要角色，以及作为重要激素和神经调节靶点的细胞有肝细胞、骨骼肌纤维和脂肪细胞（图 3-1）。在介绍了胰岛素和胰高血糖素的合成和调节之后，本章将讨论消化期（digestive phase）和禁食期（fasting phase）中这些细胞的代谢功能及其调节。

## （三）营养分配：消化期

消化期（或进食状态）是指进食后 2~3h。循环供能物质通常会升高到超过机体代谢需要的水平。因为人类的新陈代谢已经进化到非常苛刻的程度，过剩的供能不会被浪费掉，而是被分配到不同的储存库。葡萄糖的储存形式为糖原，FFA 的储存形式为甘油三酯（triglyceride，TG），AA 的储存形式为蛋白质，尤其是骨骼肌蛋白（图 3-1）。

消化期的主要挑战是防止营养物质过度循环和细胞内水平过高。胰岛素是消化期的主要激素，促进供能物质离开循环进入细胞，以及随后的氧化以获得能量或形成聚合物进行储存，或者氨基酸形式合成功能蛋白质。胰岛素还可以促进合成代谢途径，消耗葡萄糖、FFA 和 AA 中的碳，以及消耗 ATP 来构建大分子维持细胞的完整性和活性，或者促进细胞的生长和增殖。

## （四）营养分配：禁食期

在两餐之间的消化间期、睡眠时和白天的禁食期，以及长时间的体力劳动或锻炼期间，循环供能物质的水平开始下降。在正常、非延长的禁食期（8~12h），大脑完全依赖血糖来维持正常生理功能。因此，禁食期相关的主要问题是维持血糖水平高于一个临界阈值（60~70mg/dl）。高于该临界值可以避免自主神经反应（如恶心、心跳加速）、神经低血糖症状（如精神错乱、嗜睡）、持续性加重的低血糖症状而导致的昏迷，甚至死亡。维持血糖水平有两个过程（图 3-1）。

1. 肝葡萄糖生成

在禁食期早期，肝脏将储存的糖原分解为葡萄糖 -6- 磷酸（G6P），肝脏特异性的酶葡萄糖 -6- 磷酸脱氢酶将 G6P 转化为葡萄糖，并通过葡萄糖转运体 2（glucose transporter，GLUT2）双向转运体输出葡萄糖。随着禁食期进展，肝脏的葡萄糖产生从糖原分解转变为糖异生，或者从包括乳酸、丙酮酸、甘油等的 3- 碳代谢物和蛋白质水解的几种"生糖" AA 中产生葡萄糖。

2. 节糖作用

大多数的细胞可以利用葡萄糖以外的供能物质，从而节省葡萄糖供中枢神经系统（central nervous system，CNS）使用。首先，在禁食期低水平的胰岛素会最大限度地减少葡萄糖进入骨骼肌和脂肪细胞。其次，脂肪细胞内的 TG 被动员起来，使 FFA 释放到循环中，优先被骨骼肌、心肌、脂肪及其他细胞利用产生 ATP。此外，在禁食期，肝脏将 FFA 和一些"生酮"转化为酮体，并将这些供能物质输出到循环中供肝外组织使用。在长时间禁食期间（1~2 周），中枢神经系统切换到利用酮体供能。最后，骨骼肌贮存糖原，运动及工作时供骨骼肌纤维利用。

胰高血糖素和肾上腺素，以及交感神经递质去甲肾上腺素，是禁食期诱导能量储存和新的葡萄糖和酮体合成的主要信号，从而防止血糖下降到危险的低水平（见后文）。其他几种激素，包括皮质醇和生长激素也在能量储存的动员、调控循环血糖和血脂，以及蛋白质合成和降解之间的平衡中发挥重要作用（见第 5 章和第 7 章）。

## 二、参与代谢稳态调节的关键激素

### （一）内分泌胰腺

胰岛构成胰腺（也称内分泌胰腺，图 3-2）的内分泌组织。有 100 万个胰岛分布在整个胰腺，占胰腺总质量的 1%～2%。胰岛由几种细胞类型组成，每种细胞产生不同的激素。在胰腺体、尾和头部前部的胰岛（它们都有一个共同的胚胎起源）中，数量最多的细胞类型是 B 细胞。B 细胞占胰岛细胞的 3/4，并产生胰岛素。A 细胞占胰岛的 10%，分泌胰高血糖素。在这些区域中，胰岛的第 3 种主要细胞类型是 δ 细胞，占细胞总数的 5%，产生生长抑素（胃生长抑素作为促胃液素抑制药在第 2 章已经讨论过）。第 4 种细胞类型是 F 细胞，占胰腺头部后部（包括钩突）的 80%，分泌胰多肽。

由于胰多肽在人体中的生理功能尚不清楚，此处不作讨论。胰岛的血液从血流到周围的外分泌体是自主的。流经胰岛的血流也会流经周围的外分泌组织。内部 B 细胞分泌的胰岛素可以到达外部 A 细胞。因此，第一个受循环胰岛素影响的细胞是 A 细胞，胰岛素抑制胰高血糖素分泌。

### （二）胰岛素

胰岛素是主要的合成代谢激素，负责维持血糖和 FFA 水平的上限。胰岛素通过以下机制实现。
- 增加骨骼肌和脂肪细胞对葡萄糖的吸收。
- 增加肝脏、骨骼肌和脂肪细胞中的葡萄糖代谢。
- 增加肝脏和骨骼肌中的糖原储存。

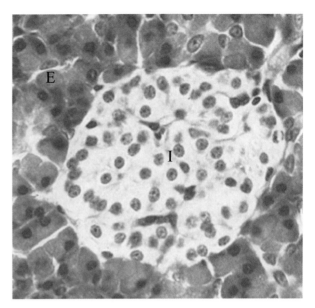

▲ 图 3-2 被外分泌胰腺组织（E）包围的胰腺内分泌组织胰岛（I）

- 增加血液中乳糜微粒的清除。
- 增加肝脏和脂肪组织中 TG 的合成和储存。
- 抑制肝脏的葡萄糖输出。
- 抑制脂肪组织储存的 TG 脂肪分解。
- 抑制肝脏生成极低密度脂蛋白（very low density lipoprotein，VLDL）。

胰岛素还促进 AA 合成蛋白质，抑制其在外周组织中的蛋白降解。胰岛素通过影响饱腹感来调节代谢稳态。

**1. 胰岛素的结构、合成与分泌**

胰岛素是一种蛋白质激素，属于一个基因家族，该家族还包括胰岛素样生长因子 I 和生长因子 II（IGF-I、IGF-II）、松弛素和一些胰岛素样肽。在晚孕期的早期人类胰腺中才出现组织性及功能性的胰岛。胰岛素基因表达和胰岛细胞的形成依赖于几个转录因子 [ 如肝细胞核因子 -4（HNF-4α）、HNF-1α、HNF-1β、胰腺和肠道同源基因盒 -1（PDX1）、neuroD1 ]（临床知识点 3-1）。

胰岛素基因编码前胰岛素原。当前胰岛素原进入粗面内质网后被微粒体酶转化为胰岛素原。胰岛素原在高尔基复合体中被包装成膜结合的分泌颗粒。胰岛素原含有胰岛素的 AA 序列和 31 个氨基酸 C（连接）肽。切割胰岛素原的激素原（或蛋白原）转换酶 -2 和激素原转换酶 -3 与任何一种胰岛转录因子，以及葡萄糖激酶的杂合突变（见后文）都会导致进展性胰岛素不足，导致MODY，发病集中在年龄＜25 岁的患者。

- TYPE 基因突变（是否需要胰岛素或口服降糖药）
- MODY1 HNF-4α（是）
- MODY2 葡萄糖激酶（否）
- MODY3 HNF-1α（是）
- MODY4 IPF-1（是）
- MODY5 HNF-1β（是）
- MODY6 Neuro D1（是）

胰岛素原一起包装在分泌囊泡中。成熟激素由两条链组成，一条 α 链和一条 β 链，由两个二硫键连接（图 3-3）。胰岛素以锌结合晶体的形式储存在分泌囊泡中。由于该颗粒内的所有内容物被释放，等量的胰岛素和 C 肽被分泌，以及少量的胰岛素原。C 肽没有发现生物活性，胰岛素原的生物活性为胰岛素的 7%～8%。

血液中 C 肽的含量可以用于定量检测接受外源性胰岛素治疗患者内源性胰岛素的水平。胰岛素的半衰期为 5min，并通过受体介导的胞吞作用从循环中迅速清除。它被肝脏、肾脏和其他组织中溶酶体胰岛素降解酶（IDE）降解。由于胰岛素分泌到肝门静脉，几乎一半的胰岛素在离开肝脏之前被降解。目前重组人胰岛素和胰岛素类似物被广泛应用，它们具有不同的作用特征、作用时间和峰值活性。

血胰岛素水平通常在进食后 10min 内开始上升，并在 30～45min 达到峰值。较高的血清胰岛素水平迅速将血糖降至基础值。接受刺激信号后胰岛素开始分泌，胰岛素迅速释放（几分钟内），称为胰岛素分泌早期。如果刺激持续，胰岛素分泌在 10min 内下降，然后在 1h 内缓慢上升。第二阶段被称为胰岛素分泌晚期。

葡萄糖是刺激胰岛素分泌的主要刺激物。葡萄糖通过 GLUT2 转运体进入 B 细胞。一旦葡萄糖进入 B 细胞，就被低亲和力的己糖激酶、葡萄糖激酶（glucokinase，GK）磷酸化为 G6P。GK 被称为 B 细胞的葡萄糖感受器，因为葡萄糖进入的速率与葡萄糖磷酸化的速率相关，而葡萄糖磷酸化的速率又与胰岛素分泌直接相关。GK 的杂合突变缺陷导致年轻成熟型糖尿病（MODY）患者胰岛素释放不足。G6P 由 B 细胞代谢，产物可以增加细胞内 ATP 水平，促使 ATP 敏感的 $K^+$ 通道关闭（图 3-4），由此导致 B 细胞膜的去极化，随后电压门控 $Ca^{2+}$ 通道被打开。细胞内 $Ca^{2+}$ 水平的增加激活了分泌囊泡的胞吐。

除了葡萄糖，某些 AA（如亮氨酸）和迷走（副交感神经）胆碱能神经支配（即在进餐时）也通过增加细胞内 $Ca^{2+}$ 水平刺激胰岛素的分泌。尽管程度低于葡萄糖和 AA，游离脂肪酸（FFA）也增加胰岛素分泌。

如第 2 章所述，肠促胰岛素、胰高血糖素样肽 -1（GLP-1）和抑胃肽（GIP），以及可能的其

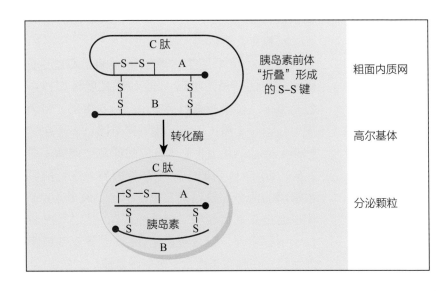

◀ 图 3-3　胰岛素的结构

经许可转载，引自 Koeppen BM, Stanton BA, editors: *Berne &Levy Physiology*, 6th ed., Philadelphia, 2010, Mosby.

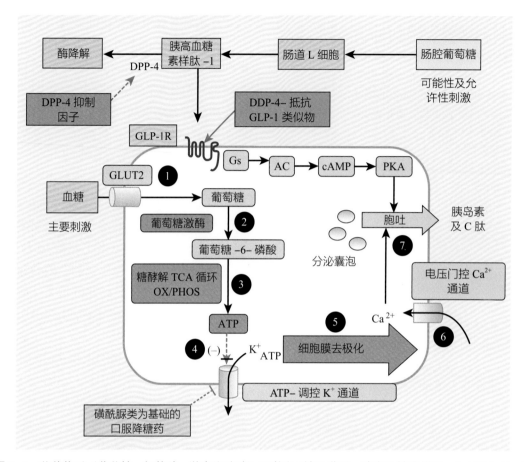

▲ 图 3-4　营养物质（葡萄糖、氨基酸、游离脂肪酸）和激素 / 神经递质、胰高血糖素样肽 -1（GLP-1）、肾上腺素、去甲肾上腺素和乙酰胆碱对 B 细胞胰岛素分泌的调节

GLUT2. 葡萄糖转运体 2；Gs. 激活型 G 蛋白；cAMP. 环磷酸腺苷；TCA. 三羧酸循环；AC. 腺苷酸化 Tt 酶；PKA. 蛋白激酶 A；DDP-4. 二肽基二肽酶 -4；ATP. 腺苷三磷酸

经许可转载，引自 Koeppen BM, Stanton BA, editors: *Berne & Levy Physiology*, 7th ed., Philadelphia, 2018, Mosby.

他胃肠道激素［如胆囊收缩素（CCK）］会增强营养依赖性胰岛素释放，主要通过提高 B 细胞内的 cAMP 来发挥作用，从而放大细胞内葡萄糖对 $Ca^{2+}$ 的影响（图 3-4）。胞内 cAMP 可通过 cAMP 依赖性蛋白激酶（PKA）依赖的和 EPAC（cAMP 激活的交换蛋白）依赖的通路起作用（见第 1 章）。在缺乏葡萄糖的情况下，肠促激素增加胰岛素分泌能力有限。

胰岛素分泌被肾上腺素（来自肾上腺髓质）和去甲肾上腺素（来自神经节后交感神经纤维）激活的 $\alpha_2$ 肾上腺素受体抑制。$\alpha_2$ 肾上腺素受体耦联到含有 Gi 的三聚体 G 蛋白复合物上抑制腺苷基环化酶并降低 cAMP 水平。胰岛素的肾上腺素能抑制作用可以防止低血糖，尤其是在运动时。虽然来自 D 细胞的生长抑素抑制胰岛素和胰高血糖素，但其在胰岛功能中的生理作用尚不清楚。然而，生长抑素瘤是胰岛的恶性肿瘤，产生高水平的生长抑素，可导致轻度葡萄糖不耐受（临床知识点 3-2）。

2. 胰岛素受体

胰岛素受体是受体酪氨酸激酶（RTK）受体家族中的一员（见第 1 章），RTK 受体家族还包括 IGF、血小板源性生长因子（PDGF）和表皮生长因子（EGF）等。胰岛素受体是一种在细胞膜上表达的由 α/β 单体组成的同源二聚体（图 3-5）。α/β 单体来源于同一个蛋白质，该蛋白质水解后的两个片段通过二硫键连接。两个 α/β 单体也通过亚基之间的二硫键连接在一起。α 亚基位于细胞膜外，包含激素结合位点。β 亚基横跨细胞膜，在胞质表面含有酪氨酸激酶。

- ATP 敏感的 $K^+$ 通道是一种蛋白质复合物，包含一个称为 SUR1 的 ATP 结合亚基，该亚基也被磺酰脲类和美格列脲类药物激活。这些药物被用作口服药（口服降糖药），用于治疗 B 细胞功能部分受损患者的高血糖症（图 3-4）。由于这些药物在葡萄糖刺激胰岛素分泌（glucose-stimulated insulin secretion，GSIS）的直接通路中起作用，它们的不良反应与低血糖发作相关。发生在 ATP 敏感的 $K^+$ 通道上的罕见突变，使其保持开放构象，从而阻断葡萄糖诱导的胰岛素分泌，导致早发型糖尿病。
- GLP-1 类似物（所谓的 "Glutide" 药物）也被用于增强 GSIS（图 3-4）。
- GLP-1 可以被二肽基二肽酶 -4（DPP-4）快速降解。DPP-4 的抑制药（所谓的 "Gliptin" 药物）也能有效地增强 GSIS。Glutide 和 Gliptin 两类药物都能显著降低低血糖的风险，因为它们只在葡萄糖升高时起效。

胰岛素与胰岛素受体结合诱导 β 亚基在 3 个酪氨酸残基上相互交叉磷酸化。这些磷酸酪氨酸残基招募两大衔接蛋白，胰岛素受体底物 1～4 亚型（IRS1～4）和 Shc 蛋白（图 3-5）。IRS 蛋白被胰岛素受体的酪氨酸激酶磷酸化，IRS 磷酸酪氨酸残基招募 $PI_3$ 激酶到细胞膜上，在细胞膜上被胰岛素受体磷酸化并激活。$PI_3$ 激酶将磷脂酰肌醇 4,5- 双磷酸（$PIP_2$）转化为 3,4,5- 三磷脂酰肌醇（$PIP_3$）。

$PIP_3$ 转移到细胞膜并激活一种多效蛋白激酶，称为 Akt 激酶（图 3-5）。

Akt 激酶调控参与胰岛素代谢活动的多种酶和转录因子。Akt 激酶主要以 5 种方式参与胰岛素的代谢作用（图 3-6）。

- 胞吐成分的磷酸化，诱导 GLUT4 葡萄糖转运蛋白进入骨骼肌和脂肪细胞膜（见后文）。这一作用需要 IRS/$PI_3$K 依赖的信号通路和额外的一个可以激活小 G 蛋白通路（未显示）的衔接蛋白

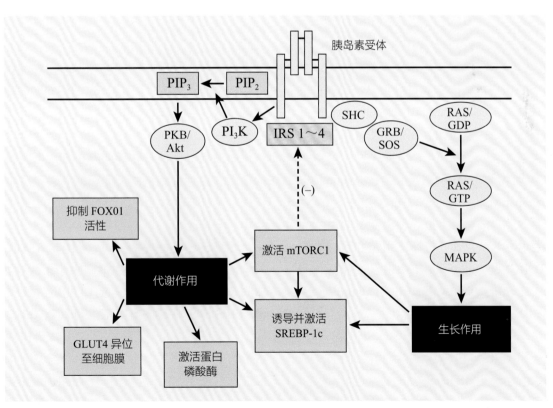

▲ 图 3-5　胰岛素受体及受体后信号通路

$PIP_3$. 3,4,5- 三磷脂酰肌醇；$PIP_2$. 磷脂酰肌醇 4,5- 双磷酸；PKB/Akt. 蛋白激酶 B；$PI_3$K. 肌醇脂 -3- 激酶；IRS. 胰岛素受体底物；RAS. 肾素 - 血管紧张素系统；GDP. 鸟苷二磷酸；GTP. 鸟苷三磷酸；MAPK. 促分裂原活化的蛋白激酶；mTORC1. 哺乳动物雷帕霉素靶蛋白 -1；GLUT4. 葡萄糖转运体 4；FOX01. 叉头框蛋白 01；SREBP-1c. 固醇调节元件结合蛋白 -1c

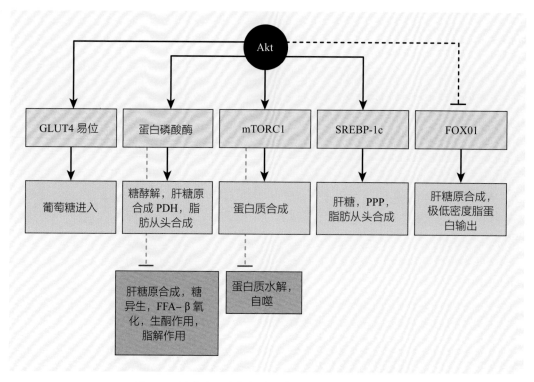

▲ 图 3-6　胰岛素 / 胰岛素受体激活 Akt 激酶的作用概括

mTORC1. 哺乳动物雷帕霉素靶蛋白 -1；GLUT4. 葡萄糖转运体 4；FOX01. 叉头框蛋白 01；SREBP-1c. 固醇调节元件结合蛋白 -1c；
PDH. 丙酮酸脱氢酶；PPP. 戊糖磷酸途径；FFA-β. β 游离脂肪酸

经许可转载，引自 Koeppen BM, Stanton BA, editors: *Berne & Levy Physiology*, 7th ed., Philadelphia, 2018, Mosby.

依赖通路。

• 激活的蛋白质磷酸化酶反过来又通过脱磷酸化调节代谢酶。例如，肝脏丙酮酸激酶脱磷酸化激活该酶，而通过 cAMP/PKA 信号通路的磷酸化使其失活。

• 哺乳动物雷帕霉素靶蛋白 -1（mammalian target of rapamycin complex-1，mTORC1）的活化（见后文）。mTORC1 是一种激酶复合物，可促进核糖体 RNA 合成、核糖体组装和蛋白质合成。mTORC1 还能增强肝固醇调节元件结合蛋白 -1c（sterol-regulatory element-binding protein-1c，SREBP-1c）的活性

• 直接诱导脂质体转录因子 SREBP-1c 的合成和激活。SREBP-1c 协同刺激糖酵解、脂肪生成和戊糖磷酸途径相关酶的表达。

• 肝转录因子叉头框蛋白 01（forkhead box protein 01，FOX01）的磷酸化和失活。

• FOX01 刺激一些糖原酶，以及 VLDL 相关的载脂蛋白 B100 的表达。

Shc 蛋白与促分裂原活化的蛋白激酶（MAPK）通路相连（图 3-5），该通路介导胰岛素的生长和分裂原作用（与 mTORC1 的激活相结合）。

胰岛素受体信号转导的终止是一个备受关注的话题，因为这些机制可能在胰岛素抵抗中发挥作用。胰岛素通过受体介导的胞吞作用诱导自身受体的下调。

此外，一些丝氨酸和苏氨酸蛋白激酶被胰岛素和其他分子（如炎症细胞因子）间接激活，随后使胰岛素受体或 IRS 蛋白失活，其中包括 mTORC1，它对 IRS 蛋白产生负反馈（图 3-5）。另外一个可以降低胰岛素受体和 ISR 蛋白活性或水平的丝氨酸和苏氨酸蛋白激酶是细胞因子信号传送阻抑物（SOCS）蛋白。存在炎症的情况下，促炎因子激活 SOCS 激酶，后者反过来对细胞因子受体和胰岛素受体进行负调控，因此炎症可以导致胰岛素抵抗。最后，胞内 TG 和其他脂类集聚导致胞质脂类中间产物（如 DAG 和神经酰胺）

水平升高。这些中间产物激活丝氨酸/苏氨酸蛋白激酶，如可蛋白酶C（PKC）亚型，进而磷酸化并抑制胰岛素受体和IRS蛋白。

### （三）胰高血糖素

胰高血糖素是一种重要的反调节激素，可对抗胰岛素的作用，并通过影响肝葡萄糖输出来升高血糖水平。胰高血糖素通过提高肝糖原分解和糖异生，以及通过降低糖酵解和糖原合成促进葡萄糖的产生。胰高血糖素抑制肝脏基于葡萄糖的FFA（脂肪从头合成）。胰高血糖素也通过刺激酮体生成间接维持血糖，这提供了一种替代能量来源，导致许多组织出现节糖效应。

1. 胰高血糖素的结构、合成与分泌

如第2章所述，胰高血糖素是促胰液素基因家族的一员。前胰高血糖素在胰岛A细胞中以细胞特异性的方式被蛋白质水解，产生29-AA的胰高血糖素（图2-9）。胰高血糖素在哺乳动物中是高度保守的。

像胰岛素一样，胰高血糖素以非结合形式循环，半衰期短（6min）。胰高血糖素降解的主要部位是肝脏，一次可降解循环中80%的胰高血糖素。因为胰高血糖素（来自胰腺或肠道）进入肝门静脉，在到达体循环之前被带到肝脏，大部分激素从未到达体循环。胰高血糖素的主要靶器官是肝脏，对脂肪组织的影响较小。正如后文所述，胰高血糖素反作用于胰岛素。因此，刺激胰岛素分泌的因子抑制胰高血糖素分泌。事实上，胰岛素与胰高血糖素的比例决定了肝脏代谢途径的方向。刺激胰高血糖素分泌的主要因素是血糖下降，这主要是通过消除胰岛素对胰高血糖素分泌的抑制而产生的间接效应。循环的儿茶酚胺通过 $\alpha_2$ 肾上腺素受体抑制胰岛素分泌，通过 $\beta_2$ 肾上腺素受体刺激胰高血糖素分泌（图3-7）。血清AA也刺激胰高血糖素分泌。这意味着蛋白质餐将增加餐后胰高血糖素和胰岛素的水平，从而预防低血糖。相反，只含糖的食物会刺激胰岛素分泌并抑制胰高血糖素的分泌。

2. 胰高血糖素受体

胰高血糖素受体是一个七次跨膜受体，主要与含Gs的异源三聚体G蛋白复合物连接（见第1章）。因此，胰高血糖素增加肝脏细胞内cAMP水平，激活cAMP依赖性蛋白激酶（PKA）。在肝脏和脂肪细胞代谢途径的几个步骤中，胰高血糖素刺激PKA反作用于胰岛素/Akt激酶激活的蛋白磷酸酶。肝细胞和脂肪细胞表达胰高血糖素受体，但骨骼肌细胞不表达。

### （四）肾上腺素和去甲肾上腺素

另一些主要的反调节因子是儿茶酚胺、肾上腺素和去甲肾上腺素。肾上腺素和极少量的去甲肾上腺素由肾上腺髓质分泌（见第7章），仅去甲肾上腺素从节后交感神经末梢释放。儿茶酚胺的直接代谢作用主要是由位于肌肉、脂肪和肝脏的 $\beta_2$ 肾上腺素受体、和 $\beta_3$ 肾上腺素受体介导的。与胰高血糖素受体一样，$\beta$ 肾上腺素受体与G蛋白信号通路相连增加细胞内cAMP。肾上腺素还通过与 $Gq/IP_3/DAG$ 信号通路耦合的 $\alpha_1$ 肾上腺素受体，促进糖原分解和葡萄糖生成。

葡萄糖浓度降低、应急或警报和运动时，儿茶酚胺从交感神经末梢和肾上腺髓质中释放。低血糖主要是由下丘脑神经元感知，它启动交感神经以应答释放儿茶酚胺。

儿茶酚胺作为游离激素在血液中循环，循环中的和组织中的儿茶酚胺都能被酶迅速灭活（见第7章）。

### （五）胞内传感器和调节子

重要的是，所有细胞都必须平衡与它们的分化功能和碳的其他用途有关的能量需求，特别是大分子（脂类、核酸、蛋白质）的合成和与维持细胞活力相关的细胞器的组装。几种主要的营养调节和能量传感器监测细胞内营养物质水平和ATP的相对量以平衡合成代谢和分解代谢途径。

其中两个调控因子分别是mTORC1和AMP活化蛋白激酶（AMP-activated protein kinase，AMPK，也是一个多聚复合体）。如果存在胰岛素和细胞内表明碳原子丰富的大量营养物质（AA，葡萄糖）时，mTORC1促进能量消耗的合成代谢，如核糖体RNA生成和核糖体组装，蛋

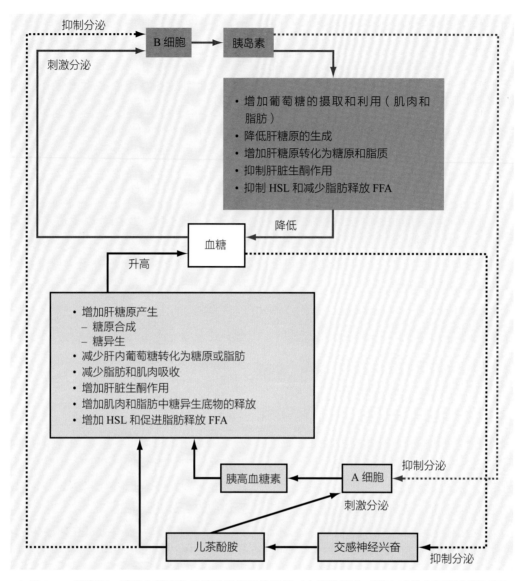

▲ 图 3-7　胰岛素、胰高血糖素和儿茶酚胺相互作用及对血糖的调节（胰岛素的主要促分泌因子）

HSL. 激素敏感性脂肪酶；FFA. 游离脂肪酸

经许可转载，引自 Koeppen BM, Stanton BA, editors: *Berne & Levy Physiology*, 6th ed., Philadelphia, 2010, Mosby.

白质合成和脂肪生成（图 3-8），同时，mTORC1 的激活会抑制细胞内的大分子的分解，并抑制为细胞提供能量和使细胞生存的细胞器，这一过程称为自噬作用。相反，与 AMP 水平升高相关的能量供应消耗，或者高能量使用的指征，如肌内 $Ca^{2+}$ 水平升高和（或）$O_2$ 降低，AMPK 被激活（图 3-8）。与禁食状态相关的激素（饥饿素、脂联素）也激活 AMPK，活化的 AMPK 抑制合成代谢途径（部分通过抑制 mTORC1 活性），并促进产生能量的分解代谢途径，包括糖基化和 FFA β 氧化（见后文）。虽然其他细胞中存在着重要的能量感受因子，mTORC1 和 AMPK 已成为参与细胞能量平衡的两个核心重要因子。这两种复合物之间与激素信号转导的关系将在后文进行讨论。

## 三、代谢平衡是激素等调控的综合结果

在此将介绍主要代谢途径的激素调节，重点介绍消化阶段与禁食阶段的关键调节酶和转运体。

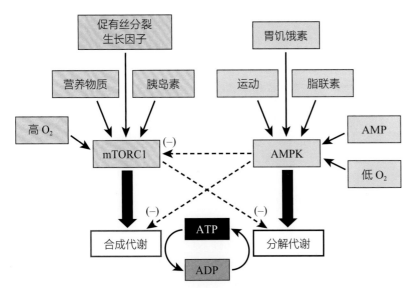

◀ 图 3-8 mTORC1 和 AMPK 作为营养和能量传感器，与激素共同调节代谢
AMP. 腺苷一磷酸；AMPK.AMP 活化蛋白酶；ATP. 腺苷三磷酸；ADP. 腺苷二磷酸；mTORC1. 哺乳动物雷帕霉素靶蛋白 -1

## （一）消化阶段的能量代谢

在消化阶段，循环营养水平增加。以下是消化阶段葡萄糖、FFA 和游离脂肪酸代谢的基本情况，重点介绍肝细胞、骨骼肌和脂肪细胞的代谢情况。

## （二）消化阶段葡萄糖代谢概述

### 葡萄糖的跨膜转运

葡萄糖是一种广泛分布的含量丰富的供能物质。葡萄糖通过一种叫作 GLUT 转运体进入大多数细胞内。

• GLUT1 在大多数细胞类型中都有表达，包括红细胞。GLUT1 缺乏症伴有严重的神经系统紊乱（如癫痫），这强调了 GLUT1 在血脑屏障和中枢神经系统功能中的重要性。

• GLUT2 是一种低亲和力、高容量的转运蛋白，在肝细胞和胰腺 B 细胞中表达。GLUT2 与低亲和力的高 Vmax 己糖激酶 GK 配对，GK 既可以作为葡萄糖水平的感应器，也可以允许大量的葡萄糖转入。

• GLUT3 主要在中枢神经系统表达。

• GLUT4 主要在骨骼肌和脂肪细胞中表达。在禁食阶段，GLUT4 处于不活跃状态，因为它存在于细胞质的"过剩储存囊泡"中。在消化阶段，为了响应胰岛素信号，含有 GLUT4 的小泡被插入细胞膜并与细胞膜融合，从而 GLUT4 转运蛋白靶向到细胞膜上主动转运葡萄糖。因为骨骼肌（在某些个体中，脂肪细胞）数量多，胰岛素依赖性的 GLUT4 易位和激活在餐后从循环中清除葡萄糖中起着关键作用。胰岛素抵抗导致 GLUT4 在骨骼肌细胞和脂肪细胞细胞膜上的插入缺陷，导致与葡萄糖不耐受和 2 型糖尿病（$T_2DM$）相关的高血糖水平（临床知识点 3-3）。

---

**临床知识点 3-3**

• 除了 GLUT 转运体外，还存在钠 / 葡萄糖连接转运体 SGLT1 和 SGLT2，分别发现于小肠刷状缘和肾曲小管。钠被 $Na^+/K^+$-ATP 酶通过细胞基底外侧膜主动运送出细胞，这使得钠可以通过 SGLT 沿浓度梯度转运到细胞内。SGLT 是同向转运体，所以葡萄糖和钠一起被运送到细胞中。葡萄糖通过 GLUT2 转运体从基底外侧膜输出，然后通过内皮细胞的 GLUT1 转运体进入毛细血管床。SGLT2 在肾近曲小管的近端（S1）高表达，并在肾重吸收血钠和葡萄糖中发挥主要作用。正常情况下，肾小球滤过的葡萄糖会被近曲小管全部重吸收并进入血循环。"Gliflozin"药物抑制 SGLT2，从而抑制肾葡萄糖重吸收，目前被用于治疗 $T_2DM$。

---

## （三）葡萄糖的利用

葡萄糖被己糖激酶快速磷酸化为 G6P。G6P 不能通过 GLUT 双向转运体转出细胞，因此葡萄糖贮存在细胞内。己糖激酶反应也"激活"葡萄糖，因此 G6P 中的碳可能会经过几种途径进入细胞内（图 3-9）。

- 肝细胞和骨骼肌中糖原合成，糖原是一种储存形式，可以在禁食和运动中被人体利用。

- 戊糖磷酸途径（pentose phosphate pathway，PPP）。PPP 产生用于核苷酸和核酸，以及还原型烟酰胺腺嘌呤二核苷酸磷酸（reduced nicotinamide adenine dinucleotide phosphate，NADPH）合成的戊糖，它是抗氧化防御途径和合成途径的辅助因子。

- 糖酵解。

  – 糖酵解将 G6P 转化为丙酮酸，生成两个 ATP/G6P 分子。糖酵解发生在细胞质中，不需要 $O_2$，所以红细胞可以利用葡萄糖产生 ATP，并将丙酮酸转化为乳酸，输出细胞。

  – 糖酵解的不良反应参与多种途径，包括参与蛋白糖基化 AA 合成的途径，参与叶酸依赖的核酸合成的一碳代谢途径，以及用于 TG 合成的甘油 -3- 磷酸途径。

- 丙酮酸的线粒体利用。大多数正常细胞在需 $O_2$ 时通过线粒体呼吸作用进一步代谢丙酮酸，包括丙酮酸脱氢酶（pyruvate dehydrogenase，PDH）复合体将丙酮酸转化为乙酰辅酶 A（CoA），CoA 通过三羧酸循环（tricarboxylic acid cycle，TCA）完全氧化为 $CO_2$，以及 TCA 循环产生的还原型烟酰胺腺嘌呤二核苷酸（reduced nicotinamide adenine dinucleotide，NADH）和还原型黄素腺嘌呤二核苷酸（reduced flavin adenine dinucleotide，$FADH_2$）的氧化，通过电子传递系统和 ATP 合酶产生 ATP。

- 脂肪从头合成，稍后将在消化期肝细胞代谢中讨论。

葡萄糖是由肝脏通过糖原分解和糖异生产生和输出的，统称为肝葡萄糖产生。胰岛素对消化期肝脏葡萄糖产生有直接抑制作用。必须强调的是，葡萄糖是一种反应性分子，血液中长期不适当的高血糖，会导致细胞内蛋白质和脂类的非酶糖基化，这些分子的糖基化导致加工、折叠、分泌和功能的异常（如细胞外基质蛋白）。葡萄糖还参与血浆渗透压的维持，因此当过多的葡萄糖被肾脏清除时，它会造成水流失，造成潜在的危险性脱水。因此，维持血糖水平在临界阈值以下是很重要的（如空腹血糖应 <100mg/dl）。由于某些组织 / 器官无法输入和代谢葡萄糖和（或）由于不适当的肝葡萄糖产生导致慢性血糖升高，被定义为葡萄糖耐受不良（空腹血糖在

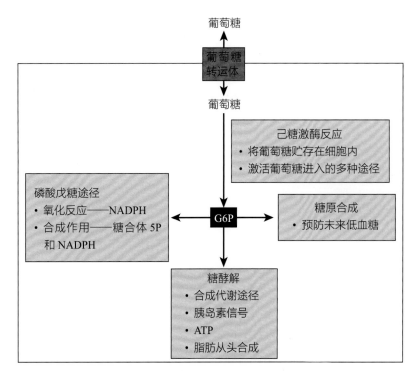

◀ 图 3-9　己糖激酶反应概述，以及葡萄糖 -6- 磷酸（G6P）可能进入的代谢途径

NADPH. 还原型烟酰胺腺嘌呤二核苷酸磷酸；ATP. 腺苷三磷酸

100~125mg/100dl）或糖尿病（DM）（空腹血糖>125mg/100dl）。正如后文所述，糖尿病损害身体大多数细胞，最终表现为特定器官的功能受损或衰竭。因此，胰岛素对代谢产生重要的负面作用是非常重要的，有助于维持血糖水平低于正常上限（禁食一夜后空腹血糖<100mg/dl）。

### （四）消化期氨基酸代谢概述

消化期 AA 进入肝细胞与脱氨和进入尿素循环，以及 AA 脱氨碳骨架转化为丙酮酸、CoA 或 TCA 的中间体有关（图 3-10）。AA 也被用于几种合成代谢途径，包括消化期蛋白质合成，也包括谷胱甘肽合成、核苷酸合成和氨基葡萄糖合成。胰岛素既能促进许多大分子的合成（如蛋白质合成），又能抑制它们的降解（如蛋白质的蛋白酶体降解）。

非肝脏代谢的氨基酸进入一般循环供其他细胞使用。血循环中含量最多的氨基酸是谷氨酰胺（Gln），由于它在饮食中丰富，并且在大多数细胞中由氨基基团转移到谷氨酸（Glu）产生。Gln 是参与蛋白质糖基化和核苷酸生物合成的己糖胺途径所必需的，并且可以通过多个细胞膜反向转运体交换为亮氨酸（Leu）。Leu 是 mTORC1 的强激活药，促进 RNA、蛋白质和脂类合成（图 3-10）。Leu 还能刺激胰岛 B 细胞的胰岛素分泌。Gln 还可以转化为 Glu，Glu 可以用来合成其他几种 AA、蛋白质，以及抗氧化分子谷胱甘肽。Glu 还可以转化为 TCA 的中间体 α- 酮戊二酸（又称 2- 氧戊二酸），这在肝细胞脂肪从头合成过程中也是非常重要的，α- 酮戊二酸碳原子（回补）取代以碳源形式退出三羧酸循环（TCA）的柠檬酸（瀑布效应）。因此，Gln 和 Glu 有助于脂肪从头合成，以及 ATP 生成。其他 AA 可以转化为丙酮酸或三羧酸循环中间体，也有助于脂肪从头合成和 ATP 的产生。

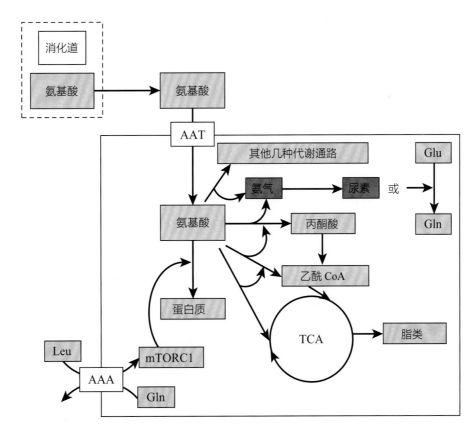

▲ 图 3-10　氨基酸在能量代谢中的应用概况

在肝细胞中，大部分氨基转化为尿素。在其他类型的细胞中，氨基转移到谷氨酸（Glu）形成谷氨酰胺

Gln. 谷氨酰胺；Leu. 亮氨酸；TCA. 三羧酸循环；AAA. 氨基酸反向转运体；AAT. 氨基酸转运体；mTORC1. 哺乳动物雷帕霉素靶蛋白 -1

## （五）消化期游离长链脂肪酸代谢的概述

游离长链脂肪酸（简称游离脂肪酸），有 13~21 个碳原子，在饮食中很常见。这些脂质以 FFA 或 2- 单甘油酯的形式被肠细胞吸收。在肠细胞内，FFA 被重新酯化为 2- 单甘油酯形成 TG。反过来，TG 与载脂蛋白 B48 和其他脂质形成新生的乳糜微粒。乳糜微粒太大，无法进入毛细血管，而是进入淋巴管，淋巴管将乳糜微粒输送到胸导管左静脉角附近直接进入血循环中。因此与葡萄糖和 AA 不同，乳糜微粒不是通过肝门静脉直接输送到肝细胞，而是在靠近心脏的部位进入血循环中（图 3-1）。

在循环过程中，乳糜微粒的成熟依赖于从高密度脂蛋白（high-density lipoprotein，HDL）颗粒中转移过来的载脂蛋白，当乳糜微粒进入脂肪组织的毛细血管床时，它们在脂蛋白脂肪酶（lipoprotein lipase，LPL）的催化下进行脂解。为了应对消化阶段的高胰岛素，LPL 在脂肪细胞内合成、分泌，并最终非共价附着在毛细血管床周围内皮细胞的管腔膜上。LPL 介导的消化反应中，FFA 来源于乳糜微粒相关的 TG（见后文）。FFA 穿过内皮细胞进入脂肪细胞。如前所述，脂肪细胞将相当一部分葡萄糖转化为甘油 -3- 磷酸，用于输入 FFA 的酯化，并以 TG 的形式储存在脂肪细胞中。

一些胞内脂肪酶可以逆转这一过程，在消化阶段通过适当的无用循环将游离脂肪酸释放到血液中。FFA 会竞争葡萄糖的利用，从而促进葡萄糖耐受不良。一个关键的激素调节的细胞内脂肪酶被称为激素敏感性脂肪酶（hormone-sensitive lipase，HSL）。在消化阶段，高胰岛素水平直接抑制 HSL 活性，阻止新合成 TG 的脂解。

TG 以细胞质脂滴（cytoplasmic lipid droplet，CLD）的形式存在于脂肪细胞。这些 CLD 主要由脂滴包被蛋白( perilipin )的异构体 PLIN1 包覆。磷脂与消化阶段稳定 CLD 的脂肪酶和脂肪酶激活蛋白相互作用，但在儿茶酚胺和胰高血糖素的 PKA 信号的存在下重新配置 CLD，以实现脂解

和 FFA 与甘油的释放。

部分消化的乳糜微粒在穿过脂肪毛细血管床时成为乳糜微粒残留物。乳糜微粒残留物最终与肝细胞上的载脂蛋白 E 相关受体结合，并在溶酶体中进行受体介导的内吞和消化。从残留物中释放出来的残余 FFA 被重新酯化为 TG，从而贡献了肝内总 TG。

## （六）消化期肝脏代谢

### 解剖学基础

肝脏在解剖学上位于胃肠道和心脏之间。将胃肠道吸收的营养物质排出体外的主静脉汇聚成为肝门静脉。门静脉的定义是，在到达心脏之前，将毛细血管床（或许多会聚的毛细血管床）的内容物传送到第二组毛细血管床。肝门静脉接受来自胃肠道的静脉血，然后在肝窦（肝窦是一个不连续的毛细血管）处结束。这意味着肝脏是第一个接受摄入碳水化合物和 AA 的器官，在它们进入血循环之前（如前所述，FFA 和 TG 最初绕过肝脏，因为它们以乳糜微粒的形式进入淋巴管）。肝脏也是第一个对来自胰腺和腹腔脂肪组织的激素和细胞因子做出应答的器官。

## （七）消化期肝脏关键反应的激素调节

### 1. 单糖的胞内运输和捕获

摄取的单糖（葡萄糖、果糖和半乳糖）到达肝窦，并顺着浓度梯度通过双向促进转运蛋白 GLUT2 进入肝细胞（图 3-11）。GLUT2 是一种低亲和力、高容量的促转运蛋白，非常适合在餐中和餐后转运大量吸收的葡萄糖。肝细胞膜上 GLUT2 的表达或定位在很大程度上不受调控。

肝内葡萄糖因 GK 酶磷酸化为 G6P 而被滞留。GK 具有较低的亲和力和较高的 Vmax。GK 是己糖激酶家族的一员，在胰岛 B 细胞和肝细胞中与 GLUT2 配对。GK 只能催化葡萄糖的磷酸化，不能催化去磷酸化（反应是不可逆的）。禁食阶段下，G6P 由肝脏特异性葡萄糖 -6- 磷酸脱氢酶（G-6-P 酶）去磷酸化。

肝脏 GK 受到代谢物和胰岛素的严格调控（图 3-11）。在缺乏葡萄糖的情况下，GK 通过与

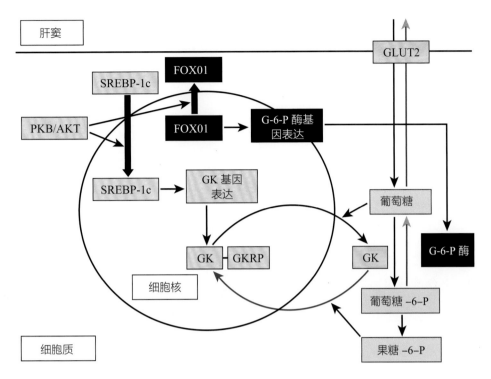

▲ 图 3-11　葡萄糖激酶（GK）和葡萄糖 -6- 磷酸脱氢酶（G-6-P 酶）在消化期（黑箭）和禁食期（橙箭）的调节
PKB. 蛋白激酶 B；SREBP-1c. 固醇调节元件结合蛋白 -1c；FOX01. 叉头框蛋白 01；GK. 葡萄糖激酶；GKRP. GK 调节蛋白；GLUT2. 葡萄糖转运体 2

GK 调节蛋白（GK regulatory protein，GKRP）结合而被贮存在细胞核中。葡萄糖的升高促进 GK 从 GKRP 中解离并转位到细胞质中，在那里将葡萄糖转化为 G6P。其下游产物，果糖 -6- 磷酸，通过促进 GK 的隔离抑制 GK。

胰岛素通过 AKT 激酶信号通路激活 SREBP-1c 刺激 GK 的新合成（表 3-1）。胰岛素 /Akt 激酶促进 SREBP-1c 的细胞核定位，进而刺激 GK 基因表达。胰岛素 / Akt 激酶通过 FOX01 的失活来抑制 G-6-P 酶（逆反应）的表达。细胞核 FOX01 促进葡萄糖 -6- 磷酸脱氢酶基因转录。AKT 磷酸化 FOX01，从而将 FOX01 隔离在细胞质中（图 3-11）。

如前所述，葡萄糖转化为 G6P 本质上是"激活"了葡萄糖，因此它现在可以进入多个代谢途径（图 3-9）。

2. 葡萄糖以糖原的形式储存

胰岛素 /Akt 激酶信号通路通过多种途径增加糖原合成酶活性。胰岛素 /Akt 激酶通过增加 GK 的表达间接增加糖原合成酶，因为高水平的 G6P 变构体可增加糖原合成酶活性。胰岛素 /Ak 增加蛋白磷酸酶 -1 的活性，蛋白磷酸酶 -1 脱磷酸化，从而激活糖原合成酶。胰岛素 /Akt 激酶也会使糖原合成酶激酶 -3（GSK3β）失活，从而促进去磷酸化（活性）糖原合成酶的累积。胰岛素 /Akt 通过抑制糖原磷酸化酶来阻止糖原合成和糖原分解的无效循环（图 3-12）。胰岛素 /Akt 激酶活化的蛋白磷酸酶 -1 去磷酸化糖原磷酸化酶，以及磷酸化酶激酶使其失活。葡萄糖、G6P 和 ATP 也可以使糖原磷酸化酶失活。

3. 糖酵解

G6P 也通过糖酵解途径代谢。一旦糖原储存被填满，糖原合成就停止，进一步增加糖酵解过程中 G6P 的含量。在糖酵解过程中（GK 之后）有两种激素调节的胞质酶，磷酸果糖激酶 -1（phosphofructokinase，PFK1）和肝脏特异性丙酮酸激酶（liver-specific pyruvate kinase，PKL）。

（1）磷酸果糖激酶 -1（PFK1）：PFK1 反应将果糖 -6- 磷酸（F6P）转化为果糖 -1,6- 二磷酸（fructose-1，6-di-phosphate，F-1,6P）（图 3-13）。

表 3-1　固醇调节元件结合蛋白 -1c 激活的肝脏基因

| 基　因 | 酶 | 通　路 |
|---|---|---|
| GCKR | 葡萄糖激酶（己糖激酶 -4） | 糖酵解 |
| PKLR | 丙酮酸激酶（肝脏和红细胞） | 糖酵解 |
| ACLY | ATP 柠檬酸裂合酶 | 脂肪从头合成 |
| ACACA | 乙酰辅酶 A（CoA）羧化酶 -1（乙酰辅酶 A 羧化酶 α） | 脂肪从头合成 |
| ACACB | 乙酰辅酶 A 羧化酶 -2（乙酰辅酶 A 羧化酶 β） | 脂肪从头合成 |
| FASN | 脂肪酸合酶 | 脂肪从头合成 |
| G6PD | 葡萄糖 -6- 磷酸脱氢酶 | 戊糖磷酸通路（己糖单磷酸分流） |

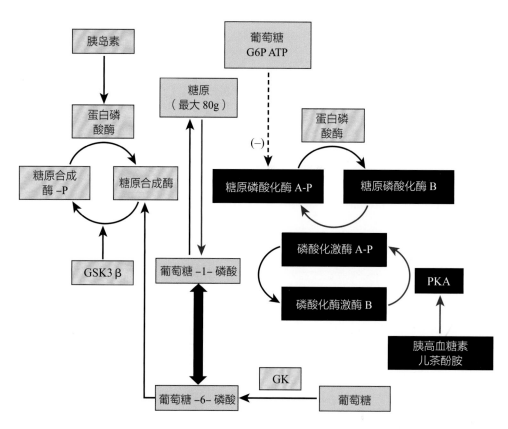

▲ 图 3-12　糖原合成（黑箭表示消化）和糖原分解（橙箭表示禁食）的调节
GK. 葡萄糖激酶；GSK. 糖原合成酶激酶；GSK3β. 糖原合成酶激酶 -3；PKA. 蛋白激酶 A；G6P. 葡萄糖 -6- 磷酸；

这个反应是不可逆的，需要一种特异性的酶，果糖 -1,6- 二磷酸酶来催化逆反应。PFK1 反应是代谢中调节最精密的反应之一，也是肝细胞中少数不涉及转录因子 SREBP-1c 的反应之一。PFK1 反应被变构调节因子每分钟改变一次。在消化阶段，PFK1 活性被高水平的 ATP 和细胞质柠檬酸调节（如前所述，在消化阶段，当 TCA 被丰富的 ATP 和 NADH 减慢时，柠檬酸从线粒体转移到细胞质）。相反，AMP 变构激活 PFK1。

PFK1 的另一个主要变构激活物是糖酵解副产物，果糖 -2,6- 二磷酸（fructose-2，6-bisphosphate，F-2,6P）。双活性酶磷酸果糖激酶 -2（PFK2）/

果糖 –2,6– 二磷酸酶的 PFK2 酶活性促使 F6P 到 F-2,6P 的转化。当酶被胰岛素 /Akt 激酶激活的蛋白磷酸酶 1 去磷酸化时，PFK2 功能被激活。当果糖 –2,6– 二磷酸酶被胰高血糖素和儿茶酚胺激活的 PKA 磷酸化时，其功能被激活（图 3–13）。

通过 F-2,6P 的产生，胰岛素 /Akt 激酶使 G6P 在消化阶段进行糖酵解。将 F-1,6P 转化为 F6P 的逆反应是由糖异生酶果糖 –1,6– 二磷酸酶催化的。F-2,6P 是果糖 –1,6– 二磷酸酶变构抑制剂（图 3–13），因此在消化阶段抑制多余肝葡萄糖产生。

(2) 丙酮酸激酶：丙酮酸激酶反应也是不可逆的，它将磷酸烯醇丙酮酸（phosphoenolpyruvate，PEP）转化为丙酮酸。这个反应与 ATP 的合成耦联在一起，解释了接下来糖酵解过程中一个葡萄糖分子如何产生两个 ATP 分子。丙酮酸激酶由上游中间体 F-1,6P 变构激活（见前文）。因此，胰岛素 /Akt 激酶通过前馈机制间接激活丙酮酸激酶，该前馈机制由胰岛素 /Akt 激酶诱导产生的 F-2,6P 启动。丙酮酸激酶也受到磷酸化调节。胰岛素 /Akt 激酶通过蛋白磷酸酶去磷酸化

激活丙酮酸激酶。胰岛素也通过 Akt 激酶激活的 SREBP-1c 途径对丙酮酸激酶基因转录产生长期影响（图 3–14）。

4. 丙酮酸进入三羧酸循环

糖酵解产生丙酮酸，丙酮酸可以被乳酸脱氢酶转化为乳酸，补充了继续糖酵解所需的 NAD$^+$ 水平。在线粒体活化的肝细胞中，NADH 通过电子传递链不断再生 NAD$^+$，这促进丙酮酸进入线粒体，从此处进入 TCA，这个过程需要丙酮酸先被 PDH 复合物催化转化为乙酰辅酶 A（acetyl coenzyme A，AcCoA）。PDH 与 PDH 复合物相关，PDH 复合物的磷酸化抑制其活性（图 3–15）。PDH 激酶可以被 ATP、乙酰辅酶 A 和 NADH 激活。然而，在消化阶段面对高糖酵解通量时，大量的丙酮酸作为 PDH 激酶的一个强有力的变构抑制剂，从而激活 PDH，促进丙酮酸转化为乙酰辅酶 A（图 3–15）。此外，胰岛素 /Akt 激酶可激活 PDH 磷酸酶去磷酸化和激活 PDH。丙酮酸转化为 AcCoA 产生 1 个 NADH 分子和 1 个 $CO_2$ 分子，NADH 氧化成 NAD$^+$ 将通过电子传递链和氧化磷酸化过程产生 3 个 ATP。

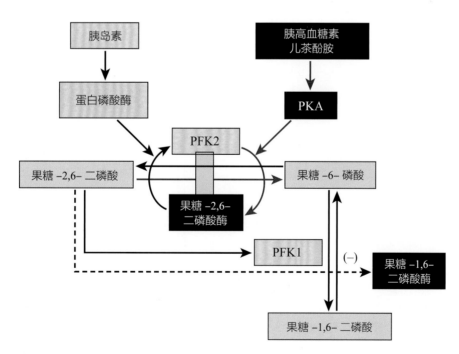

▲ 图 3–13　果糖 –2,6– 二磷酸水平高低影响磷酸果糖激酶 –1（PFK1）和果糖 –1,6– 二磷酸酶的激素调节。双活性酶 PFK2/ 糖果 –2,6– 二磷酸酶在脱磷时作为激酶，在磷酸化时作为磷酸酶，虚线表示变构抑制

PFK. 磷酸果糖激酶；PKA. 蛋白激酶 A

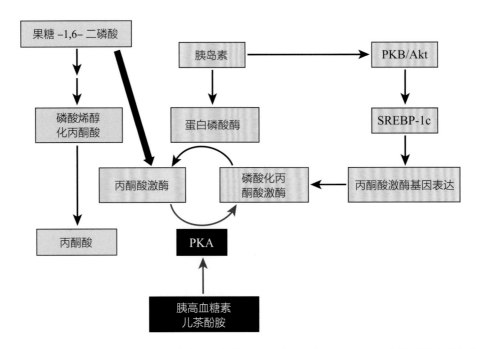

▲ 图 3-14　丙酮酸激酶在消化期（黑箭）和禁食期（橙箭）的调节。果糖 -1,6- 二磷酸是丙酮酸激酶的变构激活剂
PKA. 蛋白激酶 A；PKB/Akt. 蛋白激酶 B；SREBP-1c. 固醇调节元件结合蛋白 -1c

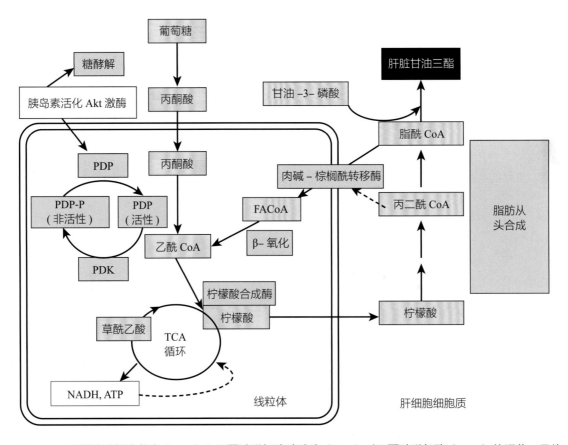

▲ 图 3-15　丙酮酸脱氢酶激酶（PDK）和丙酮酸脱氢酶磷酸酶（PDP）对丙酮酸脱氢酶（PDH）的调节。另外，脂肪从头生成是由柠檬酸进入细胞质的运动产生的
FACoA. 脂酰辅酶 A；TCA. 三羧酸；ATP. 腺苷三磷酸

#### 5. 三羧酸循环

乙酰辅酶A（2个碳原子）与草酰乙酸（4个碳原子）在柠檬酸合酶催化下生成柠檬酸（6个碳原子）。在缺乏充足能量的情况下，柠檬酸通过7次反应循环生成草酰乙酸，生成3个NADH和1个FADH2，通过电子传递链和氧化磷酸化生成11个ATP。TCA中的另一个反应产生GTP，GTP转化为ATP。随着消化阶段的进展，线粒体内NADH和ATP变得越来越丰富，并变构抑制柠檬酸后TCA的进展。TCA的减慢使柠檬酸积累并最终通过柠檬酸转运体进入细胞质。细胞质柠檬酸是脂肪从头合成的第一中间体（图3-15）。

#### 6. 脂肪从头合成

脂肪从头合成通常只发生在肝脏、脂肪组织和哺乳期乳腺。新的脂酰辅酶A的合成涉及3种激素调节酶：ATP柠檬酸裂合酶（ATP-citrate lyase，ACLY）、乙酰辅酶A羧化酶（acetyl CoA carboxylase 1/2，ACC1和ACC2）和脂肪酸合酶

（fatty acid synthase，FASN）。细胞质柠檬酸转化为乙酰辅酶A，乙酰辅酶A可用于合成脂酰辅酶A（图3-16）或合成胆固醇。ACC将乙酰辅酶A转化为丙二酰辅酶A，丙二酰辅酶A是FASN产生脂酰辅酶A的关键底物（图3-14）。FASN需要NADPH，可由PPP获得（见后文），细胞质中草酰乙酸（从柠檬酸上的ACLY反应）转化为苹果酸，然后由苹果酶（依赖NAD⁺的苹果酸脱氢酶）转化为丙酮酸。

ACLY、ACC1、ACC2、FASN和甘油-3-磷酸酰基转移酶［（glycerol-3-phosphate acyltransferase，GPAT）；产生溶血磷脂酸（lysophosphatidic acid，LPA）］都可被胰岛素活化的SREBP-1c协同激活（图3-16）。然后LPA被转换为TG。此外，胰岛素/Akt激酶活化的去磷酸化使ACC1活性增加。相反，ACC1和ACC2在禁食状态下被AMPK磷酸化失活。ACC1产生的丙二酰辅酶A也被AMPK活化的丙二酰辅酶A脱羧酶（malonyl CoA decarboxylase，MDC）

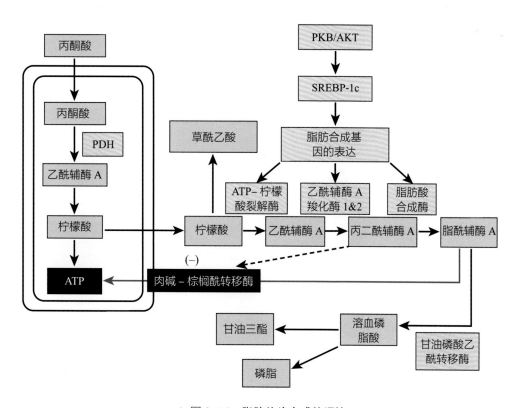

▲ 图 3-16 脂肪从头合成的调控

ATP. 腺苷三磷酸；PDH. 丙酮脱氢酶；PKB. 蛋白激酶B；SREBP-1c. 固醇调节元件结合蛋白 -1c

所拮抗。ACC1 位于细胞质（cyto）中，而 ACC2 定位于线粒体外膜。ACC2 产生的丙二酰辅酶 A 直接抑制线粒体外膜上的肉碱棕榈酰转移酶 I（carnitine-palmitoyl transferase-I，CPT I）。因此 ACC1 促进脂肪生成，而 ACC2 抑制消化阶段脂肪酰氧化和酮体生成（图 3-17）。

## 四、戊糖磷酸途径产生 NADPH

如前所述，脂肪从头合成依赖于丰富的 NADPH 作为辅助因子。NADPH 主要来源于 PPP 和苹果酸酶。胰岛素通过 SREBP-1c 刺激葡萄糖-6-磷酸脱氢酶基因转录，促进大量 G6P 进入 PPP（图 3-9）。

总之，在肝脏中，胰岛素有以下作用。

- 糖原合成。
- 糖异生。
- 脂肪从头合成，产生胆固醇、磷脂和 TG。
- 通过 PPP 产生 NADPH。

- 蛋白质和细胞器合成，部分通过 mTORC1（未讨论）。

在肝脏中，胰岛素对以下功能产生抑制。

- 通过抑制糖酵解和糖异生的肝脏葡萄糖生成。
- 脂肪酸氧化与酮体生成。
- 蛋白水解。

在细胞内营养和能量感受器方面。

- 在消化阶段通过 AA 的升高和胰岛素 –PKB/Akt 激酶信号联合激活 mTORC1。mTORC1 刺激蛋白质合成。mTORC1 也通过刺激 SREBP-1c 活性来促进脂肪从头合成。
- 在消化阶段，由于 ATP 过量，AMPK 处于失活状态。

### （一）消化阶段骨骼肌代谢

没有被肝脏代谢的葡萄糖会导致餐后外周循环中葡萄糖水平的上升。葡萄糖耐受不良是指不能将血糖浓度的波动程度和持续时间降到最低。

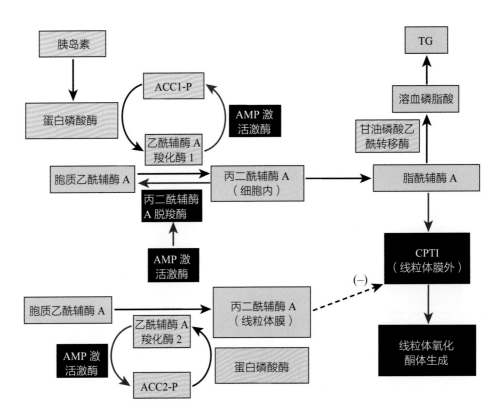

▲ 图 3-17　丙二酰辅酶 A 的调控是脂生成和脂氧化中的主要调节子
ACC. 乙酰辅酶 A 羧化酶；CTPI. 肉碱棕榈酰转移酶

胰岛素预防葡萄糖耐受不良的主要途径是促进骨骼肌对葡萄糖的摄取（图 3-18）。胰岛素刺激已经存在的 GLUT4 转运蛋白移位到细胞膜上。在缺乏胰岛素的情况下，GLUT 转运蛋白存在于 GLUT 储存囊泡中，这些囊泡大部分存在细胞质中。通过 PKB/Akt 激酶信号通路和小 G 蛋白途径的胰岛素信号通路显著增加 GLUT 贮藏囊泡插入细胞膜的量。

与肝脏一样，胰岛素也通过刺激肌肉中糖原合成促进肌细胞内葡萄糖的存储，并通过糖酵解和三羧酸循环（TCA）利用葡萄糖合成 ATP。胰岛素激活肌肉相关己糖激酶异构体（将葡萄糖转化为 G6P）和糖酵解酶。重要的是，在过量糖摄入的情况下，胰岛素会增加骨骼肌中葡萄糖生成的 TG（通过激活 SREBP-1c），从而导致肌细胞内的 TG 和相关脂质异位。肌细胞内的脂质负荷可能导致脂肪毒性和胰岛素抵抗（见后文）。注意，运动增加细胞内 $Ca^{2+}$ 浓度，以及 AMP/ATP 比值，两者都会刺激 AMPK，而 AMPK 抑制脂

肪生成并刺激 FFA 氧化。

骨骼肌含有大量的蛋白质。在消化阶段，胰岛素和 AA 刺激 mTORC1，进而刺激蛋白质合成。

## （二）消化阶段脂肪代谢

在消化阶段，就像它在骨骼肌中的作用一样，胰岛素刺激脂肪细胞依赖的 GLUT4 进行葡萄糖摄取和随后的糖酵解（图 3-19）。脂肪细胞利用糖酵解来满足能量需求，但也用于生成甘油 -3- 磷酸，这是将 FFA 再酯化为 TG 所必需的。如前所述，大多数膳食中 FFA 以乳糜微粒中 TG 的形式到达脂肪细胞内。乳糜微粒内的 TG 被细胞外脂肪酶，LPL 消化。胰岛素刺激脂肪细胞内 LPL 的表达，并使其分泌并向脂肪毛细血管床内皮细胞的顶端迁移（图 3-20）。胰岛素的这种作用促进脂肪组织毛细血管床中乳糜微粒释放 FFA。胰岛素还刺激细胞膜中脂肪酸转运蛋白（如 CD36）的表达。脂肪酸转运蛋白促进 FFA 进入脂肪细胞并通过将其转换成脂肪酸酰

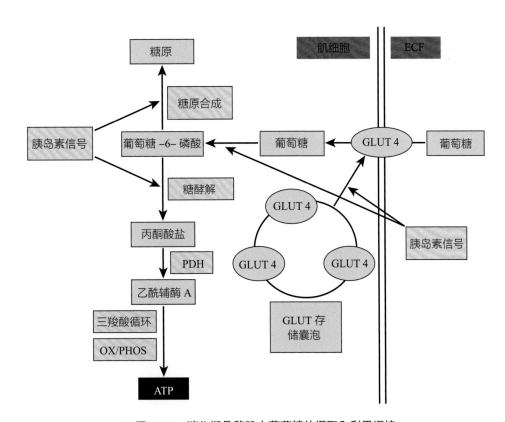

▲ 图 3-18 消化期骨骼肌中葡萄糖的摄取和利用调控

ECF. 细胞外液；PDH. 丙酮酸脱氢酶；ATP. 腺苷三磷酸；GLUT. 葡萄糖转运体

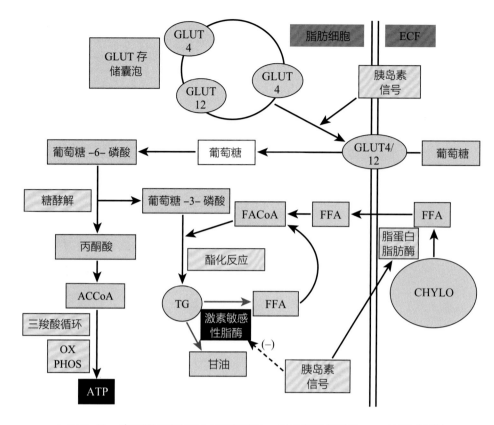

▲ 图 3-19 消化期脂肪细胞中葡萄糖摄入、乳糜微粒脂解和 FFA 再脂化调控

ECF. 细胞外液；FFA. 游离脂肪酸；ATP. 腺苷三磷酸；GLUT. 葡萄糖转运体；ACCoA. 乙酰辅酶 A；FACoA. 脂酰辅酶 A；TG. 甘油三酯；CHYLO. 乳糜微粒

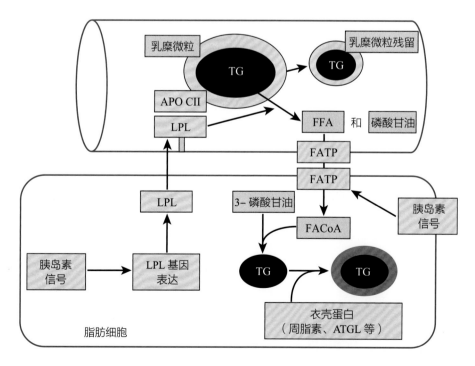

▲ 图 3-20 LPL 的合成分泌和到内皮细胞顶部的转运调控

FFA. 游离脂肪酸；TG. 甘油三酯；LPL. 脂蛋白脂肪酶；FACoA. 脂酰辅酶 A；FATP. 脂肪酸转运蛋白

基 CoA 从而激活 FFA。胰岛素 /Akt 激酶刺激脂肪细胞的糖酵解，产生 FFA 再酯化为 TG 所需的甘油 –3– 磷酸（图 3–19）。胰岛素 /Akt 激酶激活蛋白磷酸酶，进而使 HSL 脱磷酸化和失活，并使 TG 液滴外壳蛋白脱磷酸化和稳定（如 PLIN1）（图 3–20）。

胰岛素 /Akt 激酶信号还激活一种核受体，称为过氧化物酶体增殖物激活受体（PPARγ）。PPARγ 促进前脂肪细胞向脂肪细胞分化。与肝脏和骨骼肌一样，胰岛素和 AA 通过激活 mTORC1 促进蛋白质合成。

从消化阶段的糖和脂代谢可以看出，肝细胞中 TG 的两个主要来源是基于葡萄糖、果糖（和 AA）的脂肪从头合成和乳糜微粒残留物的内吞（图 3–21）。另一种来源是肝脂肪酶（hepatic lipase，HL）的表达，HL 表达于肝细胞细胞膜上，并驱动与较小脂蛋白颗粒相关的 TG 的脂解，包括中密度脂蛋白（intermediate density lipoprotein，IDL）、高密度脂蛋白，以及低密度脂蛋白（LDL）（见后文）。肝脏不能储存大量的 TG，大量的肝内脂质被称为肝脂肪变性或脂肪肝。此外，TG 转化为代谢物，如 DAG，会激活信号通路（如

DAG 激活 PKC 的异构体），从而抑制胰岛素受体信号通路，导致胰岛素抵抗。正常情况下，肝细胞不会含有过多的肝内脂质，因为它们将 TG 和其他脂质与载脂蛋白 B100（ApoB100）形成 VLDL 颗粒，并将 VLDL 颗粒输出到血液中，以便为骨骼和心肌等组织提供供能物质。一般来说，乳糜微粒是消化阶段主要的大的、富含 TG 的脂蛋白，而 VLDL 在禁食及消化阶段是相同的。消化期分泌的 VLDL 升高血液 TG 水平是危险的。因此，胰岛素抑制消化阶段 ApoB100 的表达和稳定性。但在肝脏脂肪变性和胰岛素抵抗时，过量的富含 TG 的 VLDL 持续分泌（图 3–21），导致血液中 TG 水平异常升高。VLDL 颗粒首先被肌肉 LPL 转化为 IDL 颗粒，然后被肝脂肪酶转化为富含胆固醇的 LDL 颗粒。富含 TG 的 VLDL 导致 TG 向 LDL 和 HDL 颗粒转移，使它们成为 HL 的良好底物。HL 消化富含 TG 的 LDL，产生可以引起动脉粥样硬化的小而致密的 LDL 颗粒。富含 TG 的高密度脂蛋白代谢产生低脂的载脂蛋白 A1，然后在肾脏排泄，这导致低 HDL 水平，从而导致胆固醇累积部位转移不良（如含有动脉粥样硬化性胆固醇沉积的巨噬细胞）。

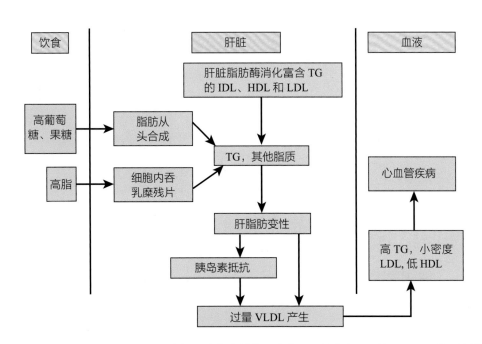

▲ 图 3-21 肝脏脂类过量导致肝脏脂肪变性，胰岛素抵抗和产生过量的富含 TG 的 VLDL，并最终导致小密度 LDL、低水平的 HDL 和血中高水平 TG，所有这些都可以导致心血管疾病

LDL. 低密度脂蛋白；IDL. 中密度脂蛋白；HDL. 高密度脂蛋白；TG. 甘油三酯；VLDL. 极低密度脂蛋白

## 五、禁食阶段能量代谢概述

### （一）概况

在消化阶段，肝脏、骨骼肌和脂肪组织在很大程度上独立发挥作用。相反，在禁食阶段，这些器官之间更多的相互作用，有助于为所有细胞提供供能物质和能量，以维持机体功能，还可以防止血糖过低，引起急性中枢神经系统应激和功能障碍。禁食的关键 / 适应过程如下。

- 肝糖原分解（糖原分解）释放葡萄糖到血液中，然后通过 3- 碳代谢物（乳酸、丙酮酸、甘油、产糖 AA）的糖异生（肝糖生成）合成葡萄糖。

- 由于细胞质囊泡中 GLUT4 的截留（节糖效应），骨骼肌和脂肪细胞对葡萄糖的吸收极小。

- 脂肪细胞释放 FFA 供脂肪细胞和其他细胞（如骨骼肌）使用（节糖效应）。

- 释放富含 TG 的 VLDL，将 FFA 和其他脂质运送到骨骼和心肌（节糖效应）。

- 将部分 FFA（由脂肪细胞释放）和生酮 AA（主要由骨骼肌释放）转化为肝细胞内的酮体，供其他非肝细胞使用。禁食延长时，中枢神经系统能够利用酮体产生 ATP 供能（节糖效应）。

餐后数小时，尤其是在睡眠期间，营养水平下降，导致胰岛素分泌水平降低，此时，胰岛素对肝脏、肌肉和脂肪组织的作用减弱。胰岛素的减少也缓解了胰高血糖素分泌的抑制。在禁食期，胰高血糖素和儿茶酚胺促进肝脏葡萄糖的产生、VLDL 组装和输出、FFA 的氧化，以及酮体的合成和释放（图 3-22）。低胰岛素的另一个主要后果是 Akt 激酶诱导的转录因子 FOX01 的抑制解除。FOX01 促进肝内糖异生和 VLDL 组装。

在空腹阶段，胰岛素水平低，同时肌肉细胞膜中 GLUT4 水平低，肌肉纤维只输入少量的葡萄糖。在长时间的禁食情况下，肌纤维从使用葡萄糖转变为使用丰富的 FFA 和酮体来合成 ATP，骨骼肌也释放乳酸和 AA。在运动或应对战斗或逃跑的情况时，肌肉动员其存储糖原来产生 ATP（图 3-23）。

在禁食期，脂肪细胞细胞膜上的 GLUT4 水平也较低，因此不能生成用于合成 TG 的甘油 -3-

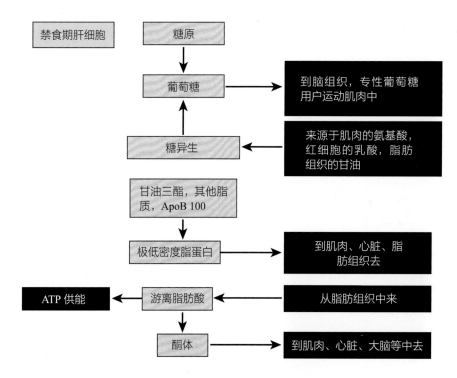

▲ 图 3-22 禁食期肝细胞功能概述

ApoB 100. 载脂蛋白 B100；ATP. 腺苷三磷酸

磷酸。低水平胰岛素和高水平儿茶酚胺促进 TG 的脂解和 FFA 释放到血液中（图 3-24）。脂肪细胞也会转换成利用 FFA 和酮体来合成 ATP。

## （二）禁食阶段脂肪代谢

在脂肪组织中，儿茶酚胺（还有较少量的胰高血糖素）刺激包绕并稳定脂肪滴的脂蛋白和 HSL 磷酸化（图 3-25）。磷酸化的脂滴包被蛋白重新配置甘油三酯 - 细胞质界面，并允许脂肪组织甘油三酯水解酶（adipocyte triglyceride lipase，

ATGL）和磷酸化激活的 HSL（DAG 脂肪酶）进入脂肪细胞。最终单酰甘油酯酶（monoglycerol lipase，MGL）反应后，FFA 和甘油被释放。FFA 以游离脂肪酸 - 白蛋白复合物的形式在血液中循环，如前所述，在肌肉和肝脏中成为一种非常重要的能量底物来源。这种形式的游离脂肪酸利用，尤其对于骨骼肌，起着重要的节糖作用。

因为在禁食阶段摄入糖很少，脂肪细胞利用 FFA（和酮体）来合成 ATP，脂肪细胞输入葡萄糖的能力很低，因为只有基础水平的依赖胰岛素

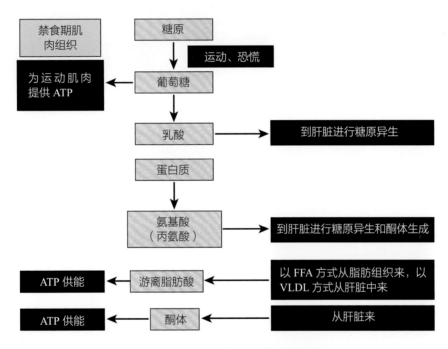

▲ 图 3-23　禁食期肌纤维功能概述

VLDL. 极低密度脂蛋白；FFA. 游离脂肪酸；ATP. 腺苷三磷酸

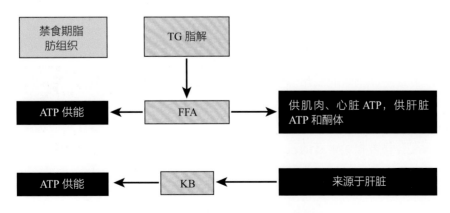

▲ 图 3-24　禁食期脂肪组织功能概述

TG. 甘油三酯；FFA. 游离脂肪酸；KB. 酮体；ATP. 腺苷三磷酸

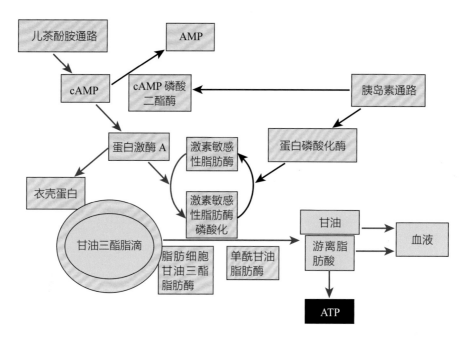

▲ 图 3-25　禁食期脂肪细胞脂解的调节

的 GLUT4 转运蛋白定位在细胞膜上，而且脂肪细胞不储存糖原。低浓度的葡萄糖也导致极低水平的甘油 -3- 磷酸。因此只有少量释放的游离脂肪酸再酯化为脂酰甘油酯，避免了无用的循环。

### （三）禁食阶段骨骼肌代谢

在低胰岛素水平的禁食阶段，因为肌纤维细胞质膜中基础水平的 GLUT4，肌纤维仅输入少量的葡萄糖。在长时间的禁食阶段，肌纤维从使用葡萄糖转变为使用丰富的游离脂肪酸和酮体来合成 ATP 供能（图 3-23）。FFA 通过转运体进入肌细胞，并在线粒体内通过 β 氧化产生高浓度的乙酰辅酶 A（图 3-26）。FFA 和 FFA 衍生物作为配体激活核受体家族的一个成员（见第 1 章），称为 PPARα。PPARα 的活化刺激 CPT Ⅰ 并参与 β 氧化酶的表达，从而促进脂肪酸氧化。胰高血糖素和儿茶酚胺 –PKA 信号通路，以及 AMPK 也能激活 PPARα。

丙酮酸脱氢酶复合物被相对丰富的乙酰辅酶 A 抑制。因此，更多的丙酮酸被转化为乳酸（肌肉中没有糖异生），释放的乳酸被肝脏用于糖异生。骨骼肌也以不依赖胰岛素的方式表达 LPL，而骨骼肌 LPL 在禁食期和运动期间增加。这使得

骨骼肌可以从两个来源获取 FFA，循环中的 FFA –白蛋白复合物和肝脏 VLDL。

儿茶酚胺 /PKA 和脂肪酸激活转录因子 PPARα，它驱动线粒体脂质 β 氧化过程。能量来源从葡萄糖到 FFA 的转变，以及细胞膜低水平的 GLUT4（由于低水平的胰岛素），使肌肉节约葡萄糖供大脑和依赖葡萄糖的器官使用（如红细胞、眼睛的晶状体细胞）。

在运动过程中，动员肌肉糖原用于产生 ATP（图 3-26）。肌肉中的糖原分解主要由细胞内 $Ca^{2+}$ 启动，钙激活磷酸化酶激酶形成 $Ca^{2+}$– 钙调蛋白复合物。

在对急性应激或紧急的反应中，去甲肾上腺素会以"战或逃"应答的形式释放。去甲肾上腺素信号通过 $\alpha_1$ 肾上腺素受体耦合到 Gq/ 磷脂酶 C 信号通路。这最终导致细胞内 $Ca^{2+}$ 的快速释放（见第 1 章），AMP 也是肌肉特异性磷酸化酶的变构激活剂。人在禁食阶段运动时，ATP 的消耗也导致 AMPK 被激活，AMPK 随后激活 PPARα 并促进 FFA 的 β 氧化。然而，AMPK 也增加了细胞膜上的 GLUT4 转运蛋白，从而增加了葡萄糖摄取，并激活了糖酵解途径。因此运动有可能引起低血糖。

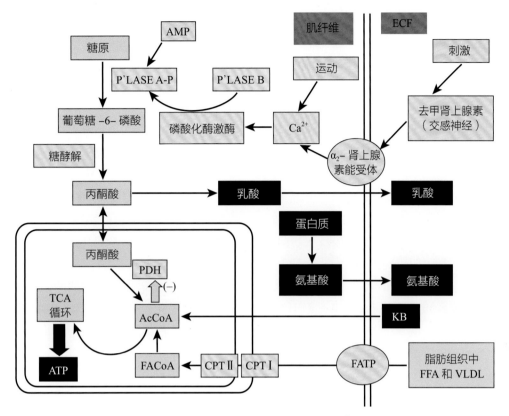

▲ 图 3-26　禁食期和运动时"战或逃"应答时肌肉代谢的调节

ECF. 细胞外液；TCA. 三羧酸；ATP. 腺苷三磷酸；AcCoA. 乙酰辅酶 A；FACoA. 脂酰辅酶 A；FFA. 游离脂肪酸；KB. 酮体；VLDL. 极低密度脂蛋白；AMP. 腺苷一磷酸；PDH. 丙酮酸脱氢酶；CPT. 肉碱棕榈酰转移酶；FATP. 脂肪酸转运蛋白；

在骨骼肌中，高儿茶酚胺与胰岛素比例促进蛋白质水解增加和蛋白质合成减少。这导致释放糖异生和生酮 AA 供肝脏使用。综上所述，骨骼肌和脂肪组织通过释放糖异生底物（乳酸、AA、甘油）和通过脂肪细胞释放 FFA 间接促进循环血糖，从而使骨骼肌和其他组织消耗更少的葡萄糖（节糖效应）。最后，FFA 和生酮氨基酸的释放促进肝脏生酮。

## 六、禁食阶段肝脏代谢

禁食阶段肝脏关键反应的激素调节如图 3-22 所示。

肝葡萄糖生成

(1) 糖原分解：胰高血糖素和儿茶酚胺通过 Gs 耦联受体（胰高血糖素受体和 β2 肾上腺素受体）刺激 PKA，导致磷酸化酶激酶和糖原磷酸化酶的磷酸化和激活（图 3-12）。此外，胰岛素 /Akt 激

酶通路信号的丢失会阻止糖原合成酶的去磷酸化和激活。总之，这些情况导致肝脏 G6P 水平的升高。G6P 通过 GLUT2 离开肝脏（并促进肝脏葡萄糖产生），需首先去磷酸化为葡萄糖，该反应由光面内质网中的 G-6-P 酶催化（图 3-11）。在缺乏胰岛素 /Akt 激酶信号时，转录因子 FOX01 仍留在细胞核中，并刺激 G-6-P 酶基因的表达。禁食开始的 12~16h 可通过糖原分解来促进肝脏葡萄糖的生成。

①糖异生：糖异生酶包括丙酮酸羧化酶（pyruvate carboxylase，PC）、磷酸烯醇丙酮酸羧化酶激酶（phosphoenolpyruvate carboxylase kinase，PEPCK）、果糖 -1,6- 二磷酸酶，以及葡萄糖 -6- 磷酸脱氢酶（见前文）。所有这些反应都是不可逆的（即被不同的糖酵解酶限制）。只要生糖底物（乳酸、生糖 AA、甘油）被不断输送到肝脏，糖异生可以持续数天或数周。

②丙酮酸羧化酶：在禁食期，肝脏丙酮酸主

要由乳酸和丙氨酸产生，而不是葡萄糖 ( 图 3-27 )。此外，少量丙酮酸被 PDH 复合体脱羧成乙酰辅酶 A。相反，丙酮酸被 PC 转化为 4 个碳原子的草酰乙酸。这种转换主要在 FFA 氧化增加时发生。脂肪细胞中的 FFA 很容易在肝脏中被氧化。失去胰岛素 /Akt 激酶信号可降低丙二酰辅酶 A 的水平，消除对 CPT I 的抑制，并允许 FFA 进入线粒体 ( 图 3-15 至图 3-17 )。当 FFA 发生 β 氧化时，大量释放的乙酰辅酶 A 激活 PDH 激酶，并抑制 PDH 复合物。相反，高乙酰辅酶 A 水平变构激活 PC。PC 产生的草酰乙酸被转化为苹果酸，然后通过苹果酸穿梭离开线粒用于糖异生 ( 图 3-27 )。

③ PEPCK：胞质草酰乙酸通过 PEPCK 转化为 PEP。胰高血糖素和肾上腺素 -PKA-CREB 信号通路 ( 见第 1 章 )，以及 FOX01 上调 PEPCK 基因表达，FOX01 在没有胰岛素的情况下仍在细胞核中保持高活性状态。

重要的是，由于胰高血糖素和肾上腺素使丙酮酸激酶磷酸化而失活，PEP 不能有效地恢复转变成丙酮酸 ( 造成无效循环 ) ( 图 3-27 )。

④ 果糖 -1,6- 二磷酸酶：胰岛素 /Akt 激酶信号通路缺失和胰高血糖素 /PKA 信号通路加强会选择性地增加双功能酶磷酸化果糖激酶 2/ 果糖 -2,6- 二磷酸酶中果糖 -2,6- 二磷酸酶的活性。这导致变构调节代谢产物 F-2,6P 水平下降。这降低了 PFK1 的活性，但接触了对果糖 -1,6- 二磷酸酶 ( 图 3-13 ) 的抑制。当这种酶被激活时，它的底物 F-1,6P，在较低的水平即达到平衡。这进一步抑制丙酮酸激酶，而丙酮酸激酶是由果糖 -1,6- 二磷酸进行变构激活的 ( 图 3-14 )。

一旦 F-1,6P 被转化为 F6P，它又被转化为 G6P，而 G6P 又被转化为葡萄糖，从而可被 GLUT2 转运蛋白转运。

(2) 转变到利用 FFA 产生 ATP 和酮体：如前

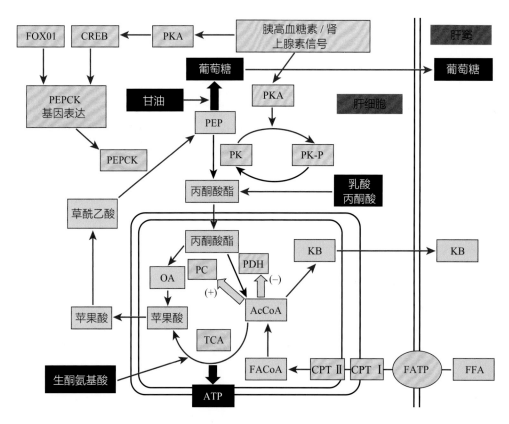

▲ 图 3-27 禁食状态下肝脏糖异生酶，PC 和 PEPCK 的调节

PC. 丙酮酸羧化酶；CPT. 肉碱棕榈酰转移酶（CPT I 位于线粒体外膜；CPT II 位于线粒体内膜）；CREB. cAMP 应答元件结合蛋白质；FATP. 脂肪酸转运蛋白；KB. 酮体（乙酰乙酸和羟基丁酸酯）；OA. 草酰乙酸；PDH. 丙酮酸脱氢酶；PK. 丙酮酸激酶；PKA. 蛋白激酶 A

所述，脂肪组织在禁食阶段释放 FFA。肝细胞使用 FFA 通过 β 氧化产生 ATP（图 3-27）。面对低水平胰岛素时，乙酰辅酶 A 羧化酶 -2 不产生丙二酰辅酶 A，从而使脂肪酰辅酶 A 通过 CPT 转运体进入线粒体。如前所述，肌肉、肝内 FFA 及其衍生物，以及胰高血糖素和儿茶酚胺 -PKA 信号通路激活 PPAPα。活化的 PPAPα 上调 CPT I 和参与 β 氧化酶的表达，从而促进脂肪酸氧化。

脂酰辅酶 A 的氧化需要其首先转化为乙酰辅酶 A，而脂酰基团的继续氧化需要游离 CoA 的再生。这在肝脏中是通过酮体、乙酰乙酸（可自发降解为丙酮）和对 β 羟基丁酸的形成来完成的。肝脏不具有酮体分解代谢的酶。因此，酮体被释放到血液中（图 3-27），由于它们的亲水性，常以游离状态循环至载体蛋白或颗粒。酮体可被所有具有线粒体的细胞用于产生 ATP，并在长时间的禁食或饥饿期间被大脑使用。

## 七、脂肪组织来源的激素和脂肪因子

白色脂肪组织（white adipose tissue，WAT）通过产生激素和脂肪因子来调节成人的能量代谢。脂肪组织由几种类型的细胞组成。储存 TG 的细胞被称为脂肪细胞。这些细胞在人类妊娠期间由前脂肪细胞发育而来。这种脂肪细胞分化的过程可能贯穿整个生命，是由几个转录因子促进的。其中一个因子是 SREBP-1c，它调控参与 FFA 和 TG 合成的基因。脂质、胰岛素和几种生长因子和细胞因子都可以激活 SREBP-1c。脂肪组织中另一个重要的转录因子是 PPARγ。PPARγ 是核受体超家族的成员，PPARγ 天然配体为 FFA 及其衍生物。激活的 PPARγ 可促进 TG 存储相关基因的表达。因此，食物消耗的增加会导致 SREBP-1c 和 PPARγ 激活，从而增加前脂肪细胞分化为小脂肪细胞，并上调这些细胞内的酶，以允许存储多余的脂肪。

除了脂肪细胞，50% 的 WAT 是由非脂肪细胞组成，包括固有的结缔组织细胞（如成纤维细胞、巨噬细胞）和结缔组织基质、血管相关的细胞，以及与炎症和免疫反应相关的细胞。WAT 含有丰富的自主神经纤维。多种细胞类型参与 WAT 的综合内分泌功能。

WAT 分为皮下和腹腔内（内脏）储存库。腹腔内脂肪主要是指大网膜和肠系膜脂肪，是两个储存库中较小的贮存库。这些储存库接受不同的血液供应，因静脉从腹腔脂肪返回到肝门系统，它们以完全不同的方式反流。在运动或禁食期间，来自腹腔内的 FFA 主要由肝脏清除，而皮下脂肪是向肌肉提供 FFA 的主要部位。腹腔内和皮下脂肪组织的调节也不同。这些储存库由脊髓和脑干的自主神经系统内不同的神经细胞控制，并被不同的性激素所影响。男性倾向于在腹部积聚脂肪［男型（苹果形）肥胖］，而女性倾向于在皮下积聚脂肪，尤其是大腿和臀部［女型（梨形）肥胖］。最后，这两个储存库产生的激素和酶活性也是不同的（表 3-2）。

内脏脂肪组织分泌的脂联素较少，脂联素通常通过激活 PPARα 和 AMPK 对胰岛素抵抗产生有益作用。脂联素对心血管组织也有强大的益处，包括发挥抗炎作用，对抗氧化应激，增加细胞存活率以应对疾病或应激（表 3-2）。

内脏脂肪组织也分泌很少的瘦素。瘦素在外周组织的脂调节中发挥重要作用。瘦素保护周围组织（如肝脏、骨骼肌、心肌、B 细胞），防止过多脂肪的积累，直接将摄入的多余热量转化为脂肪。瘦素的这种作用虽然拮抗胰岛素的生脂作用，但明显有助于维持外周组织的胰岛素敏感性（由胰岛素依赖性葡萄糖摄取来定义）。瘦素也作为一个信号，表明身体有足够的能量储存维持生殖功能，并促进红细胞、淋巴细胞和骨髓的生成。例如，患有神经性厌食症的女性，瘦素水平极低，导致卵巢类固醇水平低，闭经（无月经或月经停止 6 个月以上），红细胞的生成降低导致贫血及免疫功能障碍，促进脂质氧化和非脂肪组织中葡萄糖的摄取和利用。

内脏脂肪组织比皮下脂肪组织分泌更多的炎症因子，包括肿瘤坏死因子 α（TNFα）和白细胞介素 -6（IL-6），这些细胞因子在受体和受体后水平拮抗胰岛素信号转导。

表 3-2　参与代谢、食欲、胰岛素抵抗和敏感性调控的脂肪组织和胃源性激素

| 激素 / 细胞因子 | 细胞来源 | SC vs. IA | 刺激分泌的因素 | 靶器官 | 作 用 |
| --- | --- | --- | --- | --- | --- |
| 瘦素 | 脂肪细胞 | SC>IA | 增肥 | 下丘脑 | • 降低食欲<br>• 增加脂肪和非脂肪组织的能量消耗<br>• 改善胰岛素敏感性<br>• 促进性成熟 |
| 脂联素 | 脂肪细胞 | SC>IA | 减肥（包括手术性） | • 肌肉<br>• 肝<br>• 血管和心脏<br>• 巨噬细胞 | • 激活游离脂肪酸的氧化<br>• 抗炎 / 抗氧化<br>• 改善胰岛素敏感性<br>• 改善心血管健康和预防细胞凋亡 |
| 肿瘤坏死因子 -α | • 脂肪细胞<br>• 白色脂肪组织<br>• 巨噬细胞 | IA>SC | 脂肪细胞肿胀 | • 肝脏<br>• 肌肉<br>• 脂肪组织<br>• 其他器官 | • 减小脂肪细胞的质量<br>• 抗炎<br>• 拮抗胰岛素信号<br>• 增加胰岛素抵抗<br>• 导致动脉粥样硬化 |
| 白介素 -6 | • 白色脂肪组织<br>• 巨噬细胞 | IA>SC | 其他炎症细胞因子 | • 肝脏<br>• 肌肉<br>• 脂肪组织<br>• 其他器官 | • 拮抗胰岛素信号<br>• 增加胰岛素抵抗<br>• 增加肝脏急性期蛋白合成<br>• 促炎作用 |
| 胃饥饿素 | • 胃 P/D1 细胞<br>• 胰岛 ε 细胞 | 不适用 | 胃排空 | • 垂体<br>• 下丘脑 | • 增加生长激素的分泌（抑制胰岛素的糖和脂类调节作用）<br>• 增加胰岛素抵抗<br>• 增加食欲 |

SC. 皮下脂肪；IA. 腹腔内脂肪

## 八、食欲控制和肥胖

机体储存的能量是由每天的摄入量和消耗的能量决定的。对大多数个体，摄入和消耗处于平衡状态，因此体重保持相对不变。然而，大量的高脂肪、高糖食物，加上久坐不动的生活方式，导致肥胖人员越来越多，以及引起一些肥胖相关的病理性疾病，包括 2 型糖尿病和心血管疾病。储存能量的主要成分是脂肪，每个人在脂肪组织占体重的比例和数量上有很大的差异。身体总脂肪的变异中有 25% 是由遗传因素造成的。遗传对脂肪量的影响有以下几点。

• 与养父母相比，脂肪量更倾向于与生父母具有相关性。

• 同卵双胞胎的脂肪储存比异卵双胞胎的相似性更大，无论他们是一起或分开长大的。

• 与异卵双胞胎相比，同卵双胞胎在摄入过量热量时，体重增加和腹部脂肪增加之间的相关性更大。

• 发现多个导致肥胖的基因。

另外，妊娠环境对成人的体重有深远的影响。母体饮食对后代体重和身体组成的影响称为胎儿编程。低出生体重与肥胖、心血管疾病和糖尿病的风险增加相关。这些发现表明，胎儿代谢的效率具有可塑性，可以改变宫内环境。

对于来源于营养不良的母亲或出生后可能面临长期营养不良的胎儿来说节俭型新陈代谢是有利的。但是面对今天常见的能量过剩，节俭型新陈代谢增加了肥胖的风险。

## （一）体重指数

体重指数（BMI）是评价肥胖的指标。人体BMI的计算方法如下。

$$BMI = 体重（kg）/[身高（m）]^2$$

正常健康人的 BMI 在 $20\sim25kg/m^2$。BMI>$25kg/m^2$ 表示超重，而 BMI>$30kg/m^2$ 则表示肥胖。超重或肥胖是多种疾病的危险因素，包括胰岛素抵抗、血脂异常、糖尿病、心血管疾病和高血压。

显然，腹部脂肪过多会对上述疾病造成更大的风险。因此，评价体型的另一个指标是腰臀比，即腰围（当呼气后从前面看，测量肋骨和臀部之间最窄的点的周径）除以臀围（从侧面看，测量臀部最大的点的周径），腰臀比是一个比体重指数更好的评价体脂的指标，尤其是当它与患病风险有关时。男性的腰臀比>0.95，女性>0.85 时，糖尿病和心血管疾病的风险显著增加。

## （二）下丘脑神经元与食欲控制

位于下丘脑的弓状核（arcuate nucleus，ARC）（核是中枢神经系统内的神经细胞体的集合）是供能物质感知和食物摄入的关键调节因子（图3-28）。一组 ARC 神经元合成阿黑皮素原（POMC）和可卡因苯丙胺调节转录物（cocaine amphetamine-regulated transcript，CART）。如第5章所述，POMC 以细胞特异性的方式被蛋白质水解，在 ARC POMC/CART 神经元中，POMC 被加工成 α 促黑素细胞激素（αMSH）。POMC/CART 神经元投射到位于大脑多个区域的二级神经元，包括腹内侧下丘脑、外侧下丘脑和脑干。αMSH 与二级神经元上的黑素细胞激素受体 MC3R 和 MC4R 结合，后者激活中枢神经系统的其他区域，并协调进食停止（厌食效应），以及增加能量的输出。这些回路还协调自主神经系统的活动，对甲状腺功能、生殖和生长产生不同的内分泌作用。CART 也有类似的促厌食作用。第二组神经肽 Y（neuropeptide Y，NPY）和刺鼠相关肽（agouti-related peptide，AgRP）。AgRP 与 αMSH 竞争 MC4R 受体并抑制其激活。NPY 与受体结合，是一种有效的促食欲素。因此，NPY/

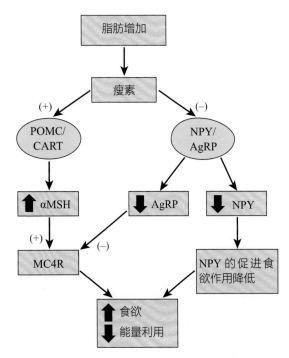

▲ 图 3-28　瘦素通过作用于下丘脑的弓状核中的两组神经元调节食欲
细箭 . 抑制作用
POMC. 阿黑皮素原；NPY. 神经肽 Y；α MSH. α 促黑素细胞激素；AgRP. 刺鼠相关肽

AgRP 神经元增加进食（促食欲效应）和减少能量消耗。

瘦素抑制 NPY/AgRP 的信号，并刺激 POMC-来源的 αMSH 和 CART 的产生，这两者都抑制食物摄入。因此，瘦素作为一种饱腹信号，减少食物消耗，增加能量消耗（图 3-28）。为了维持整体的能量稳态，机体还必须平衡特定的营养摄入和消耗，例如，CHO 摄入和 CHO 氧化。这可能解释了神经肽和神经递质对食物反应的某些特异性。5- 羟色胺在摄取葡萄糖后产生饱腹感。CCK 和 GLP-1 等 GI 相关激素通过体液产生饱腹感，但它们在大脑局部产生时可能参与营养和热量调节。胰岛素也是一种重要的食欲调节器。最近发现的胃饥饿素（表 3-2）是一种强烈促食欲活性的酰化肽，它出现在胃黏膜的内分泌细胞中。在正常用餐之前 $1\sim2h$，血浆中的胃饥饿素水平开始升高，在进食后 1h，胃饥饿素的血浆水平急剧下降到最小值。胃饥饿素可能是通过与表达 NPY 的下丘脑神经元的受体反应来刺激食物摄入。

### （三）糖尿病的长期并发症

高血糖导致一些细胞的细胞内葡萄糖升高，特别是视网膜、肾脏和与周围神经相关的毛细血管中的内皮细胞。这种糖毒性通过多种方式改变细胞功能，可能导致病理改变。这些包括多元醇、己糖胺和 DAG（激活 PKC）的合成增加。虽然这些分子在细胞内积累导致细胞功能异常的确切机制尚不清楚，但目前观点认为，这些变化导致细胞内氧化应激增强。此外，细胞内蛋白质非酶糖基化产生大量的晚期糖基化终末产物（advanced glycation end product，AGE）。细胞内 AGE 其功能改变，而细胞外基质中分泌的 AGE 与其他基质成分和细胞上的基质受体异常相互作用。最后，一些分泌型 AGE 与巨噬细胞和内皮细胞上的受体相互作用。内皮细胞 AGE 受体（RAGE）导致促炎基因表达（临床知识点 3-4 至临床知识点 3-6）。

糖基化的一个重要循环产物是糖化血红蛋白（glycosylated hemoglobin，HbA1c），它是反应葡萄糖长期调节的有效标志物。一个红细胞的寿命是 120 天，一旦糖基化发生，血红蛋白在红细胞生命周期的剩余时间内保持糖基化状态。HbA1c 在非糖尿病患者中的比例很低。然而，在过去 8～12 周长期高血糖的糖尿病患者会出现 HbA1c 水平升高。临床上通过检测 HbA1c 来了解治疗依从性。

视网膜病变是糖尿病患者发生的各种形式的视网膜异常。在美国，视网膜病变是未退休成人失明的主要原因。高血糖导致视网膜内皮细胞和周细胞（毛细血管支持细胞）的细胞内葡萄糖浓度升高。这是由于这些细胞无法通过减少 GLUT 表达来适应高血糖。前面讨论过，细胞内葡萄糖升高引发多种机制，最终导致内皮细胞功能障碍、阻力增加、高血压诱导的变化和细胞凋亡。这些微血管改变导致微动脉瘤、毛细血管通透性增加、视网膜小出血和微血管过度增生。增殖性视网膜病变是由视网膜血流受损和随后的组织缺氧引起的。血管变性可导致玻璃体积血、视网膜脱离和新血管性青光眼，所有这些都可导致严重的视力丧失。当血糖升高，血液渗透压随之升高，晶状体体积改变，视力丧失。糖尿病患者常并发白内障，山梨醇和糖基化蛋白积累被认为是诱导白内障形成的机制。周围神经损伤（神经病变）可由于神经元或施万细胞的代谢、氧化或免疫相关损伤而发生。此外，外周神经的微血管发生类似于视网膜病变的改变，可能是外周神经病变同时发生或导致的。施万细胞（参与髓鞘形成的支持细胞）是能够因高血糖积累山梨醇的细胞之一。糖尿病患者会因神经损伤而表现出感觉丧失、感觉异常，甚至疼痛。糖尿病患者也会发生自主神经病变，可导致多个器官系统的多种症状，包括勃起功能障碍、体位性低血压和热耐受不良。感觉丧失在四肢更明显，特别是腿和脚，这带来了特别的问题，因为糖尿病患者的足部丧失了皮肤感觉，他们无法感受不合脚的鞋子，因此更容易受伤，外周循环不良加剧了这个问题。

由于糖尿病患者伤口愈合受损，足部溃疡可成为严重的威胁。糖尿病是肾功能受损（肾病）的常见原因，也是北美地区终末期肾脏疾病的最大原因。临床糖尿病肾病的特征是在 24h 内尿液中白蛋白的损失＞300mg（微量白蛋白尿）和肾功能的进行性下降。肾病是由肾小球毛细血管的微血管改变发展而来的。肾小球毛细血管基底膜增厚，导致壁厚、腔窄（肾小球硬化）和支持系膜细胞的扩张。足细胞分离并发生凋亡。肾过滤不良也会导致肾素血管紧张素系统的激活（见第 7 章），诱发高血压。

糖尿病患者动脉粥样硬化的发展速度加快（大血管病变）。糖尿病患者比非糖尿病患者更容易发生冠状动脉疾病和心肌梗死，大血管疾病也与下肢坏死和截肢有关。伴有冠状动脉疾病的男性糖尿病患者有高血压、腹部肥胖、胰岛素抵抗和血脂异常等额外的危险。这一组因素已被确定为代谢综合征（又称特纳综合征、胰岛素抵抗综合征和心血管代谢异常综合征）。之前已经讨论了内脏肥胖、胰岛素抵抗和血脂异常的一些后果。

## 糖尿病（DM）

- 糖尿病是一种胰岛素水平和（或）组织对胰岛素的反应能力不足以维持正常血糖水平的疾病。虽然 DM 的诊断主要基于血糖，但糖尿病也会导致血脂异常（高 TG 脂蛋白，低 HDL）。正常空腹血糖<100mg/dl（≥8h 不摄入热量），当空腹血糖在 110～126mg/dl，被认为存在葡萄糖调节受损（葡萄糖耐受不良），如果空腹血糖连续 2 天>126mg/dl，就会被诊断为糖尿病。另一种诊断糖尿病的方法是口服葡萄糖耐量试验。经过一整夜的禁食后，患者一次口服一定量的葡萄糖（通常为 75g），并在 2h 内测量血糖水平。葡萄糖是口服而不是静脉注射（IV），因为胰岛素对口服葡萄糖负荷的反应比静脉注射负荷的反应更快、更大（肠促胰岛素效应；见前文）。连续 2 天 2h 血糖>200mg/dl 就足以诊断糖尿病。如果患者出现糖尿病相关症状（见后文），且非空腹血糖值>200mg/dl，也提示诊断糖尿病。

- 1 型糖尿病（$T_1DM$）和 2 型糖尿病（$T_2DM$）是糖尿病的两种主要类型，$T_1DM$ 占新诊断患者的 10%。$T_1DM$ 通常（但不总是）发生在青春期前和青春期早期。$T_1DM$ 涉及自身免疫介导的胰岛 B 细胞的破坏。$T_1DM$ 是胰岛素的绝对缺乏。未治疗的 $T_1DM$ 导致失控的分解代谢和饥饿相关的代谢，其中脂肪组织释放的 FFA 大量进入肝脏并转化为酮体，而肝脏的葡萄糖生成增加，肌肉对葡萄糖的吸收很少。过多的酮症反应导致糖尿病酮症酸中毒，这是代谢性酸中毒的一种形式。酮症酸中毒可导致心血管损伤和昏迷，也会导致细胞内 $K^+$ 的丢失，并最终通过肾排泄而从体内流失。因此，补 $K^+$ 是糖尿病酮症酸中毒的治疗的一部分。高血糖可引起渗透性利尿和脱水，最终可导致全身性高渗、神经功能障碍和昏迷。$T_1DM$ 通常与肥胖无关。相反，肌肉萎缩和脱水会进一步加重体重减轻、肌肉萎缩和虚弱。患者会出现尿频（多尿）并伴有极度口渴和频繁饮水（多饮）。患者也会因为下丘脑信号不平衡而感到饥饿，导致频繁进食（多食症）。$T_1DM$ 患者需要胰岛素替代治疗。$T_2DM$ 是更常见的类型，占诊断患者的 90%。然而，$T_2DM$ 往往是一种进行性和隐匿性疾病，许多患者多年来仍未确诊。$T_2DM$ 通常与内脏肥胖和缺乏锻炼有关，事实上，肥胖相关的 $T_2DM$ 在全球范围内已达到流行程度。通常，在特定的个体中有多种原因导致发展成 $T_2DM$，这些原因包括目标器官对胰岛素的反应能力缺陷（即胰岛素抵抗），同时随着疾病进展 B 细胞损伤和缺陷程度增加。胰岛素敏感性可以在胰岛素受体（IR）水平或更常见的受体后信号水平上受到损害。$T_2DM$ 似乎是胰岛素抵抗的结果，其次是反应性高胰岛素血症。当 B 细胞屈服于不断增加的氧化损伤，试图补偿高血糖时，会出现相对的低胰岛素血症（例如，没有充分的胰岛素释放来补偿器官耐受）。虽然胰岛素抵抗是指胰岛素无法将血糖水平维持在正常上限以下，但其根本原因是不同患者的胰岛素抵抗程度不同。肥胖导致胰岛素抵抗的主要潜在原因如下。

  - 胰岛素增加 GLUT4 吸收葡萄糖的能力下降，特别是通过骨骼肌。这种功能是胰岛素调节糖代谢的一部分，可能是由于 TG 在肥胖者肌肉中的过度积累。过量的热量摄入引起高胰岛素血。最初，这会导致骨骼肌摄取过多的葡萄糖。就像在肝脏中一样（图 3-13），葡萄糖形式的过量能量促进了脂肪的生成，并通过丙二酰辅酶 A 的生成抑制了脂酰辅酶 A 的氧化。脂肪酸和 TG 合成的副产物，如 DAG 和神经酰胺可能聚集并刺激信号转导通路（如 PKA 依赖的通路），拮抗来自胰岛素受体或 IRS 蛋白的信号转导。因此，肥胖者骨骼肌中的胰岛素抵抗可能是由于脂肪毒性所致。高热量摄入也与丰富的循环 AA 有关，从而刺激 mTORC1。mTORC1 负反馈调节胰岛素受体和 IRS 蛋白。

  - 胰岛素抑制肝脏葡萄糖产生的能力下降。肝脏在短期内通过糖原分解，在长期内通过糖异生产生葡萄糖。胰岛素抵抗时，胰岛素在这两种通路中抑制关键肝酶的能力降低。肝脏中的胰岛素抵抗也可能是由于肥胖者的脂肪毒性（如脂肪肝或肝脂肪变性）。胰岛素抵抗的程度与内脏（如腹部）肥胖的程度相关。注意，内脏脂肪组织分泌的产物进入肝门系统，直接将这些产物输送到肝细胞。除了脂毒性，内脏脂肪组织还可能通过多个通路在肝脏对胰岛素信号产生影响。例如，内脏脂肪组织释放促炎细胞因子，如 TNF-α，已被证明可以拮抗胰岛素信号通路。此外，内脏脂肪组织中的 TG 有很高的转换率（可能是由于丰富的交感神经支配），因此肝脏暴露于高水平的 FFA，这进一步加剧了肝脏的脂毒性。

  - 胰岛素不能抑制脂肪组织中的 HSL 或增加 LPL。高 HSL 和低 LPL 是导致胰岛素抵抗和糖尿病相关血脂异常的主要因素。血脂异常的特征是高甘油三酯血症和肝脏产生的大量富含 TG 的 VLDL 颗粒。大的 VLDL 由于 TG 含量高，产生富含 TG 的中密度脂蛋白（IDL）颗粒。这些 IDL 颗粒是由细胞外酶、肝脂酶消化的极好的底物。最终是小而致密的 LDL 颗粒生成，这种颗粒非常容易导致动脉粥样硬化。与此形成鲜明对比的是小的 HDL 颗粒本质上是不稳定的，并且被迅速清除。因此，通常对血管疾病起保护作用的 HDL 水平下降到较低水平。脂肪组织中的胰岛素抵抗可能是由于抗胰岛素局部因子的产生，如 TNF-α 和其他炎症因子。值得注意的是，脂肪组织中 LPL 的减少导致肝脏在吞噬富含 TG 的乳糜泻残余颗粒时输入更多的 TC，从而进一步加剧肝脏脂肪变性。

---

**临床知识点 3-5**

- 运动和减肥是治疗肥胖相关胰岛素抵抗和 T₂DM 的有效方法。运动有益部分原因是 AMPK 的激活。AMPK 激活 PPARγ 和脂质氧化，抑制脂肪从头生成。口服降糖药二甲双胍是治疗 T₂DM 的一线药物，其作用机制部分是通过激活 AMPK，二甲双胍容易被肝细胞运输，并抑制肝葡萄糖的产生和增加脂质氧化。二甲双胍还解耦联氧化磷酸化，允许更多的能量以热量形式损失，苯氧酸类降脂药的主要靶点是 PPARα，刺激 FFA 氧化，苯氧酸类降脂药常被用于降低伴有血脂异常 T₂DM 患者的循环脂质。

---

**临床知识点 3-6**

- 肝细胞输出 TG 的能力对细胞活性和正常功能至关重要。TG 通常不储存在肝脏中。然而，久坐的生活方式和暴饮暴食会导致肝细胞内 TG 水平失衡，导致 VLDL 合成和输出，以及 FFA 氧化。这导致肝脏脂肪变性（脂肪肝）和肝脏胰岛素抵抗。肝脂肪变性使肝脏易患更严重的疾病，如肝细胞癌和纤维化。肝脂肪变性是指肝脏生成和输出 VLDL 的速率和输入的 TG（通过乳糜残留），FFA 和糖速率不平衡，它与饮食性肥胖密切相关。

- 许多其他因素促进胰岛素抵抗，可能作用于骨骼肌，肝脏和脂肪组织。高胰岛素血症本身导致胰岛素受体和胰岛素受体信号通路成分（尤其是 IRS 蛋白）的下调，并激活细胞内的负反馈通路，如细胞因子信号传送阻抑物 3（SOCS 3）通路和 mTORC1。炎症因子（如 IL-6）也能上调 SOCS 3，从而诱导胰岛素信号转导受到抑制的交叉负反馈循环。在应激和急性低血糖时释放的糖皮质激素是导致糖尿病的原因。性类固醇激素也能拮抗胰岛素通路。生长类激素催乳素及其同源物人胎盘催乳素（妊娠期含量较高）也可导致胰岛素抵抗。最后，下丘脑的 ARC 区域通过自主神经系统发挥作用，可导致胰岛素抵抗。

- 随着胰岛素抵抗恶化，反应性高胰岛素血症试图调节血糖。这通常会在一定程度上损害 B 细胞的功能，2 型糖尿病患者最后可能需要胰岛素治疗。2 型糖尿病患者也可以从优化 B 细胞功能的药物中获益，如磺酰脲类药物或 GLP-1 类似物。

---

## 总　结

1. 细胞必须不断产生 ATP 以满足其能量需求。ATP 是通过糖酵解和三羧酸循环的氧化磷酸化产生的。

2. 细胞可以糖氧化（主要以葡萄糖的形式）、氨基酸和游离脂肪酸（FFA）来产生 ATP。此外，肝脏会产生酮体（还有葡萄糖）供其他组织在禁食期间氧化以获取能量。

3. 某些细胞不能氧化能量底物供能。大脑通常只依赖葡萄糖提供能量。因此血糖必须维持在 60mg/dl 以上，才能维持自主神经和中枢神经系统的正常功能。

4. 相反，不适当的高血糖水平（即空腹血糖 > 100mg/dl）会促进特定细胞类型的糖毒性，导致长期糖尿病并发症。

5. 内分泌胰腺产生胰岛素、胰高血糖素、生长抑素、促胃液素、胃促生长素和胰多肽等激素。

6. 胰岛素由 B 细胞产生，是一种合成代谢激素，在营养过剩时分泌。它允许身体使用糖作为能量来源来储存营养物质，并利用营养物质进行合成代谢。

7. 胰岛素分泌的主要刺激因素包括升高的血糖和某些氨基酸。胆碱能（毒蕈碱）受体的激活也能增加胰岛素分泌，而 α₂ 肾上腺素受体抑制胰岛素分泌。胃肠道释放肠促胰岛素，刺激胰腺胰岛素分泌。GLP-1 和 GIP 可以强效增强糖依赖胰岛素分泌。

8. 胰岛素与胰岛素受体结合，胰岛素受体与介导胰岛素代谢和生长效应的多种途径相关。

9. 在消化阶段，胰岛素作用于肝脏，促进葡

萄糖转化为葡萄糖 –6– 磷酸。胰岛素还能增加肝脏中的糖生成、糖酵解和脂肪酸合成（脂肪从头合成）。胰岛素抑制肝脏葡萄糖生产（糖原分解和糖异生）和酮体生成。胰岛素通过调节基因表达（尤其是对 SREBP-1c 和 FOX01 的影响）和翻译后去磷酸化来调节肝脏代谢。

10. 胰岛素增加肌肉和脂肪组织中 GLUT4 介导的葡萄糖摄取。

11. 胰岛素增加糖原生成、糖酵解和能量过剩时肌肉组织中的脂肪生成。胰岛素能增加肌肉中氨基酸的吸收和蛋白质合成。

12. 在脂肪细胞中，胰岛素增加葡萄糖摄取、糖酵解和甘油 –3– 磷酸的产生。胰岛素还能促进脂蛋白脂肪酶（LPL）的表达和输出到毛细血管床，促进 FFA 的输入，并使其重新酯化成 TG 和细胞质脂滴。胰岛素可使胰岛素脱磷酸化，从而降低激素敏感性脂肪酶（HSL）的活性。

13. 胰高血糖素是一种分解代谢激素。在食物匮乏的时期，它的分泌增加，并调动营养储备。

14. 胰高血糖素释放是降低血糖反应（因此低水平胰岛素）、增加血清氨基酸水平和 β 肾上腺素能信号转导。

15. 胰高血糖素与胰高血糖素受体结合，并与 Gs/PKA 依赖途径相关联。

16. 胰高血糖素的主要靶器官是肝脏。胰高血糖素通过增加糖原分解和糖异生而增加肝脏葡萄糖输出。它还增加脂肪酸的氧化和酮体生成。

17. 胰高血糖素通过调节基因表达和翻译后依赖 PKA 的磷酸化调节肝脏代谢。

18. 肌肉和脂肪组织中的主要反调节因子是肾上腺素和交感神经递质去甲肾上腺素。这两个因子通过 $β_2$ 肾上腺素受体和 $β_3$ 肾上腺素受体作用来增加 cAMP 水平。肾上腺素和去甲肾上腺素增加肌肉中的糖原分解和脂肪酰氧化，增加脂肪组织中的激素敏感性脂肪酶。

19. 细胞表达细胞内的营养和能量感受器。其中两个是感知氨基酸和生长因子 / 胰岛素信号，并促进合成代谢途径的 mTORC1；感知低水平能量（AMP/ATP 比），抑制合成代谢途径，同时驱动分解代谢途径（糖酵解）的 AMP 活化蛋白激酶（AMPK）。

20. 人们越来越确信脂肪组织具有内分泌功能，特别是在能量平衡方面。脂肪组织产生的激素包括瘦素和脂联素。脂肪组织也会释放促炎细胞因子，包括 IL-6 和 TNF-α，它们可以诱导胰岛素抵抗。

21. 下丘脑的 ARC 是食欲和能量使用的中枢调节子。

22. POMC/CART 神经元分泌 αMSH，作用于二级神经元，促进饱腹感，增加能量消耗（即厌食症）。NPY/AgRP 神经元的作用是促进进食和减少能量消耗（即促食欲）。一些激素作用于这些神经元来控制营养和能量平衡，包括瘦素、胰岛素、CCK 和胃饥饿素。

23. DM 分为 1 型（$T_1DM$）和 2 型（$T_2DM$）。1 型糖尿病以破坏胰腺 B 细胞为特征，需要外源性胰岛素治疗。2 型糖尿病占所有糖尿病的 90%。2 型糖尿病可以由多种因素引起，但通常表现为胰岛素抵抗和一定程度的 B 细胞缺陷。2 型糖尿病患者可能在某一时刻需要外源性胰岛素来维持血糖水平。肥胖相关的 2 型糖尿病目前在世界范围内已成为流行病。

24. 肥胖相关的 $T_2DM$ 的特征是胰岛素抵抗，是由于脂肪毒性、高胰岛素血症和脂肪组织产生的炎症因子而产生。2 型糖尿病通常与肥胖、胰岛素抵抗、高血压和冠状动脉疾病相关。这一系列危险因素被称为代谢综合征。

25. 糖尿病的主要症状包括高血糖、多尿、多饮、多食、肌肉消瘦、电解质耗竭和酮症酸中毒（$T_1DM$）。控制不良的糖尿病的长期并发症是由于特定细胞内过量的葡萄糖积累（糖毒性），特别是在视网膜、肾脏和周围神经。它会导致视网膜病变、肾病和神经病变。糖尿病还会增加患心血管疾病的风险和下肢血流不足的风险（临床知识点 3–7）。

- 他汀类药物用于治疗 LDL 胆固醇过高引起的高胆固醇血症。他汀类药物以 3- 羟基 -3- 甲戊二酸（3-hydroxy-3-methylglutaryl, HMG）CoA 还原酶为靶点，所以这些药物的一个作用就是简单地降低胆固醇的合成。此外，降低肝脏中的胆固醇合成会导致 SREBP-2 的激活和 LDL 受体表达的增加。这使得肝脏能够增加血液中 LDL 胆固醇的清除率。为什么低密度脂蛋白胆固醇是心血管疾病的危险因素？低密度脂蛋白颗粒（LDL）相对较小，它们进入血管内膜固有层（内皮内膜下方的一层）中由高血压、吸烟或其他因素导致的血管内皮损伤或死亡的部位。氧化的低密度脂蛋白成分（LDL）导致巨噬细胞吞噬并最终充满胆固醇。此时，巨噬细胞被称为泡沫细胞。泡沫细胞成为导致动脉粥样硬化斑块发展的一系列事件的参与者。斑块是危险的，因为它们不稳定且会破裂。一旦发生这种情况，血液就暴露在凝血分子中，导致血凝块（血栓）的形成，可以阻塞动脉腔。在冠状动脉中，血栓可能导致心肌梗死，而在大脑动脉中，血栓可能导致脑卒中。

## 自测题

1. 在进食状态下，肝脏中的糖酵解作用与脂肪组织中的糖酵解作用有何不同？

2. 糖原在肝脏和骨骼肌中的功能有何不同？

3. 正常情况下，大脑依赖于葡萄糖。在长时间的禁食时，大脑还使用了其他什么能量物质？这个底物的来源是什么？

4. 线粒体柠檬酸盐水平与脂肪形成之间的关系是什么？

5. 脂肪细胞中哪两种酶在 DM 中失调，导致高水平的循环 TG？

6. 为什么低密度脂蛋白（LDL）受体的丢失会导致高胆固醇？

7. 高浓度的丙二酰辅酶 A 会阻止什么无效循环？

8. 转运活性降低的突变型葡萄糖激酶如何影响胰岛素分泌？

9. 具体描述胰岛素如何调节下列肝酶：①葡萄糖激酶；②果糖 -1,6- 二磷酸酶；③丙酮酸激酶；④乙酰辅酶 A 羧化酶；⑤ PEPCK。

10. 1 型糖尿病患者酮症酸中毒的基础是什么？

11. 肥胖与胰岛素抵抗有什么关系？

## 关键词和概念

- 消化阶段和禁食阶段

- 葡萄糖，氨基酸，游离脂肪酸，酮体作为供能物质
- 糖原，甘油三酯，蛋白质作为能源物质的储存形式
- 胰岛细胞（尤其是 B 细胞和 A 细胞）
- 胰岛素与 C 肽
- GLUT 转运蛋白（尤其是 GLUT2 和 GLUT4）
- 胰高血糖素样肽 1 与肠促胰岛素的作用
- 磺酰脲类药物和 ATP 调节的 $K^+$ 通道
- 胰岛素受体，Akt 激酶，胰岛素抵抗
- 1 型和 2 型糖尿病
- SREBP-1c 和 FOX01
- AMP 活化蛋白激酶（AMPK）和 mTORC1
- 己糖激酶、葡萄糖激酶与葡萄糖 -6- 磷酸脱氢酶
- 戊糖磷酸途径和 NADPH
- 糖原合成酶与糖原磷酸化酶
- 糖酵解：磷酸果糖激酶 -1（PFK1），丙酮酸激酶
- 丙酮酸脱氢酶（PDH）和 PDH 激酶，PDH 磷酸酶
- 糖异生：磷酸烯醇丙酮酸羧化酶激酶（PEPCK）和果糖 1,6- 二磷酸酶
- 线粒体 TCA，NADH，FADH2，电子传递系统和 ATP 合酶
- 脂肪从头合成：ATP 柠檬酸裂合酶（ACLY）、乙酰辅酶 A 羧化酶（ACC1、ACC2）、脂肪酸合酶（FASN）、丙二酰辅酶 A

- 线粒体游离脂肪酸氧化，肉碱棕榈酰转移酶 Ⅰ（CPT Ⅰ）
- 脂蛋白脂肪酶与激素敏感性脂肪酶
- 乳糜微粒，乳糜微粒残余，极低密度脂蛋白（VLDL），低密度脂蛋白（LDL），高密度脂蛋白（HDL），肝脂肪酶
- 肝脂肪变性 / 脂肪肝
- POMC/CART 神经元、NPY/AgRP 神经元、饱腹感、食欲、厌食症、瘦素、脂联素
- 体重指数，内脏脂肪组织和皮下脂肪组织

# 第 4 章　钙和磷的稳态
## Calcium and Phosphate Homeostasis

冯岩岩　译

学习目标

1. 掌握甲状旁腺激素（parathyroid hormone，PTH）的结构和合成、PTH 分泌的调节，以及 PTH 受体的性质。
2. 掌握 1,25- 二羟维生素 $D_3$ 的结构和合成、1,25- 二羟维生素 $D_3$ 产生的调节，以及 1,25- 二羟维生素 $D_3$ 的受体。
3. 熟悉胃肠道（GI）、骨骼和肾脏在钙（$Ca^{2+}$）/ 磷（Pi）稳态中的作用。
4. 熟悉降钙素、甲状旁腺激素相关蛋白（parathyroid hormone-related protein，PTHrP）、成纤维细胞生长因子 –23（fibroblast growth factor-23，FGF23），以及性腺激素和类固醇激素对 $Ca^{2+}$/Pi 代谢的作用。
5. 熟悉与 PTH 和 1,25- 二羟维生素 $D_3$ 失衡相关的病理生理学。

钙（$Ca^{2+}$）和磷（Pi）是人类生命所必需的元素，在硬组织（即骨骼和牙齿）结构中发挥重要的作用，并在代谢和信号通路中发挥重要的调节作用。循环中 $Ca^{2+}$ 和 Pi 的两个主要来源是饮食和骨骼（图 4–1）。

有两种激素，1,25- 二羟维生素 $D_3$（又称钙三醇）和甲状旁腺激素（PTH），在骨吸收过程中调节 $Ca^{2+}$ 和 Pi 的肠道吸收，以及 $Ca^{2+}$ 和 Pi 释放到循环中。从血液中去除 $Ca^{2+}$ 和 Pi 的主要过程是肾脏排泄和骨形成（图 4–1），1,25- 二羟维生素 $D_3$ 和 PTH 也调节这些过程。其他激素和旁分泌生长因子，包括新发现的成纤维细胞生长因

子 –23（FGF23）的作用，也与 $Ca^{2+}$ 和 Pi 稳态具有临床相关性。

## 一、钙和磷在细胞生理学中的关键作用

钙是一种必需的膳食元素。除了从饮食中获取钙之外，人类的骨骼中还储存着大量的钙（＞1kg），在饮食限制期间，以及妊娠和哺乳期间可以动员这些钙来维持正常的钙循环水平。循环中的钙以 3 种形式存在（表 4–1），包括游离钙（$Ca^{2+}$）、蛋白结合钙和与阴离子复合钙（如磷酸

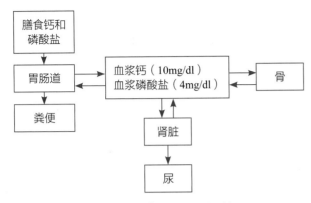

▲ 图 4-1 Ca²⁺ 和 Pi 日循环情况

表 4-1 血浆中钙和磷的形式

| 离 子 | 总量（mg/dl） | 游离形式（%） | 蛋白结合形式（%） | 复合形式（%） |
|---|---|---|---|---|
| 钙* | 10 | 50 | 45 | 5 |
| 磷 | 4 | 84 | 10 | 6 |

*. 钙与血浆中的各种阴离子结合（即络合），包括 $HCO_3^-$、柠檬酸、磷和 $SO_4^-$。磷可以与各种阳离子络合，包括 $Na^+$ 和 $K^+$

经许可转载，引自 Koeppen BM, Stanton BA: *Renal Physiology*, 4th ed., Philadelphia, 2007, Mosby.

盐、碳酸氢盐、柠檬酸盐）。离子形式的钙占循环钙的50%，由于这种形式对许多细胞功能至关重要，细胞外和细胞内 $Ca^{2+}$ 水平都受到严格控制（关于 $Ca^{2+}$ 依赖信号通路的讨论见第1章）。循环中的 $Ca^{2+}$ 受激素直接控制，通常维持在一个相对狭窄的范围内。钙离子过少［低钙血症；血清总 $Ca^{2+}$ <8.5mg/dl（2.1mmol/L）或钙离子过多（高钙血症；血中总 $Ca^{2+}$ >10.5mg/dl（2.6mmol/L）］可导致广泛的病理生理变化，包括神经肌肉功能障碍、中枢神经系统功能障碍、肾功能不全、软组织钙化和骨骼病变。

磷也是一种重要的膳食元素，与钙以复合物的形式一起大量储存在骨骼中。在生理 pH 下，无机磷酸盐（Pi）以磷酸氢盐（$HPO_4^{2-}$）或磷酸二氢盐（$H_2PO_4^-$）的形式存在于血液中。大多数循环中的磷以离子形式存在，但有些磷（<20%）以蛋白质结合形式存在或与阳离子结合（表 4-1）

形式存在。磷也以焦磷酸盐的形式存在（两个磷基团共价连接），是一种重要的矿化抑制剂。与钙不同的是，磷酸盐以单个或多个磷酸盐基团以共价的形式结合到许多分子中，因此，软组织中含有的磷酸盐为钙的10倍。这意味着严重的组织损伤（如挤压伤伴大量肌肉细胞死亡）可导致高磷血症，然后与钙结合，导致急性低钙血症。磷酸盐是一种关键的细胞内成分。事实上，正是腺苷三磷酸（ATP）的高能磷酸键维持了生命。蛋白质、脂质、第二信使和辅因子的磷酸化和去磷酸化代表了许多代谢和信号转导通路中的关键调控步骤，而磷酸盐也是核酸的骨架。

## 二、钙和磷酸盐的生理调节

PTH 和 1,25- 二羟维生素 $D_3$ 长期以来被认为是重要的生理激素，致力于维持人体正常的血液中 $Ca^{2+}$ 和 Pi 水平。因此，它们被称为促钙激素。本文将讨论这两种激素的结构、合成、分泌及其作用机制。在后文中，将讨论 PTH 和 1,25- 二羟维生素 $D_3$ 对 $Ca^{2+}$/Pi 稳态的3个关键部位（肠道、骨骼和肾脏）的详细作用。然后将讨论 FGF23 在 Pi 代谢调控中的新作用及其与 PTH 和 1,25- 二羟维生素 $D_3$ 的相互作用。

### （一）PTH

PTH 是一种关键的激素，可维持血清钙水平并防止发生低钙血症。PTH 的主要靶点是骨骼和肾脏。PTH 还通过刺激 1,25- 二羟维生素 $D_3$ 的产生，在正反馈中发挥作用。

1. 甲状旁腺
甲状旁腺由第三和第四鳃囊的内胚层发育而来。它们通常由4个腺体发展而来，两个上腺体来自第四鳃囊，两个下腺体来自第三鳃囊。甲状旁腺的胚胎发育与甲状舌管的尾侧迁移有关，因此甲状旁腺通常位于甲状腺左右叶的背侧（图 4-2）。甲状旁腺的确切位置是可变的，>10% 的人类拥有第5个甲状旁腺。甲状旁腺中主要的实质细胞类型是主要细胞（也称为主细胞）。随着年龄的增长，出现一个大的富含线粒体的嗜酸性

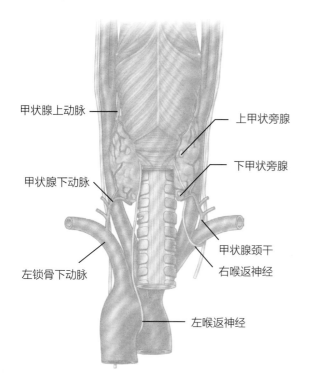

**▲ 图 4-2　甲状旁腺的解剖位置**

经许可转载，引自 Drake RL, Vogl W, Mitchell AWM: *Gray's Anatomy for Students,* Philadelphia, 2005, Elsevier.

细胞，即嗜酸细胞。虽然甲状旁腺细胞在正常情况下对甲状旁腺素的分泌并不重要，但甲状旁腺素分泌过多的肿瘤（即原发性甲状旁腺功能亢进症）可以来源于主细胞和甲状旁腺素细胞。

甲状旁腺的结构、合成和分泌：分泌的 PTH 是由 84 个氨基酸组成的多肽。PTH 在主细胞中以前甲状旁腺素原的形式合成，在内质网中水解成前甲状旁腺素原，然后在高尔基体和分泌囊泡中成熟。刺激甲状旁腺素分泌的主要信号是循环中 $Ca^{2+}$ 水平的降低（图 4-3）。细胞外 $Ca^{2+}$ 浓度是由甲状旁腺主细胞通过 $Ca^{2+}$ 敏感受体（$Ca^{2+}$-sensing receptor，CaSR）感知。CaSR 是七次跨膜 G 蛋白耦联受体超家族中的一个成员，在质膜中形成二硫键连接的二聚体。CaSR 也在产生降钙素的 C 细胞、肾小管和其他 7 个组织中表达。在甲状旁腺，增加的细胞外 $Ca^{2+}$ 与 CaSR 结合并激活抑制 PTH 分泌的下游信号通路。相反，$Ca^{2+}$ 浓度降低减少了 CaSR 信号，导致 PTH 分泌增加。血清 $Ca^{2+}$ 浓度导致 PTH 分泌率达到最大值的一

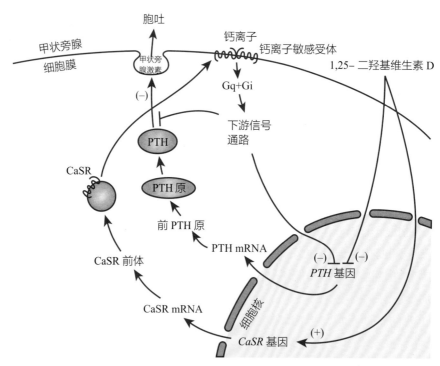

**▲ 图 4-3　甲状旁腺激素基因表达和分泌的调控**

甲状旁腺激素的主要调节因子是细胞外的钙离子，它由钙离子敏感受体（CaSR）感知。CaSR 是一种 G 蛋白耦联受体（GPCR），与 Gq 和 Gi 相关，抑制甲状旁腺激素（PTH）分泌和甲状旁腺激素基因表达。1,25- 二羟基维生素 $D_3$ 通过刺激 *CaSR* 基因的表达，直接或间接地抑制 *PTH* 基因的表达

半被称为设定点。尽管 CaSR 以相对低的亲和力结合到细胞外 $Ca^{2+}$，但它对细胞外 $Ca^{2+}$ 高于或低于设定点的变化非常敏感。0.1mM 的血清 $Ca^{2+}$ 差异跨越了甲状旁腺激素分泌率的整个范围，从基础水平（最高的 5%）到最高水平（图 4-4）。因此，CaSR 调节 PTH 输出以应对精确到分钟的波动。需要注意的是，CaSR 也会受到高水平的镁离子的刺激，因此高镁血症也会抑制 PTH 的分泌。

除了抑制分泌，CaSR 还能调节新合成的 PTH 的降解。高钙血症导致细胞内 PTH 降解增加，从而降低了完整 PTH 的水平，同时增加了非活性 PTH 片段的分泌。再加上 PTH 在细胞外的快速降解，需要对完整的 PTH 激素进行特异性检测。与其在分钟到分钟调节血清中钙离子的作用一致，循环中完整的 PTH 半衰期非常短（<5min）。这使得在切除分泌 PTH 的甲状旁腺腺瘤手术过程中可以对血清 PTH 水平进行评估（临床知识点 4-1）。

PTH 的产生也在基因转录水平上受到调控。CaSR 信号通路的慢性激活会导致 PTH 基因表达的抑制。PTH 基因也被 1,25- 二羟维生素 $D_3$ 所抑制（通过维生素 D 反应元件发挥作用，见后文）。1,25- 二羟维生素 $D_3$ 抑制 PTH 基因表达的能力，通过 CaSR 基因启动子中阳性维生素 D 应答元件协调上调而得到增强（图 4-3）。

### 2. 甲状旁腺激素受体

经典的甲状旁腺激素受体（PTH1R）是一种七次跨膜 G 蛋白耦联膜受体，由 PTH 和甲状旁腺激素相关蛋白（PTHrP）激活。尽管它也与 $G\alpha q/11-$ 磷脂酶 C 依赖的通路相耦联，PTH1R 主要与 $G\alpha s$ 信号通路耦联，导致环磷酸腺苷（cAMP）增加。PTH1R 在骨的成骨细胞、在肾脏的近端和远端小管中表达，作为 PTH 全身作用的受体。然而，PTH1R 也在许多发育中的结构（如生长板）中表达，其中 PTHrP 具有重要的旁分泌功能。

## （二）维生素 D

维生素 D 实际上是一种激素原，必须经过两次连续的羟基化才能成为活性激素 1,25- 二羟维生素 $D_3$（图 4-5）。维生素 D 在小肠钙离子的吸收中起着关键作用，调节磷吸收程度较弱。维生

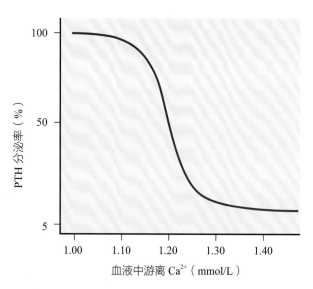

▲ 图 4-4 钙离子/甲状旁腺激素（PTH）分泌剂量-应答曲线

---

**临床知识点 4-1**

- 家族性低尿钙性高钙血症（familial hypocalciuric hypercalcemia，FHH）患者是 CaSR 失活突变的杂合子。在这些患者中，表达降低的 CaSR 需要更高水平的钙离子来抑制 PTH 的分泌，导致设定值升高。CaSR 还在肾脏（特别是髓襻的上升分支）对钙离子的重吸收中发挥直接作用，以防止高钙血症。FHH 患者的低尿钙（即在面对循环中钙离子水平增高时钙离子的排泄过低）是由 CaSR 通过增加尿钙排泄应对高钙血症反应能力降低造成的。FHH 是一种良性疾病，必须根据临床标准与原发性甲状旁腺功能亢进症导致的高钙血症区分开来，包括正常至轻微升高的血清 PTH 水平和低尿钙水平。

---

素 D 还能调节骨骼重塑的各个方面，并促进肾脏对钙离子的重吸收。

### 1. 活性维生素 D 代谢物的结构、合成和运输

维生素 $D_3$（vitamin $D_3$，$D_3$；又称胆钙化醇）是由紫外线（UV）光介导的 7- 脱氢胆固醇在皮肤的基底层转化合成的（图 4-6）。紫外线辐射（特别是 UVB）打开了胆固醇的 B 环，产生前维生素 $D_3$，然后经历温度依赖的异构化到 $D_3$。因此，维生素 $D_3$ 被称为类胆固醇，是其中一个胆固醇环被打开的一类类胆固醇。维生素 $D_2$（$D_2$，又称麦角钙化醇）是在植物中产生的一种形式。维生素 $D_3$ 和少量维生素 $D_2$ 都是从饮食中摄取，

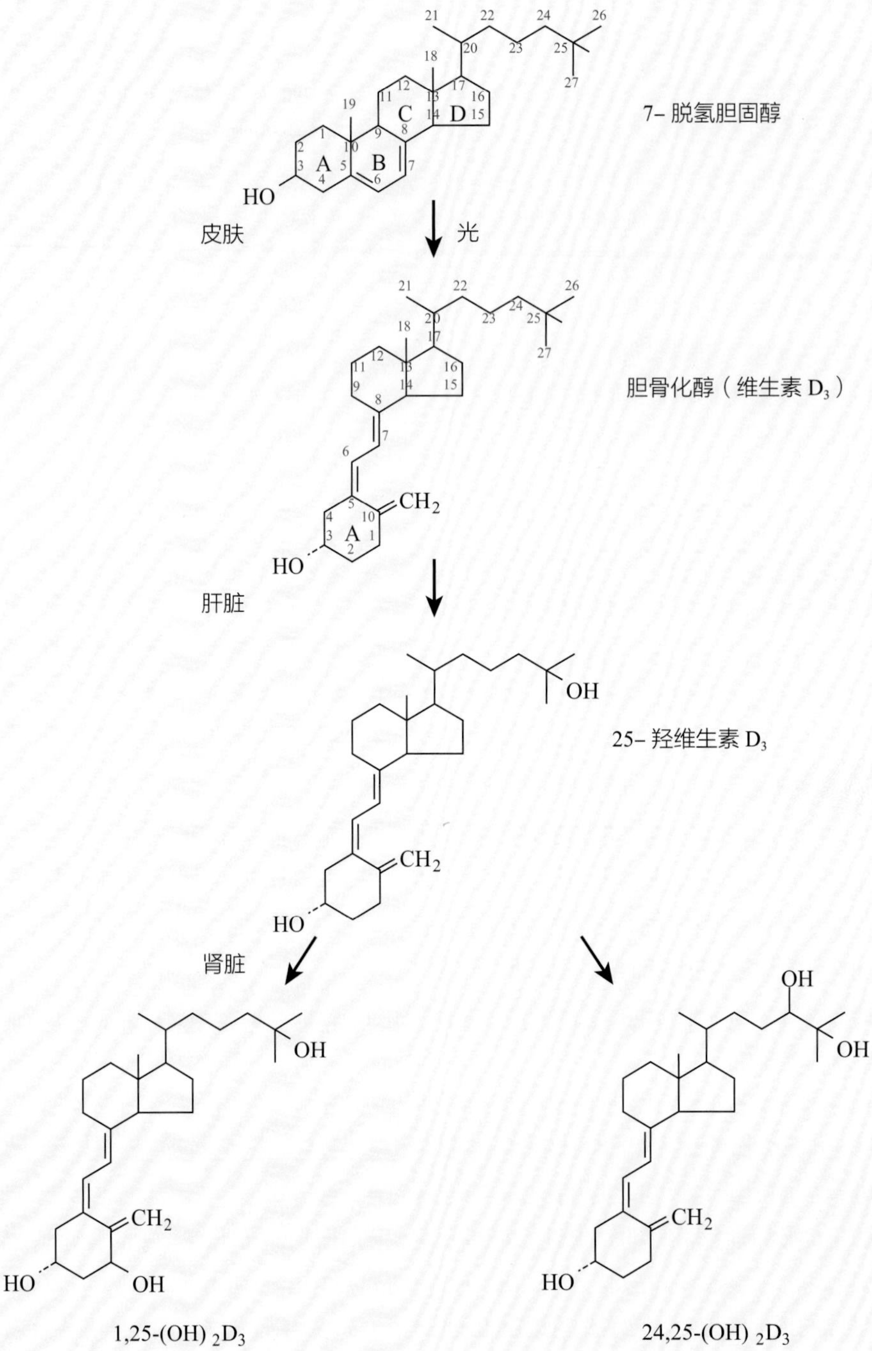

7- 脱氢胆固醇

皮肤　　光

胆骨化醇（维生素 D₃）

肝脏

25- 羟维生素 D₃

肾脏

1,25-(OH)₂D₃

24,25-(OH)₂D₃

▲ 图 4-5　1,25- 二羟维生素 D（二羟胆骨化醇）的生物合成

并且在转化为活性羟基化形式后都是有效的（临床知识点 4-2）。

D₃ 通过血液从皮肤运输到肝脏。膳食中 D₃ 和 D₂ 通过门静脉循环直接到达肝脏，并通过乳糜微粒间接到达肝脏。在肝脏中，D₂ 和 D₃ 在 25- 碳位置进行羟基化以生成 25- 羟维生素 D（D₃ 和 D₂ 代谢物之间没有进一步的区别）。肝内 25- 羟化酶是组成型表达的，因此血清中 25- 羟维生素 D 的水平可用于反应 25- 羟基化的前体的数量。因此，我们可以测定血清 25- 羟维生素 D 水平的方法来评估患者的维生素 D 状态。由于 25- 碳位置的羟基代表分子上的第二个羟基，因

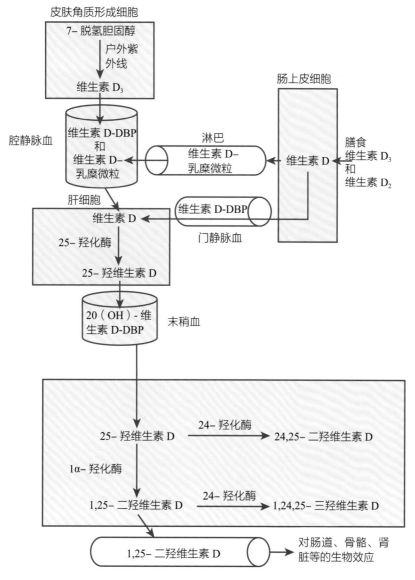

▲ 图 4-6　维生素 D 代谢

维生素 D 可由皮肤角质形成细胞合成或从胃肠道肠上皮细胞吸收。维生素 D 被运送到肝细胞，在那里它的 25 位碳被羟基化。25- 羟生素 D 在血液中通过维生素 D 结合蛋白（DBP）携带到肾脏肾小管近端，在那里 25- 羟基维生素 D 在 1α 位置（激活）或 24α 位置（失活）被羟基化。这是 1,25- 二羟维生素 D 生产过程中被调控的关键步骤

---

**临床知识点 4-2**

- 在某些情况下，依赖紫外线的内源性合成维生素 $D_3$ 和膳食中维生素 D 的吸收之间的平衡变得很重要。具有较高表皮黑色素的人和那些生活在较高纬度的人利用 7- 脱氢胆固醇转化为维生素 $D_3$ 较少，因此更依赖于膳食来源的维生素 D，特别是在冬季。一些奶制品，包括牛奶在内的产品都富含维生素 $D_3$，但并非所有的人都能耐受或食用奶制品。因此，久坐不动待在室内的老年人和不吃奶制品的患者尤其容易患维生素 D 缺乏症。

此 25- 羟维生素 $D_3$ 也被称为钙二醇（图 4-6）。

25- 羟维生素 D 的 1α 碳或 24- 碳在肾脏近端肾小管的线粒体中被进一步羟基化（图 4-5 和图 4-6）。1α 羟化酶（基因符号 CYP27B1）生成 1,25- 二羟维生素 $D_3$（钙三醇）。这是维生素 D 最具活性的形式。在 24 位的羟基化，产生 24,25- 二羟维生素 D 和 1,24,25- 三羟维生素 D，是一种失活途径。

维生素 D 和其代谢物在血液中循环，主要与

维生素 D 结合蛋白（DBP）结合。DBP 是一种含量为 60kDa 的血清糖蛋白，与白蛋白基因家族相关，在肝脏合成。超过 85% 的 25- 羟维生素 $D_3$ 和 1,25- 二羟维生素 $D_3$ 与 DBP 结合。因此，加上与其他蛋白质的结合，循环中只有 0.4% 的 1,25- 二羟维生素 $D_3$。DBP 允许高度亲脂性分子在血液的水环境中运动，并提供一个维生素 D 代谢物库，以防止维生素 D 缺乏。维生素 D 代谢物的结合组分的循环半衰期为数小时。

有几个因素可以调节肾脏 1α 羟化酶的活性（图 4-6）。血清钙离子水平降低与 1α 羟化酶活性增加有关，这一效应主要是由 PTH 水平的升高所介导的。同样，人们早就知道，低磷血症与 1,25- 二羟维生素 $D_3$ 的产生增加有关。最近，FGF23 对磷代谢的作用为这一现象提供了新的机制解释。FGF23 作用于肾脏近端小管中的 FGFR1/Klotho 受体复合物，抑制磷的重吸收和 1α 羟化酶的活性。与之相对，血清磷离子降低会抑制骨骼中 FGF23 的产生，导致磷的重吸收增强，并刺激肾脏 1α 羟化酶活化。最后，有证据表明 1,25- 二羟维生素 $D_3$ 通过短的反馈通路能够抑制 1α 羟化酶的表达。24- 羟化酶失活途径的调控和活化与 1α 羟化酶的失活与活化通常是相互的。

### 2. 维生素 D 受体

1,25- 二羟维生素 $D_3$ 主要通过与细胞核内维生素 D 受体（VDR）结合来发挥其作用。VDR 是一种 50kDa 蛋白，是核激素受体超家族的成员，它还包括类固醇和甲状腺激素受体和代谢受体，如过氧化物酶体增殖物激活受体（见第 1 章）。VDR 是一种转录因子，它以异二聚体形式和类视黄醇 X 受体（RXR）一起与 DNA 序列（维生素 D 反应元件）结合。因此，1,25- 二羟维生素 $D_3$ 的主要作用是调节其靶组织的基因表达，包括小肠、骨骼、肾脏和甲状旁腺。

## 三、小肠、骨骼及肾脏决定钙和磷水平

表 4-2 总结了 PTH 和 1,25- 二羟维生素 D 对小肠、骨骼、肾脏和甲状旁腺的钙离子和磷离子水平的总体作用。

### （一）小肠对钙离子和磷离子的作用

膳食中的钙含量可能会有所不同，北美人每天摄入 1.5g 钙。其中，200mg 的钙被近端小肠吸收。重要的是，1,25- 二羟维生素 $D_3$ 会刺激部分钙的吸收，因此当膳食中钙摄入量下降时，小肠对钙的吸收可以更有效。

钙离子通过被动的细胞旁途径和受激素调节的主动跨胞转运过程从十二指肠和空肠被吸收。在跨胞途径中，钙离子主要通过称为 TRPV6 的顶端上皮细胞钙通道，随钙浓度和电梯度进入肠上皮细胞（图 4-7）。一旦进入，钙离子与钙结合蛋白 $-D_{9K}$，即一种 9kD 的细胞质转运蛋白相结合。钙结合蛋白 $-D_{9K}$ 可维持较低的细胞质游离钙离子浓度，维持有利的肠腔 - 肠上皮细胞浓度梯度和钙离子跨细胞穿梭转运。钙离子在电化学和浓度梯度的作用下，通过质膜钙 ATP 酶（plasma membrane calcium ATPase，PMCA）的基底膜进行主动转运。$Na^+$-$Ca^{2+}$ 交换（sodium-calcium exchanger，NCX）也可能有助于钙离子通过基底膜的主动转运。1,25- 二羟维生素 $D_3$ 可以上调所有参与小肠钙吸收的成分的表达（即 TRPV6，钙结合蛋白 -D9K 和 PMCA）。PTH 通过刺激肾 1α 羟化酶活性来增加循环中 1,25- 二羟维生素 $D_3$ 的浓度，从而间接影响肠道对钙离子的吸收。

被空肠吸收的磷酸盐的比例相对稳定在 70%，并较低程度上受到 1,25- 二羟维生素 $D_3$ 的调控。细胞外磷的吸收的限制过程是通过顶端刷状边界的运输，这是由钠磷共转运体的一个亚型 NPT2 完成的。

### （二）骨骼对钙离子和磷离子的作用

除了其结构作用外，骨骼还代表了钙离子和磷离子的一个巨大和动态的细胞外储存库。即使在生长完成后，成年后的骨骼也会通过固有骨细胞类型的协同作用不断地进行重塑。在一个活跃、健康、营养良好的成年人中，骨形成和骨吸收的过程是平衡的。骨骼中储存有 1kg 的钙，每天有 500mg 的钙（骨骼钙的 0.05%）从骨骼中被

表 4-2 甲状旁腺激素和 1,25- 二羟维生素 D 对钙和磷稳态的作用

| | 小 肠 | 骨 骼 | 肾 脏 | 甲状旁腺 |
|---|---|---|---|---|
| 甲状旁腺激素（PTH） | • 无直接作用 | • 通过成骨细胞 RANKL/OPG 的表达来调控破骨细胞的分化和功能<br>• 慢性高水平可促进骨骼的吸收<br>• 间歇性给予可促进成骨细胞的骨骼形成<br>• 可能通过骨细胞刺激 FGF23（？） | • 刺激 1α 羟化酶的活性和 1,25- 二羟维生素 $D_3$ 的产生<br>• 刺激远端肾小管对钙的重吸收<br>• 抑制近端小管对磷的重吸收（抑制 NPT2a） | • 无直接作用 |
| 1,25- 二羟维生素 $D_3$ | • 通过增加 TRPV 通道、钙结合蛋白 $-D_{9K}$ 和 PMCA 的表达来增加钙的吸收<br>• 略微增加磷的吸收 | • 通过成骨细胞 RANKL/OPG 的表达来调控破骨细胞的分化和功能<br>• 通过维持血清钙和磷的水平来促进骨矿化<br>• 骨细胞反馈抑制 FGF23 的表达 | • 通过上调远端肾小管中的钙结合蛋白 $D_{28K}$，对钙重吸收产生允许作用<br>• 促进近端肾单位对磷的重吸收（刺激 NPT2a 的表达） | • 反馈抑制 PTH 基因转录<br>• 直接刺激 CaSR 基因的表达 |
| FGF23 | • 无直接作用 | • FGF23 是由骨细胞产生的 | • 抑制近端肾小管对磷的重吸收（抑制 NPT2a）<br>• 抑制 1α 羟化酶活性和 1,25- 二羟维生素 $D_3$ 的产生 | • 可能反馈抑制甲状旁腺激素（？） |

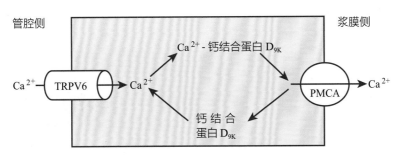

▲ 图 4-7 肠道钙离子的跨胞吸收

钙通过管腔膜中的 TRPV6 钙通道进入肠上皮细胞。然后钙通过载体蛋白钙结合蛋白 $-D_{9K}$ 从细胞的顶端侧转移到基底侧。接着经质膜钙 ATP 酶（PMCA）（和钙结合蛋白 $D_{9K}$ 循环）从基底膜主动转运出去。1,25- 二羟维生素 D 增加了胃肠道中所有这些蛋白的表达

动员并沉积到骨骼中。然而，骨骼重塑的过程是可以被调节的，从而提供血液中钙和磷的净增加或损失，并对身体活动、饮食、年龄和激素调节有反应。因为骨骼的完整性完全依赖于钙离子和磷离子，钙离子和磷离子水平的慢性失调，或者是调节钙离子和磷离子的激素慢性失调，会导致骨骼的病理改变。

## （三）成人骨的组织生理学

骨骼的发生、生长和重塑是一个复杂的过程，在这里将不详细解释。这里就成人骨骼在钙磷代谢的激素调节中作用的关键特征进行讨论。

大部分骨骼（75%）由致密的骨皮质组成，它们构成了长骨和扁平骨的外表面（图 4-8）。骨

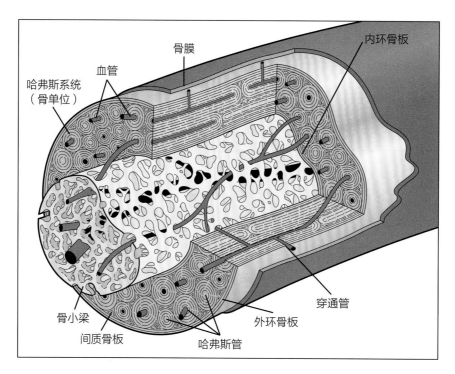

▲ 图 4-8　典型的长骨干示意图，显示周边为致密的骨皮质，中心为骨小梁（骨松质）

经许可转载，引自 Stevens A, Lowe J: *Human Histology*, 3rd ed., Philadelphia, 2005, Mosby.

骼的内部成分由位于干骺端区域末端的骨板和骨针相互连接的网络组成。这种所谓的骨小梁或松质骨的普遍取向是通过应力组织起来的。虽然它只占总骨量的 25%，但它的表面积比皮质骨大几倍。更大的表面积意味着骨小梁更容易接近骨细胞，因此其在更新中更有活力。这是一个重要的概念，因为在结构上依赖于骨小梁的区域（如椎骨、髋关节）的骨质丢失使它们容易发生骨质疏松性骨折。

在成人中，骨骼重塑涉及现有骨骼的再吸收，钙和磷相应地释放到血液中。随后在骨吸收的部位合成新的骨基质（类骨），随后进行矿化形成成熟的骨。这些过程紧密相连，因此在正常情况下，旧骨被替换而不会损失骨量。因此，骨骼重塑是由破骨细胞和成骨细胞（见后文）一起完成的，统称为基础多细胞单位。在任何时候，有 200 万个基础多细胞单位在整个骨骼的不同部位重塑骨骼。

参与骨骼重塑的细胞主要分为两大类：促进骨形成的细胞（成骨细胞）和促进骨吸收的细胞（破骨细胞）。然而，需要强调的是，骨骼重塑是一个高度整合的过程，成骨细胞也在骨吸收的启动和调节中起着主要作用（图 4-9）。成骨细胞由中胚层来源的基质细胞发育而来，有分化成肌肉、脂肪、软骨和骨细胞（成骨细胞）的潜力。一些旁分泌和内分泌因子调节成骨细胞的分化程序，这依赖于骨特异性转录因子的表达。例如，转录因子 Runx2 是成骨细胞分化所必需的，但在颅骨发育不良（一种以骨形成存在多种缺陷为特征的先天性综合征）患者中发生突变。

成骨细胞表达诱导破骨细胞从单核 - 巨噬细胞谱系分化并激活破骨细胞功能的因子。成骨细胞释放单核细胞集落刺激因子（monocyte colony-stimulating factor，M-CSF），是可与破骨细胞前体细胞上的受体 c-Fms 结合的细胞因子。M-CSF 诱导破骨细胞祖细胞的表面表达 NF-κB（RANK）受体激活物。RANK 在结构上与肿瘤坏死因子 –α（TNF-α）受体相关，并通过 NF-κB 信号通路诱导破骨细胞发生。RANK 配体（RANKL）是位于成骨细胞细胞膜上的一种 40～45kDa 蛋白。RANKL 与破骨细胞前体膜上的 RANK 结合，最终促进多种破骨细胞前体的融合，产生融合的多

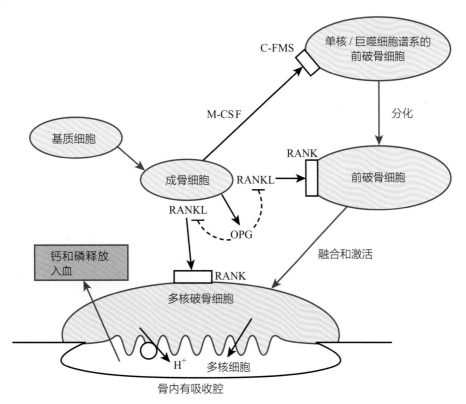

▲ 图 4-9 成骨细胞对破骨细胞分化和功能的调控

M-CSF. 单核细胞集落刺激因子；OPG. 护骨因子

核破骨细胞。破骨细胞膜面对矿化骨表面的边缘并与之紧密相连，基本上封闭了破骨细胞与骨接触的区域。在细胞的这一区域内，形成了一种被称为皱褶缘的特殊结构，会分泌酶（如组织蛋白酶 K）和盐酸。酸溶解矿物质，分泌的溶酶体酶水解 I 型胶原蛋白和其他基质成分。破骨细胞的分化和功能也受到成骨细胞的负调控。护骨因子（osteoprotegerin，OPG）是 RANKL 的一种可溶性诱饵受体（图 4-9），可以阻断其与 RANK 的相互作用。因此，相对于 RANKL，OPG 表达的增加导致破骨细胞分化和骨吸收减少。

在骨小梁中，破骨细胞作用形成一个被称为豪希普陷窝的吸收陷窝，随后由成骨细胞填充。另外，在骨皮质中，破骨细胞沿骨纵轴形成切割锥体和通道。在巨噬细胞清除碎片的逆转阶段后，成骨细胞迁移到再吸收区并开始形成类骨细胞。类骨细胞中的一些蛋白质与碱性磷酸酶一起促进矿化，碱性磷酸酶是成骨细胞表达的一种酶，通过裂解焦磷酸盐促进矿化。这个过程会从血液中去除钙和磷，并将它们沉积为磷酸钙晶体，最终生长为羟基磷灰石。骨头被排列成连续的有组织的层，称为板层，从吸收腔的外围开始，向内推进。在完全修复的区域，多个同心板层围绕着包含营养血管的中央管（图 4-8）。当成骨细胞被骨基质包围并包裹时，它们成为骨细胞，位于矿化骨的小空间内，称为骨陷窝。骨细胞通过微小管内的长细胞突起保持连接，并与相邻的细胞突起形成通信节点。新形成的同心骨层，连同相互连接的骨细胞和中央管，统称为哈弗斯系统或骨单位。

骨细胞是骨骼的机械感受器细胞。他们检测到由引起骨骼变形的机械应力引起的应变增加。这导致一种被称为硬化蛋白（sclerostin，SOST）的分泌蛋白的表达减少。SOST 是一种骨形成抑制剂，通过抑制成骨细胞祖细胞中的 Wnt 信号通路来抑制成骨细胞的分化。因此，SOST 的抑制促进了响应机械负荷的成骨细胞分化和骨形成的增加。人类 SOST 基因的纯合子功能缺失突变会导致硬化症（一种由骨量过多引起的疾病），而杂合子个体的骨量增高，却不会引起疾病（临床知识点 4-3）。

---

**临床知识点 4-3**

- RANK/RANKL/OPG 系统的重要性通过人类 RANK、RANKL 和 OPG 基因的罕见突变得到证明。RANK 或 RANKL 的缺失都会导致常染色体隐性骨硬化症，原因是骨吸收显著减少，而 OPG 突变导致过度骨吸收和形成，进而引起骨畸形。Denosumab 是一种针对 RANKL 的人源化单克隆抗体，它的开发为预防骨丢失提供了一种新的生物治疗方法。
- 间歇性给予 PTH 是目前唯一被批准用于治疗骨质疏松症的合成代谢疗法（见后文）。然而，使用针对 SOST 的单克隆抗体的生物策略的开发目前正在临床试验中，并且有望用于增加成骨细胞分化和骨形成的靶向治疗。

---

甲状旁腺激素作为一种促钙激素，是血清钙的主要内分泌调节药。PTH1R 受体在成骨细胞上表达，但在破骨细胞上不表达。PTH 通过成骨细胞衍生的旁分泌因子（即 M-CSF、RANKL）间接刺激破骨细胞的骨吸收。低钙血症导致 PTH 水平升高，将平衡转变为破骨细胞活性的相对增加，从而恢复血清钙水平。如果这种情况继续下去，最终会导致骨转换率增加和骨量减少。相比之下，间歇性注射低剂量 PTH（1 次 / 天）可促进成骨细胞存活和骨合成代谢功能，增加骨密度，并降低人类骨折的风险。甲状旁腺激素的这种作用涉及多种机制，包括增加 IGF-I 的产生，减少成骨细胞凋亡，减少 SOST 的产生（临床知识点 4-4）。

---

**临床知识点 4-4**

- PTH 对骨骼重塑的调节需要正常水平的 1,25- 二羟维生素 $D_3$。在缺乏维生素 D 的个体中，肠道钙吸收效率的降低会导致 PTH 的继发性增加和随后的骨吸收增加，以维持血清钙正常。然而，PTH 也会抑制磷在肾脏中的重吸收，有可能导致低磷血症。由此产生的钙磷产物减少，又会导致骨矿化缺陷。在儿童中，这将导致佝偻病，其中长骨生长异常、骨骼变弱会导致四肢弯曲和肋骨畸形（见后文）。在成人中，维生素 D 缺乏会导致骨软化症，其特征是类骨质矿化不良、骨痛和骨折风险增加。

---

## （四）肾脏对钙离子和磷离子的作用

肾脏每天过滤大量的钙（10g），但大部分过滤后的钙被肾单位重新吸收。肾脏排泄通常会导致每天 200mg 钙的丢失，这与肠道每天净吸收 200mg 的钙相抵消。在近端小管中，大部分的钙通过细胞旁途径被被动重吸收。在髓襻升支（thick ascending limb，TAL），细胞旁转运是由管腔膜中钠 – 钾 – 二氯转运蛋白在钾进入管腔后建立的管腔正电流梯度驱动的。CaSR 位于 TAL 细胞的基底膜，其被高血钙激活后会抑制钠 – 钾 – 二氯转运蛋白，从而减少钙的细胞旁转运。临床上，通过襻利尿药（如呋塞米）抑制这种转运蛋白已被用于治疗高钙血症。TAL 皮质部分和远端肾小管中钙的跨细胞转运是通过甲状旁腺激素刺激的主动转运过程发生的（图 4-10）。抑制远端小管细胞腔膜中对噻嗪类药物敏感的钠 – 氯转运体增强了钙的重吸收。因此，噻嗪类利尿药被用于防止特发性高钙尿症中的肾钙的丢失。

如前所述，肠道对磷酸盐的吸收很大程度上与饮食中磷酸盐的含量成正比，且低水平受到 1,25- 二羟维生素 $D_3$ 的调节。这使得肾脏在调节循环中磷酸盐水平中发挥重要作用。磷酸盐主要通过激素调控的细胞外途径被近曲小管重吸收。磷酸盐通过钠 – 磷共转运体（sodium-phosphate cotransporter，NPT）以限速的方式进入近端小管的顶端表面。甲状旁腺激素下调肾脏近端小管细胞顶膜上 NPT2 的表达，从而增加磷酸盐的排泄。

越来越清楚的是，FGF23 是磷代谢的另一个关键调控因子（临床知识点 4-5）。骨细胞产生 FGF23，该激素水平随着血清磷水平的持续升高而升高。与 PTH 一样，FGF23 抑制近端小管中磷的重吸收，但通过不同的机制 – 激活 FGFR1/Klotho 受体复合物（图 4-11）。在相同的细胞中，FGF23 抑制 1α 羟化酶的表达，从而适当降低循环中 1,25- 二羟维生素 $D_3$ 的水平。相反，磷酸盐降低时 FGF23 的水平也相应降低，以促进磷的重吸收和 1,25- 二羟维生素 $D_3$ 增加，有助于恢复血清中磷水平。有新的证据表明，存在一种负反馈循环，在这中间 1,25- 二羟维生素 $D_3$ 抑制 FGF23

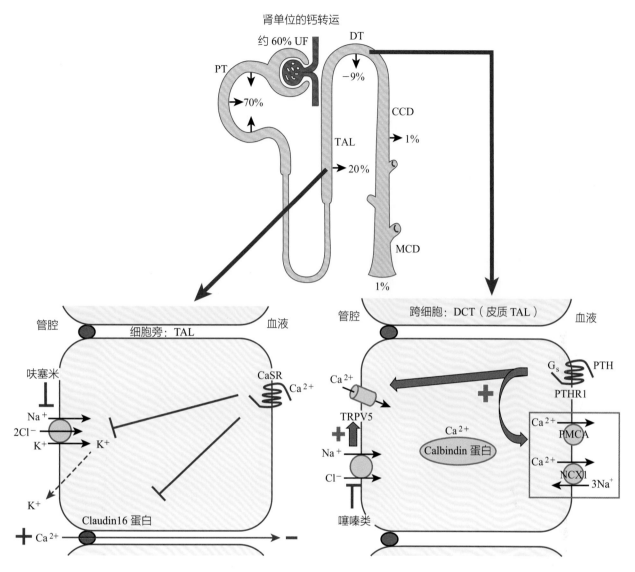

▲ 图 4-10 远端肾单位和近端肾单位的钙吸收和排泄（见正文）。肾单位及钙在髓襻升支（**TAL**）和远端肾小管（**DCT**）中转运的机制和调控图

经许可转载，引自 Koeppen BM, Stanton BA: *Renal Physiology*, 3rd ed., St. Louis, 2001, Mosby.

表达。同样，一些新的证据表明 PTH 和 FGF23 之间可能存在反馈关系。然而，许多基本的未解问题仍然存在，包括如何感知循环中的水磷平以及在哪里被感知的。

## （五）钙磷代谢的综合生理调节

PTH 和 1,25- 二羟维生素 D 对低钙血症的综合反应如图 4-12 所示。甲状旁腺主细胞上的 CaSR 检测到血钙降低，可刺激 PTH 的分泌。在骨骼中，甲状旁腺激素刺激成骨细胞表达 RANKL，增加破骨细胞活性，导致骨吸收增加，

使的释放到血液中的钙和磷增加。在肾脏中，PTH 通过增加远端肾小管中钙的重吸收而迅速增加钙的水平。PTH 还能抑制近段小管中钠 - 磷共转运体 2（NPT2）的活性，从而增加磷的排泄。磷酸盐的相对丢失维持了血液中正常的磷酸盐浓度，并增加了血液中游离的钙离子。在对低钙血症的反应较慢的阶段，PTH 会刺激近端小管中 1α 羟化酶的表达，从而增加 1,25- 二羟维生素 D$_3$ 的水平。在小肠中，1,25- 二羟维生素 D$_3$ 通过刺激钙的吸收，在长期内维持充足的钙水平。这些影响会持续数小时和数天，包括增加 TRPV6 钙

- 成纤维细胞生长因子 –23（FGF23）是一种 30kDa 的肽，通常由骨细胞表达。它作用于肾脏近端小管细胞，抑制磷的重吸收和促进磷的排泄。FGF23 被一种蛋白酶灭活，该蛋白酶将 FGF23 切割成 N 端和 C 端多肽。一种蛋白酶 PHEX（与 X 染色体上的内肽酶同源的磷酸盐调节基因），虽然不是直接底物，但参与了 FGF23 的加工和失活。PHEX 在 X– 连锁遗传性低磷佝偻病中发生突变，这是由肾脏磷酸盐消耗和 1,25– 二羟维生素 $D_3$ 相对于低磷血症的程度不适当的降低引起的。目前的证据表明，当 PHEX 发生突变时，FGF23 水平增加并抑制近端肾小管中的磷酸盐重吸收和 1α 羟化酶。FGF23 活性的增加也与常染色体隐性低磷酸盐血症性佝偻病和肿瘤诱导性的骨软化症瘤有关。

通道、钙结合蛋白 –D9k 和 PMCA 的表达。1,25–二羟维生素 $D_3$ 也能刺激成骨细胞 RANKL 的表达，从而放大 PTH 对骨骼的影响。

1,25– 二羟维生素 $D_3$ 和 CaSR 在负反馈中起关键作用。因此，升高的 PTH 刺激 1,25– 二羟维生素 $D_3$ 的产生，然后通过上调 CaSR 直接和间接抑制 PTH 基因表达。1,25– 二羟维生素 $D_3$ 还抑制肾脏 1α 羟化酶的活性，同时增加 24– 羟化酶的活性。当血液中的钙水平恢复到正常水平时，甲状旁腺激素的分泌和 1α 羟化酶的活性也恢复正常。

### （六）钙和磷酸盐的激素调节

#### 1. 降钙素

产生降钙素的细胞称为滤泡旁 C 细胞。这些

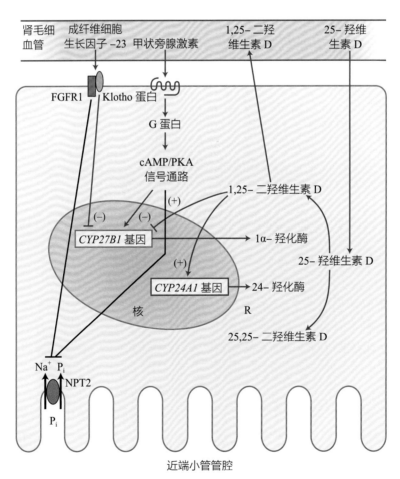

▲ 图 4–11　甲状旁腺激素（PTH）和成纤维细胞生长因子 –23（FGF23）对近端小管细胞中肾 1α– 羟化酶活性和磷转运的调控。PTH 激活及 FGF23 抑制 1α 羟化酶活性和 1,25– 二羟维生素 $D_3$ 产生。这两种激素都通过抑制位于管腔膜上的 NPT2 转运蛋白来减少磷的重吸收

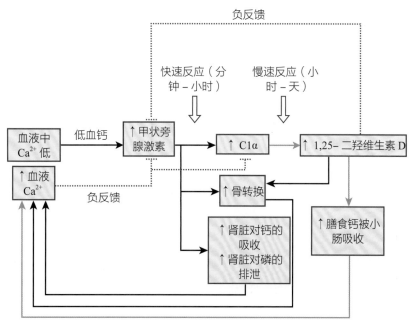

▲ 图 4-12　对低血钙的综合应答

细胞来源于多鳃小体，融合后随着甲状舌管向尾端迁移并散布在甲状腺滤泡中。降钙素是一种含有 32 个氨基酸的多肽。来自其他物种的降钙素在人类中也具有生物活性。事实上，鲑鱼降钙素在人体中的作用效果是人体降钙素的 20 倍，已被用于临床。在其他组织中，选择性剪接降钙素基因可产生降钙素基因相关肽（calcitonin gene-related peptide，CGRP），这是一种有效的血管扩张药和强心药。降钙素的分泌主要由调节 PTH 分泌的同一 CaSR 调节。然而，与 PTH 相比，细胞外钙水平的升高会刺激降钙素的合成和分泌。

降钙素的主要作用是直接作用于破骨细胞以抑制骨吸收。降钙素受体与促胰液素和 PTH1R 受体密切相关，是一种七次跨膜 G 蛋白耦联受体，主要通过 cAMP 依赖性信号通路发挥作用。降钙素能够迅速而直接地作用于破骨细胞，抑制骨吸收。

在许多物种中，降钙素主要通过抑制骨吸收来降低血清钙和磷酸盐水平。然而，在人类中，降钙素在调节血清钙水平方面并不发挥生理作用。与这一观点相一致，甲状腺全切除术不会导致高钙血症，甲状腺髓样癌中降钙素的过量产生也不会导致低钙血症。对降钙素的医学兴趣源

于这样一个事实，即更有效的降钙素形式（如鲑鱼降钙素）已被用作抗骨吸收剂来治疗代谢性骨病。

2. PTH- 相关肽

甲状旁腺激素相关蛋白（PTHrP）是一种肽旁分泌因子，与 PTH 结构相似性有限，但仍通过与 PTH1R 结合发出信号。PTHrP 在一些发育中的组织中表达，包括骨骼的生长板和乳腺。PTHrP 不受循环钙的调节，通常不会在成人的钙磷稳态中发挥作用。然而，某些肿瘤（如肺癌）可以分泌高水平的 PTHrP，产生一种类似于甲状旁腺功能亢进的副肿瘤综合征（恶性肿瘤高钙血症）。

## （七）免疫细胞和炎症细胞对钙磷代谢的调节

值得注意的是，RANKL/RANK/ 护骨因子信号系统与免疫系统和炎症相关细胞中使用的 TNF 受体 /NF-κB 信号通路相似。活化的 T 细胞在细胞因子、TNF-α 和几种白介素的刺激下表达高水平的 RANKL，这一事实进一步强调了这种联系。因此，炎症性骨病（如类风湿关节炎）与炎症部位附近 RANKL 与护骨因子比例的增加有关，并

伴有随后的骨骼侵蚀和骨质疏松。

RANKL 在一些恶性骨骼疾病（如多发性骨髓瘤、骨转移乳腺癌）相关的细胞中也会过度产生。如前所述，一些恶性细胞也过度表达 PTHrP，诱导邻近的成骨细胞表达 RANKL。因此，几种恶性肿瘤与骨损伤和高钙血症有关。

1α 羟化酶由单核细胞和外周巨噬细胞表达。在自身免疫性结节病中，过度活跃的巨噬细胞产生高水平的 1,25- 二羟维生素 $D_3$，导致高钙血症。

### （八）性腺和肾上腺类固醇激素对钙磷代谢的调节

性腺和肾上腺类固醇激素对钙和磷酸盐代谢和骨骼健康有深远的影响。17β- 雌二醇（$E_2$；见第 10 章）在多个部位具有骨合成代谢和钙化作用。$E_2$ 刺激肠道钙吸收和肾小管钙重吸收。$E_2$ 也是最有效的成骨细胞和破骨细胞功能调节因子之一。雌激素促进成骨细胞的存活和破骨细胞的凋亡，从而有利于骨的形成和骨的吸收。在绝经后的女性中，雌激素缺乏导致初期快速的骨质丢失，并持续 5 年，然后是缓慢的骨质丢失的第二阶段。运动和高水平的膳食钙和补充维生素 D 有助于预防绝经后的骨质疏松症。雄激素也具有骨合成代谢和促钙化作用，尽管其中一些是由外周睾酮转化为 $E_2$ 来发挥作用（见第 9 章）。

与性腺类固醇相比，高剂量糖皮质激素，无论是由于过量生产（库欣病）还是慢性炎症性疾病的治疗性使用，都可能导致糖皮质激素引起的骨质疏松症。这涉及多种机制，包括抑制成骨细胞分化和功能，增强骨吸收、抑制肠道钙吸收和肾脏钙丢失。

## 四、钙和磷酸盐平衡的病理性紊乱

### （一）原发性甲状旁腺功能亢进症

原发性甲状旁腺功能亢进症是由甲状旁腺过度产生 PTH 引起的。它通常是由局限于其中一个腺体的单个腺瘤引起的。甲状旁腺腺瘤的一个常见原因是基因重排，导致编码细胞周期调节因子细胞周期蛋白 D1 的 PRAD1 基因（甲状旁腺腺瘤病基因）过表达。

在大多数情况下，原发性甲状旁腺功能亢进症患者的血清钙水平较高，而血清磷酸盐水平较低。高钙血症是骨吸收、胃肠（GI）钙吸收增加（由 1,25- 二羟维生素 $D_3$ 介导）和肾脏重吸收钙增加的结果。轻度的甲状旁腺功能亢进症患者可能无症状，但疾病的症状发展与骨吸收增加、高钙血症和高钙尿症直接相关（图 4-13）。该诊断可通过完整的血清 PTH 升高来证实。

高血钙水平会降低神经肌肉的兴奋性。甲状旁腺功能亢进症患者经常表现出与高钙血症相关的心理障碍，特别是抑郁、精神错乱和疲劳（框 4-1）。高钙血症还可引起许多心血管症状，包括心悸、心律失常和高血压。连同其他非特异性胃肠道症状（如腹痛、恶心、便秘），高钙血症可导致消化性溃疡的形成，因为钙会增加促胃液素的分泌（见第 2 章）。肾脏结石（肾结石）是很常见的，因为高钙血症会导致高钙尿症，而 PTH 升高引起的磷酸盐清除率增加会导致磷酸盐尿。尿液中钙和磷酸盐浓度升高增加了肾脏软组织中磷酸钙盐沉淀的趋势。也可能发生草酸钙结石。

甲状旁腺功能亢进症患者有骨转换速率高的证据，如骨形成标志物（如血清碱性磷酸酶和骨钙素）升高，以及骨吸收的标志物（胶原蛋白的分解产物）的增加。这种高周转状态通常与骨质丢失和骨矿物密度降低有关。部分甲状旁腺功能亢进症患者伴有囊性纤维性骨炎，其特征是骨痛、囊性纤维病变（有时称为"棕色肿瘤"）、长骨有病理性骨折的倾向、骨组织学异常。

### （二）假性甲状旁腺功能减退症

假性甲状旁腺功能减退症是一种罕见的家族性疾病，其特征是组织对 PTH 的抵抗。在许多情况下，这个问题被认为是源于 PTH 受体。鸟嘌呤核苷酸结合蛋白 Gs 的水平通常会下降。假性甲状旁腺功能减退的患者表现出 PTH 分泌增加和血清钙水平降低，有时与骨骼的先天性缺陷有关，包括掌骨和跖骨缩短。

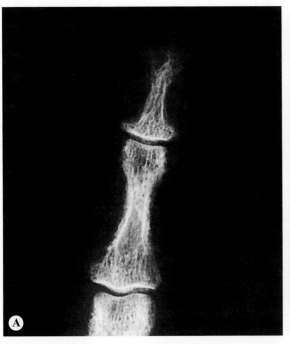 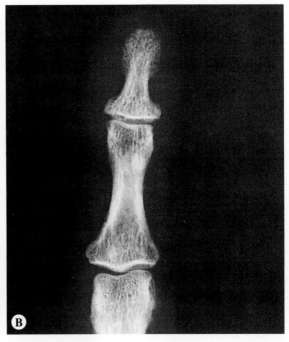

▲ 图 4-13 原发性甲状旁腺功能亢进症

A. 示指中、远端指骨 X 线片显示骨轴和远端指骨尖端的骨膜下骨吸收；B. 经甲状旁腺血肿清除治疗骨骼愈合后拍摄的第二次 X 线片（经许可转载，引自 Besser GM, Thorner MO: *Clinical Endocrinology*, London, 1994, Mosby-Wolfe.）

| 框 4-1 甲状旁腺功能亢进症的症状 |
| --- |
| • 肾结石 |
| • 骨质疏松症 |
| • 胃肠道不适、消化性溃疡、恶心、便秘 |
| • 肌肉无力、肌张力下降 |
| • 抑郁、嗜睡、疲劳、精神错乱 |
| • 多尿 |
| • 高血清磷酸盐浓度、低血清钙浓度 |

## （三）甲状旁腺功能减退症

获得性甲状旁腺功能减退症通常是由术后或自身免疫性甲状旁腺功能丧失引起的。它与低血清钙水平和高血清磷酸盐水平有关。低钙血症由 PTH 的减少和肾脏产生的 1,25- 二羟维生素 $D_3$ 的减少造成。因此，通过破骨细胞骨吸收导致的骨钙动员减少。由于 1,25- 二羟维生素 $D_3$ 含量低，胃肠道对钙的吸收受损。虽然钙的过滤负荷低，但由于远侧小管中 PTH 敏感性钙重吸收丧失，尿钙水平相对较高。甲状旁腺功能减退症患者的骨密度可能比正常人高。

低钙血症会改变心血管功能，并可能导致低血压、QT 间期延长和心律失常。甲状旁腺功能减退症最突出的症状是神经肌肉兴奋性增加（框 4-2）。低血清钙浓度会降低神经肌肉的阈值。这可以表现为对单一刺激的重复反应和自发的神经肌肉放电。神经肌肉兴奋性增加会导致手指或脚趾的刺痛（感觉异常）、肌肉痉挛，甚至手足抽搐。喉痉挛可能危及生命。有时血清钙水平不会低到产生明显的手足抽搐，但可以通过将手臂上的血压袖带充气到大于收缩压后 2min 来证明潜在的手足抽搐，由此产生的缺氧会导致明显的手足抽搐，如腕足痉挛，被称为 Trousseau 征（图 4-14）。另一种潜在的手足抽搐测试是轻拍面部神经，这会引起面部肌肉痉挛（Chvostek 征）。

| 框 4-2 甲状旁腺功能减退症的症状 |
| --- |
| • 手足抽搐、痉挛、感觉异常、肌肉痉挛 |
| • 心肌收缩力降低 |
| • 一度心脏传导阻滞 |
| • 中枢神经系统问题，包括易怒和精神病 |
| • 肠吸收障碍 |
| • 低血清钙浓度、高血清磷酸盐浓度 |

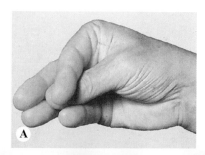

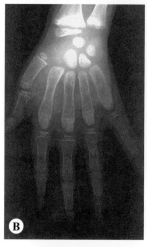
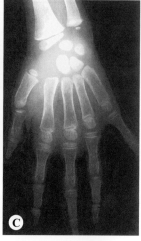

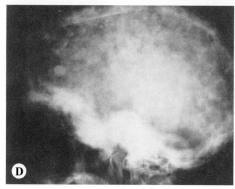

▲ 图 4-14　A. 低血钙性手足抽搐时手的位置。B. 9 岁男孩因营养不良引起佝偻病的左手 X 线片。桡骨远端临时钙化区的骨质矿化较差，因此，生长板看起来变宽了，并出现了干骺端杯状和磨损。C. 在营养改善 2 个月后，注意骨矿化增强，生长板宽度减小，干骺端正常化。D. 佩吉特病患者的颅骨 X 线片。颅骨的厚度增加，可见硬化改变分散在各处，与佩吉特病的愈合期一致

经许可转载，A 引自 Hall R, Evered DC: *Color Atlas of Endocrinology*, 2nd ed., London, 1990, Mosby-Wolfe. B 至 D 由 Dr. C. Joe. 提供

　　轻度至中度甲状旁腺功能减退症的治疗通常是补充钙和维生素 D，偶尔使用噻嗪类利尿药，这会增加髓襻升支中钙的重吸收。在更严重的情况下，可能需要给予重组 PTH，因为这种情况下，单独补充不足以维持正常血钙水平。

　　严重吸收不良或慢性酒精中毒导致的低镁血症可导致甲状旁腺功能减退症。低镁血症损害了 PTH 的分泌，并降低了对甲状旁腺激素的生物反应。

### （四）维生素 D 缺乏症

　　维生素 D 缺乏症会降低胃肠道对钙和磷酸盐的吸收。血清钙水平的下降继而刺激 PTH 的分泌，进而抑制磷酸盐的重吸收。由于血清中的磷和钙产物较低，由此产生的低磷血症导致骨矿化受损，这将导致成人的骨软化症或儿童的佝偻病。佝偻病和骨软化症是骨矿化缺陷的疾病。类骨质形成，但未充分矿化。佝偻病是由骨骼成熟前的维生素 D 缺乏引起的，它不仅涉及骨骼，还涉及软骨生长板（图 4-14）。骨软化症是指骨骼生长完成且骨骺闭合后发生骨矿化不足时使用的术语。

### （五）佩吉特病

　　佩吉特病会导致骨骼畸形。它的特点是骨吸收增加，随后骨形成增加。新骨一般是不正常的，通常不规则。血清碱性磷酸酶和骨钙素水平显著升高，这是骨吸收的标志。可出现疼痛、骨骼畸形和骨无力（图 4-14）。

### （六）肾衰竭的骨骼问题（肾性骨营养不良）

　　通常在一天内有 0.9g 或超过 50% 的膳食磷酸盐会从尿液中流失。因此，肾脏是磷酸盐的主要排泄途径。随着肾功能和磷酸盐清除率的降低，血清磷酸盐浓度升高。血清磷酸盐浓度的增加会降低血清钙水平，从而促进 PTH 分泌增加（图 4-15）。高磷血症还会刺激骨细胞产生 FGF23。肾脏损伤和高水平的 FGF23 的结合会损害 1,25- 二羟维生素 $D_3$ 的产生，从而降低胃肠道对钙的吸收。血清钙水平的下降加重了继发性甲状旁腺功能亢进症，可能导致囊性纤维性骨炎。图 4-16 显示了肾功能损害对磷酸盐、钙、维生素 D 和甲状旁腺激素的影响。

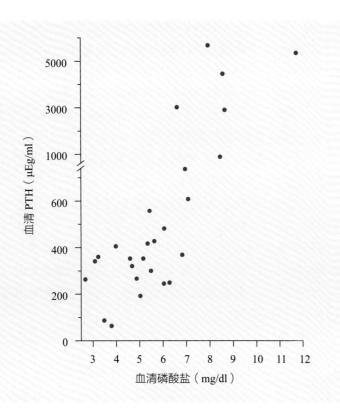

◀ 图 4-15 肾衰竭患者血清甲状旁腺激素（PTH）水平与血清磷酸盐水平的关系

经许可转载，引自 Bordier PF, Marie PF, Arnaud CD: Evolution of renal osteodystrophy: Correlation of bone histomorphometry and serum mineral and immunoreactive parathyroid hormone values before and after treatment with calcium carbonate or 25-hydroxycholecalciferol. *Kidney Int* 7[Suppl 2]:102, 1975.

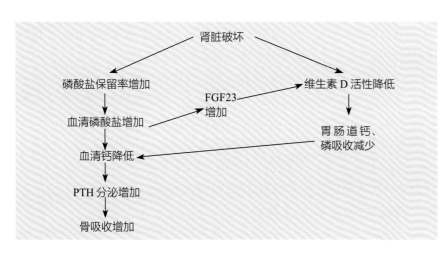

◀ 图 4-16 肾衰竭患者中骨丢失的生理基础

FGF23. 成纤维细胞生长因子 -23；PTH. 甲状旁腺激素

## 总 结

1. 血清钙水平是由钙从胃肠道吸收和骨矿化释放入血，以及通过胃肠道和肾脏排泄的速率决定的。血清钙的水平通常维持在一个狭窄的范围内。

2. 血清磷酸盐水平是由磷酸盐从胃肠道吸收、软组织流出和骨吸收进入，以及通过胃肠道排泄，软组织流入，骨盐沉积及肾脏排泄的速度决定的。血清磷酸盐水平通常在一个相对较大的范围内波动。

3. 调节血清钙和磷酸盐水平主要的激素是甲状旁腺激素（PTH）、1,25- 二羟维生素 $D_3$（钙三醇）和 FGF23。

4. 甲状旁腺激素是一种含有 84 个氨基酸的肽，其分泌受血清钙和钙离子敏感受体（CaSR）调节。甲状旁腺激素是由甲状旁腺的主细胞分泌的。甲状旁腺激素与甲状旁腺激素 /PTHrP 受体结合，后者主要与 Gs/cAMP/PKA 通路耦联。

5. 维生素 D 可以从膳食中获得，也可以在紫外线照射下由皮肤中的 7- 脱氢胆固醇合成。它在肝脏中被羟基化为 25- 羟胆钙化醇（钙二醇），然后被肾脏 1α 羟化酶激活为 1,25- 二羟胆钙化醇（钙三醇）。PTH 和低磷酸盐（通过 FGF23）是肾脏 1α 羟化酶活性的主要刺激因子。1,25- 二羟维生素 $D_3$ 与核维生素 D 受体（VDR）结合，可调节特定基因表达。

6. 1,25- 二羟维生素 $D_3$ 明显促进肠道对钙的吸收，并微弱增加对磷的吸收。

7. 成骨细胞是间充质来源的骨形成细胞。它们合成骨基质并调节其随后的矿化。骨细胞是成骨细胞谱系的终末分化细胞，它们被包裹在骨骼中。破骨细胞是一种源自造血干细胞的大型多核细胞。成熟的活化破骨细胞附着在矿化骨上，然后分泌酸和水解酶来溶解矿物相并消化有机基质，这一过程被称为骨吸收。

8. 钙和磷进出骨的流量是由成骨细胞与破骨细胞的相对活性决定的，破骨细胞作为基础多细胞单位存在于骨骼内 200 万个位点。骨吸收是由成骨细胞启动的，成骨细胞招募并激活单核 – 巨噬细胞谱系成为成熟的多核破骨细胞。这可以通过成骨细胞表达 M-CSF 和 RANKL 来实现。成骨细胞分别与破骨细胞前体上的受体 c-Fms 和 RANK 结合，以促进破骨细胞分化和骨吸收。护骨因子（OPG）是一种由成骨细胞产生的可溶性诱饵受体，可结合 RANKL 抑制破骨细胞分化和功能。骨骼重塑是由成骨细胞完成的，它分泌类骨质，随后矿化形成成熟的骨骼。

9. PTH1R 受体在成骨细胞上表达，而不是在破骨细胞上表达。PTH 可促进成骨细胞的分化、增殖和存活。间歇性给予 PTH 可促进骨形成而 PTH 的慢性增加可促进 M-CSF 和 RANKL 的表达，改变有利于骨吸收的平衡。

10. PTH 抑制近端肾小管中磷酸盐的重吸收，并增加远端肾单位中部分钙的重吸收。

11. 降钙素可作用于破骨细胞以抑制骨吸收。鲑鱼降钙素已被用做治疗性的抗再吸收药。然而，内源性人降钙素在钙磷稳态中并不起重要作用。

12. 在生理学或病理生理学上调节钙和（或）磷离子水平的其他因素包括 PTHrP、FGF23、性腺类固醇和肾上腺类固醇。

13. 甲状旁腺功能亢进症患者通常有高钙血症、低磷血症。由于高钙尿症和磷酸盐尿，他们容易患肾结石。

14. 甲状旁腺功能减退的患者通常有低钙血症和高磷血症。他们可能表现出神经肌肉兴奋性增加的症状，如感觉异常、肌肉痉挛和手足抽搐。

15. 缺乏维生素 D 的儿童容易患佝偻病，而缺乏维生素 D 的成年人则容易患骨软化症。维生素 D 缺乏会导致胃肠道对钙、磷酸盐和镁的吸收减少。

## 自测题

1. 维生素 D 缺乏将如何直接和间接的改变 PTH 的分泌？

2. 维生素 D 缺乏对血清磷有什么影响，反过来又对骨骼有什么影响？

3. 成骨细胞与骨吸收有什么关系？

4. 为什么不受调节的 PTHrP 过量产生（如肿瘤产生）会导致高钙血症？

5. RANKL/OPG 表达比例升高对骨密度有什么影响？

6. FGF23 在调节血清磷中的作用是什么，它的主要靶点是什么？

7. 临床上如何区分原发性甲状旁腺功能亢进症和家族性低尿钙症引起的高钙血症？请做出解释。

8. 绘制出以下情况下的综合激素应答示意图。

A. 维生素 D 缺乏

B. 甲状旁腺功能亢进

C. 低钙血症

D. 低磷血症

## 关键词和概念

- 1,25- 二羟维生素 $D_3$

- 肾上腺皮质激素（皮质醇）
- 常染色体隐性低磷酸盐血症性佝偻病
- 基础多细胞单位
- 钙离子敏感受体（CaSR）
- 钙结合蛋白钙三醇
- 胆钙化醇
- 骨皮质（致密）
- 17β- 雌二醇
- 家族性低尿钙性高钙血症（FHH）
- 成纤维细胞生长因子 –23（FGF23）
- 高钙血症
- 高磷血症
- 低钙血症
- 无机磷酸盐（Pi）
- 单核细胞集落刺激因子（M-CSF）

- 成骨细胞
- 破骨细胞
- 类骨
- 骨质疏松症
- 滤泡旁 C 细胞
- 甲状旁腺
- 甲状旁腺激素（PTH）
- 甲状旁腺激素相关蛋白（PTHrP）
- 主要细胞
- 甲状旁腺激素 / 甲状旁腺激素相关肽受体
- 核因子 κB 受体激活因子配体 / 核因子 κB 受体激活因子骨小梁（松质骨）
- 维生素 D 受体（VDR）
- 维生素 D 结合蛋白（DBP）
- 家族性低磷酸血症佝偻病

# 第5章 下丘脑 – 垂体复合体
## Hypothalamus-Pituitary Complex

朱云珊 译

学习目标

1. 熟知脑垂体的胚胎学和解剖学特征。

2. 掌握神经垂体（垂体后叶）的相关功能，内容包括两种神经激素即抗利尿激素（antidiuretic hormone，ADH；又称血管升压素）和催产素的合成、调节及其功能。

3. 掌握下丘脑和腺垂体（垂体前叶）之间的神经血管联系。

4. 掌握内分泌轴的概念。

5. 熟悉腺垂体的细胞学特征，以及它所合成的 6 种激素的结构和功能。

6. 熟悉生长激素和催乳素对非内分泌器官所产生的显著直接影响。

7. 了解垂体的部分病理生理学类型。

垂体腺（又称脑垂体）位于前脑底部，是一种小（重量为 0.5g）而复杂的内分泌结构（图 5-1）。它由一种称为腺垂体或垂体前叶的上皮样结构和一种称为神经垂体的神经样结构组成。神经垂体的尾端被称为神经部或垂体后叶。垂体前叶含有 5 种类型的细胞，可分泌 6 种激素。神经垂体是多种神经激素释放的场所。在脑垂体内，所有的内分泌功能都受到下丘脑，以及正负反馈的调节。

## 一、胚胎学和解剖学

在显微镜下观察垂体的结构，可以看到两种截然不同的组织，上皮组织和神经组织（图 5-1）。通过回顾脑垂体的发育过程，我们能够更充分地了解它的这种双重特性。在它的发育过程中，原始前脑（间脑）的尾部会朝着原始口腔的顶部延伸（图 5-2）。这部分向下生长的神经被称为漏斗腺，它能够分泌一些因子，这些因子可诱导口腔顶部的上皮细胞向颅骨方向延伸至发育中的大脑底部。这种口腔外胚层的延伸组织被称为拉特克囊（Rathke pouch）。当拉特克囊向上移动时，会产生以下现象。

1. 拉特克囊不再与口腔接触，并由此成为一种无导管的内分泌结构。其残留物可能持续存在，并具有引起颅咽管瘤的可能。

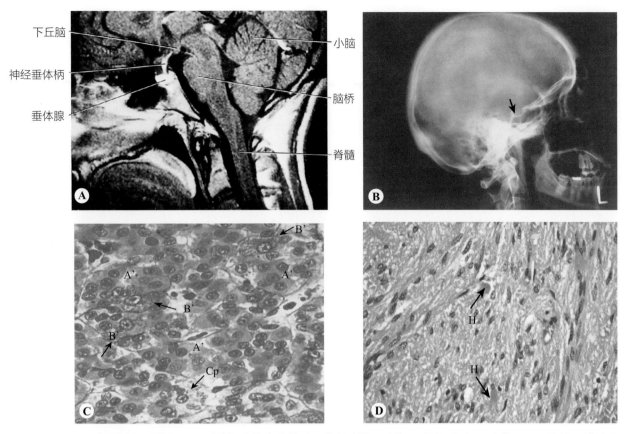

▲ 图 5-1　A. 头部磁共振图像显示下丘脑与垂体十分接近，并通过神经垂体（垂体）柄相互连接；B. 垂体位于蝶鞍内（箭）；C. 远侧部的组织学结构；D. 神经部的组织学结构

经许可转载，A 引自 Courtesy of Dr. Steven Weiner. From Berne RM, Levy MN, Koeppen BM, et al: *Physiology*, 5th ed., St. Louis, 2004, Mosby.；B 由 Dr. C. Joe 提供；C 和 D 引自 Young B, Lowe JS, Stevens A, et al: *Wheater's Functional Histology*, 5th ed., Edinburgh, 2006, Churchill Livingstone.

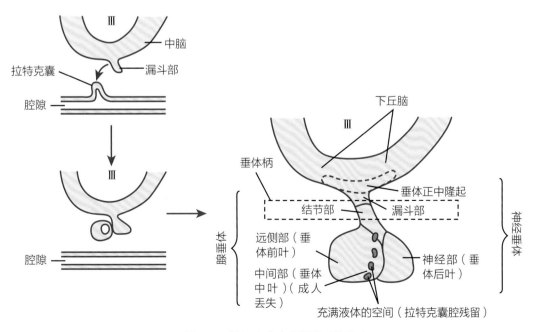

▲ 图 5-2　神经和上皮来源的垂体发育

2. 拉特克囊可与漏斗腺直接接触。面向漏斗腺的囊腔后侧细胞则形成胎儿的中间部。这些细胞会在成人的垂体中退化。背向漏斗腺的囊腔前侧细胞会大幅扩张，形成远侧部。远侧部几乎构成了人体内全部的腺垂体，也被称为垂体前叶。拉特克囊的第三部分发育成结节部，由一层薄薄的细胞组成，包裹在垂体前叶上端的漏斗柄周围。综上所述，腺垂体（即垂体的上皮部分或垂体前叶）是由上皮细胞（口腔外胚层）发育而来的，它由远侧部、一层薄薄的称为结节部的细胞和中间部组成，而中间部会在成人的体内退化消失。

3. 漏斗突的下端发生扩张，进而形成一种称为神经部的结构。神经部也称为垂体后方的叶状组织（简称垂体后叶）。在漏斗腺的上端，有一处呈漏斗状的膨出结构，称为中隆部。漏斗突的其余部分，从中隆部起一直延伸到神经部，称为漏斗腺。综上所述，神经垂体由间脑基底部（与成人的下丘脑相对应）的神经组织向下生长发育而来，并形成神经部、漏斗腺和中隆部。漏斗腺和结节部则构成垂体柄（临床知识点 5-1）。

---

**临床知识点 5-1**

- 在发育过程中，脑垂体逐渐被包裹在蝶骨中，形成一种名为蝶鞍的结构（图 5-1）。垂体柄位于蝶鞍的上方，靠近视神经和视交叉。一般来说，垂体癌只有一种扩张途径，即向上进入大脑，并侵袭视神经。因此，任何形式的垂体大小的增加通常与头晕或视力问题有关。蝶鞍与大脑之间由一层名为鞍膈的膜隔开。鞍膈发育不良会导致脑脊髓液进入鞍腔，并侵害发育中的脑垂体组织。这种情况会导致空蝶鞍综合征，该综合征的表现为蝶鞍内脑垂体组织（但不总是垂体功能）的减少。

---

## 二、神经垂体

神经部是一种神经血管结构，是神经激素释放的场所，它的周围富含大量的有孔毛细血管。在神经部内部释放的肽类激素为抗利尿激素（ADH）（又称血管升压素）和催产素。投射到神经部的神经元胞体位于下丘脑的视上核（supraoptic nucleus，SON）和室旁核

（paraventricular nucleus，PVN）中［在本文中，核是指位于中枢神经系统（CNS）内的神经元胞体集合，而神经节是位于 CNS 外的神经元细胞体集合］。这些神经元的细胞体被称为大细胞体，它们具有相当强的生物合成能力，可产生一种寿命较短的肽类激素，该激素被释放到外周循环中并被稀释。大细胞神经元沿着漏斗柄投射轴突，形成下丘脑 – 垂体束。这些轴突的延伸终止于神经部（图 5-3）。除了来自 SON 和 PVN 的轴突和末端外，还有被称为垂体细胞的胶质样支持细胞。作为典型的内分泌器官，垂体后叶内血管分布广泛，其毛细血管均含有孔洞，可促使激素向血管内扩散。

### （一）抗利尿激素（血管升压素）和催产素的合成

ADH 和催产素均为九肽（由 9 个氨基酸组成），且两者结构相似，只有 2 处氨基酸有所不同（图 5-4）。它们活性交叉是有限的。ADH 和催产素由前激素原产生。每种前激素原都含有催产素或 ADH 的结构，由 9 个氨基酸和一种共分泌肽组成，该共分泌肽被称为后叶激素运载蛋白 Ⅱ（与 ADH 相关）或后叶激素运载蛋白 Ⅰ（与催产素相关）。这些前激素原被称为前血管紧张素原和前催产素原。当肽段被转运至内质网后，

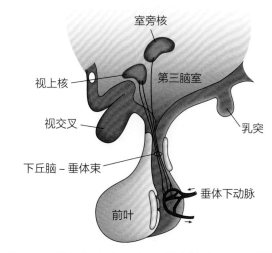

▲ 图 5-3　从室旁核（PVN）和视上核（SON）到神经部的轴突投射

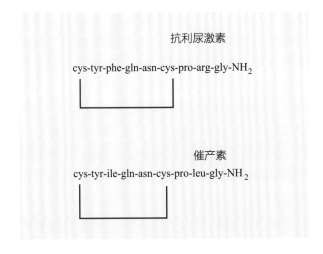

抗利尿激素

cys-tyr-phe-gln-asn-cys-pro-arg-gly-NH$_2$

催产素

cys-tyr-ile-gln-asn-cys-pro-leu-gly-NH$_2$

▲ 图 5-4 抗利尿激素和催产素的结构

其 N 端信号肽将被切除。在 SON 和 PVN 内的细胞体中，前激素在内质网和高尔基体内被包裹于膜结合分泌颗粒中（图 5-5）。分泌颗粒通过依赖于腺苷三磷酸（ATP）的"快速"（mm/h）运输机制在轴突内传递，沿着漏斗柄到达神经部的

轴突末端。在分泌颗粒的运输过程中，前激素原被蛋白酶水解，产生等摩尔量的激素和后叶激素运载蛋白。含有完全加工的多肽的分泌颗粒被储存在轴突的末端。通过光学显微镜和特定的染色方法可观察到由于分泌颗粒的储存而引起的轴突肿胀现象，这类镜下表现被称为赫林体（Herring body）（图 5-1）。

下丘脑 SON 和 PVN 的细胞体及其树突受到刺激时，会促进 ADH 和催产素在神经部中释放。这些刺激的主要形式为下丘脑中间神经元释放的神经递质。在足够的刺激下，神经元会去极化并延轴突向下传递一个动作电位。在轴突的末端，动作电位使细胞内的钙离子水平上调并引起刺激 – 分泌反应，促使 ADH 或催产素与后叶激素运载蛋白一同分泌到神经部的细胞外液中（图 5-5）。这两种激素和后叶激素运载蛋白都能进入外周循环，而且两者均能在血液中检测到（临床知识点 5-2）。

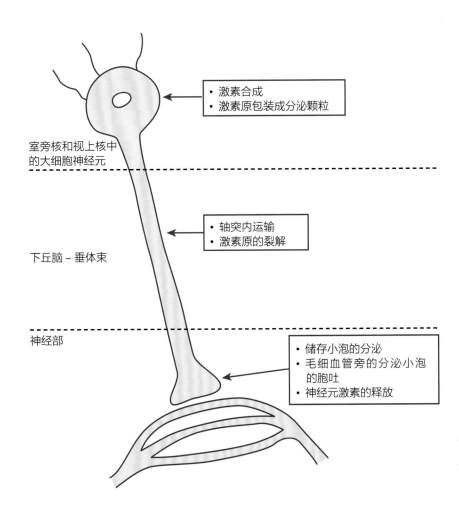

- 激素合成
- 激素原包装成分泌颗粒

室旁核和视上核中的大细胞神经元

- 轴突内运输
- 激素原的裂解

下丘脑 – 垂体束

神经部

- 储存小泡的分泌
- 毛细血管旁的分泌小泡的胞吐
- 神经元激素的释放

◀ 图 5-5 前血管紧张素原和前催产素原的轴突内运输和加工

**临床知识点 5-2**

- 目前未发现循环后叶激素运载蛋白的生物学功能。然而，与家族性尿崩症（患者的 ADH 生成不足）相关的基因突变中有几个定位于后叶激素运载蛋白的结构内，这表明后叶激素运载蛋白的部分序列和结构对激素原的正确加工十分重要。
- 由于垂体后叶激素是在下丘脑而非垂体中合成，因而垂体切除术（切除脑垂体）不一定会永久性地中断这些激素的合成和分泌。在垂体切除术后，激素的分泌会立即减少。然而，在数周内，被切断的神经束近端就会出现组织学改变，并在神经元末梢周围形成垂体细胞。细胞内可见分泌液泡，并在神经束近端恢复激素的分泌。实际上，激素的分泌很可能会恢复到正常的水平。而相比之下，垂体柄上部的病变可导 PVN 和 SON 中神经元细胞体的丢失。

## （二）抗利尿激素

### 1. 抗利尿激素的作用

参见 Mosby Physiology Monograph Series: Chapter 9 in Renal Physiology, 6th Ed., BM Koeppen and BA Stanton。

人体内 ADH 的主要功能是维持体液正常的渗透压和血容量。它的主要靶细胞是肾远端肾小管内侧的细胞和肾脏集合管的主要细胞。ADH 可与肾细胞基底侧的抗血管升压素 2（$V_2$）受体结合（图 5-6）。$V_2$ 受体是一种与 Gs-cAMP-PKA 通路相关的 G 蛋白偶联受体（GPCR）。该受体接收到生物信号后，可诱导含有水通道蛋白（水通道蛋白 -2）的囊泡嵌入主细胞的顶端膜中，从而增加该膜的水渗透性。ADH 也能提高水通道蛋白 -2 的基因表达及合成。当靶细胞的基底外侧组成性表达水通道蛋白 -3 和水通道蛋白 -4 时，由 ADH 诱导的顶端膜水通道蛋白 -2 的上调可增强水从管腔向肾间质的跨上皮流动。因此，在 ADH 存在的情况下，尿液的流量会减少（抗利尿），且渗透压接近髓质上皮的渗透压（1200mOsm/kg）。在缺乏 ADH 的情况下，尿液流量将增加（利尿），而其渗透压会下降。

ADH 可通过增强肾系膜细胞的收缩来降低肾小球膜的滤过系数，从而降低肾小球滤过率。这一作用可进一步减少尿流量。ADH 可通过抑制肾素的释放来补偿性提高细胞外液（extracellular fluid，ECF）的渗透压。

发生血管扩张性休克时，体内 ADH 水平可

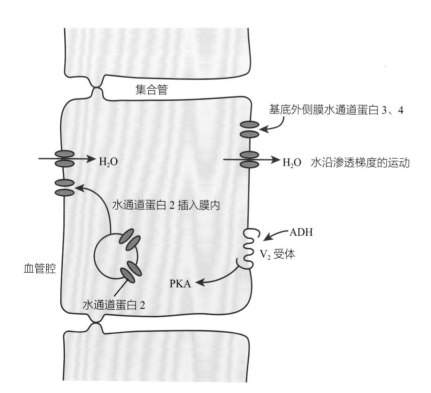

▲ 图 5-6 抗利尿激素（ADH）作用于肾脏以促进水的保留（抗利尿）的机制

升高至超生理水平（增加＞100倍），这是 ADH
预防心血管容量严重损耗的作用之一。在这种高
水平的 ADH 作用下，ADH 可与血管平滑肌上
的 $V_1$ 受体结合。$V_1$ 受体可与 Gq- 磷脂酶 C- 细
胞内的 $Ca^{2+}$ 信号通路耦联，该通路可增强血管平
滑肌的收缩。因此，在发生血管扩张性休克的早
期，ADH 的血管抑制作用十分重要。

2. 抗利尿激素分泌的调控

当 ECF 渗透压升高或血容量、血压降低时，
会刺激 ADH 的释放。渗透压感受神经元可能位于
下丘脑或室周器内，支配 PVN 和 SON 内的大细
胞神经元。这些渗透压感受神经元通过收缩或膨
胀来应对 ECF 渗透压的变化。因此，渗透压的增
加会间接的刺激大细胞，并导致下丘脑垂体束内
的神经元轴突上动作电位的频率增加，进而促进
垂体后叶 ADH 的释放。由于这种刺激的本质是
细胞脱水，因此细胞对高渗透压的反馈取决于溶
质的性质。像钠、蔗糖和甘露醇等并不会进入到
渗透压感受细胞内的溶剂是有效的渗透压刺激剂，
而细胞对尿素的渗透性更强，因而其渗透压刺激
强度是钠的 1/3。这些效应可由以下机制表明。

↑ ECF 渗透压→↑ ADH →↑肾脏内水分重
吸收→↓ ECF 渗透压　　　　　　　（公式 5-1）

该调节系统对变化幅度在 280～295mOsm/kg
的血清渗透压改变十分敏感（图 5-7）。在这个范
围内，血清渗透压仅上升 1% 就会导致 ADH 的
分泌显著增加。

有效血容量的下降也可以刺激 ADH 的释
放。接收血容量改变刺激的受体称为心血管容量
受体，它们包括在心房、大静脉和肺血管系统内
的低压受体和主动脉弓及颈动脉窦压力感受器内
的高压受体（图 5-8）。虽然这些容量受体都能
调节 ADH 的分泌，但最主要的调节因子还是心
房容量受体。当体内血容量变化较小时，该系统
对容量变化的敏感性较低。然而，当循环血容量
减少了 8%～10% 或更多时，容量变化会成为一
个重要的刺激（图 5-9）。这是大量出血会刺激
ADH 分泌的唯一机制。有效血容量的减少会增
加 ADH 分泌的敏感性，并促使 ECF 渗透压升高
（临床知识点 5-3）。

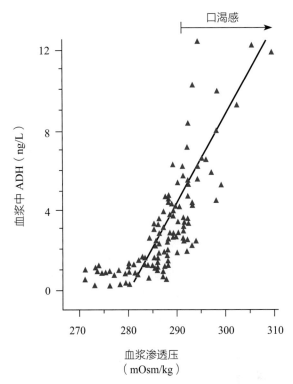

▲ 图 5-7　血浆渗透压与血浆抗利尿激素（ADH）的关系
经许可转载，引自 Wilson JD, Foster DW, Kro-nenberg HM, et al,
editors: *Williams' Textbook of Endocrinolo-gy*, 9th ed., Philadelphia,
1998, WB Saunders.

3. 渗透刺激和容量刺激之间的关系

血管容量会影响系统对渗透刺激的敏感性。
当血管容量较低时，系统对血清渗透压的升高更
为敏感。反之，随着血管容量的增加，ADH 的
释放对渗透刺激的敏感性降低。

4. 其他影响抗利尿激素分泌的因素

一些药物，包括巴比妥类、尼古丁和阿片样
物质，均可增加 ADH 的分泌。酒精可有效抑制
ADH 的分泌。因此，饮用酒精类饮料会导致脱水，
而非血容量的增加。恶心会增加 ADH 的分泌，以
预防可能由呕吐引起的容量损失。心房利尿钠肽
（ANP）和皮质醇（见第 7 章）可抑制 ADH 的分泌。

5. 口渴的调节

口渴和饮水行为的调节是体液平衡调节的重
要组成部分。口渴受到许多具有 ADH 调节功能
的因素调控。血清渗透压的升高、血管容量的下
降，以及 ADH 的分泌都是引起口渴的有效刺激
因素。调节口渴的渗透压感受器涉及内侧丘脑下
部区域，与调节 ADH 分泌的渗透压感受器接近。

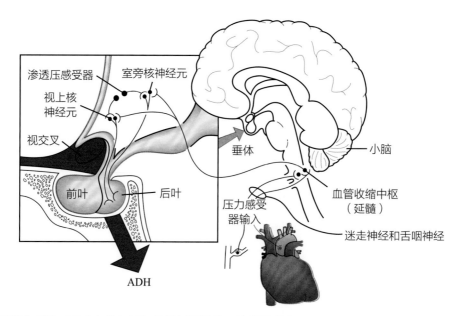

▲ 图 5-8　下丘脑和垂体（正中矢状切面）的解剖图描绘了抗利尿激素（ADH）分泌的途径，左框内为下丘脑和垂体的放大图

经许可转载，引自 Koeppen BM, Stan ton BA: *Renal Physiology*, 3rd ed., St. Louis, 2001, Mosby.

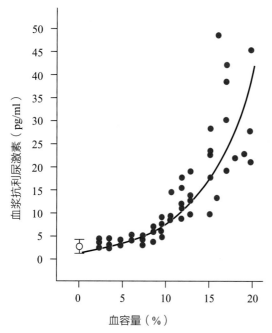

▲ 图 5-9　血容量与血浆抗利尿激素的关系

经许可转载，引自 Greenspan FS, Strewler GJ: Basic and *Clinical Endocrinology*, 5th ed., Norwalk, CT, 1997, Appleton & Lange.

血管紧张素 Ⅱ 也在口渴的调节中起主要作用。有许多与饮酒调节相关的因素，包括人体内的化学因素、社会因素，以及咽部和胃肠道因素。

6. 降解

ADH 主要通过蛋白质水解作用在肾脏和肝

脏中被降解。ADH 的循环半衰期为 15～20min。

（三）催产素

九肽催产素在结构上与 ADH 相似，并有部分生物活性与之重叠。尽管催产素的主要作用是调节子宫的运动和乳汁的分泌，但学者们也提出了许多其他的催产素生物学功能。

1. 催产素与子宫的运动

催产素可刺激子宫肌层的收缩。催产素作用的强度依赖于月经周期的不同阶段。雌激素会增强子宫对催产素的反应，而孕激素会减弱这种反应。虽然子宫对催产素的反应在分娩时有所增强，但学界并不认为催产素是启动分娩的因素。催产素的分泌直到分娩开始后才会增加。一旦分娩开始，阴道和子宫颈的拉伸会刺激催产素的释放，从而促进分娩。这一现象被称为神经内分泌反射，具有正反馈的性质。负反馈回路可维持系统的稳定性，而正反馈回路则带来不稳定性，即"必须提供某些东西"。在分娩的场景中，不断增强的分娩收缩会刺激子宫颈和阴道，合成更多的催产素，并进一步增加分娩收缩力等。从而使妊娠变得不稳定，这种正反馈会在分娩时终止。

性交可刺激男性和女性体内催产素的释放。

---

**临床知识点 5-3**

ADH 生成不足会导致尿崩症（diabetes insipidus，DI）。尿崩症患者的尿液无法正常浓缩，因此会排出大量尿液。这些人的尿流率可高达 25L/d。由尿流量过大引起的脱水会使人越来越渴。尿崩症与渗透性利尿不同，前者的尿渗透压（或比重）远低于血浆，而后者的尿渗透压则与血浆的渗透压接近。

**神经源性（垂体-下丘脑源性）尿崩症**

- 神经源性尿崩症是由于卵磷脂前体基因突变或由下丘脑（如下丘脑肿瘤）或垂体后叶（如转移性疾病）的损伤所致。患者尿液中的水分大量流失。神经源性尿崩症患者的尿量多，尿渗透压低（表 5-1），并伴有较高的血浆渗透压水平和异常的低 ADH 水平。若控制外源性液体，这些患者仍会继续产生过多的尿量和稀释的液体。注意，这些患者体内的 ADH 受体（血管升压素 2 或 $V_2$ 受体）是完整的，能够对外源性 ADH 的给药产生反应。因此，使用 ADH 进行治疗可减少患者的尿量，增加其尿渗透压，并降低血浆渗透压。

**肾性尿崩症**

- 肾性尿崩症患者具有正常的 ADH 分泌水平，但其肾脏对 ADH 的反应是异常的。先天性肾性尿崩症的两个主要缺陷是 $V_2$ 受体和水通道蛋白 -2 的突变（图 5-6）。获得性肾性尿崩症可因肾结构破坏导致肾髓质渗透梯度消失或因某些药物（如锂剂）损伤了与 $V_2$ 受体相关的信号通路而发生。肾性尿崩症患者的血液 ADH 水平是正常或升高的，而外源性 ADH 类似物的给药并不会降低尿流率。

**心源性尿崩症**

- 心源性尿崩症患者表现为饮水强迫症。如果控制其饮水量，患者体内的 ADH 分泌会增加，尿流量会减少，而渗透压会增加。对患有这种疾病的患者实行 ADH 的治疗是有效的。

**抗利尿激素分泌失调综合征**

- 许多疾病可产生高于血浆渗透压的高浓度 ADH。一些肿瘤可合成 ADH 并将其释放到血浆中。这种情况在肺癌中尤为常见，但也可发生在其他类型的肿瘤中，包括非恶性肿瘤。此外，还有许多可引起抗利尿激素分泌失调综合征（syndrome of inappropriate secretion of antidiuretic hormone，SIADH）的原因。肺结核、创伤、麻醉和疼痛通常与 ADH 分泌失调综合征有关。在这些患者中，降低血清渗透压不会抑制 ADH 的分泌，因为 ADH 的分泌已经不受正常调节机制的调节。

- 在 SIADH 的患者体内，ADH 的水平异常升高，使得正常的水分摄入也被保留。因而使得血容量增大，血压升高，导致肾小球滤过增多，从而使尿液中钠的流失增加。高血容量可刺激心房利尿钠肽（ANP）的释放，导致肾钠进一步损失。因此，患者会出现低钠血症（血液钠浓度低）和低血清渗透压，而其尿液渗透压却异常升高（游离水的清除率降低）。如果限制患者的水摄入量，其血清钠水平和渗透压将恢复正常。

---

表 5-1　各类尿崩症分析

| | 神经源性 | 肾性 | 心源性 |
| --- | --- | --- | --- |
| 血浆渗透压 | ↑ | ↑ | ↓ |
| 尿渗透压 | ↓ | ↓ | ↓ |
| 血浆 ADH | 低 | 正常到高 | 低 |
| 轻度脱水后的尿液渗透压 | 无变化 | 无变化 | ↑ |
| 脱水后的血浆 ADH | 无变化 | ↑ | ↑ |
| 服用 ADH 后的尿液渗透压 | ↑ | 无变化 | ↑ |

ADH. 抗利尿激素

虽然催产素在男性体内的确切作用尚不完全清楚，但在性交过程中，女性体内催产素释放的增加可能通过刺激子宫的运动来辅助精子在女性生殖道中的运输。

2. 催产素与乳汁的分泌

我们在第 11 章内讨论了催产素在哺乳过程

中对乳腺的作用。

### 3. 降解

与 ADH 一样，催产素也能够自由循环。它的半衰期相对较短，为 3～5min。其降解主要发生在肝脏和肾脏中。不过它也能够在其他组织中降解，包括乳腺和子宫。

### 4. 涉及催产素的病理状况

目前没有已知的病理问题与催产素的升高有关。虽然催产素的缺乏不会引起大问题，但它会延长分娩的时间，导致乳汁排出不良而造成哺乳困难。催产素的释放受到几种形式的应激因素的抑制。

## 三、腺垂体

由于成人腺垂体的大部分由远侧部构成，因此腺垂体、远侧部和垂体前叶这三个术语通常被广泛使用。垂体前叶由 5 种内分泌细胞组成，可合成 6 种不同的类型的激素（表 5–2）。基于不同细胞类型的着色特征，我们将促肾上腺皮质激素细胞、促甲状腺激素细胞和促性腺激素细胞称作垂体嗜碱性细胞，而将促生长激素细胞和促催乳素细胞称作垂体嗜酸性细胞（图 5–1）。除一种激素外，所有上述激素都是内分泌轴的组成部分。

### （一）内分泌轴

内分泌系统的主要部分组成了内分泌轴（图 5–10），它包含 3 个等级的激素释放场所。最高级别的激素释放场所实际上是神经类激素释放的场所，它由几个下丘脑核组成，统称为下丘脑促垂体区域，发挥调节腺垂体的作用。这些核与投射到神经部的 PVN 和 SON 的大细胞神经元不同，

**表 5–2　腺垂体的内分泌细胞类型**

| | 促肾上腺皮质激素 | 促甲状腺激素 | 促性腺激素 | 促生长激素 | 催乳素 |
|---|---|---|---|---|---|
| 初级下丘脑调节 | 促肾上腺皮质激素释放激素（CRH）（41 肽）刺激剂 | 促甲状腺激素释放激素（TRH）（三肽）刺激剂 | 促性腺激素释放激素（GnRH）（十肽）刺激剂 | 生长激素释放激素（GHRH）（44 肽）刺激剂和生长抑素（十四肽）抑制剂 | 多巴胺（儿茶酚胺）抑制剂和催乳素（PRL）释放因子（刺激剂） |
| 促内分泌激素 | 促肾上腺皮质激素（ACTH）（39 肽） | 促甲状腺激素（TSH）（糖蛋白激素） | 促卵泡激素和黄体生成素（FSH、LH）（和糖蛋白激素） | 生长激素（GH）（22kDa 蛋白） | 催乳素（23kDa 蛋白质） |
| 受体 | MC2R（Gs 耦联的 G 蛋白耦联受体） | TSH 受体（Gs 耦联的 G 蛋白耦联受体） | FSH\LH 受体（Gs 耦联的 G 蛋白耦联受体） | Gn 受体（JAK/STAT 耦联的细胞因子受体） | PRL 受体（JAK/STAT 耦联的细胞因子受体） |
| 靶向内分泌腺 | 肾上腺皮质束状带和网状带 | 甲状腺素 | 卵巢（卵泡膜细胞和颗粒细胞[a]）睾丸（中间质细胞和足细胞） | 肝脏（但也有直接作用，尤其是代谢作用） | 无内分泌靶器官——不是内分泌轴的组成部分 |
| 参与负反馈的外周激素 | 皮质醇 | 三碘甲腺原氨酸（$T_3$） | 雌激素[b]、孕酮、睾酮、抑制素[c] | IGF- I | 无 |

IGF- I . 胰岛素样生长因子 I ；MC2R. 黑皮质素受体 2

a. 滤泡状及黄体化的卵泡膜细胞和颗粒细胞均包括在内

b. 雌激素也可在女性体内释放正反馈效应

c. 抑制素可选择性抑制由促性腺激素细胞释放的促卵泡激素

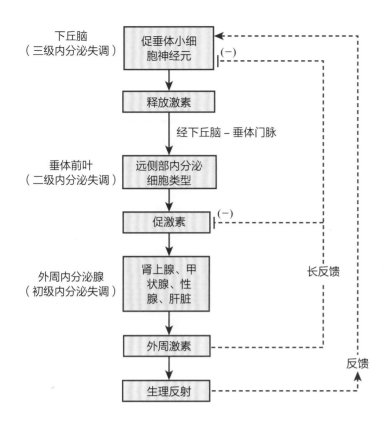

◀ 图 5-10　内分泌轴的结构

它们具有较小的小细胞神经元胞体，可将轴突投射到中隆部上。小细胞神经元在中隆部释放的神经激素被称为释放激素（图 5-11）。与神经部类似，中隆部代表了另一种神经血管器官。释放激素从中隆部的轴突末端分泌出后，进入了初级有孔毛细血管丛。随后，下丘脑释放激素通过下丘脑垂体门脉血管（"门脉"是指起始并终止于毛细血管而不穿过心脏的血管），从中隆部传递到位于远侧部的次级毛细血管丛。除了一个例外（见后文），所有其他的释放激素都是短寿的肽类激素（表 5-2），它们仅能在下丘脑和垂体之间的门脉系统中达到显著的分泌水平。在次级毛细血管丛中，释放激素从脉管系统中扩散出来，并与垂体前叶内特定细胞类型上的特定受体结合（临床知识点 5-4）。

垂体前叶的细胞在内分泌轴上处于第二或中间等级。垂体前叶可分泌称作促内分泌激素的蛋白质类激素，即促肾上腺皮质激素（ACTH）、促甲状腺激素（thyroid stimulating hormone，TSH）、促卵泡激素（FSH）、黄体生成素（LH）、生长激素（GH）和催乳素（prolactin，PRL）（表 5-2）。除少数例外，其余促内分泌激素均在外周内分泌

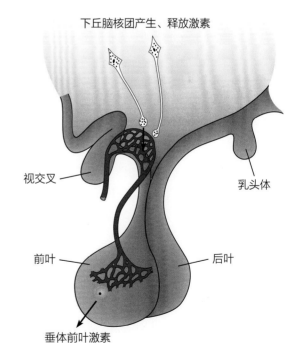

▲ 图 5-11　促垂体激素（又称下丘脑释放激素）被分泌到垂体门脉系统内循环，随后被运输到垂体前叶

经许可转载，引自 Aron DC, Findling JW, Tyrrell JB, et al: Hypothalamus and pituitary. In Greenspan FS, Strewler GJ, editors: *Basic and Clinical Endocri-nology*, 5th ed., Norwalk, CT, 1997, Appleton & Lange.

---

**临床知识点 5-4**

- 下丘脑和垂体之间的神经血管联系（垂体柄）较为脆弱，可因身体创伤、手术或丘脑下部疾病而中断。垂体柄的损伤和由此造成的垂体前叶功能的分离可致促垂体前叶激素（催乳素以外）的水平降低（见后文）。

---

腺上与其受体相结合。由于它的这种定位特性，垂体促内分泌激素通常不会直接调节生理反应。

内分泌轴的第三级囊括了外周内分泌器官，即甲状腺、肾上腺皮质、卵巢、睾丸和肝脏。这些外周内分泌腺受到垂体促内分泌激素的刺激后，可分泌甲状腺激素、皮质醇、雌激素、孕酮、睾酮和胰岛素样生长因子 – I（IGF-I）。因此，我们将其细分为下丘脑 – 垂体 – 肾上腺轴、下丘脑 – 垂体 – 甲状腺轴、下丘脑 – 垂体 – 卵巢轴、下丘脑 – 垂体 – 睾丸轴和下丘脑 – 垂体 – 肝脏轴。这些轴，通过调节外周激素可产生极为广泛的影响，可调控生长、新陈代谢、内稳态和生殖等多个方面，我们将在本书的第 6 章、第 7 章、第 9 章和第 10 章讨论这部分内容。内分泌轴具有以下重要特征。

1. 一个特定的轴的活动通常保持在一个设定值（实际上是一个正常的活动范围）。该设定值主要由下丘脑接受的刺激和外周激素的负反馈综合确定。重要的是，负反馈并非主要由特定的内分泌轴所调节的生理反应来释放，而是由作用于垂体和下丘脑的外周激素来释放（图 5-10）。因此，如果外周激素水平下降，下丘脑释放激素和垂体促内分泌激素的分泌就会增加。而随着外周激素水平的升高，下丘脑和垂体又会由于负反馈的调节而减少激素的分泌。虽然一些非内分泌生理因素（如急性低血糖）可以调节一些内分泌轴，但这些轴仅能半自主的回应它所产生的生理变化。这种情况意味着外周激素（如甲状腺激素）可以进一步调节多个器官系统，而这些器官系统不会对该激素释放竞争性负反馈调节。临床上，这种局部的自主性意味着患者的多个生理方面可受特定轴内存在的任何紊乱的支配。

2. 下丘脑促垂体神经元通常以脉冲的形式分泌激素，同时依靠 CNS 的指令来保持昼夜性及季节性节律。此外，下丘脑神经核团可接收来自大脑内的高水平及低水平的各类神经元的信号输入。这些信号可能是短期的（如各种压力 / 感染）或长期的（如在青春期开始发育的生殖功能）。因此，将下丘脑囊括进内分泌轴中，便可整合相当数量的信息来确定或改变该轴的设定值。

3. 外周激素（如甲状腺激素）的缺失可归因于外周内分泌腺（如甲状腺）、垂体或下丘脑的缺陷，这些缺陷分别被称作初级、次级，以及三级内分泌失调（图 5-10）。对内分泌轴内反馈关系的全面了解可以帮助医生来确定缺陷发生的位置。初级内分泌缺陷往往是最严重的，因为它们通常涉及外周激素的完全缺失。内分泌失调也可能归因于内分泌轴上初级、二级或三级水平的激素的过度分泌。这种情况通常是由某种能合成激素的肿瘤造成的（例如，库欣病就是由一种能合成促肾上腺皮质激素的垂体肿瘤所导致的）（临床知识点 5-5）。

---

**临床知识点 5-5**

- 临床上，将下丘脑囊括在内分泌轴中意味着一系列复杂的神经源性状态即可改变垂体的功能。社会心理侏儒症就是一个明显的例子，在被虐待或遭受强烈情绪压力的儿童体内，脑垂体分泌的生长激素会减少，导致这类儿童的生长速度变慢。

---

## （二）垂体前叶的内分泌功能

垂体前叶内分泌细胞类型包括促肾上腺皮质激素细胞、促甲状腺激素细胞、促性腺激素细胞、生长激素细胞和促催乳素细胞。随后将分别讨论每种细胞合成的激素类型和作用、如何受下丘脑的调节，以及它受到的反馈调节。

## （三）促肾上腺皮质激素细胞

促肾上腺皮质激素细胞作为下丘脑–垂体–肾上腺轴（hypothalamic-pituitary–adrenal axis，HPA）的一部分，可刺激肾上腺皮质。促肾上腺皮质激素细胞可合成促肾上腺皮质激素（ACTH），该激素能够刺激肾上腺皮质的两个区域（见第 7 章）。

ACTH 是一种由 39 个氨基酸组成的多肽，属于一种较大的激素原，即阿黑皮素原（POMC）的一部分。促肾上腺皮质激素细胞也被称为阿黑皮素原细胞［注意，第 3 章中已讨论过阿黑皮素原神经元与食欲控制的关系；这些神经元可以释放 α 促黑素细胞激素（αMSH），这是它们之间的神经递质］。阿黑皮素原内含有 ATCH、α 及 β 黑素细胞激素、内啡肽（内源性阿片样物质）和脑啡肽的多肽序列（图 5-12）。然而，人类的促肾上腺皮质激素细胞只能表达能够合成 ATCH 的激素原转化酶，且 ATCH 是人体内该细胞能够分泌的唯一活性激素。其他从阿黑皮素原上切下并由促肾上腺皮质激素细胞分泌的片段为 N 端片段和 β 促脂激素（βLPH）。这两种片段似乎在人体内都没有生理作用。

作为一种非结合激素，ATCH 能够自由循环，它的半衰期较短，为 10min。ATCH 可与肾上腺皮质细胞上的黑皮质素受体 2（melanocortin 2 receptor，MC2R）结合（图 5-13）。黑皮质素受体 2 是一个参与 Gs-cAMP-PKA 信号通路的 GPCR。ATCH 可显著增加皮质醇和肾上腺雄激素的合成，也可增加类固醇生成酶基因的表达，并长期促进肾上腺皮质的两个区域的生长和存活（见第 7 章）（临床知识点 5-6）。

ATCH 受到下丘脑的刺激调控。一组下丘脑小细胞神经元可表达一种多肽，即前促肾上腺皮质激素释放激素原（pro-CRH）。pro-CRH 可被加工为一条由 41 个氨基酸组成的酰胺化的多肽，即促肾上腺皮质激素释放激素（corticotropin releasing hormone，CRH）。它能够与其受体，即 CRH-R1 在促肾上腺皮质激素细胞上结合。CRH-R1 是一个与 Gs-cAMP-PKA 信号通路相关联的 GPCR。CRH 可显著刺激 ATCH 的分泌，并增加 POMC 基因的转录。可表达 CRH 的小细胞神经元也能够共表达 ADH。ADH 可与促肾上腺

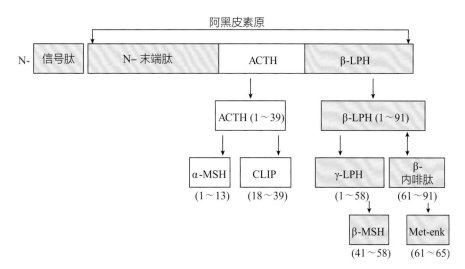

▲ 图 5-12 阿黑皮素原基因转录本可编码多种生物活性化合物的氨基酸序列，注意促肾上腺皮质激素（ACTH）是人类 ATCH 细胞释放的唯一生物活性肽

α-MSH. α- 促黑素细胞激素；β-LPH. β- 脂营养激素；β-MSH. β- 促黑素细胞激素；CLIP. 垂体中间部促肾上腺皮质激素样肽；γ-LPH. γ- 脂营养激素；Met-enk. 甲硫氨酸 – 脑啡肽

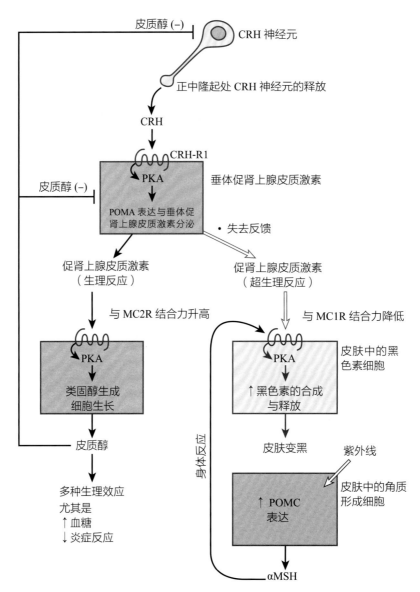

▲ 图 5-13　正常水平的促肾上腺皮质激素（ACTH）可作用于 MC2R 以增加皮质醇。超生理水平的 ATCH（由于皮质醇的损失）可作用于黑素细胞的 MC2R 和 MC1R，导致皮肤变黑

CRH. 促肾上腺皮质激素释放激素；α MSH. α 促黑素细胞激素

皮质激素细胞上的 $V_3$ 受体结合。$V_3$ 受体是一种与 Gq- 磷脂酶 C 信号通路相关的 GPCR。ADH 可增强 CRH 对促肾上腺皮质激素细胞的作用。

　　ATCH 的分泌具有明显的昼夜变化特征，它常在清晨达到高峰，并在傍晚达到最低点（图 5-14）。此外，CRH 的分泌和 ATCH 的分泌都具有脉冲的特性。下丘脑 - 垂体 - 肾上腺（HPA）轴有多个调控因子，其中许多因子均受到 CNS 的调控（图 5-15）。多种类型的应激，包括神经源性应激（如恐惧）和系统性应激（如感染），都

会刺激 ATCH 的分泌。这种应激效应是由 CRH、血管升压素和 CNS 介导。尽管较高的皮质醇水平可引起负反馈调节，但严重的应激反应仍可持续存在。这意味着下丘脑具有改变 HPA 轴的设定值，以回应应激刺激的能力。严重的慢性抑郁症可能会导致过高的 CRH 分泌水平，从而引起 HPA 轴的重置，而事实上，该疾病也是引起三级皮质醇增多症（即下丘脑功能障碍导致的皮质醇生成过量）的一个因素。由于皮质醇对免疫系统具有重要的影响（见第 7 章），HPA 轴与免疫系

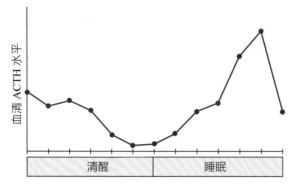

▲ 图 5-14 血清促肾上腺皮质激素（ACTH）的昼夜变化模式

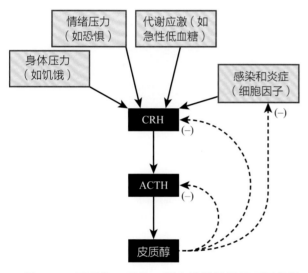

▲ 图 5-15 下丘脑 – 垂体 – 肾上腺轴展示了可调节促肾上腺皮质激素释放激素（CRH）分泌的因素

ACTH. 促肾上腺皮质激素

统是紧密相连的，一些细胞因子，尤其是白细胞介素 1（IL-1）、IL-2 和 IL-6 都能够刺激 HPA 轴。

皮质醇对垂体施加负反馈时，可抑制 *POMC* 基因的表达和 ATCH 的分泌，对下丘脑施加负反馈时，可降低 *pro-CRH* 基因的表达和 CRH 的分泌。如前所述，ATCH 对肾上腺皮质细胞的生长和存活具有长期影响。这意味着，由于外源性激素可对 ATCH 的分泌施加负反馈作用，长期服用外源性皮质类固醇将导致肾上腺皮质萎缩。对于这样的患者，必须逐步停止外源性皮质类固醇的治疗，以便使肾上腺皮质恢复正常的功能。

## （四）促甲状腺激素细胞

作为下丘脑 – 垂体 – 甲状腺轴的一部分，促甲状腺激素细胞通过分泌促甲状腺激素（TSH）来调节甲状腺的功能。TSH 激素是 3 种垂体糖蛋白激素之一，其余两种是促卵泡激素（FSH）和黄体生成素（LH）（见后文）。TSH 是一种异源二聚体，由 α 亚基，即 α 糖蛋白亚基（αGSU）和 β 亚基（βTSH）组成（图 5-16）。TSH、FSH 和 LH 的 αGSU 为同一种，而它们的 β 亚基各不相同（如 βTSH、βFSH、βLH）。

这些亚基的糖基化（尤其是末端的唾液酸化）可增加它们在循环中的稳定性。TSH、FSH 和 LH［一种类似黄体生成素的糖蛋白激素，即人绒毛膜促性腺激素（hCG）］的半衰期相对较长，从 10min 到几小时。糖基化还可以增加激素对其受体的亲和力和特异性。

TSH 可与甲状腺上皮细胞上的 TSH 受体结合（图 5-17）。TSH 受体是一个与 Gs-cAMP-PKA 信号转导通路相关的 GPCR。如第 6 章所述，甲状腺激素的合成是一个复杂的，涉及多个步骤的过程。TSH 基本上能够促进甲状腺的各个方面的功能。TSH 具有很强的促进作用，它能够促进甲状腺上皮细胞的肥大、增生和存活。事实上，在碘化物利用率较低的地理区域（碘化物是甲状腺激素合成所必需的），TSH 的水平会由于负反馈作用的减少而升高。TSH 水平的升高可显著促进甲状腺的生长，导致颈部的隆起，称为甲状腺肿。

促甲状腺激素释放激素（TRH）可以刺激垂体促甲状腺激素细胞。垂体促甲状腺激素释放激素是由下丘脑神经元合成的。它是一种三肽，其 N 末端发生谷氨酰胺环化（焦谷氨酸），而 C 末端发生酰胺化（与促胃液素的末端结构类似，见第 2 章）。TRH 是一种较大的激素原，它的序列中含有 6 个 TRH 的拷贝。TRH 与促甲状腺激素细胞上的 TRH 受体结合（图 5-17）。

TRH 受体是一种与 Gq– 磷脂酶 C 信号通路相关的 GPCR。TRH 神经元受到多种由 CNS 介导的刺激的调控。TRH 的分泌具有昼夜节律（在夜间时分泌水平最高，在晚餐时间时分泌水平最低）。TRH 受到各种应激的调控，但与 CRH 不同，应激会抑制 TRH 的分泌。这些应激包括躯体和精神压力、饥饿，以及感染。甲状腺激素的活性

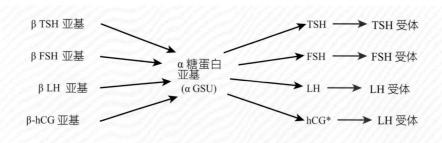

▲ 图 5-16　垂体糖蛋白激素

人绒毛膜促性腺激素（hCG）由胎盘合成，并与黄体生成素（LH）受体结合。FSH. 促卵泡激素；TSH. 促甲状腺激素

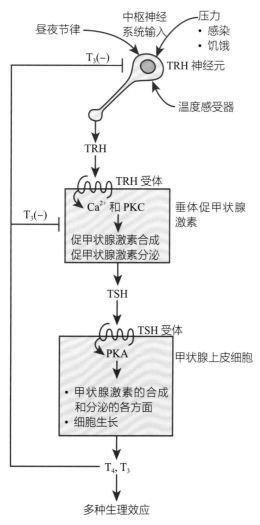

▲ 图 5-17　下丘脑 – 垂体 – 甲状腺轴

PKA. 蛋白激酶 A；PKC. 蛋白激酶 C；TRH. 促甲状腺激素释放激素；TSH. 促甲状腺激素；$T_4$. 甲状腺素；$T_3$. 三碘甲腺原氨酸

形式，三碘甲腺原氨酸（$T_3$），能够对垂体促甲状腺激素细胞和 TRH 合成神经元释放负反馈效应。$T_3$ 能够抑制 β 促甲状腺激素的表达和促甲状

腺素细胞对 TRH 的敏感性。$T_3$ 也能抑制 TRH 的合成和分泌。

（五）促性腺激素细胞

促性腺激素细胞是两种激素的合成者，能够分泌 FSH 和 LH。FSH 和 LH 也被称为促性腺激素，它们在男性和女性体内的命名相同，并以它们在女性体内的作用而得名。促性腺激素细胞可调节两性体内性腺的功能。因此，促性腺激素细胞在下丘脑 – 垂体 – 睾丸轴和下丘脑 – 垂体 – 卵巢轴中均发挥着举足轻重的作用（图 5-18）。

如前所述，FSH 和 LH 都是垂体糖蛋白激素，由一个共同的 αGSU 亚基与一个独特的 βFSH 或 βLH 亚基异二聚化而形成。重要的是，FSH 和 LH 大多都分离成了不同的分泌颗粒，且两者并不以等摩尔量共同分泌（如与 ADH 和神经垂体素的分泌模式不同）。这使得促性腺激素细胞能够调节 FSH/LH 的分泌比值。FSH 和 LH 的受体都是 GPCR，它们分别与各自对应的激素相结合，并与 Gs-cAMP-PKA 信号通路相关。FSH 和 LH 对性腺功能的调节作用十分复杂，这点在女性体内尤甚，我们将在第 9 章和第 10 章中对这一方面进行详细的讨论。一般来说，促性腺激素能够促进男性体内睾酮的合成，促进女性体内雌激素和孕酮的合成。FSH 还能增加一种在两性体内都存在的 TGF-β 相关蛋白激素，即抑制素的分泌。

FSH 和 LH 的分泌均受一种下丘脑释放激素，即促性腺激素释放激素（gonadotrophin releasing hormone，GnRH）的调节。GnRH 由一组下丘脑小细胞促性腺激素释放激素神经元合成，是一种

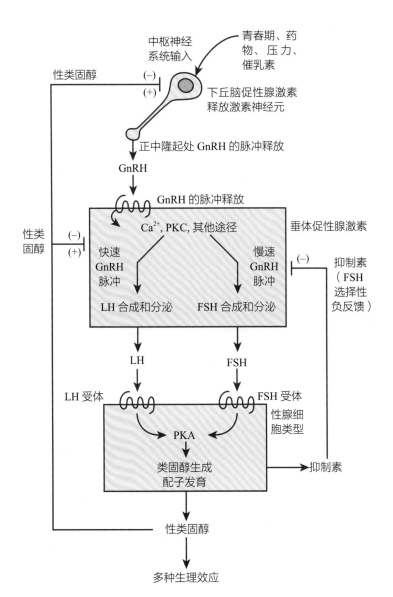

中枢神经
系统输入

青春期、药
物、压力、
催乳素

性类固醇

(−)
(+)

下丘脑促性腺激素
释放激素神经元

正中隆起处 GnRH 的脉冲释放

GnRH

GnRH 的脉冲释放

Ca²⁺, PKC, 其他途径

垂体促性腺激素

性类
固醇

(−)
(+)

快速
GnRH
脉冲

慢速
GnRH
脉冲

(−)

抑制素
（FSH
选择性
负反馈）

LH 合成和分泌

FSH 合成和分泌

LH

FSH

LH 受体

FSH 受体

性腺
细胞类型

PKA

类固醇生成
配子发育

抑制素

性类固醇

多种生理效应

◀ 图 5-18 下丘脑 − 垂体 − 性腺轴
FSH. 促卵泡激素；GnRH. 促性腺激素释放激素；
LH. 黄体生成素；PKC. 蛋白激酶 C；PKA. 蛋白激
酶 A

含有 10 个氨基酸的多肽。GnRH 是一种较大的激素原，在将其加工成十肽的过程中，它的氨基末端发生谷氨酰胺环化（焦谷氨酸），而羧基末端发生酰胺化（临床知识点 5-7）。

---

**临床知识点 5-7**

- 在胚胎发育过程中，GnRH 神经元从嗅基板迁移到下丘脑中叶。卡尔曼（Kallmann）综合征患者有三级促性腺激素低下症，他们通常伴有嗅觉的丧失（嗅觉缺失症）。这是由于 *KAL* 基因发生了突变，导致 GnRH 的神经元前体无法按照正常发育轨迹从嗅基板迁移到下丘脑，并与远侧部建立神经血管联系。

---

GnRH 可与 GnRH 受体结合，该受体为 GPCR，主要与 Gq- 磷脂酶 C 信号通路耦联。GnRH 以脉冲的形式分泌，这种分泌方式和与其频率对促性腺激素细胞都有十分重要的影响。GnRH 的持续分泌可导致其受体的下调，进而使得 FSH 和 LH 的分泌减少。与之相反，脉冲型分泌不会使促性腺激素细胞对 GnRH 脱敏，在这种方式下，FSH 和 LH 的分泌也是正常的。在每小时 1 次的脉冲分泌频率下 GnRH 会优先增加 LH 的分泌（图 5-19）。而在较慢的每 3 小时 1 次的脉冲分泌频率下，GnRH 会优先增加 FSH 的分泌。目前尚不清楚 GnRH 的分泌频率以何种机制决定血液中 FSH 和 LH 的水平，这可能与其受体参与

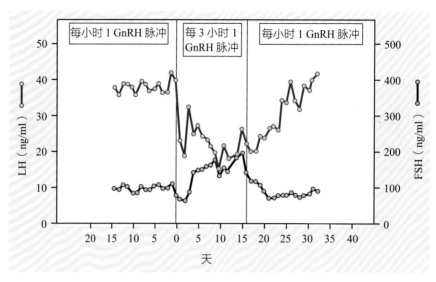

▲ 图 5-19　促卵泡激素（FSH）和黄体生成素（LH）的频率规律

较高的促性腺激素释放激素的分泌频率可优先刺激 LH 的分泌，而较低的促性腺激素释放激素的分泌频率则优先刺激 FSH 的分泌
经许可转载，引自 Larsen PR, Kronenberg HM, Melmed S, et al, editors: *Wil- liams Textbook of Endocrinology,* 10th ed., Philadelphia,
2003, Saun- ders; and Koeppen BM, Stanton BA, editors: *Berne & Levy Physiology,* 6th ed., Philadelphia, 2010, Mosby, p 719.

的多种信号通路有关，这些通路可能引起 FSH 和 LH 的差异合成或糖基化，或者两者兼有。

　　GnRH 的分泌受到多种药物（如阿片样物质、5- 羟色胺选择性重摄取抑制药），以及剧烈运动和精神压力（抑郁）的抑制。GnRH 的分泌也受到青春期发育程序的调节。在婴儿和儿童时期，GnRH 受到 CNS 的抑制。而在青春期，这种抑制作用消失，致使 GnRH 的水平增加。而瘦素作为衡量脂肪质量和能量供应的指标，在青春期也起着不可忽视的作用（临床知识点 5-8）。

---

**临床知识点 5-8**

- 神经性厌食症是一种进食障碍，患者（通常是青春期早期的女性）极端抗拒进食，对身体形象的观念极端扭曲，甚至在消瘦的情况下也会觉得自己超重。对初潮后女性来说，神经性厌食症的诊断标准是闭经，其定义为连续 3 个月经周期的缺失。闭经是由于极度的能量不足而引起 GnRH 的分泌减少所致。

---

　　促性腺激素会增加性类固醇的合成。在男性中，睾酮和雌激素可在垂体和下丘脑水平释放负反馈效应。外源性孕酮还能抑制男性促性腺激素的功能，并有可能作为一种男性避孕药发挥效

用。此外，抑制素能够选择性地负反馈男性和女性体内 FSH 的分泌情况。在女性中，孕酮和睾酮在下丘脑和垂体水平上对促性腺激素的功能释放负反馈。处于低剂量时，雌激素也会对 FSH 和 LH 的分泌释放负反馈。然而，当体内维持 3 天较高水平的雌激素（如 500pg/ml）时，会导致 LH 的激增，并引起较小程度的 FSH 的分泌（见第 10 章）。在下丘脑和垂体中可以观察到这种正向反馈。在下丘脑，GnRH 的脉冲分泌幅度和频率会增加。在垂体中，高雌激素可提高 GnRH 受体的水平并强化后受体信号通路的组分，从而大大提高促性腺激素细胞对 GnRH 的敏感性。

## （六）生长激素细胞

　　生长激素细胞可合成生长激素（GH）（又称促生长素）。GH 的主要靶器官是肝脏，在肝脏中，它能够刺激 IGF- I 的合成。因此，生长激素细胞是下丘脑 - 垂体 - 肝轴的一部分（图 5-20）。然而，GH 对非内分泌器官也有一些直接的生理作用（框 5-1）。

　　GH 是一种蛋白质，含有 191 个氨基酸，与 PRL 和人胎盘催乳激素（hPL）类似，并与它们的活性有部分重叠。血清中可见多种形式的 GH，它

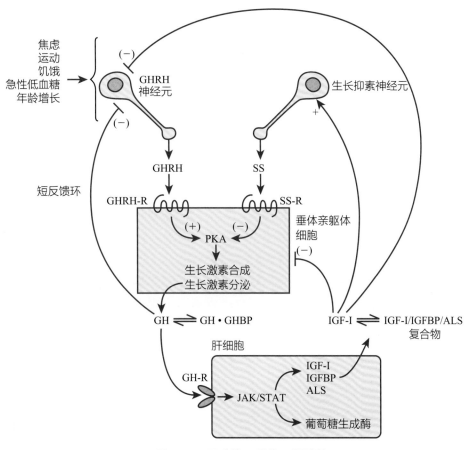

▲ 图 5-20 下丘脑 - 垂体 - 肝脏轴

ALS. 不耐酸亚基；GHBP. 生长激素结合蛋白；GHRH. 生长素释放激素；IGF-Ⅰ. 胰岛素样生长因子Ⅰ；IGFBP. 胰岛素样生长因子结合蛋白；SS. 生长抑素

---

框 5-1 生长激素的代谢作用

**糖类**
- 升高血糖
- 降低外周胰岛素敏感性
- 增加肝脏葡萄糖输出量
- 服用可导致血清胰岛素水平升高

**蛋白质**
- 增加组织氨基酸摄取
- 增加掺入合成蛋白质的氨基酸
- 减少尿素的生成
- 产生正氮平衡

**脂质**
- 促进脂肪分解
- 长期服用后可能会生酮，尤其是在胰岛素缺乏的情况下

**胰岛素样生长因子**
- 刺激 IGF 的产生
- 刺激增长
- 促进有丝分裂

们构成了一个"激素家族"，其中含 191 个氨基酸（22kda）的蛋白形式数目最多，占循环 GH 数目的 75%。GH 受体是细胞因子 GH-PRL- 促红细胞生成素受体家族的一员，与 JAK/STAT 信号通路相关。人类的 GH 也可以作为 PRL 受体的激动药。

在血清中，有 50% 的 22kda 形式的 GH 与 GH 受体的 N 端部分（细胞外结构域）结合，称为生长激素结合蛋白（GH-binding protein，GHBP）。GHBP 可通过降低肾脏的清除率来增加 GH 的生物半衰期，但增加后的半衰期也只有 20min。肝脏和肾脏是该激素降解的主要部位。

GH 的分泌受到下丘脑的双重控制（图 5-20）。下丘脑主要通过一种多肽即生长激素释放激素（growth hormone releasing hormone，GHRH）来刺激 GH 的分泌。GHRH 是血管活性肠肽（VIP）-分泌素 - 胰高血糖素家族的成员，它是一个含有

44 个氨基酸的多肽，具有一个来自于较大的激素原的酰胺化 C 端。GHRH 可与 GHRH 受体结合，后者与 Gs-cAMP-PKA 信号通路相关。GHRH 可增强 GH 的分泌和 GH 基因的表达。下丘脑通过生长抑素来抑制垂体生长激素的合成和释放。生长抑素是一种环状四肽，存在于身体的许多部位（见第 2 章）。垂体前叶的生长抑素可抑制 GH 和 TSH 的释放。生长抑素可与生长抑素受体结合，并通过与 Gi 耦联的信号通路降低环磷酸腺苷（cAMP）的浓度。

生长激素细胞所接收的负反馈效应主要由 ICF-Ⅰ 释放。GH 可刺激肝脏内 IGF-Ⅰ 的合成，随后 IGF-Ⅰ 通过一个经典的长反馈回路来抑制垂体和下丘脑内 GH 的合成和分泌。此外，GH 可通过一个较短的反馈回路对 GHRH 释放负反馈效应。GH 还能够增加生长抑素的释放。

GH 分泌与 ATCH 的分泌相似，也表现出明显的昼夜节律，它的分泌高峰则出现在清醒前的清晨（图 5-20）。它的分泌会在深度慢波睡眠（第 Ⅲ 和 Ⅳ 阶段）过程中受到刺激。白天 GH 的分泌量最低。这种节律更倾向于睡眠 – 清醒模式，而非明 – 暗模式，因此这种模式在夜班的人群体内会发生相移。作为典型的垂体前叶激素，GH 的分泌是脉冲型的。血清中 GH 水平的差异很大（0～30ng/ml，通常在 0～3mg/ml）。由于这种显著差异，除非已知取样时间，否则对血清 GH 的水平进行检测几乎没有临床意义。当然，也可以检测 IGF-Ⅰ 的水平，因为其分泌受到 GH 的调节，并且具有相对较长的循环半期，能够缓冲由脉冲型分泌和昼夜变化造成的差异。

GH 的分泌也受到几种不同的生理状态的调节（图 5-20）。GH 是一种应激激素，可因神经源性和躯体源性应激而增加。如下文所述，GH 可促进脂肪分解，增加蛋白质合成，并拮抗胰岛素降低血糖的能力。低血糖是 GH 分泌的刺激因素，因此，将 GH 归类为高血糖激素并不奇怪。虽然它的分泌不受血清葡萄糖水平的微小变化的调节，但葡萄糖水平的下降或低血糖均能刺激它的释放。由于血糖水平下降对 GH 的刺激十分有效，经胰岛素诱导的低血糖状态已被用作检测

GH 分泌能力的激发试验。然而，出于安全考虑，这种测试并不常用。某些特定的血清氨基酸水平的增加能够有效刺激 GH 的分泌。精氨酸就是其中的一种氨基酸，GH 对外输精氨酸的反应可用于评估其分泌能力。反之，血糖或游离脂肪酸的增加会抑制 GH 的分泌。肥胖也能抑制 GH 的分泌，部分原因是胰岛素抵抗（相对高血糖）和循环中游离脂肪酸的增加。相反，锻炼能够有效地刺激 GH 的分泌。GH 在饥饿期间也会增加。GH 的其他激素调节因子包括雌激素、雄激素和甲状腺激素，它们能够促进 GH 的分泌并直接影响 IGF-Ⅰ 的分泌和骨骼的成熟。

生长激素的分泌也受到促胃液素的调节，促胃液素主要由胃产生（见第 3 章）。促胃液素可在禁食期空腹时表达。GH 也能够在禁食期间分泌，以应对下降的营养水平，特别是低血糖。因此，促胃液素不仅能促进进食，也能促进 GH 的分泌。GH 会反过来促进组织中脂肪的分解，并抑制胰岛素对肌肉和脂肪组织内葡萄糖的摄取（见后文）。

## （七）生长激素的直接作用与间接作用

### 1. 生长激素对新陈代谢的直接作用

GH 可直接作用于肝脏、肌肉和脂肪组织，并调节其能量代谢（图 5-21）。它可将新陈代谢模式转化为利用脂质获取能量，从而保存糖和蛋白质。

GH 是一种蛋白质合成代谢激素，它能够增加细胞内氨基酸摄取和掺入，并抑制蛋白质水解。因此，它导致了氮保留（正氮平衡）并减少了尿素的产生。伴随衰老而发生的肌肉萎缩被认为至少部分是由 GH 分泌的减少而引起的。

GH 是一种脂解激素。它能够激活激素敏感性脂肪酶，从而动员脂肪组织中的中性脂肪。因此，服用 GH 后，血清脂肪酸水平会升高。更多的脂肪会被用于产生能量。骨骼肌和肝脏内的脂肪酸摄取和氧化也会增加。由于脂肪酸氧化增加，GH 可生酮（当胰岛素水平正常时，GH 的生酮效应并不明显）。如果胰岛素与 GH 同时给药，那么 GH 的脂解作用就会被消除。

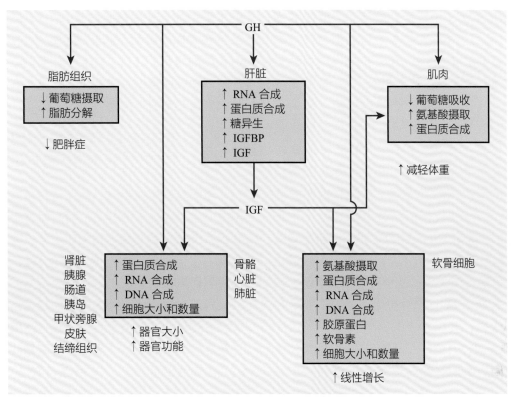

▲ 图 5-21 生长激素（GH）的生理作用

RNA. 核糖核酸；DNA. 脱氧核糖核酸；IGF. 胰岛素样生长因子；IGFBP. 胰岛素样生长因子结合蛋白（经许可转载，引自 Koeppen BM, Stanton BA editors: Berne & Levy Physiology, 6th ed., Philadelphia, 2010, Mosby.）

GH 能够改变碳水化合物的代谢。它的许多作用可能是继发于脂肪动员和氧化的增加，血清游离脂肪酸的增加能够抑制骨骼肌和脂肪组织对葡萄糖的摄取和利用。服用 GH 后，血糖就会升高。与胰高血糖素和肾上腺素相比，GH 的升血糖作用较温和缓慢。血糖升高的部分原因是骨骼肌和脂肪组织对葡萄糖的摄取和利用的减少。肝脏内葡萄糖的输出量增加可能并不是源自糖原的分解。事实上，服用 GH 后，糖原水平会升高。然而，脂肪酸氧化的增加，以及肝脏乙酰辅酶 A（乙酰辅酶 A）的增加能够刺激糖异生，随后使得由乳酸和甘油合成的葡萄糖增加。

GH 可在受体后水平拮抗骨骼肌和脂肪组织内的胰岛素的作用。垂体切除术（切除脑垂体）可以改善糖尿病的治疗，因为 GH 同皮质醇一样，能够降低胰岛素敏感性。由于 GH 可导致胰岛素不敏感性，它被认为是一种致糖尿病激素。当 GH 分泌过量时，它会引起胰岛素抵抗，并最终导致 2 型糖尿病。正常水平的 GH 对胰腺功能的正常运转和胰岛素正常分泌来说，是必需的。在没有 GH 的情况下，胰岛素的分泌会下降。

**2. 生长激素对生长的影响**

GH 能够促进骨骼和内脏器官的生长。服用 GH 会促进骨骼和内脏的生长，缺乏 GH 的儿童则表现出发育迟缓或侏儒症。GH 可促进软骨生长、增加长骨长度并促进骨膜生长。这些作用部分是由于 GH 对生长板的直接作用，该作用能够强化增殖软骨细胞的募集。此外，来自全身（包括肝脏）及局部合成的 IGF-Ⅰ 都是调节骨骼生长的重要因子（图 5-21）。

**3. 胰岛素样生长因子**

胰岛素样生长因子（IGF）是一类能够调节细胞增殖、分化和细胞代谢的多功能激素。这些蛋白质激素在结构和功能上与胰岛素相似。该家族中的两种激素，胰岛素样生长因子Ⅰ（IGF-Ⅰ）和胰岛素样生长因子Ⅱ（IGF-Ⅱ），能够在许多组织中合成，并具有自分泌、旁分泌和内分泌的作用。这两种激素在结构上都与胰岛素原相似，且 IGF-Ⅰ 与胰岛素原的结构同源性为 42%。IGF 和胰岛素与彼此的受体之间可发生交叉反应，高浓度的 IGF 能够模拟胰岛素的代谢作用。IGF-Ⅰ 和 IGF-Ⅱ 均通过胰岛素样生长因子 I 受体发挥作用。然而，IGF-Ⅱ 也能够与胰岛素样生长因子Ⅱ– 甘露糖 –6– 磷酸受体结合。该受体不像胰岛素受体，也没有内在的酪氨酸激酶。与这些受体的结合可能有助于生长因子的内化和降解。IGF 可刺激葡萄糖和氨基酸的摄取，以及蛋白质和 DNA 的合成。它们最初被称为生长素，因为它们能够介导 GH（促生长素）对软骨和骨骼生长的作用。IGF-Ⅱ 主要存在于胎儿体内，其表达受父系等位基因表达的基因组印记调控。IGF-Ⅰ 主要存在与大多数成人的组织内，我们将在后续对其进行进一步讨论。最初，人们认为 IGF-Ⅰ 仅由肝脏对 GH 的反应而产生，但现在我们知道，IGF-Ⅰ 能够在许多组织中合成，并且它的多数作用是自分泌或旁分泌。肝脏是循环 IGF-Ⅰ 的主要来源。基本上，所有循环的 IGF-Ⅰ 都在血清中与胰岛素样生长因子结合蛋白（insulin-like growth factor-binding protein，IGFBP）结合并运输。IGFBP 可与 IGF-Ⅰ 结合，并与另一种名为不耐酸亚基（ALS）的蛋白质结合。GH 可刺激肝脏中 IGF-Ⅰ、IGFBP 和 ALS 的产生（图 5-20）。

IGFBP-ALS-IGF-Ⅰ 复合物可介导 IGF-Ⅰ 的运输和生物利用。虽然 IGFBP 通常会抑制 IGF-Ⅰ 的作用，但它们大大增加了其生物半衰期（长达 12h）。IGFBP 可降解 IGFBP，并可在局部产生游离的（即有活性的）IGF-Ⅰ。这在 IGF 反应性癌症（如前列腺癌）中很有意义，因为前列腺癌可能过表达一种或多种 IGFBP 酶。

IGF-Ⅰ 对骨骼和软骨都有极为重要的影响（图 5-21）。它能够刺激骨骼、软骨和软组织的生长，并能够从根本上调节软骨形成细胞即软骨细胞内的全部新陈代谢。IGF-Ⅰ 可促进有丝分裂。在青春期，下丘脑 – 垂体 – 肝脏轴的设定值随着性类固醇的产生而增加，从而导致 GH 和 IGF-Ⅰ

的水平增加。这是该阶段长骨生长加速的原因。虽然在骨骺闭合后，长骨的同位生长仍在继续，但长度的增长停止了。IGF-Ⅰ 能够刺激成骨细胞的复制和胶原蛋白及骨基质的合成。血清 IGF-Ⅰ 的水平与儿童的生长密切相关。

## （八）生长激素、胰岛素类生长因子与胰岛素在不同代谢状态下的相互作用

当营养供应充足时，高血清氨基酸水平能够刺激 GH 和胰岛素的分泌，而高血糖水平则刺激胰岛素分泌。较高的血清 GH 水平、胰岛素水平和营养供应能够刺激胰岛素样生长因子的产生，这些条件均有利于生长。

然而，如果饮食结构中的能量较高，而氨基酸含量较低，情况就会发生变化。高糖利用率可导致高胰岛素利用率，而低血清氨基酸水平会抑制 GH 和 IGF 的产生。这些条件使人类能够利用膳食中的糖和脂肪，但这些条件不利于组织的生长。

在禁食期间，当可用性营养不足时，血清 GH 水平升高，而血清胰岛素水平下降（由于低血糖）。重要的是，在没有胰岛素的情况下，GH 不会刺激肝脏产生 IGF-Ⅰ。这意味着在饥饿时，若胰岛素的水平非常低，IGF-Ⅰ 的分泌会被有效地抑制，因为这样的营养条件并不利于生长。在这种情况下，IGF-Ⅰ 的减少会对 GH 释放负反馈效应。随之引起 GH 分泌的增加，这是有益的，因为它能够促进脂肪动员，同时减少组织蛋白的损失。在胰岛素缺失的情况下，外周组织对葡萄糖的利用减少，从而为大脑等基础组织保存葡萄糖。

## （九）与生长激素有关的病理状况

GH 是成年前的生长所必需的激素。缺乏 GH 会导致侏儒症，而其过度分泌会导致巨人症。正常的生长不仅需要正常水平的 GH，还需要正常水平的甲状腺激素、性激素和胰岛素。

### 1. 生长激素缺乏症

如果青春期之前发生 GH 的缺乏，生长会受到严重的限制（图 5-22）。患者通常智力正常。如果垂体前叶缺乏症仅限于 GH 的缺乏，则患者

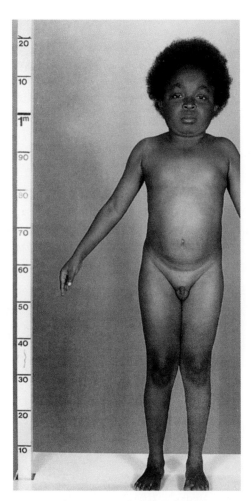

▲ 图 5-22　一名 17 岁男孩患有生长激素缺乏性侏儒症。患者具有与其年龄不符的矮小身材（请注意比例尺），并且其生殖器发育不全

经许可转载，引自 Besser GM, Thorner MO: *Clinical Endocrinology*, London, 1994, Mosby-Wolfe.

的寿命不会受到影响。患者有时会因为 GH 诱导的脂解作用的消失而发生肥胖。如果他们还患有垂体功能减退（垂体前叶激素都缺乏），其促性腺激素也会缺乏，他们可能无法性成熟，并且不育。GH 缺乏症患者除了低血糖、胰岛素缺乏和胰岛素敏感性增加的可能性以外，很少出现代谢异常。他们的体内可存在多个有缺陷的部位。他们体内的 GH 分泌可能减少，由 GH 刺激产生的 IGF 可能减少，或者 IGF 的功能可能减弱。Laron 综合征的特征为 GH 抵抗，这是因为其体内表达 GH 受体的基因发生了缺陷，导致患者对 GH 的应答受到了损害。因此，虽然其体内血清 GH 的水平正常甚至偏高，但它们并不能诱导 IGF-Ⅰ 对

GH 的应答。有趣的是，尽管 Laron 综合征患者体内的脂质增多，但他们并不会罹患 2 型糖尿病。

**2. 成人生长激素缺乏症**

成人的 GH 缺乏直到目前才被认为是一种病理综合征。如果 GH 缺乏发生在骨骺闭合之后，患者的生长不会受到限制。GH 缺乏是导致低血糖的原因之一。最近的研究表明，GH 的长期缺乏会导致身体内成分的变化。脂肪占体重的百分比会增加，而瘦体质蛋白的百分比会减少。此外，肌肉无力和早期疲劳也是 GH 缺乏症的症状。

GH 的水平随着衰老而下降，而随着衰老而引起的肌肉损失可能部分源自于与年龄相关的 GH 合成的减少。然而，正常人衰老的原因并不是 GH 的缺乏，也不应该用外源性 GH 来治疗，因为这样做的风险会大于收益。

**3. 青春期前生长激素过量**

在青春期之前，过量的 GH 会导致巨人症。患有这种问题的人身高可以达 2.44m。过量的 GH 会导致体重和身高的增加。巨人症患者可出现多种并发症。这些人常患有葡萄糖不耐症和高胰岛素血症。他们可发展为显性临床糖尿病，但很少见酮症酸中毒。患者都有心血管问题，包括心肌肥厚（所有脏器体积都会增大）；他们比正常人更容易发生感染；并且他们很少活到 20 多岁。GH 分泌过多通常由垂体肿瘤引起；而肿瘤的生长最终会压迫垂体前叶的其他部分，导致其他垂体前叶激素分泌的减少。

图 5-23 展示了患者罗伯特·沃德洛（Robert Wadlow），他被称为奥尔顿（Alton）巨人。1 岁时，他的体重就有 62 磅（1 磅 ≈0.45kg）。成年后，他的身高为 8 英尺 11 英寸（1 英尺 ≈0.3 米，1 英寸 ≈2.54 厘米），体重为 475 磅。注意他四肢长度。继发于促性腺激素缺乏的雄激素缺乏可导致青春期延迟，骨骺延迟闭合，并促进长骨的生长。

**4. 肢端肥大症**

骨骺闭合后，GH 的过度分泌会导致同位骨的生长，却不会进一步导致长骨的生长。患者的软骨和膜性骨可继续生长，并导致严重的畸形。此外，患者软组织的生长增加，并因内脏增大而

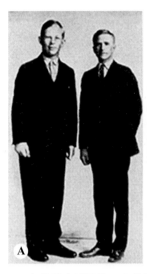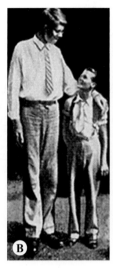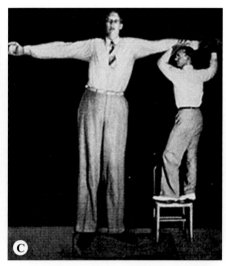

▲ 图 5-23　生长激素过量的一个著名的例子就是罗伯特·沃德洛（**Robert Wadlow**），后来人们将他称为"奥尔顿（Alton）巨人"。尽管他出生时体重只有 9 磅，但他的生长十分迅速，到 6 月龄时，他体重就有 30 磅。1 岁时，他的体重为 62 磅。在他的一生中，他的体重一直在增长

A. 罗伯特 10 岁时与父亲的合影；B. 罗伯特 16 岁时与朋友的合影；C. 在他 22 岁死于足部蜂窝织炎前不久，他身高有 8 英尺 11 英寸，体重为 475 磅（经许可转载，A 和 B 引自 Fadner F: *Biography of Robert Wadlow*, Boston, MA, 1944, Bruce Humphreys. C, Courtesy Dr. C. M. Charles and Dr. C. M. MacBryde.）

导致腹部突出。患者的脑部重量增加，而心室变小。患者的鼻子、耳和下颌骨的生长加剧，而下颌骨的增大会导致前突并使得牙齿的间距变大。他们的胼胝体变厚，额窦增大，导致眼眶前脊突出。肢端肥大症因其病情特征而得名，即手足的增大（其英文名 acromegaly 中，acro 表示末端或四肢；megaly 表示增大）。过度的骨骼和软骨生长可导致腕管综合征和关节问题。由于喉部的生长，患者的声音会变得低沉。肢端肥大症通常由生长激素细胞的功能性肿瘤引起。它通常发病缓慢，患者一般在 13～14 年都不会寻求医疗的帮助。不幸的是，到那时，他们通常已经发生了永久的躯体畸形，以及面部特征的粗化（图 5-24）。如果在青春期前没有得到矫正，巨人症患者甚至会表现出肢端肥大症。罹患肢端肥大症的患者，若不经治疗，他们的预期寿命会缩短。

### （十）促催乳素细胞

促催乳素细胞可合成催乳素（PRL），这是一种由 199 个氨基酸组成的单链蛋白质。促催乳素细胞与腺垂体内其他类型的内分泌细胞不同，其差异主要存在于两个方面。

• PRL 不是内分泌轴的一部分。这意味着它能够直接作用于非内分泌细胞并产生生理作用。

• PRL 的合成和分泌主要受到来自下丘脑的多巴胺神经递质的抑制调控。因此，垂体柄和下丘脑垂体门脉血管的损伤（如手术或躯体创伤）可导致 PRL 水平升高，而 ATCH、TSH、FSH、LH 和 GH 的水平下降。

PRL 循环时不与血清蛋白结合，因此其半衰期相对较短，为 20min。与典型的蛋白激素一样，PRL 的循环形式中也存在异质体，经放射免疫法测定，由 199 个氨基酸组成的 PRL 形式仅占总循环 PRL 的 60%～80%。在男性和女性体内，PRL 的正常基础血清浓度是相似的。

PRL 的释放通常受到下丘脑的紧张性抑制。这是由能在中隆部分泌多巴胺的多巴胺能束介导的。多巴胺可与 $D_2$ 受体结合，该受体与 Gi 信号通路有关。有证据表明，人体内还存在一种催乳素释放因子（prolactin releasing factor，PRF）。这种化合物的确切性质尚不清楚，尽管有许多因素，包括 TRH 和胰高血糖素家族中的激素〔如分泌素、胰高血糖素、VIP 和胃抑制肽（GIP）〕，都可以刺激 PRL 的释放。

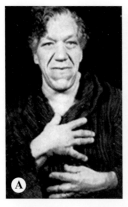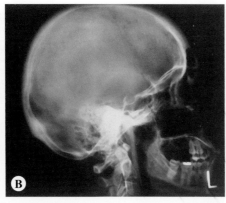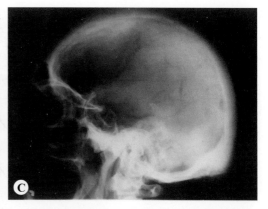

▲ 图 5-24　**A.** 重度肢端肥大症；**B.** 正常头骨的 **X** 线片；**C.** 一位肢端肥大症女性患者的头骨 **X** 线照片。垂体腺瘤的生长会导致蝶鞍增大。患者的颅骨比正常人厚，额骨嵴突出，额窦增大（**A.** 由临床病理会议提供：此人患有肢端肥大症、糖尿病、代谢亢进、蛋白尿和心力衰竭）

经许可转载，引自 *Am J Med* 20:133, 1956; Middle and right, Courtesy of Dr. C. Joe.

我们将在第 11 章内讨论妊娠期和哺乳期内 PRL 分泌的调节作用。

干扰多巴胺合成或作用的药物可增加 PRL 的分泌。许多常用的抗高血压药和三环类抗抑郁药都是多巴胺抑制药。甲磺酸溴隐亭片是一种多巴胺激动药，可用于抑制 PRL 的分泌。生长抑素、TSH 和 GH 也能抑制 PRL 的分泌（临床知识点 5-9）。

---

**临床知识点 5-9**

- PRL 分泌肿瘤（催乳素瘤）占所有垂体前叶肿瘤的 70%。此外，许多药物可干扰多巴胺的产生或作用，从而增加 PRL 的释放。由于这些原因，高催乳素血症是一种人体内常见的疾病。高催乳素血症与闭经和女性不孕症有关。GnRH 的分泌、促性腺激素细胞对 GnRH 的应答，以及卵巢对 LH 的应答都会下调。在病理状态的早期，PRL 可抑制卵泡的成熟，导致黄体不足，黄体期缩短。当高催乳素血症持续存在时，排卵前雌激素峰值会消失，从而延长月经周期，导致月经过少和无排卵月经。高催乳素血症可导致男性不育。虽然男性可能会出现乳房发育，但在男性身上罕见真正的雌性样乳腺增大（乳房生长不当）和乳汁溢出（乳汁流出不当）。

---

PRL 受体属于细胞因子 –GH-PRL– 促红细胞生成素受体超家族。因此，PRL 可通过 JAK/STAT 信号通路发挥作用（见第 1 章）。学者们提出了许多种 PRL 的作用，这些作用通常取决于所使用激素的剂量和所研究的物种类型。在人类中，PRL 的主要生理作用是调节产后乳房的发育及其各个方面的功能，我们将在第 11 章讨论这部分内容。

促使罹患 PRL 分泌肿瘤的男性和绝经后女性患者就医的主要症状可能是由垂体肿块压迫所致的症状。这些患者可能会经历严重的头痛或视力障碍，包括双颞偏盲（双眼视野颞半部视力缺陷）。男性和女性都可能患有性欲减退和性腺功能减退症。

多巴胺激动药不仅能抑制 PRL 的产生，而且能抑制催乳素瘤的生长和增殖。因此，多巴胺激动药可作为一种抗肿瘤药物用于多巴胺反应性催乳素瘤。

## （十一）垂体功能减退症

### 全垂体功能减退症

有很多种因素可导致垂体功能减退症，这些因素可涉及下丘脑或垂体问题。不同的垂体前叶激素可导致不同的缺陷。垂体功能减退症的症状进展缓慢，可反映为垂体前叶靶器官的缺陷。患者可能存在性腺功能减退、甲状腺功能减退症、肾上腺功能减退和生长障碍（儿童）。全垂体功能减退症患者由于 ATCH 的缺乏，往往面色发黄，并且由于胰岛素拮抗剂（GH 和皮质醇）的分泌减少，他们对胰岛素的作用特别敏感。他们很容易出现低血糖症，尤其是在感受到压力时。性腺功能的减退表现为女性闭经、男性勃起功能障碍，以及两性性欲缺失。甲状腺功能减退症的某些临床表现为怕冷、皮肤干燥、便秘、声音嘶哑及心动过缓。与严重甲状腺功能减退症相关的黏液水肿（非凹陷性水肿）十分罕见。由 ATCH 缺乏引起的肾上腺功能不全可导致虚弱、轻度体位性低血压、低血糖及阴毛和腋毛的缺失。与 PRL 缺乏症相关的唯一症状是产后哺乳能力不足。同时缺乏促性腺激素和 GH 会使得皮肤上布满细纹。GH 的缺乏也可导致成人和儿童发生禁食低血糖症。儿童的生长会受到损害，并且其脂肪组织的相对增加和肌肉量的减少可能会带来微胖的外观。内分泌缺陷的症状并不像原发性甲状腺、肾上腺和性腺缺陷那么严重。

## （十二）生长

正常的生长是一个复杂的过程，它需要正常的内分泌功能的支持。正常生长是有确定模式的。最快速的生长发生在胎儿的发育过程中，IGF-I 和 IGF-II 在胎盘和胎儿生长中都发挥了关键作用。产后，在 GH 和 IGF-I 的调控下，最快的生长速度出现在新生儿期。下一个快速生长期发生在青春期。正是在青春期的后期，不断增多的性类固醇，与 GH 和 IGF-I 一同诱导了生长速度的激增。最终，雌激素引发了雄性和雌性体内生长板的闭合（融合），导致长骨停止生长。

GH、IGF-I 和性类固醇在生长调节中的作用十分重要。然而，正常的生长也需要适当水平的甲状腺激素、胰岛素和皮质醇。我们将在第 6 章讨论与甲状腺功能减退症相关的生长缺陷。儿童生长缺陷的原因已在框 5-2 中列出。在缺乏正常胰岛素水平的情况下，人体的中间代谢受损，并且 IGF 的产生会减少。皮质醇增多症与生长损伤有关。如果营养不足，生长就会受阻。无论饥饿还是营养不良，都会导致较低的 IGF-I 水平和生长速度减缓。慢性疾病也会阻碍生长，在长期疾病或营养不良得到处理后，儿童往往会表现出一种众所周知却知之甚少的加速生长期，即"追赶

---

| 框 5-2 　 导致儿童生长迟缓的原因 |
| --- |
| • 生长激素缺乏 |
| 　 – IGF-I 缺乏 |
| 　 – IGF-I 功效损失 |
| • 甲状腺激素缺乏 |
| • 胰岛素缺乏 |
| • 皮质醇过量 |
| • 营养不良、营养低下 |
| • 心理社会发育迟缓 |
| • 生长缓慢 |
| • 慢性疾病 |
| • 以身材矮小为特征的遗传性疾病 |

IGF-I . 胰岛素样生长因子 I

性生长"。

生长受阻的另一个原因是心理社会性身材矮小（曾称心理社会性侏儒症）。受到刺激的婴儿、弃婴或在不良的环境中长大的儿童有可能表现出发育不良的症状。这些孩子具有不成熟的外表，且常有不寻常的饮食习惯。在这些儿童的体内，垂体的功能受到了抑制。然而，当这些儿童从不利的环境中解脱时，正常的垂体功能和生长又会得到恢复。

在很多情况下，儿童时期的矮小仅仅是发育和青春期生长缓慢的结果。这不是一种病理状况，而是一种遗传变异，可能在父母中的一方或双方的成长中曾出现过类似情况。这些儿童通常表现出骨龄和青春期发育的迟缓，但在青春期会表现出快速生长，通常能达到成年后的正常身高。

## 总　结

1. 脑垂体（又称垂体）由神经结构（漏斗部）和上皮结构（拉特克囊）衍生而来。漏斗部发育为神经垂体，包括中隆部、漏斗柄和神经部（又称垂体后叶）。拉特克囊则发育为腺垂体（又称垂体前叶），包括远侧部、结节部和中间部（中间部在成人体内退化消失）。脑垂体位于前脑底部的一个称为蝶鞍的蝶骨袋中。

2. 室旁核和视上核的下丘脑神经元将轴突投射到漏斗柄，并终止于神经部。神经部是一种神

经血管器官，在神经部中神经激素被释放并扩散到血管系统中。

3. 两种神经激素，抗利尿激素（ADH；又称血管升压素）和催产素，在下丘脑内的大细胞神经元细胞体中合成。ADH 和催产素在轴突内沿下丘脑垂体束被运输到神经部。下丘脑的细胞体和树突所感知到的刺激可用于调控神经部内 ADH 和催产素的释放。

4. ADH 的主要作用是促进远端肾单位和集合管再摄取水分。ADH 也有血管抑制作用，该作用在血管舒张性休克中十分重要。

5. 尿崩症（DI）通常源于 ADH 缺乏（中枢性尿崩症）或肾脏对 ADH 的反应不足（肾性尿崩症）。尿崩症与尿流量增加、脱水和口渴加剧有关。抗利尿激素分泌失调综合征（SIADH）的特点表现为较高 ADH 水平，这种高水平 ADH 可促使血容量和血压的升高，而血清渗透压降低。

6. 催产素在哺乳期间可诱导乳汁的分泌，在分娩期间可引起子宫肌肉的收缩。

7. 腺垂体可分泌多种促激素，它们是内分泌轴的一部分。内分泌轴包括下丘脑、垂体和周围内分泌腺。内分泌轴的设定值在很大程度上由外周激素对垂体和下丘脑的负反馈进行调控。

8. 腺垂体包含 5 种类型的内分泌细胞，促肾上腺皮质激素细胞、促甲状腺激素细胞、促性腺激素细胞、生长激素细胞和促催乳素细胞。促肾上腺皮质激素细胞可分泌 ATCH，促甲状腺素细胞可分泌 TSH，促性腺激素细胞可分泌 FSH 和 LH，生长激素细胞可分泌 GH，促催乳素细胞可分泌 PRL。

9. 下丘脑对垂体前叶的主要调控作用是通过释放激素来介导的。这些小肽通过垂体门脉系统被运送到垂体前叶，在那里，它们控制垂体激素即 ATCH、TSH、FSH、LH 和 GH 的合成和释放。PRL 主要受下丘脑通过儿茶酚胺多巴胺的抑制进行调控。

10. GH 通过调控生长促进激素即 IGF- I 来直接刺激生长。GH 可发挥代谢调节作用。它通过降低外周组织的糖利用率来提高血糖浓度。它也具有促进蛋白质合成和脂肪分解的作用。

11. PRL 在人体内的主要作用是启动和维持泌乳。

12. 正常的生长是一个复杂的过程，它需要正常的内分泌功能来辅助。因此，生长缺陷与儿童的多种内分泌疾病有关。

## 自测题

1. 解释神经垂体和腺垂体的起源。

2. 部分神经垂体如何对正常的垂体前叶功能发挥关键的调节作用？

3. ADH 的分泌对容量变化更敏感还是对渗透压变化更敏感？请解释。

4. 从激素的合成、加工和分泌等方面描述 ADH 的产生，这些步骤都发生在哪里？

5. SIADH 是如何导致低钠血症的？

6. 说出两种在先天性肾性尿崩症中发生突变的蛋白质。

7. 库欣病是一种皮质醇增多症，其原因是下丘脑非依赖性 ATCH 分泌过多。这是一种初级、二级还是三级内分泌疾病，为什么？

8. 麦丘恩 – 奥尔布赖特（McCune-Albright）综合征是一种遗传镶嵌疾病，在这些患者体内，某些细胞能够表达一种带有激活突变的 Gs 蛋白。请解释为什么这种情况会导致生长激素细胞的过度分泌和过高的 GH 水平。

9. 为什么 GH 被称为一种致糖尿病激素？

10. 应激（任何形式）如何影响 CRH、TRH、GnRH 和 GHRH 的分泌？

11. 比较食用均衡饮食后分泌的 GH 作用与空腹时受低血糖刺激而产生的 GH 的作用。

12. 皮肤变暗与原发性低皮质醇血症有什么关系？

13. 低血糖对 GH 和 IGF- I 的分泌有什么影响？

14. 从以下方面解释 GH 和 IGF- I 的关系。

A. IGF- I 的分泌

B. GH/IGF- I 轴的反馈调节

C. 骨骼与器官的生长

## 关键词和概念

- 不耐酸亚基（ALS）
- 垂体嗜酸性细胞
- 肢端肥大症
- 腺垂体
- 促肾上腺皮质激素（ACTH）
- α 糖蛋白亚单位（αGSU）
- 垂体前叶
- 抗利尿激素
- 促肾上腺皮质激素
- 促肾上腺皮质激素释放激素（CRH）
- 皮质醇
- 尿崩症
- 多巴胺
- 空蝶鞍综合征
- 内分泌轴
- 促卵泡激素（FSH）
- 生长激素结合蛋白（GHBP）
- 促胃液素
- 巨人症
- 促性腺激素细胞
- 促性腺激素释放激素（GnRH）
- 生长激素（GH）
- 生长激素释放激素（GHRH）
- 垂体
- 下丘脑 – 垂体门脉血管
- 下丘脑 – 垂体束
- 胰岛素样生长因子结合蛋白（IGFBP）
- 漏斗部
- 胰岛素样生长因子Ⅰ（IGF-Ⅰ）
- KAL 基因
- 卡尔曼（Kallmann）综合征
- 哺乳期闭经
- 促催乳素细胞
- Laron 综合征
- 黄体生成素（LH）

- 大细胞神经元
- 中隆部
- 黑皮质素受体 2（MC2R）
- 泌乳（下奶）
- 神经内分泌反射
- 神经垂体
- 神经垂体素
- 催产素
- 全垂体功能减退症
- 室旁核（PVN）
- 部（远侧；中间；神经；结节）
- 小细胞神经元
- 垂体细胞
- 垂体
- 正反馈
- 垂体后叶
- 初级内分泌失调
- 孕酮
- 催乳素（PRL）
- 催乳素释放因子（PRF）
- 阿黑皮素原（POMC）
- 拉特克囊
- 二级内分泌失调
- 蝶鞍
- 生长抑素
- 生长激素细胞
- 视上核（SON）
- 抗利尿激素分泌失调综合征（SIADH）
- 三级内分泌失调
- 睾酮
- 甲状腺激素
- 促甲状腺激素
- 促甲状腺激素细胞
- 促甲状腺素
- 促甲状腺激素释放激素（TRH）
- 促激素
- 血管升压素 2（$V_2$）受体

# 第6章  甲状腺
## The Thyroid Gland

陈 锐 译

学习目标

1. 掌握甲状腺激素的合成机制。
2. 掌握甲状腺功能的调控及其作用。
3. 熟悉甲状腺素和三碘甲腺原氨酸的功能。
4. 熟悉脱碘酶对甲状腺激素的外周转化作用。
5. 熟悉调节甲状腺功能的反馈通路。
6. 了解 Graves 病（Graves disease）、桥本甲状腺炎、散发性先天性甲状腺功能减退症和克汀病的病因、主要症状和病理生理学特点。

甲状腺可产生甲状腺素（$T_4$）的激素原和三碘甲腺原氨酸（$T_3$）的活性激素。$T_4$ 和 $T_3$ 的合成需要碘的参与，而目前全球的某些区域仍存在碘缺乏的现象。大部分 $T_3$ 是由 $T_4$ 在外周血内转化生成的。$T_3$ 主要通过一种能调控基因表达的细胞核受体发挥作用。$T_3$ 对大脑和骨骼的正常发育至关重要，对成人的新陈代谢和心血管功能也有较大影响。

## 一、甲状腺的解剖学和组织学

甲状腺位于气管前外侧，由左叶和右叶组成（图6-1）。正常情况下，甲状腺的两叶由峡部连接。甲状腺的功能单位是甲状腺滤泡，它是一种直径 200～300μm 的球形结构，外覆单层甲状腺上皮细胞（图6-2）。上皮细胞位于基底膜上，周围分布着丰富的毛细血管。滤泡上皮的顶端面向滤泡腔。腔体内充满由甲状腺球蛋白组成的胶体，这些蛋白由甲状腺上皮细胞分泌并进行碘化。上皮细胞的大小和胶体的数量可随着腺体的活动而发生变化。甲状腺内除了滤泡细胞外还有另一种细胞。即滤泡旁细胞（C 细胞）。这些细胞可产生一种名为降钙素的多肽激素，目前该激素在人体中的功能尚不清楚（临床知识点 6-1）。

## 二、甲状腺激素的生成

甲状腺可分泌碘化甲腺原氨酸（图6-3），这是一类由两个碘化酪氨酸分子耦联而产生的激素。在甲状腺产生的激素中，有 90% 是 3,5,3′,5′-

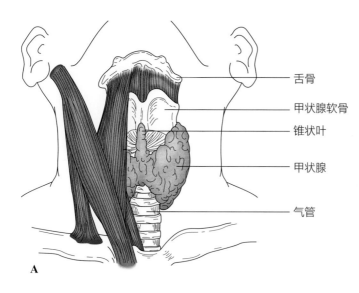
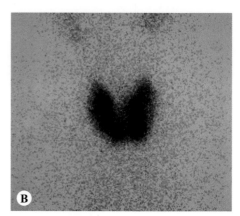

▲ 图 6-1　A. 甲状腺解剖图；B. 甲状腺高氯酸盐显像拍摄

经许可转载，引自 Drake RL, Vogl W, Mitchell AWM: *Gray's Anatomy for Students*, Philadelphia, 2005, Churchill Livingstone.

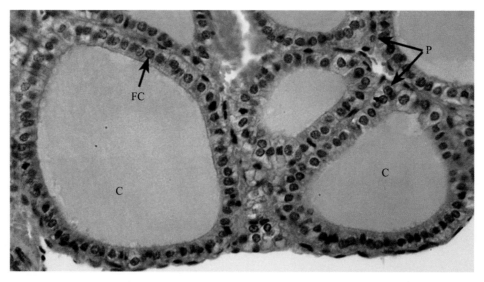

▲ 图 6-2　正常大鼠的甲状腺

单层立方状上皮细胞（滤泡细胞；FC）包围着胶体（C）。滤泡旁细胞（P）可产生降钙素（见第 4 章）

四碘甲腺原氨酸（甲状腺素或 T$_4$），它是一种前体激素。有 10% 是 3,5,3'- 三碘甲腺原氨酸（T$_3$），它是甲状腺激素的活性形式。还有 <1% 的激素为 3,3',5'- 三碘甲腺原氨酸（反相 T$_3$ 或 rT$_3$），它是没有活性的。通常情况下，这 3 种激素的分泌比例与它们在腺体中的储存比例相同。

由于甲状腺的主要分泌产物是 T$_4$，而甲状腺激素的活性形式是 T$_3$，使得甲状腺轴在很大程度上依赖于甲状腺素特异性脱碘酶的外周转化作用（图 6-3）。

I 型脱碘酶是一种低亲和力酶，可在肝细胞和肾细胞的质膜上表达，它能够催化 T$_4$ 发生外环和内环脱碘。现有证据表明，I 型脱碘酶主要作为一种清除酶发挥作用，该酶可在硫酸化甲状腺激素通过胆汁或尿液排出之前，催化其发生脱碘反应。然而，在甲状腺功能亢进患者体内，I 型脱碘酶是促使其循环 T$_3$ 水平升高的主要原因。

另外，II 型脱碘酶是一种亲和力较高（Km=1nm）的外环脱碘酶，它可将 T$_4$ 转化为 T$_3$。它位于细胞的内质网内，并可在几种不同类

**临床知识点 6-1**

- 虽然滤泡旁 C 细胞和降钙素在正常人体内或许并不重要，但 C 细胞却能引起甲状腺髓样癌。髓样癌是一种具有侵袭性的甲状腺癌，能够转移至肺部、肝脏、骨骼或其他器官，可大大降低患者的生存率。虽然大多数髓样癌是散发性的，但 1/5 的患者具有家族性的特征。这种家族性发病是由 *RET* 原癌基因的激活突变所致的，*RET* 原癌基因可编码一种酪氨酸激酶受体，该受体能与复合受体相互作用，并被胶质源性神经营养因子和相关蛋白激活。家族性甲状腺髓样癌的发病可独立于其他内分泌腺体或作为多发性内分泌肿瘤（multiple endocrine neoplasia，MEN）的一部分，在这种情况下，多发性内分泌肿瘤还涉及肾上腺髓质嗜铬细胞（嗜铬细胞瘤）、甲状旁腺和（或）神经节瘤。这些癌症的分化程度较高，能够分泌降钙素，因而对患者血液中的降钙素进行检测有助于评估该疾病的治疗效果并可判断在随访期间是否复发。全甲状腺切除术和局部淋巴结切除术可用于甲状腺髓样癌的治疗。当前，已存在能够有效控制该癌症的酪氨酸激酶受体 c-ret 靶向化学药物治疗方案。

型的细胞中表达，包括中枢神经系统（CNS）内的胶质细胞，以及来自垂体、棕色脂肪、胎盘和骨骼肌（尽管在其内水平较低）内的细胞。可表达 II 型脱碘酶的细胞能够在其局部环境中调节现存 $T_3$ 的水平。例如，当游离 $T_4$ 降至较低水平时，大脑可通过上调甲状腺功能减退症患者体内的 II 型脱碘酶来维持稳定的细胞内 $T_3$ 水平。重要的是，II 型脱碘酶也存在于垂体的促甲状腺激素细胞中，在该细胞中，II 型脱碘酶通过整合循环中的总游离 $T_3$ 和 $T_4$，来发挥"甲状腺轴传感器"的作用。进入促甲状腺素细胞中的 $T_3$ 或直接为 $T_3$ 形式，或者由 II 型脱碘酶从 $T_4$ 转化而来，它们代表了调节促甲状腺激素（TSH）分泌的反馈信号。棕色脂肪可受肾上腺素的刺激并增加产热，该刺激的形式为 II 型脱碘酶催化产生的局部 $T_3$（见后文）。除在局部产生 $T_3$ 外，在人体甲状腺功能正常的情况下，II 型脱碘酶可产生循环中的大部分 $T_3$。

最后，还有一种"失活"的脱碘酶，称为 III 型脱碘酶。III 型脱碘酶是一种高亲和力的内环脱碘酶，它可将 $T_4$ 转化为无活性的 $rT_3$。当发生甲状腺功能亢进时，III 型脱碘酶的数量会增加，这一现象有助于抑制 $T_4$ 的过度分泌。所有形式的碘化甲状腺素都会经过进一步脱碘，最终形成非碘化甲状腺素（表 6-1）。

## （一）碘平衡

在甲状腺生理学中，由于碘化物的独特作用

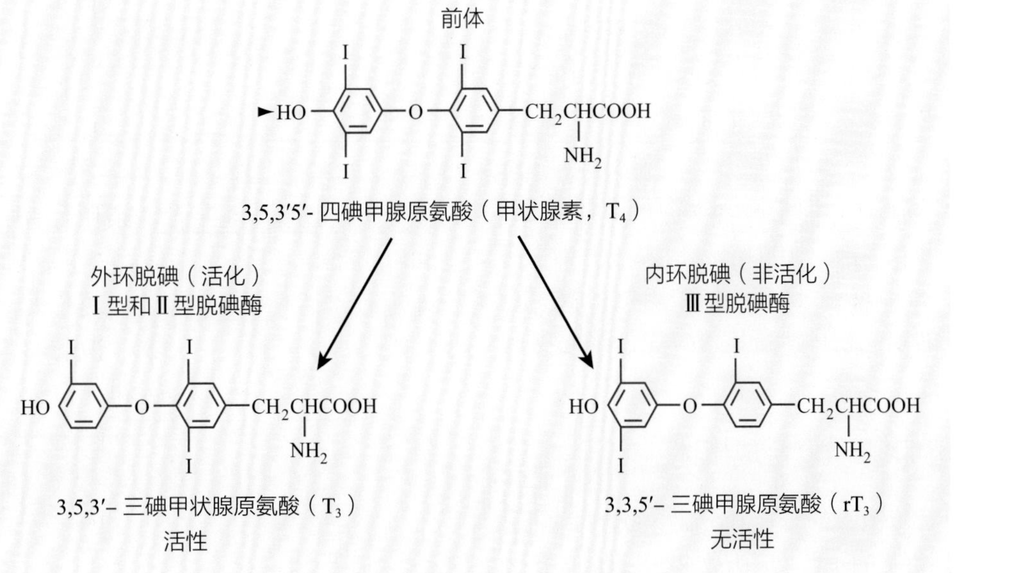

▲ 图 6-3 碘化甲腺原氨酸 $T_3$、$T_4$ 和反相 $T_3$ 的结构

表 6–1　甲状腺激素的平均代谢情况

| | $T_4$ | $T_3$ | $rT_3$ |
|---|---|---|---|
| 日产量（μg） | 90 | 35 | 35 |
| 在甲状腺内的分泌比例（%） | 100 | 25 | 5 |
| 由 $T_4$ 转化而来的比例（%） | — | 75 | 95 |
| 细胞外含量（μg） | 850 | 40 | 40 |
| 总血浆浓度（μg/dl） | 8.0 | 0.12 | 0.04 |
| 游离血浆浓度（ng/dl） | 2.0 | 0.28 | 0.20 |
| 半衰期（d） | 7 | 1 | 0.8 |
| 代谢清除率（L/d） | 1 | 26 | 77 |
| 每日的分级代谢比例（%） | 10 | 75 | 90 |

（碘化物或 I⁻，是双原子碘单质的水溶性离子形式或 $I_2$），若要描述甲状腺激素的合成路径，我们需要对碘化物的代谢有一定的了解（图 6-4）。在美国，碘化物的平均膳食摄入量为 400μg，成人每日的最低摄入量为 150μg，儿童为 90～120μg，孕妇为 200μg。当人体处于稳态时，尿液中碘化物的排泄量与其摄入量几乎相同，即 400μg。碘化物主要富集于甲状腺、唾液腺、胃腺、泪腺、乳腺和脉络丛中。甲状腺每天可摄入 70～80μg 碘化物。其内的平均总碘化物含量在 7500μg，这些碘化物几乎都是以碘化甲腺原氨酸的形式存在的。当人体处于稳态时，每天可从腺体中释放 70～80μg 的碘化物，占总量的 1%。其中 75% 的碘化物以甲状腺激素的形式分泌，其余则以游离碘化物的形式分泌。以激素形式储存的碘化物与其每日代谢量的比值（100∶1）很大，可确保 2 个月内不会发生缺碘。随着血清中碘化物浓度的下降，肾脏的碘化物排泄量显著减少，碘化物也因此得以保存。

## （二）甲状腺激素合成概述

　　了解甲状腺激素的合成和分泌，我们必须重视每一个步骤的方向性，因为这些步骤都与极化的甲状腺上皮细胞有关（图 6-5）。甲状腺激素

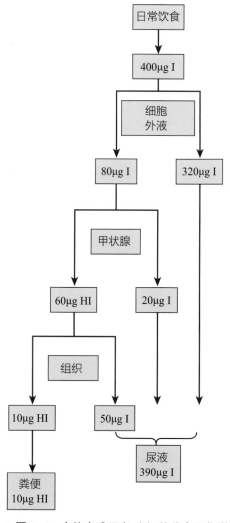

▲ 图 6-4　人体内碘元素（I）的分布和代谢

的合成需要两种前体物质，即甲状腺球蛋白和碘化物。碘化物可从甲状腺上皮细胞的基底端（血管）转运到顶端（滤泡腔）的细胞内。而氨基酸被组装成甲状腺球蛋白后，会从顶膜分泌到滤泡腔内。因此，甲状腺激素的合成路径可描述为其前体从基底端向顶端移动并进入滤泡腔内。事实上，甲状腺激素是在靠近上皮细胞顶膜的滤泡腔中由酶催化合成的（见后文）。分泌过程起始于碘化甲状腺球蛋白的液相内吞，随后该内吞小泡由顶端向基底运动，并与溶酶体融合。接着，甲状腺球蛋白被酶降解，促使其肽骨架释放出甲状腺激素。最后，甲状腺激素穿过基侧膜，或者许经某种特殊转运体的运输，使其最终进入到血液中。这表明甲状腺激素是以一种从顶端到基底的运动路径来分泌的。上皮细胞内也存在清除途

径，该途径可催化甲状腺球蛋白的酶解，使细胞能够重复利用碘元素和氨基酸（图6-5）。

### （三）在甲状腺球蛋白骨架上进行碘化甲腺原氨酸的合成

位于甲状腺上皮细胞基侧膜上的钠碘同向转运体（Na/I symporter，NIS）可逆化学和电梯度主动将碘化物转运入腺体中。正常情况下，甲状腺与血浆中游离碘化物的比值保持在30：1。这种所谓的碘捕获转运体在甲状腺中的表达水平较高，但在胎盘、唾液腺和活动期乳腺中的表达水平较低。当一个碘离子逆着碘梯度转运时，两个钠离子则沿着电化学梯度从细胞外液进入甲状腺细胞中。这种次级活性转运体的能量来源于质膜上的 $Na^+/K^+$-ATP 酶。NIS 基因的表达受到碘化

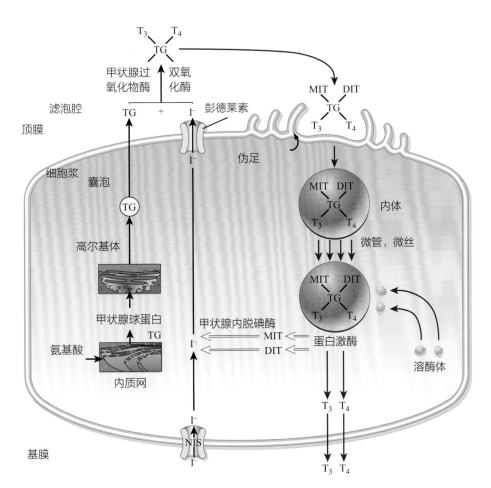

▲ 图 6-5 甲状腺上皮细胞合成（黑箭）和分泌（橙箭）甲状腺激素的过程。开放箭表示碘元素和氨基酸的保存途径

DIT. 二碘酪氨酸；$T_3$. 三碘甲腺原氨酸；$T_4$. 甲状腺素；TG. 甲状腺球蛋白；MIT. 一碘酪氨酸

物的抑制和 TSH 的刺激（见后文）。许多炎性细胞因子也可抑制 NIS 基因的表达。饮食中碘化物摄入量的减少会耗尽循环中的碘化物，并大大增强碘捕获的活性。当经膳食的碘化物摄入量较低时，甲状腺对碘化物的摄取率可达到 80%～90%。

甲状腺激素合成的步骤如图 6-6 所示。碘化物进入腺体后，会迅速移动到上皮细胞的顶端质膜。在那里，一种非钠依赖性碘 - 氯化物转运体（彭德莱素）会将碘化物输送到滤泡腔内（临床知识点 6-2）。

一旦进入滤泡腔，碘化物（I⁻）会迅速发生氧化并与甲状腺球蛋白初级结构内的酪氨酸残基结合。甲状腺球蛋白可持续合成，随后分泌到滤泡腔，并经碘化形成一碘酪氨酸（monoiodotyrosine，MIT）或二碘酪氨酸（diiodotyrosine，DIT）（图 6-6）。经碘化后，两个 DIT 分子可发生耦联形成 T₄，而一个 MIT 和一个 DIT 分子可耦联形成 T₃。耦联发生在两个碘化酪氨酸之间，这些碘化酪氨酸仍属于甲状腺球蛋白初级结构的一部分。整个反应过程都是由甲状腺过氧化物酶（thyroid peroxidase，TPO）催化的，TPO 是一种跨越顶膜

---

**临床知识点 6-2**

- Pendred 综合征是指由彭德莱素基因（*PDS* 或 *SLC26A4*）的常染色体隐性突变引起的疾病。由于碘化物不能有效地运输到滤泡腔，患者会出现甲状腺功能减退症。一些患者可表现出甲状腺肿大，即甲状腺肿。这种类型的甲状腺功能减退症可以用甲状腺素替代法进行治疗。不幸的是，彭德莱素基因也在内耳表达，并且是内耳结构的正常发育所必需的。因此，Pendred 综合征患者在婴儿期或幼儿期会出现听力受损。

---

的酶复合物。反应中的直接氧化剂（电子受体）是过氧化氢（$H_2O_2$）。甲状腺中的 $H_2O_2$ 由双氧化酶（Duox）催化产生，这种酶也位于顶膜上。

当可用碘化物缺乏时，躯体更倾向于形成 T₃。这种反应可为每个有机碘分子提供更多的活性激素。当腺体受到 TSH 或其他激活剂的过度刺激时，T₃ 的生成比例也会增加。

## （四）甲状腺激素的分泌

甲状腺球蛋白经过碘化后，将以胶体的形式

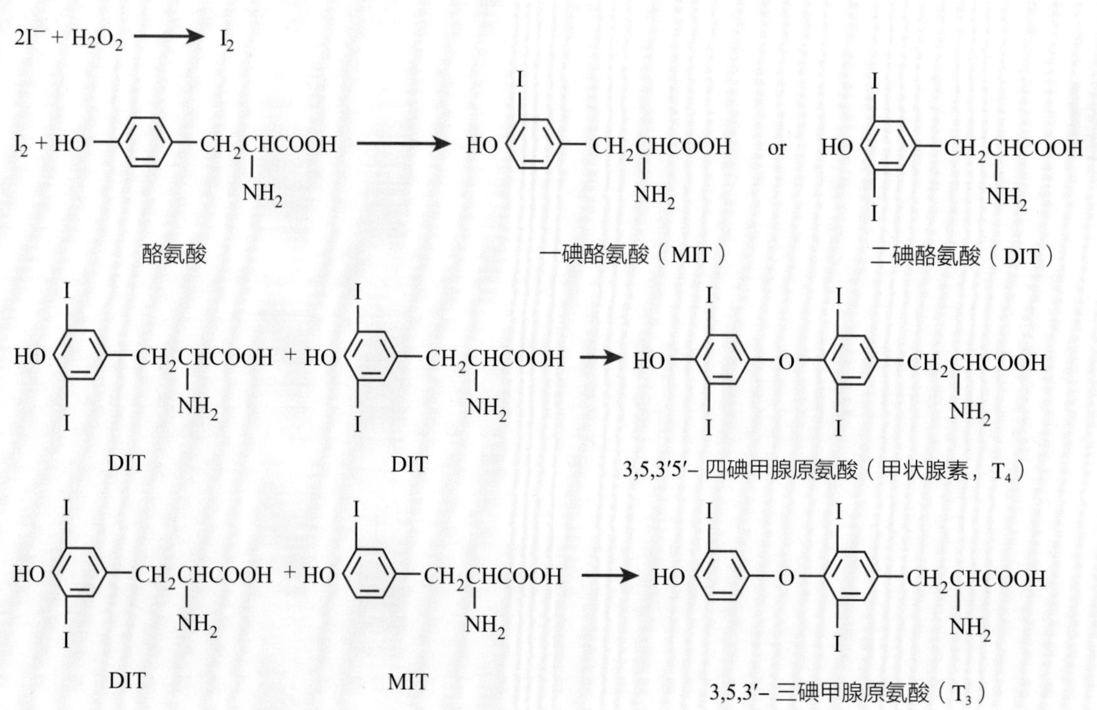

$$2I^- + H_2O_2 \longrightarrow I_2$$

▲ 图 6-6 碘化物、MIT、DIT、T₃ 和 T₄ 生成的相关反应

储存在滤泡腔中（图 6-2）。甲状腺球蛋白经内吞和溶酶体降解后，才能将 $T_4$ 和 $T_3$ 释放到血液中（图 6-5）。随后，经酶解释放的 $T_4$ 和 $T_3$ 会从细胞的基底侧进入血液中。

甲状腺球蛋白水解后可释放 MIT 和 DIT 分子，滤泡细胞内有一种甲状腺内脱碘酶可催化这两种分子的快速脱碘（图 6-5）。这种脱碘酶的特定底物为 MIT 和 DIT，而 $T_4$ 和 $T_3$ 不能成为其底物。随后，碘化物被循环并用于 $T_4$ 和 $T_3$ 合成。甲状腺球蛋白消化产生的氨基酸则重新进入甲状腺内的氨基酸池，并用于蛋白质的合成。在正常情况下，只有少量完整的甲状腺球蛋白会离开滤泡细胞（临床知识点 6-3）。

## 三、甲状腺激素的转运和代谢

血液循环中的 $T_4$ 和 $T_3$，几乎全部与蛋白质发生结合。只有分别占其总血浆含量 0.04% 的 $T_4$ 的和 0.4% 的 $T_3$ 处于游离状态（表 6-1）。游离的 $T_3$ 具有生物活性，可调节甲状腺激素对周围组织的作用，并对垂体和下丘脑释放负反馈效应（见后文）。甲状腺激素的主要结合蛋白为甲状腺素结合球蛋白（TBG）。TBG 在肝脏内合成，可结合一个 $T_4$ 或 $T_3$ 分子。

在循环 $T_4$ 和 $T_3$ 中，70% 与 TBG 结合；10%～15% 则与另一种特定的甲状腺结合蛋白结合，即甲状腺素转运蛋白（transthyretin，TTR）。15%～20% 的循环 $T_4$ 和 $T_3$ 与白蛋白结合，还有 3% 与脂蛋白结合。通常，只有当 TBG 的浓度发生显著改变时，血浆总 $T_4$ 和 $T_3$ 的水平才会受到影响。TBG 有两个重要的生物学功能。首先，它维持着一个庞大的 $T_4$ 循环库，可用于缓冲甲状腺功能的急剧变化。其次，血浆内的 $T_4$ 和 $T_3$ 与蛋白质结合后，能防止这些相对较小的激素分子流失入尿液中，进而有助于碘化物的保存。值得注意的是，当甲状腺激素与 TTR 结合后，可被运输至 CNS 中（临床知识点 6-4）。

### （一）甲状腺功能的调节

甲状腺的功能和生长主要受下丘脑 – 垂体 –

---

**临床知识点 6-3**

- 由于甲状腺能够捕获碘并将其结合到甲状腺球蛋白（称为组织化）中，我们可以利用甲状腺放射性碘 131（$^{131}I$）摄取（RAIU）法来评估甲状腺的活性。给予示踪剂量的 $^{123}I$，随后在 4～6h 和 24h 后，通过在颈部放置的伽马探测器来测量 RAIU。在美国，饮食中的碘化物含量相对较高，其人群中的 6h 后 RAIU 为 15%，而 24h 后 RAIU 为 25%（图 6-7）。24h 后检测到的异常高水平 RAIU（> 60%）可提示甲状腺功能亢进症。而 24h 后检测到的异常低水平 RAIU（< 5%）则提示甲状腺功能减退症。在甲状腺受到极度慢性刺激（Graves 病，一种与甲状腺中毒相关的疾病）的个体中，碘化物被捕获、组织化，并作为激素迅速释放。在这代谢增强的患者体内，6h 后的 RAIU 可以达到非常高的水平，但 24h 后的 RAIU 则会降至更低水平（图 6-8）。有许多阴离子，如硫氰酸盐（$SCN^-$）、高氯酸盐（$HClO_4^-$）、高钛酸盐（$TcO_4^+$），都能够抑制 NIS 对碘化物的转运。如果碘化物被细胞摄取后不能迅速整合入酪氨酸（组织化缺陷），施用任一一种上述阴离子就能进一步阻碍碘化物的摄取，从而导致碘化物从腺体中被迅速的释放出去（图 6-8）。这种现象是由碘化物的甲状腺 – 血浆浓度梯度较高导致。

- 甲状腺可以通过利用碘的同位素 $^{123}I$、$^{131}I$ 或碘类似物高氯酸盐（$^{99m}Tc$），经直线扫描仪或伽马相机成像。成像后即可显示甲状腺的大小和形状（图 6-1），以及甲状腺内活跃组织和非活跃组织的异质性。这种异质性通常是由于甲状腺结节的形成导致的，甲状腺结节内含有发生了退行性改变的增大的滤泡，它能够显示刺激和退化的周期。所谓的热结节（影像上具有高 RAIU 水平的结节）通常不是癌症，却可能导致甲状腺中毒症（甲状腺功能亢进症；见后文）。冷结节的癌变可能性是热结节的 10 倍。可通过细针穿刺活检对这些结节进行病理学检查。甲状腺也可以通过超声成像，其分辨率优于 RAIU 成像。医生可以在超声的引导下对患者的结节进行细针穿刺活检。甲状腺的磁共振成像（MRI）分辨率最高。

---

甲状腺轴（见第 5 章）的调控。促甲状腺激素（TSH）对甲状腺各个方面的功能都有影响。TSH 可对甲状腺上皮产生早期、中期和长期影响。TSH 的作用涉及伪足延伸的诱导、胶体的内吞和细胞质中胶体小滴的形成，这些胶体小滴代表了

---

**临床知识点 6-4**

- 有好几种转运体能够介导甲状腺激素的跨细胞膜转运。甲状腺激素转运体包括钠离子 / 牛磺胆酸共转运多肽（sodium taurocholate cotransporting polypeptide，NCTP）、有机阴离子转运多肽（organic anion-transporting polypeptide，OATP）、L 型氨基酸转运体（LAT）和单羧酸转运体（monocarboxylate transporter，MCT）。与 $vT_3$ 相比，这些转运体更倾向于与 $T_4$ 结合，并且具有细胞特异性表达的特性。单羧酸转运体（MCT8）是神经元摄取甲状腺激素所必需的转运体。MCT8 的突变与严重的精神运动障碍 [艾伦 – 赫恩登 – 达得利综合征（Allan-Herndon-Dudley）] 有关，并且无法用外源性 $T_3$ 或 $T_4$ 进行治疗。

---

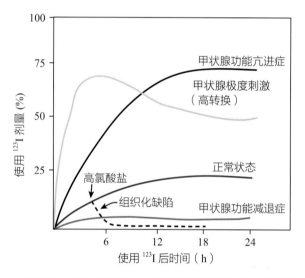

▲ 图 6-7　图为正常状态、甲状腺功能减退症、甲状腺功能亢进症和组织化缺陷状态下，甲状腺对碘化甲腺原氨酸的摄取曲线

内吞小泡内的甲状腺球蛋白。此后不久，碘化物的摄入和 TPO 活性会得到增强。同时，TSH 可刺激葡萄糖进入己糖单磷酸分流途径，以产生过氧化物酶反应所需的 NADPH。TSH 还能够刺激甲状腺球蛋白的水解，并促使腺体释放 $T_4$ 和 $T_3$。TSH 对甲状腺的中期影响可发生在数小时至数天后，该影响包括蛋白质的合成和多个基因如编码 NIS、甲状腺球蛋白和 TPO 的基因的表达。持续的 TSH 刺激会导致滤泡细胞的肥大和增生，毛细血管的增生，以及甲状腺血流量的增加等长期

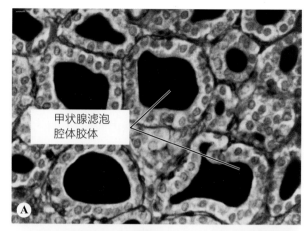

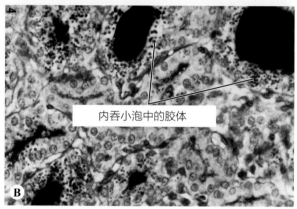

▲ 图 6-8　正常状态和过度活跃状态下的甲状腺
A. 在正常的甲状腺中，甲状腺滤泡腔内存在胶体；B. 在甲状腺功能亢进症中，胶体可发生快速的代谢，导致多个滤泡内胶体发生耗竭，可在滤泡细胞内的内吞小泡中观察到胶体的存在

效应。这些效应均通过局部生长因子的产生来发挥作用，它们代表了 TSH 对腺体的生长促进作用。当甲状腺明显增大时，我们将其称为甲状腺肿（临床知识点 6-5）。

TSH 对甲状腺激素分泌的调节为精细的负反馈控制。循环甲状腺激素可作用于垂体，并主要通过抑制 TSHβ 亚单位的基因表达来减少 TSH 分泌。垂体可表达具有高亲和力的 Ⅱ 型脱碘酶。因此，血液中游离 $T_4$ 的微小变化即可导致垂体促甲状腺素细胞内 $T_3$ 的显著变化。由于 TSH 分泌的日变化较小，甲状腺激素的分泌和其血浆浓度相对稳定。在夜间，机体内只会分泌少量的 TSH 和 $T_4$。甲状腺激素也会对下丘脑内的 TRH 分泌神经元释放反馈效应。在这些神经元中，$T_3$ 可抑制前 *TRH* 原基因的表达。

甲状腺功能的另一个重要的调节因素是碘化

甲状腺肿可由下丘脑-垂体-甲状腺轴内的多种失衡和疾病引起，在甲状腺功能减退症、甲状腺功能正常或甲状腺功能亢进症的状态下都可发生甲状腺肿。这些失衡因素包括如下。

- 原发性甲状腺功能减退症。
  - 饮食中缺乏足够的碘化物（单纯性甲状腺肿、地方性甲状腺肿）。
  - 良性结节或与生长相关的基因发生突变（单纯性甲状腺肿）。
  - 病因不明的散发性甲状腺功能减退症（单纯性甲状腺肿）。
  - 慢性甲状腺炎（桥本甲状腺炎；自身免疫引起的甲状腺功能缺陷）。
- 甲状腺功能亢进症。
  - 自身抗体对 TSH 受体的过度刺激（Graves 病）。
  - 可产生 TSH 的肿瘤（继发性甲状腺功能亢进症）过度分泌 TSH。
  - 甲状腺激素分泌（毒性）腺瘤（结节性）或毒性多结节性甲状腺肿。
  - 甲状腺受体 $β_2$（$TRβ_2$；见后文）中的失活突变。

物本身，它具有双向的作用。在碘化物摄入量相对较低的情况下，甲状腺激素的合成率与可利用碘化物的含量直接相关。然而，如果碘化物摄入量＞2mg/d，腺体内的碘化物浓度就能达到可抑制 Duox 活性，以及 *NIS* 和 *TPO* 基因表达的水平，并进一步抑制激素的生物合成机制。这种自动调节现象被称为沃尔夫-柴可夫（Wolff-Chaikoff）效应。随着甲状腺内碘化物含量的下降，对 *NIS* 和 *TPO* 基因表达的抑制被解除，甲状腺激素的分泌也恢复正常。在特殊情况下，碘化物对激素合成的抑制足以导致甲状腺激素的缺乏。由碘化物过量所致的激素合成的短暂减少也可用于甲状腺功能亢进的治疗，尤其可用于甲状腺手术前来预防术中甲状腺风暴的发生（甲状腺毒症）。

甲状腺激素能够增加氧的利用、能量的消耗和热量的产生。因此，活性甲状腺激素的可利用度与躯体能量和热量状态的变化是相关的。实际上，摄入过量的能量，尤其是糖，会提高 $T_3$ 的产量和其血浆浓度，并提高个体的代谢率。另一方面，严重疾病、外伤或饥饿状态都会促使Ⅲ型脱碘酶催化甲状腺激素的失活，并导致外环脱碘酶活性的下降。此外，中枢神经的控制能够抑制甲状腺激素轴的功能，使得循环甲状腺激素的水平下降，从而导致 TSH 的水平降至预期水平以下。这种现象被称为非甲状腺疾病综合征或病态甲状腺功能正常综合征，这并不是一种甲状腺的病理状态，但却代表了甲状腺对疾病或损伤的适应，这一现象能够保存能量以抵御感染、并支持组织的修复，还可延长营养物质的可用时长（临床知识点 6-6）。

## （二）甲状腺激素的作用机制

游离的 $T_4$ 和 $T_3$ 通过由载体介导的能量依赖性过程进入细胞。$T_4$ 的转运限制了细胞内 $T_3$ 的生成。在细胞内，大部分 $T_4$ 会转化为 $T_3$（或 $rT_3$）。$T_3$ 的很多作用是通过与任一甲状腺激素受体（TR）家族的成员结合而介导的。TR 家族属于转录因子的核激素受体超家族。TR 通常与类视黄醇 X 受体（RXR）结合形成异二聚体，并以这种形式与特定的 DNA 序列，即甲状腺激素应答元件（TRE）结合。如第 1 章所述，由 $T_3$ 介导的基因激活涉及以下 3 方面：①未连接的 TR/RXR 与 TRE 结合，并招募辅阻遏蛋白，使受调节基因附近的 DNA 脱乙酰化；②与 $T_3$ 结合并与辅阻遏蛋白解离；③招募辅激活物，催化 DNA 分子发生部分乙酰化并激活相关基因（图 1–24）。然而，$T_3$ 也有抑制基因表达的作用，说明仍存在其他的 $T_3$ 作用机制，这种作用可能以细胞特异性或基因特异性的方式发挥效用。

在人体内，有两种 TR 基因，即甲状腺激素 α 受体（thyroid hormone receptor alpha，THRA）和甲状腺激素 β 受体（thyroid hormone receptor beta，THRB），分别位于第 17 号和第 3 号染色体上，可编码经典的核甲状腺激素受体。TRα 由 THRA 编码，它可被选择性剪接成两种主要的亚型。$TRα_1$ 是真正的 TR，而另一种亚型则不与 $T_3$ 结合。THRB 可编码 $TRβ_1$ 和 $TRβ_2$，这两种受体都是 $T_3$ 的高亲和力受体。$TRα_1$ 和 $TRβ_1$ 在组织中的分布较为广泛。$TRα_1$ 主要在心肌和骨骼肌中表达，在心脏中，甲状腺激素的作用主要由 $TRα_1$ 负责传

临床知识点 6-6

- Graves 病是一种最为多见的甲状腺功能亢进症形式，最常见于 20—50 岁，女性发病率是男性的 10 倍。Graves 病是一种自身免疫性疾病，起因是自身抗体对 TSH 受体的攻击。特异性自身抗体的性质取决于它们所针对的表位。在这些相关抗体中，最关键的类型被称为刺激甲状腺免疫球蛋白（thyroid stimulating immunoglobulin, TSI）。甲状腺功能亢进患者通常伴有弥漫性甲状腺肿，这是由腺体的增生和肥大导致的。在这些患者体内，滤泡上皮细胞转变成了高柱状细胞，且胶体呈现出一种扇形的边缘，表明其内部正在发生快速的代谢。

- Graves 病的主要临床症状是甲状腺毒症，即血液和组织中含有过量的甲状腺激素。甲状腺毒症患者的临床特征非常典型。尽管其食物的摄入增加了，但代谢率的显著增加仍会引起具有明显特征的体重减轻症状。在温暖的环境中，产热的增加会引起不适，导致过度出汗和大量饮水。肾上腺素能活性的增加则表现为心率加快、心悸、运动亢进、震颤、焦虑和易怒。肌肉含量的减少及其功能的损伤可引起躯体的虚弱症状。其他症状还包括情绪不稳定、运动时呼吸困难，以及因甲状腺体积增大（甲状腺肿）而压迫食管或气管而导致的吞咽或呼吸困难。最常见的心血管症状是窦性心动过速。由于正性肌力作用和血管阻力的降低，导致与脉压增宽相关的心输出量的增加。Graves 病的主要临床表现是眼球突出（图 6-9）和眼眶周围水肿，这是由于抗 TSH 受体的抗体可识别眼眶成纤维细胞内的类似表位所引起的。

- Graves 病的诊断依据是 $T_4$ 或 $T_3$ 的血清游离水平和总水平的升高（甲状腺毒症），以及弥漫性甲状腺肿和眼病的临床表现。在多数患者中，甲状腺对碘或高氯酸盐的摄取是过量且弥漫的。由于下丘脑和垂体受到了高水平的 $T_4$ 和 $T_3$ 的抑制，血清 TSH 的水平会变得低下。对 TSH 的水平和循环的 TSI 进行检测，可将 Graves 病（初级内分泌失调）与罕见的垂体促甲状腺激素腺瘤（次级内分泌失调）区分开来。后者的病因可导致 TSH 水平升高，但不伴有 TSI 的改变。

- Graves 病的治疗策略通常是甲状腺组织的切除，然后用 $T_4$ 进行终身的替代治疗。甲状腺组织可以通过 $^{131}I$ 辐射消融或经手术切除。即使手术仅切除少量的甲状腺组织，也可能会导致激素的大量释放，从而引起甲状腺风暴，进而引起可危及生命的心动过速、心律失常和心力衰竭。除切除甲状腺组织外，另一种治疗方式是服用可抑制 TPO 活性的抗甲状腺药物。

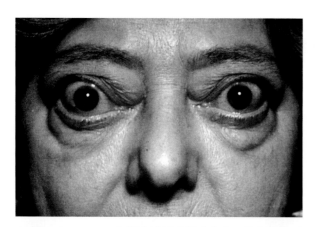

▲ 图 6-9　Graves 病导致的严重眼球突出，注意观察眼睑回缩、眶周水肿和眼球突出

经许可转载，引自 Hall R, Evered DC: *Color Atlas of Endocrinology*, 2nd ed., London, 1990, Mosby-Wolfe.

导。相比之下，$TR\beta_1$ 在大脑、肝脏和肾脏中的表达更多。$TR\beta_2$ 的表达仅限于垂体和下丘脑的关键区域，以及耳蜗和视网膜内。$TR\beta_2$ 与 $T_3$ 结合后，能够抑制下丘脑室旁神经元中的前 TRH 原基因和垂体促甲状腺激素细胞中 TSH 的 β 亚单位基因的表达。因此，甲状腺激素对 TRH 和 TSH 的分泌释放的负反馈效应主要由 $TR\beta_2$ 介导。$T_3$ 还能下调垂体中 $TR\beta_2$ 基因的表达（临床知识点 6-7）。

## （三）甲状腺激素的生理作用

甲状腺激素对所有的细胞和组织均有作用，甲状腺功能失衡是最常见的内分泌疾病之一。甲状腺激素有很多直接的作用，但它也能以微妙的方式改善其他几种激素和神经递质的作用。有一种最常见的甲状腺激素功能分类法，即 4 个 B，包括大脑（brain）、骨骼（bone）、基础代谢率（basal metabolic rate，BMR）和 β 肾上腺素，分别代表了甲状腺激素对 CNS 的发育、骨骼的发育、基础代谢率的作用，以及对心血管系统的拟交感作用。

## （四）心血管作用

甲状腺激素最重要的临床作用是其对心血管

- 对 TR 亚型和其组织表达的了解不应该仅仅停留在学术层面，因为学界已发现越来越多的失活基因突变与甲状腺激素抵抗综合征（thyroid hormone resistance syndrome，THRS）的临床表现相关。最常见的突变就发生在具有垂体 – 下丘脑特异性的 TRβ₂ 亚型中。在这些患者体内，下丘脑 – 垂体水平中存在不完全的甲状腺激素负反馈。因此，尽管患者体内 $T_4$ 水平已经升高，但其 TSH 并不会受到抑制。当这种阻滞仅处于下丘脑 – 垂体水平时，由于较高的甲状腺激素水平对外周组织产生了过度的影响，其中以甲状腺激素经 TRα₁ 对心脏的影响尤甚，患者可能表现出甲状腺功能亢进的症状。其临床症状包括甲状腺肿、身材矮小、体重下降、心动过速、听力下降、单色视觉和智力下降。

- 甲状腺激素能够对血清脂蛋白谱发挥有益的影响，这归因于 TRβ₂ 在肝脏中的作用。因此，作为一个潜在的治疗靶点，研发 TRβ₂ 的特异性配体，可为预防动脉粥样硬化和心血管疾病提供新的方向。

生理的影响。$T_3$ 可增加心输出量，确保充足的氧被输送到组织中（图 6-10）。$T_3$ 还可提高静息心率和每搏输出量。它还能增强心肌收缩的速度和力量（分别为正变时效应和正变力效应），并缩短舒张松弛的时间（正变力效应）。使得收缩压适度升高，而舒张压降低。由此导致的脉压增宽反映了每搏输出量的增加和由皮肤、肌肉和心脏内血管扩张导致的总外周血管阻力降低的综合效应。这些影响在一定程度上继发于甲状腺激素导致的组织产热及代谢的增强（见后文）。然而，除此之外，甲状腺激素还能通过扩张外周循环中的阻力小动脉来降低全身的血管阻力。并通过激活肾素 – 血管紧张素 – 醛固酮系统，来增加总血容量，进而增强肾小管对钠的重吸收（见第 7 章）。

$T_3$ 可通过提高自身对儿茶酚胺的反应性，对心脏的肌力发挥直接作用（图 6-11）和间接作用（见第 7 章）。该作用可使心肌对钙的摄取增加，从而增强其收缩力。甲状腺激素可抑制 $Na^+$-$Ca^{2+}$ 逆向转运蛋白的表达，从而提高肌细胞内 $Ca^{2+}$ 的浓度。$T_3$ 能够增强心肌收缩的速度和强度。还可促进心肌肌球蛋白重链 α 异构体的表达，该异构体的作用较快且较强，同时抑制其 β 异构体的表达，而该异构体的作用较慢且较弱。$T_3$ 还能增加肌浆网中的瑞诺定碱 $Ca^{2+}$ 通道的数量，从而促进收缩期内肌浆网对 $Ca^{2+}$ 的释放。$T_3$ 可增加肌质网钙泵（sarcoplasmic reticulum calcium pump，SERCA）内 $Ca^{2+}$-ATPase 的数量，以促进舒张期内 $Ca^{2+}$ 的回摄，并缩短心肌松弛的时间（临床知识点 6-8）。

## （五）对基础代谢率的影响

甲状腺激素可增加基础代谢率（BMR），即

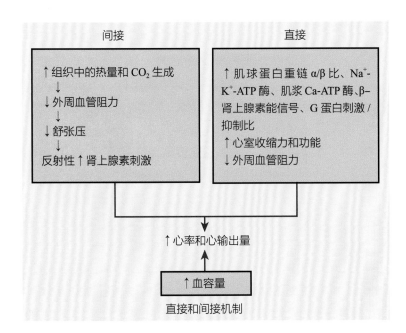

▲ 图 6-10 甲状腺激素增加心输出量的机制。从数量上看，间接机制可能更为重要

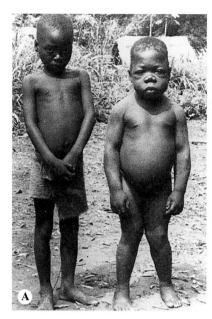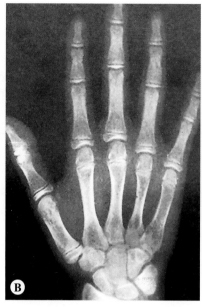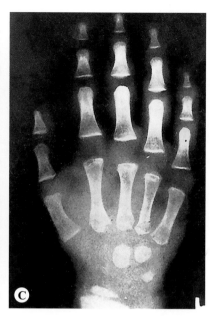

▲ 图 6-11　A. 一名正常的 6 岁儿童（左）和一名先天性甲状腺功能减退症的 17 岁儿童（右），他们来自地方性甲状腺功能减退症地区的同一个村庄。特别注意观察甲状腺功能减退症儿童具有身材矮小、肥胖、腿部畸形和表情迟钝等特点。这些患病儿童的其他特征包括突出的腹部、扁平而宽阔的鼻子、发育不全的下颌骨、干燥而有鳞的皮肤，以及青春期延迟、肌肉无力和认知障碍。B 和 C. 一名 13 岁正常儿童和一名 13 岁甲状腺功能减退症儿童的手部 X 线片。注意观察甲状腺功能减退症儿童的手部小骨头发育明显延迟，这种现象在手指两端的骨化中心和桡骨远端的骨化中心内都能观察到

经许可转载，A 引自 Delange FM: Endemic cretinism. In Braverman LE, Utiger RD, editors: *Werner and Ingbar's the Thyroid*, 7th ed., Philadelphia, 1996, Lippincott-Raven. B 引自 Tanner JM, Whitehouse RH, Marshall WA, et al: *Assessment of Skeletal Maturity and Prediction of Adult Height*（*TW2 method*），New York, 1975, Academic Press. C 引自 Andersen HJ: Nongoitrous hypothyroidism. In Gardner LI, editor: *Endocrine and Genetic Diseases of Childhood and Adolescence*, Philadelphia, 1975, Saunders.

---

### 临床知识点 6-8

- 甲状腺激素的水平必须保持在正常的范围内才能保证最佳的心脏功能。人体内甲状腺功能的减退会导致每搏输出量、左心室射血分数、心输出量和心功能效率的降低。心功能效率的下降体现在每搏功指数 [（每搏排出量 / 左心室质量）× 收缩压峰值 ] 的下降，其降幅甚至可超过心肌氧化代谢的降幅。全身血管阻力的增加或许可导致这种心脏乏力。另外，甲状腺功能亢进症会增加心输出量，并降低外周血管阻力，产生更宽的脉压。$T_3$ 可增加心肌中 UCP2 和 UCP3 的含量，在游离脂肪酸的 β 氧化过程中，这两种蛋白可将 ATP 的产生与氧的使用分离。这可能会引起高输出量心力衰竭。当老年人出现甲状腺功能亢进症时，甲状腺激素可使心脏发生快速房性心律失常、心房扑动和心室颤动。

氧消耗和热量产生的基础速率。甲状腺激素的缺乏可引起畏寒，而甲状腺功能的亢进则会引起畏热的临床症状，这与甲状腺激素介导的血流量、出汗和通气增加所致的热量丢失后代偿性增加有关。甲状腺激素对产热的调节主要发生在占体重的 30%～40% 的骨骼肌和棕色脂肪中。棕色脂肪的产热机制最容易理解，在棕色脂肪中，肾上腺素可上调 Ⅱ 型脱碘酶的表达，导致 $T_3$ 的生成增加，并反过来刺激解耦联蛋白 -1（uncoupling protein，UCP1）的表达，该蛋白可将线粒体质子梯度与 ATP 的产生分离开来，而该梯度中储存的能量则以热量的形式散失。最近的研究表明，成年人体内的棕色脂肪量比早前我们认为的含量要多，但我们仍不清楚它对成年人产热的相对贡献。在骨骼肌内，目前学界已经提出了多种甲状腺激素产热的机制，包括依靠 $Na^+$-$K^+$-ATP 酶维持体内的钠梯度，通过 SERCA 增加钙的泵入量，以及在线粒体内发生的 ATP 合成解耦联。甲状腺激素能够增加骨骼肌中 SERCA，以及 UCP1 的

同源物 UCP3 的表达。然而，UCP3 在骨骼肌产热中的确切作用仍有待明确。

氧消耗量的增加最终取决于氧化底物的增加。$T_3$ 可增强胃肠道对葡萄糖的吸收和代谢（葡萄糖的摄取、氧化和合成）。在脂肪组织中，甲状腺激素可通过增加 β 肾上腺素受体的数量来增强脂肪的分解（见后文）。甲状腺激素也能增强乳糜微粒的清除。因此，甲状腺功能亢进症患者的脂代谢（脂肪组织分解释放游离脂肪酸和其氧化）会增强。

甲状腺激素也会增强蛋白质的代谢（肌肉中氨基酸的释放、蛋白质的降解，以及在较小程度上增强蛋白质的合成和尿素的形成）。$T_3$ 可增强肾上腺素、去甲肾上腺素、胰高血糖素、皮质醇和生长激素对糖异生、脂肪分解、酮生成和不稳定蛋白质库内的蛋白质水解的刺激作用。甲状腺激素的整体代谢效应可被恰如其分的描述为对饥饿应对的加速。

$T_3$ 可调节脂蛋白的代谢，以及胆固醇的合成和清除。甲状腺功能减退症与富含 TG 的脂蛋白和低密度脂蛋白的增加，以及高密度脂蛋白的减少有关。

甲状腺激素还可增加肾上腺和性腺类固醇激素及一些 B 族维生素和一些药物的代谢清除率。

## （六）对呼吸的影响

$T_3$ 可刺激氧的消耗，并增强其供应。$T_3$ 可增加静息呼吸频率、每分通气量并增强对高碳酸血症和缺氧的通气反应。当氧消耗增加时，这些机制可维持正常的动脉内氧分压（$PO_2$），同时当二氧化碳的产生增加时，也可维持正常的二氧化碳分压（$PCO_2$）。$T_3$ 可促进促红细胞生成素的产生、血红蛋白的合成并增强胃肠道对叶酸和维生素 $B_{12}$ 的重吸收。女性的甲状腺功能减退症也与子宫出血过多（见后文）导致的铁流失有关。因此，甲状腺功能减退症可伴有各种类型的贫血。

## （七）对骨骼肌功能的影响

骨骼肌正常功能的发挥也需要适量的甲状腺激素。这一需求也可能与能源的生成和储存的调节有关。在甲状腺功能亢进症患者体内，糖酵解和糖原分解会增加，而糖原和磷酸肌酸会减少。由于肌肉无法摄取和磷酸化肌酸，导致尿液中肌酸的排出量增加。甲状腺功能减退症和甲状腺功能亢进症患者均可出现肌肉疼痛和无力。

## （八）对大脑自主神经系统和儿茶酚胺作用的影响

儿茶酚胺和甲状腺激素之间有协同作用。甲状腺激素与儿茶酚胺在增加代谢率、产热、提高心率、增加运动和中枢神经系统的兴奋性方面具有协同作用。$T_3$ 可增加心肌中 β 肾上腺素受体的数量，进而增加细胞内第二信使［如环磷酸腺苷（cAMP）］的生成，从而使交感神经系统的活性得以增强。

## （九）对生长和发育的影响

甲状腺激素的另一个重要作用是促进生长和发育。少量但至关重要的甲状腺激素透过胎盘后，使胎儿的甲状腺轴在孕中期开始发挥作用。甲状腺激素对胎儿神经系统的正常发育和骨骼的形成极为重要。胎儿的甲状腺激素不足会导致婴儿先天性甲状腺功能减退症（曾称克汀病），其特征是不可逆转的智力低下和身材矮小。

## （十）对骨骼、硬组织和真皮的影响

甲状腺激素能刺激软骨的内骨化、骨骼的线性生长和骺骨中心的成熟。$T_3$ 可增强软骨生长板中软骨细胞的成熟和活化，这一效应部分是通过增强局部生长因子的产生和作用来实现的。虽然出生后，甲状腺激素才是骨骼的线性生长所必需的，但它对发育中胎儿骨骼的生长中心的成熟至关重要。$T_3$ 还可刺激成人骨骼的重塑。

牙齿的发育和萌出，以及表皮、毛囊和指甲的正常生长和成熟周期也依赖于甲状腺激素的作用。甲状腺激素也会刺激这些结构和表皮组织的正常降解。因此，无论是过多还是过少的甲状腺激素，都会导致脱发和异常指甲的形成。

甲状腺激素可通过抑制细胞外结缔组织中的

黏多糖（糖胺聚糖）和纤维连接蛋白的合成并增加其降解来改变皮下组织的结构。在甲状腺功能减退症患者体内，由于皮下糖胺聚糖和其他基质分子（黏液水肿）的积聚，皮肤会增厚、冰凉、干燥，面部会变得浮肿。

### （十一）对神经系统的影响

甲状腺激素可调节 CNS 发育的时机和速度。在子宫内及小月龄婴儿的体内，甲状腺激素的缺乏会减慢大脑和小脑皮质的生长，以及轴突的增殖、树突的分支、突触形成，并减慢髓鞘的形成和细胞的迁移。如果出生后没有及时发现并治疗甲状腺激素缺乏症，就会导致不可逆转的脑损伤。上述的结构缺陷还会伴随异常的生化功能。降低的甲状腺激素水平会减小细胞的大小，降低 RNA、蛋白质、微管蛋白和微管相关蛋白的含量，降低髓鞘的蛋白质和脂质含量，减少局部关键生长因子的产生，并减慢蛋白质合成的速率。

甲状腺激素还能增强清醒程度、警觉性、对各种刺激的反应、听觉、饥饿感、记忆力和学习能力。正常的情绪状态也取决于甲状腺激素的有效性。此外，甲状腺激素也会提高周围神经反射的速度和幅度，并增强胃肠道的蠕动（临床知识点 6-9）。

### （十二）对生殖器官和内分泌腺体的影响

无论对女性还是男性来说，甲状腺激素在生殖功能的调控中都扮演着重要的角色。一旦甲状腺激素的水平显著偏离正常范围，包括卵泡发育、成熟和排卵的正常卵巢周期，以及精子发生的睾丸同源过程，还有正常健康的妊娠状态的维持在内的生理活动都会遭到破坏。在某种程度上，这些不利影响可能是由于代谢或可利用类固醇激素的变化而引起的。例如，甲状腺激素可刺激肝脏内的合成反应和性类固醇结合球蛋白的释放。

甲状腺激素对其他内分泌系统也有很大影响。甲状腺激素可增加垂体对生长激素的合成，并减少催乳素的分泌。肾上腺皮质分泌的皮质醇（见第 7 章），以及该激素的代谢清除均受到甲状腺激素的刺激，但血浆中游离的皮质醇水平仍可保持正常。甲状腺激素还能增加男性体内雌激素与雄激素的比例（见第 9 章）（甲状腺功能亢进症可能会导致男性的乳房增大）。甲状旁腺激素和 1,25- 二羟维生素 $D_3$ 产生的减少也是由甲状腺激素对骨质吸收的影响所导致的代偿性现象（见第 4 章）。

甲状腺激素也会增加肾脏大小、提高肾血浆流量、肾小球滤过率和许多物质的转运率（临床知识点 6-10）。

---

**临床知识点 6-9**

- 胎儿或儿童早期的甲状腺功能减退会导致先天性甲状腺功能减退症。患者可表现为严重的智力障碍、身材矮小、骨骼发育不全（图 6-11）、皮肤干燥粗糙、舌增大并突出口外。儿童甲状腺功能减退症最常见的原因是缺碘。碘在自然环境中并不充足，在南美、非洲和亚洲的某些山区，以及一些发达国家，碘化物的缺乏是引起甲状腺功能减退症的主要原因。通过施行一些公共卫生项目，即在食盐中添加碘化物或每年注射可缓慢吸收的碘化物制剂，可以很容易地预防这种由甲状腺功能减退症导致的严重情况。新生儿和儿童甲状腺功能减退症的一个较为少见的原因是先天性缺陷。在大多数此类患者中，甲状腺根本不会发育（甲状腺发育不全）。其他可导致儿童期甲状腺功能减退症，且更为少见的原因包括与甲状腺激素产生有关的基因突变（如 NIS、TPO、甲状腺球蛋白和氯碘转运体基因），以及 TSH 受体的阻断抗体（见后文）。神经和骨骼缺陷的严重程度与诊断的时间及甲状腺激素（$T_4$）替代治疗更换的时间密切相关，而早期治疗可恢复正常的认知能力，并且只会残留轻微的神经功能损伤。由于母亲体内的甲状腺激素供应，甲状腺功能减退症的婴儿出生时通常表现正常。然而，在地方性碘缺乏的地域，母亲可能患有甲状腺功能减退症，使其无法弥补胎儿缺陷。新生儿筛查（$T_4$ 或 TSH 水平）在检测和预防严重的先天性甲状腺功能减退症方面发挥了重要作用。如果甲状腺功能减退症在出生后 2～4 周仍没有得到治疗，中枢神经系统在出生后的第一年内会无法正常发育。并且会导致发育过程中的各个关键节点，如坐、站和走都被推迟，同时可能引起严重的不可逆认知障碍。

临床知识点 6-10

- 非碘化物缺乏所致的成人甲状腺功能减退症通常是由甲状腺的特发性萎缩引起的，而特发性萎缩是由慢性自身免疫炎症反应导致的。在这种淋巴细胞性（桥本）甲状腺炎中，产生的抗体可能会阻断激素的合成或甲状腺的生长，或者具有细胞毒性。甲状腺功能减退症的其他原因包括医源性病因（如放射治疗和化学药物治疗损伤或手术切除甲状腺治疗其功能亢进）、结节性甲状腺肿及垂体或下丘脑疾病。
- 成人甲状腺功能减退症的临床表现在许多方面与甲状腺功能亢进症的表现完全相反。低于正常的代谢率可导致体重的增加，而热量的摄入不会发生明显的增加。体内产热的减少会使得体温降低，导致畏寒、出汗减少和皮肤干燥。肾上腺素能的活性会降低，因此可能出现心动过缓。运动、语言和思维会减慢，并且会出现嗜睡、困倦和上睑下垂（睑下垂）。组织中黏多糖即细胞外基质的聚积也会导致体液的积聚。这种非凹陷型黏液水肿可产生肿胀的特征（图 6-12），包括舌肿大、声音嘶哑、关节僵硬、胸膜、心包和腹膜腔积液，以及受多余的基质包裹后产生的外周神经和颅神经的受压症状。其他症状包括便秘、脱发、月经不调和贫血。在甲状腺激素缺乏的成年人体内，正电子发射体层成像（positron emission tomography，PET）显示其脑血流量和糖代谢普遍减少。这一现象可以解释甲状腺功能减退症患者所表现出的精神运动障碍和抑郁情绪。
- 对于需要甲状腺替代治疗的成年人，$T_4$ 替代治疗是标准的治疗方案。一般来说，$T_3$ 并不会用于治疗，因为它可由 $T_4$ 经脱碘酶产生。此外，由于 $T_3$ 的半衰期较短，需要频繁的用药，这使得将活性激素维持在恒定的生理水平变得极具挑战性。尽管如此，仍有一些研究在探索是否有部分患者能够从 $T_3$ 和 $T_4$ 的联合替代治疗中获益。

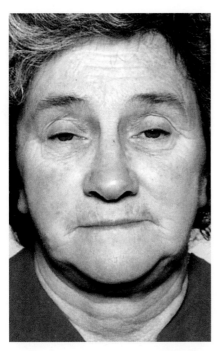

▲ 图 6-12　成人甲状腺功能减退症患者
注意观察其水肿的面部和眼睛、蓬松的头发及迟钝、冷漠的外表
经许可转载，引自 Hall R, Evered DC: *Color Atlas of Endocrinology*,
2nd ed., London, 1990, Mosby-Wolfe.

## 总　结

1. 甲状腺位于颈部的正中，由左右两叶组成，处于气管的前外侧，并由峡部连接。

2. 甲状腺可产生四碘甲腺原氨酸（甲状腺素，

$T_4$）和三碘甲腺原氨酸（$T_3$）。

3. 甲状腺中的基本内分泌单位是滤泡，它由一层上皮细胞包绕成一个球形，球形的中央是一个含有胶体或用于储存激素的腔室。

4. 碘化物可通过基侧膜上的钠碘同向转运体转运至甲状腺细胞中。

5. 甲状腺过氧化物酶是一种酶复合物，它能够催化酪氨酸和碘化物合成 $T_4$ 和 $T_3$。酪氨酸可与甲状腺球蛋白内的肽键结合。发生碘化后，两个碘化酪氨酸分子则耦联生成碘化甲腺原氨酸。

6. 胞吞作用能够使甲状腺球蛋白从滤泡腔中释放出来，从而使存储在其中的 $T_4$ 和 $T_3$ 得以分泌。为了保障激素的合成，甲状腺球蛋白可与碘化酪氨酸分子解离，并以循环的方式保存碘化物。

7. 循环中 99.5% 以上的 $T_4$ 和 $T_3$ 会与甲状腺结合球蛋白（TBG）、转甲状腺素蛋白和白蛋白等结合。而只有 $T_4$ 和 $T_3$ 的游离片段才具有生物活性。

8. $T_4$ 以激素原的形式发挥作用，其加工受到 3 种脱碘酶的调控。外环的单脱碘酶可催化其产生占日产量 75% 的 $T_3$，而 $T_3$ 是主要的活性激素。此外，内环的单脱碘酶则催反向 $T_3$ 的合成，反向 $T_3$ 是没有生物活性的。$T_4$ 在 $T_3$ 和反向 $T_3$ 之间的比例可用于调节可用活性甲状腺激素的含量。

9. 促甲状腺激素（TSH；又称甲状腺刺激激素）通过其质膜受体和 cAMP 作用于甲状腺，并参与 $T_4$ 和 $T_3$ 的生成过程中的所有步骤。这些步骤包括碘化物的摄取、碘化反应和耦联反应，以及碘化物从甲状腺球蛋白中的回收。TSH 还可刺激葡萄糖的氧化、蛋白质的合成和甲状腺上皮细胞的生长。

10. 下丘脑的 TRH 可增加 TSH 的分泌。$T_3$ 可对 TSH 释放负反馈效应，并在较小程度上对 TRH 释放负反馈效应。

11. $T_3$ 可与甲状腺激素受体（TR）的亚型结合，这些亚型与靶 DNA 分子中的甲状腺激素应答元件（TRE）有关。因此，对基因表达的诱导或抑制可导致大量酶分子的增加或减少，并影响其结构和功能蛋白的产生。

12. 甲状腺激素的增加主要可用于基础代谢率的调控。甲状腺激素的其他重要作用包括提高心率、增加心输出量和通气量，并降低外周阻力。产热的增加可导致出汗增多。并加快底物的动员和代谢产物的清除。红细胞的生成和功能行使需要 $T_3$ 的参与，$T_3$ 是维持正常心肺功能所需的成分之一。

13. $T_3$ 是 CNS 的正常发育和功能行使所必需的成分。在缺乏激素，如先天性甲状腺功能减退症的患者体内，大脑的发育和认知功能可能会受到严重的损伤。在成年人体内，$T_3$ 能够优化正常的大脑功能。甲状腺功能减退症和甲状腺功能亢进症还可导致行为异常和抑郁症。

14. $T_3$ 还可调节骨骼的发育，这对正常的生长至关重要。甲状腺功能减退症的患者，往往生长缓慢，且骨骼无法成熟。在成年人体内，$T_3$ 可增加骨质吸收率，以及皮肤和头发的降解率。正常肌肉功能的发挥和皮肤、指甲及头发完整性的维持都需要 $T_3$ 的参与。

15. $T_3$ 可调节内分泌系统中的器官。正常的生殖功能，包括生育、正常的月经周期和月经来潮、排卵、精子生成和勃起功能的发挥都需要 $T_3$ 的参与。

## 自测题

1. 解释伴有甲状腺肿的患者是如何被判定为甲状腺功能亢进症、甲状腺功能减退症或甲状腺功能正常的。

2. 解释甲状腺激素受体的突变如何在没有 TSH 变化的情况下导致心功能的缺陷。

3. 绘制与以下基因的失活突变相关的甲状腺放射性碘 131（$^{131}I$）（RAIU）的预测曲线，并与正常曲线做比较：

    A. TSH-R

    B. 甲状腺过氧化物酶

    C. NIS

4. 为什么在妊娠期内血清的 $T_4$ 水平会增加 1 倍？孕妇能被诊断为甲状腺功能亢进症吗？

5. 阐述 $T_4$ 的外周转运和代谢及其在维持正常的甲状腺功能中的重要性。

6. 解释患有严重疾病的患者体内甲状腺的状态会发生哪些变化？

7. $T_3$ 是如何影响心功能的？

8. 为什么新生儿的甲状腺功能筛查十分重要？

## 关键词和概念

- 基础代谢率（BMR）
- 胶体
- 先天性甲状腺功能减退症
- 二碘酪氨酸（DIT）
- 甲状腺功能正常
- 眼球突出
- 甲状腺外池
- 滤泡细胞
- 糖胺聚糖（GAG）
- 甲状腺肿
- 毒性弥漫性甲状腺肿
- 桥本甲状腺炎
- 甲状腺功能亢进症
- 甲状腺功能减退症
- 碘化物

- 碘捕获
- 碘化甲腺原氨酸
- 碘化酪氨酸
- 一碘酪氨酸（MIT）
- 黏液水肿
- 组织化
- 甲状腺放射性碘 131（$^{131}$I）（RAIU）
- 反向 $T_3$（$rT_3$）
- 亚急性甲状腺炎
- 甲状腺球蛋白

- 甲状腺过氧化物酶（TPO）
- 甲状腺反应元件
- 促甲状腺激素或甲状腺刺激激素（TSH）
- 促甲状腺激素释放激素（TRH）
- 甲状腺素（$T_4$）
- 甲状腺素结合球蛋白（TBG）
- 甲状腺素转运蛋白（TTR）
- 三碘甲腺原氨酸（$T_3$）
- 沃尔夫 – 柴可夫（Wolff-Chaikoff）效应

# 第7章　肾上腺
## The Adrenal Gland

朱思敏　译

学习目标

1. 理解肾上腺的解剖结构，包括其血管供应及皮质分区。
2. 掌握嗜铬细胞中儿茶酚胺的合成过程及释放调节机制，并能绘制示意图。
3. 掌握儿茶酚胺对不同的肾上腺素受体的作用及其在运动过程中的综合作用。
4. 熟悉肾上腺皮质各区内类固醇生成途径之间的差异。
5. 熟悉皮质醇、醛固酮、硫酸脱氢表雄酮（dehydroepiandrosterone-sulfate，DHEAS）及其他肾上腺雄激素的生理作用。
6. 熟悉垂体对束状带及网状带的调节作用。
7. 熟悉肾素 – 血管紧张素 II 系统对球状带的调节作用。
8. 熟悉肾上腺激素产生过量及不足的病理生理学基础。

肾上腺是成人体内一个相当复杂的内分泌器官（框 7-1），它主要分泌两种结构迥异的激素，包括类固醇及儿茶酚胺。作为一种儿茶酚胺类激素，肾上腺素可对低血糖和运动等应激刺激做出快速的反应，并调节能量代谢及心输出量等诸多生理参数。应激是促进长效类固醇激素分泌的主要因素，包括皮质醇在内的此类激素能够调节葡萄糖的利用、免疫及炎症稳态、心血管的状态及多种其他生理过程。肾上腺还可通过类固醇类激素，即醛固酮来调节水盐平衡。此外，肾上腺还可分泌大量的雄激素前体硫酸脱氢表雄酮（DHEAS），该激素可在胎盘雌激素的合成中发挥重要作用，并可作为女性外周雄激素合成的底物。

## 一、解剖学

肾上腺为双侧结构器官，位于肾脏的正上方（拉丁语中 ad 意为靠近；renal 意为肾脏）。在人体中，因其位于双侧肾脏的上极而得名肾上腺。与垂体类似，肾上腺来源于神经组织及上皮（或上皮样）组织。肾上腺的外层被称为肾上腺皮质，由位于发育中肾脏上级附近的中胚层细胞发育而来。这些细胞进而发育形成了上皮样内分泌细胞肾上腺是由皮质和髓质组成的复合腺体。肾上腺分泌的激素对新陈代谢及应激适应具有重要调节作用。醛固酮对水盐平衡的维持至关重要。由于肾上腺皮质醇类激素具有抗炎及免疫抑制的作用，其类似物被广泛应用于皮疹，甚至关节炎等各类疾病的治疗

素。皮质细胞可发育成类固醇生成细胞，并产生盐皮质激素、糖皮质激素和肾上腺雄激素（图 7-1 和图 7-2）。皮质形成后，与交感神经节相关的神经嵴来源的嗜铬细胞（因其可被铬染剂染色得名）会迁移至皮质细胞的内侧并被其包围在其中。嗜铬细胞由此形成了肾上腺的内部结构，即肾上腺髓质（图 7-1）。肾上腺髓质内的嗜铬细胞具有发育成神经节后交感神经元的潜能。

它们由胆碱能节前交感神经元控制，可由酪氨酸合成儿茶酚胺类神经递质，即去甲肾上腺素。然而，肾上腺髓质细胞可暴露于皮质分泌的局部高浓度皮质醇中。这些局部皮质醇抑制了髓质细胞的神经元分化，使其无法形成树突和轴突。此外，皮质醇可经儿茶酚胺的生物合成途径介导另一种酶，即苯基乙醇胺 -N- 甲基转移酶（phenylethanolamine-N-methyltransferase，PNMT）的表达。该酶能够催化去甲肾上腺素发生甲基化，进而产生肾上腺髓质的主要激素产物，即儿茶酚胺类激素（肾上腺素）（图 7-2）。

肾上腺髓质局部的高浓度皮质醇是由其内部血管的布局来维持的。肾上腺外的结缔组织内穿行着具有丰富血供的 3 组主要的动脉分支（肾上腺下动脉、中动脉和上动脉）。这些分支可细分为以下 2 种类型的血管，由这些血管将血液从皮质输送至髓质内（图 7-1）。

1. 髓质小动脉：数量较少，直接向髓质嗜铬细胞内输送富含氧及养分的血液。

2. 皮质窦：数量较多，皮质细胞会向其内分泌类固醇激素（包括皮质醇）。

以上两种血管可融合成为髓质血管丛，并最终汇入一条肾上腺静脉。因此，肾上腺皮质的分泌物能够渗透嗜铬细胞，并在离开肾上腺之前将

该细胞浸泡在高浓度的皮质醇中。

## 二、肾上腺髓质

两个肾上腺髓质的总质量为 1g。如前所述，肾上腺髓质与交感神经节类似，但不具有节后传导过程。普通神经递质可在靶器官附近分泌并发挥效用，而肾上腺髓质与之不同，由它分泌的儿茶酚胺类物质可直接分泌入血并作为激素发挥作用。80% 的肾上腺髓质细胞可分泌肾上腺素，剩余 20% 则分泌去甲肾上腺素。虽然循环中的肾上腺素完全由肾上腺髓质分泌，但循环中的去甲肾上腺素只有 30% 是由髓质分泌，剩余 70% 则由节后交感神经的末梢释放并进入血液。由于肾上腺髓质并非儿茶酚胺类物质产生的唯一来源，因此该组织并非维持生命所必需的器官。

### （一）肾上腺素的合成

图 7-3 展示了合成肾上腺素的酶促反应步骤。该合成步骤始于钠离子依赖性氨基酸的转运，此步骤可将酪氨酸转运至嗜铬细胞的胞质内。随后，酪氨酸受到限速酶（酪氨酸羟化酶）催化的羟化反应，并生成 3,4- 二羟苯丙氨酸（3,4-dihydroxy phenylalanine，DOPA）。DOPA 可在一种胞质酶，即芳香族氨基酸脱羧酶的作用下转化为多巴胺，然后被转运至分泌小泡（又称嗜铬颗粒）中。在嗜铬颗粒中，多巴胺可被多巴胺 β 羟化酶转化为去甲肾上腺素。这是一种高效的反应，经过这种反应，基本上嗜铬颗粒中所有的多巴胺都会转化为去甲肾上腺素。在大多数肾上腺髓质细胞中，基本上所有的去甲肾上腺素都可通过易化转运从嗜铬颗粒中扩散出去，并由细胞质酶 PNMT 催化其甲基化生成肾上腺素。随后，肾上腺素又被囊泡单胺转运蛋白（VMAT）回收至嗜铬颗粒中。

多个肾上腺素分子以及较少的一部分去甲肾上腺素分子，都储存在与腺苷三磷酸（ATP）、$Ca^{2+}$ 和嗜铬粒蛋白复合的嗜铬颗粒中。这些多分子复合物被认为能够降低在嗜铬颗粒中存储单分子肾上腺素所造成的渗透负荷。嗜铬粒蛋白对分

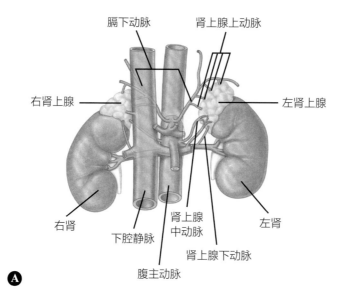

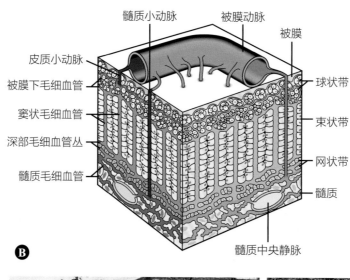

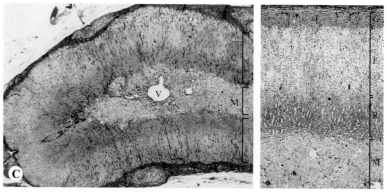

▲ 图 7-1 **A.** 人体肾上腺解剖图。肾上腺因其位置紧邻肾脏上极而得名。其动脉血供丰富，主要来源于肾上腺上动脉、肾上腺中动脉、肾上腺下动脉。与动脉系统不同，肾上腺的静脉血汇入单一的肾上腺静脉。**B.** 肾上腺的血液供应。肾周血管可形成窦状血管，并将血液由向心方向沿皮质输送到髓质中。**C.** 左图为低倍镜下肾上腺组织学图片。右图为肾上腺的组织学分区
C. 皮质；G. 球状带；F. 束状带；M. 髓质；R. 网状带；V. 中央静脉

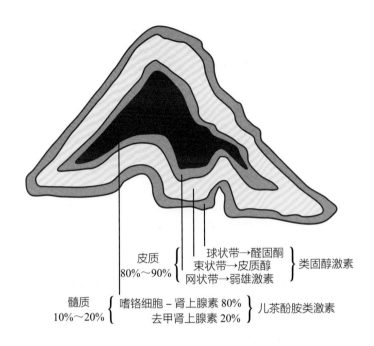

皮质
80%～90% { 球状带→醛固酮
束状带→皮质醇
网状带→弱雄激素 } 类固醇激素

髓质
10%～20% { 嗜铬细胞 - 肾上腺素80%
去甲肾上腺素20% } 儿茶酚胺类激素

◀ 图 7-2　肾上腺分区及其相应内分泌功能

泌小泡的生物合成及其内成分的组织化起着重要的作用。循环中的嗜铬粒蛋白可用作交感副神经节源性肿瘤（副神经节瘤）的生物标志物。嗜铬细胞还可以合成另外几种分泌肽，包括肾上腺髓质素和脑啡肽等，这些分泌肽可对交感神经的传入及肾上腺髓质的应答产生细微的局部效应。

由肾上腺髓质分泌的肾上腺素及去甲肾上腺素主要受下行交感神经信号的调控，以应对多种形式的应激，如情绪应激（恐惧、愤怒）、运动、低血糖及手术等。可引发交感反应的主要自主神经中枢位于下丘脑和脑干内，它们可以接受来自大脑皮质、边缘系统，以及下丘脑和脑干的其他区域传入的信号。

促进肾上腺髓质分泌儿茶酚胺的化学信号是乙酰胆碱（ACh），它由节前交感神经元分泌，并与嗜铬细胞上的烟碱型受体结合。烟碱型受体可介导嗜铬细胞质膜的去极化，从而打开电压敏感性 $Ca^{2+}$ 离子通道。ACh 信号可提高嗜铬细胞中的一种限速酶即酪氨酸羟化酶的活性（图 7-3）。ACh 还能够提高多巴胺 β 羟化酶的活性，并促进嗜铬颗粒的胞吐作用。肾上腺素与去甲肾上腺素的合成与其分泌过程紧密相关，因此，即使交感神经的活动在不断地发生变化，细胞内的儿茶酚胺水平也不会产生显著的改变。如前所述，皮质醇可通过保持嗜铬细胞中 PNMT 基因的充分表达

来调控肾上腺素的合成（图 7-3）。

## （二）儿茶酚胺的作用机制

儿茶酚胺可通过细胞膜上的 G 蛋白耦联受体（GPCR）发挥作用（见第 1 章）。肾上腺素受体的个体分型首先是参照其药理学作用进行分类的，这种分类方案的理论依据是遗传学与分子克隆。肾上腺素受体通常被分为 α 肾上腺素受体和 β 肾上腺素受体。这两者又进一步被分为 $\alpha_1$ 受体和 $\alpha_2$ 受体，以及 $\beta_1$ 受体、$\beta_2$ 受体和 $\beta_3$ 受体（表 7-1）。

这些受体可参照以下因素进行表征。

• 内源性和外源性激动药与拮抗药的相对效应。例如，对于心脏的 $\beta_1$ 受体，人工合成的异丙肾上腺素的作用比肾上腺素和去甲肾上腺素都要强。目前现存着大量合成的肾上腺素能激动药和拮抗药，包括选择性和非选择性的。

• 所参与的下游信号通路。表 7-1 展示了不同肾上腺素受体参与的主要信号通路。这是一种相当简化的表示方法，因为特定受体所参与的信号通路的差异与激动剂暴露的持续时间和细胞的类型有关。

• 受体的位置和相对密度。重要的是，不同类型的受体所主导的组织各不相同。例如，虽然 $\alpha_2$ 和 $\beta_2$ 受体在胰岛 B 细胞中均有表达，但该细胞对交感神经放电产生的应答主要是由 $\alpha_2$ 受体介导的。

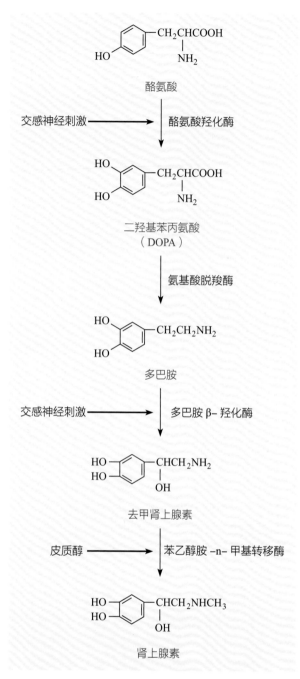

▲ 图 7-3　儿茶酚胺合成的酶促反应及调控点

表 7-1　儿茶酚胺受体

| 受体类型 | 主要作用机制 | 组织分布示例 |
| --- | --- | --- |
| $\alpha_1$ | ↑ $IP_3$、DAG | 血管平滑肌 |
| $\alpha_2$ | ↓ cAMP | 胰腺 B 细胞 |
| $\beta_1$ | ↑ cAMP | 心脏 |
| $\beta_2$ | ↑ cAMP | 肝脏 |
| $\beta_3$ | ↑ cAMP | 脂肪 |

cAMP. 环磷酸腺苷；DAG. 二酰甘油；$IP_3$. 1,4,5- 三磷酸肌醇

交感神经的活动相协调，而该活动是由节后交感神经元释放的去甲肾上腺素所调控的。然而，某些刺激（如低血糖）可引起比交感神经应答更强烈的肾上腺髓质应答，反之亦然。

许多组织和器官均受到交感 – 肾上腺应答的影响。可解释儿茶酚胺主要生理作用的一个有名的例子就是交感肾上腺对运动的应答。运动引起的机体应答类似于人们对"战或逃"的选择，但该过程内并不包括恐惧这一主观因素。运动可使循环中的肾上腺素及去甲肾上腺素的水平提高。运动时，交感肾上腺系统的总体目标是在保证大脑内充足的氧及葡萄糖供应的同时，满足骨骼肌和心肌内上涨的能量需求。机体对运动的应答需要肾上腺素和去甲肾上腺素的以下 3 种主要的生理作用（图 7-4）。

• 通过去甲肾上腺素和肾上腺素对心脏、静脉、淋巴、非肌肉（如内脏）及肌肉小动脉床的综合作用，流向肌肉的血流得以增加。去甲肾上腺素和肾上腺素作用于心脏内的 $\beta_1$ 受体，从而增加心肌收缩的频率（变时性）和强度（变力性），并促进舒张期的心室舒张（舒张早期松弛）。儿茶酚胺还可通过大容量血管（静脉和淋巴管）上的 α 肾上腺素受体来诱导血管的收缩，从而增加静脉回心血量。以上作用均可提高心输出量。儿茶酚胺可通过诱导内脏小动脉（α 受体）的血管收缩将血液从胃肠道（GI）分流出去，并通过 $\beta_2$ 受体的作用，使肌肉小动脉床的血管舒张，从而增加流向骨骼肌的血流量。

• 肾上腺素可通过 $\beta_2$ 受体促进肌肉中的糖原分

## （三）肾上腺髓质儿茶酚胺的生理作用

由于肾上腺髓质直接受自主神经系统的支配，因此它的应答十分迅速。由于中枢神经系统（CNS）的多个中心，尤其是大脑皮质会参与肾上腺髓质的应答，使得该应答可能早于实际应激的发生（其反应可被预测到）。在很多情况下，肾上腺髓质的信号输出（主要是肾上腺素）可与

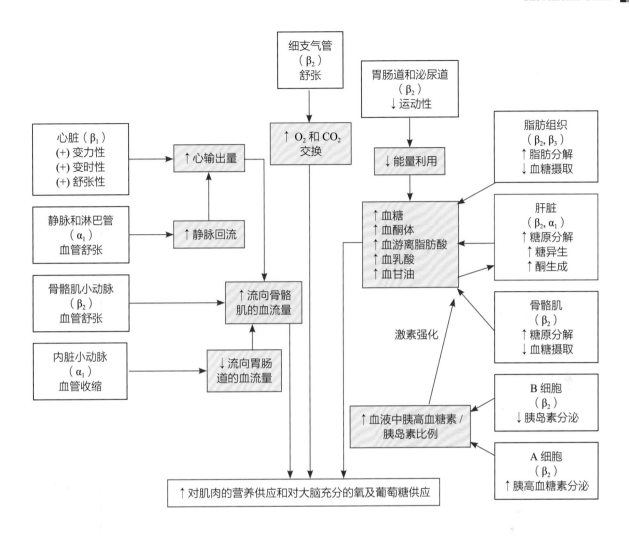

▲ 图 7-4 在交感肾上腺对运动的综合反应中儿茶酚胺发挥的某些单独作用

解。运动中的肌肉也可以使用游离脂肪酸（FFA）供能，它们主要来自于由肾上腺素和去甲肾上腺素分别通过 $\beta_2$ 和 $\beta_3$ 受体引发的脂解作用。这一反应阐明了循环中乳酸和甘油的水平增加的原因，而乳酸和甘油又可作为肝脏内糖异生反应的底物来升高血糖。事实上，肾上腺素的确可通过作用于 $\beta_2$ 受体来增加肝糖原分解和糖异生，从而使血糖升高。另外，脂肪组织中脂类分解的增强，也是与肾上腺素介导的肝脏生酮作用的增强相协调的。儿茶酚胺对代谢的增强作用还可通过其对胰高血糖素分泌（$\beta_2$ 受体）的刺激作用和对胰岛素分泌（$\alpha_2$ 受体）的抑制作用来实现。在常规的运动（如耗时 1h 的锻炼）过程中，ATP 的高效产生依赖于有效的气体交换及运动肌肉内的充足氧供。肾上腺素可经 $\beta_2$ 受体舒张细支气管平滑肌来促进上述过程。

• 儿茶酚胺可降低内脏平滑肌对能量的需求。一般来说，交感肾上腺反应会减少胃肠道和泌尿道平滑肌的总活动量，从而减少不必要的能量消耗。

## （四）儿茶酚胺的代谢

通常，循环中肾上腺素的作用持续时间要比自主神经元释放的去甲肾上腺素的作用时间长。主要有 2 种酶参与了儿茶酚胺的降解，包括单胺氧化酶（monoamine oxidase，MAO）和儿茶酚 –O– 甲基转移酶（catechol-Omethyl transferase，COMT）。虽然 MAO 是神经元线粒体中的优势酶，但这两种酶也都存在于包括肝脏和肾脏在内的多种非神经元组织中。去甲肾上腺素作为神经递质被突触前末梢摄取后，会经 MAO 和 COMT

催化后发生降解。循环中肾上腺儿茶酚胺的分解代谢也涉及上述机制。然而，肾上腺儿茶酚胺的主要去路是被肝、肾等非神经元组织中的 COMT 甲基化。儿茶酚胺代谢如图 7-5 所示。

香草基扁桃酸（vanillylmandelic acid，VMA）和 3- 甲氧基肾上腺素有时在临床上会被用于评估患者体内的儿茶酚胺合成水平。大部分 VMA 和 3- 甲氧基肾上腺素来自于神经源性儿茶酚胺，而非肾上腺源性儿茶酚胺（临床知识点 7-1）。

## 三、肾上腺皮质

根据其组织学外观、类固醇的生成和调控因素的不同，我们可将成人的肾上腺皮质分为不同

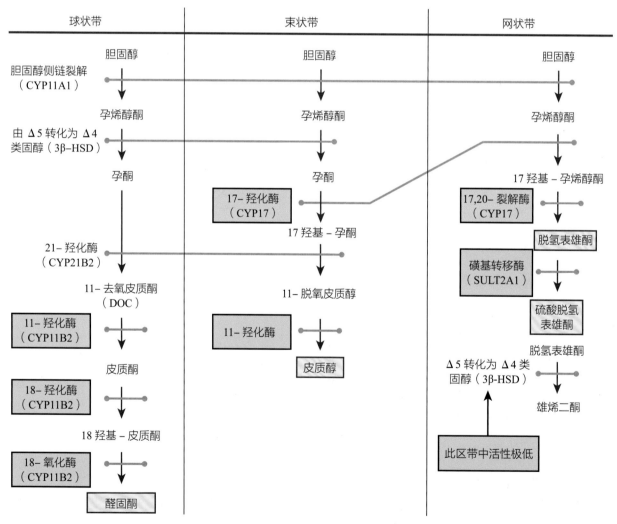

▲ 图 7-5　总结肾上腺皮质内 3 个区域的类固醇生成途径
各分区主要产物以橙色方框显示，而区域特异性酶则位于灰色方框中

框 7-2 皮质醇的生物学作用

- 参与代谢
- 升高血糖
- 促进糖原生成
- 参与糖异生
- 参与脂肪降解
- 参与蛋白质分解代谢
- 参与肌肉和脂肪组织中胰岛素的拮抗作用
- 抑制骨骼的形成，促进骨质的吸收
- 是血管对儿茶酚胺的反应所必需的成分
- 抗炎
- 抑制免疫系统
- 抑制抗利尿激素的分泌和作用
- 刺激胃酸分泌
- 是胃肠道完整性和功能发挥所必需的成分
- 刺激红细胞的生成
- 改变情绪和行为
- 促进儿茶酚胺的产热及脂解作用

的区域。肾上腺皮质由 3 个区域组成，包括外侧球状带、中间束状带和内侧网状带（图 7-2）。每个分区内可表达不同的类固醇合成酶，从而产生不同的类固醇激素(图 7-5)。回顾第 1 章的内容，我们可知类固醇激素是由胆固醇衍生而来的，而胆固醇经细胞特异性酶促反应修饰后即可转变为类固醇。这表明可生成类固醇的内分泌细胞是由它们所表达的类固醇生成酶，以及它们最终的激素产物来表征的。由于每个区域内产生的类固醇激素各不相同，各区域内的调控机制和反馈回路的结构都各有特色。如图 1-5 所示，类固醇合成通路中的最后一个类固醇分子会离开细胞进入血液。这意味着，如果一条通路中缺失了一种类固醇生成酶，则腺体所释放的主要类固醇样产物就是该缺失酶的底物，因为这一通路上所有的后续反应都会因该酶的缺失而停止。要想理解类固醇合成酶的编码基因的特定突变，以及特定类固醇合成通路失调所带来的后果，就需要了解各种类固醇激素和类固醇合成细胞所参与的类固醇合成通路。

## （一）束状带

### 1. 束状带内的皮质醇合成

位于肾上腺皮质中间的束状带是最大且最活跃的类固醇生成区域（图 7-1 和图 7-2）。束状带可产生糖皮质激素和皮质醇。该区域是由大细胞形成的垂直条索状结构组成的。这些细胞的胞质呈泡沫状，因为它们的内部充满了储存胆固醇酯的脂滴。尽管这些细胞能够利用醋酸盐从头合成一些胆固醇，但实际上它们能以低密度脂蛋白（LDL）颗粒的形式从血液循环中高效的捕获胆固醇（人体通过高密度脂蛋白输送的胆固醇极少）。随后，游离的胆固醇会受到脂酰辅酶 A 胆固醇转移酶（acyl CoA cholesterol transferase，ACAT）的酯化，并储存在脂滴中（图 7-6）。激素敏感性脂肪酶（HSL）可将储存中的胆固醇不断地转化为游离的胆固醇，这一过程可受到促肾上腺皮质激素（ACTH）的促进调节（见后文）。

游离的胆固醇可经类固醇生成途径中的 5 个反应形成皮质醇。然而，胆固醇是储存在细胞质中的，而该途径的第一个酶 CYP11A1 却位于线粒体的内膜上。因此，类固醇生成过程中的限速步骤是胆固醇从线粒体外膜（outer mitochondrial membrane，OMM）转移到线粒体内膜的过程，以及它转化为孕烯醇酮（P$_5$）的步骤。尽管有多种蛋白质参与了胆固醇向线粒体内膜运输的过程，但只有一种名为类固醇激素生成急性调节蛋白（steroidogenic acute regulatory protein，StAR）的成分在此过程中是不可或缺的（图 7-6）。StAR 与 OMM 相关，并通过 ACTH-Gs-cAMP-PKA 信号通路发生磷酸化，从而使其活性得以增加（临床知识点 7-2）。

皮质醇的合成通路涉及 3 种非肾上腺特有的酶和 2 种肾上腺特有的酶。其中有 4 种属于细胞色素 P450 单氧化酶基因家族，因此也被称为 CYP。第 5 种酶则是 3β 羟类固醇脱氢酶 Ⅱ（3βhydroxysteroid dehydrogenase，3β-HSD Ⅱ）。

由胆固醇合成皮质醇的类固醇生成途径可分解为如下步骤（胆固醇的结构及其碳原子编号见图 1-4）。

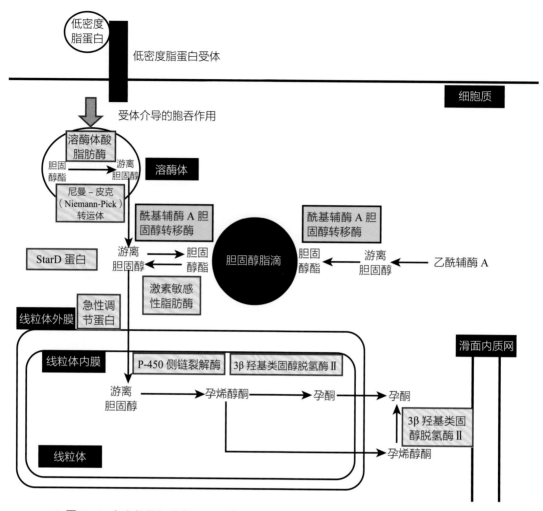

▲ 图 7-6　在束状带细胞中，胆固醇转化为孕烯醇酮（$P_5$），$P_5$ 进一步转化为孕酮（$P_4$）

一定量的胆固醇可由乙酰辅酶 A（AcCoA）从头合成（未显示），而大量的胆固醇则通过受体介导的 LDL 受体（LDLR）的胞吞作用由低密度脂蛋白颗粒（LDL）摄入。在内溶酶体内，由 LDL 颗粒释放的胆固醇酯（ChE）可转化为游离胆固醇（FC）。游离胆固醇则通过尼曼 – 皮克 C1（NPC1）和 NPC2 蛋白运输出溶酶体。随后，游离胆固醇（FC）通过脂酰辅酶 A 胆固醇转移酶（ACAT）转化为储存形式的 ChE。ChE 可在细胞质中聚集形成脂滴。FC 可被激素敏感性脂肪酶(HSL)动员并合成类固醇，随后由一个或多个 StarD 基因家族的细胞质载体蛋白转运到线粒体外膜（OMM）。之后，FC 必须从 OMM 运输到线粒体内膜（IMM）的内侧，在这里，分布着 CYP11A1（又称 P-450 侧链裂解酶）。进行这种转运的关键蛋白是类固醇激素生成急性调节蛋白（StAR）。第二步反应是由 3β 羟基类固醇脱氢酶 Ⅱ（3β-HSD Ⅱ）催化的，在这一步反应中，$P_5$ 可转化为孕酮（$P_4$），该反应可发生在线粒体中或光面内质网（SER）的胞质侧

• 反应 1：由 CYP11A1（又称 P-450 侧链剪切酶）催化胆固醇侧链（碳 22 至碳 27）的切除，从而产生一种含 21 个碳原子（C21）的类固醇中间体，即孕烯醇酮（图 7-7）。由于皮质醇（还有醛固酮和孕酮）是 21- 碳类固醇，因此 C21 中间体的合成是其生成途径中的关键步骤。

• 反应 2a/b 和 3a/b：接着，有两种酶会与孕烯醇酮发生竞争性结合，从而将这一步反应分为 2a 和 2b 两种类型。反应 2a 和 2b 的产物可经 3a 和

3b 反应中的交互酶催化，并最终生成 17- 羟基孕酮（图 7-7）。

• 反应 2a：孕烯醇酮是 3β-HSD Ⅱ 酶的底物，该酶可将孕烯醇酮 3 号碳原子上的羟基转化为酮，并将其第 5 号、第 6 号碳原子（Δ5）之间的双键移动至第 4 号、第 5 号碳原子（Δ4）之间。所有活性类固醇激素必须转化成 Δ4 结构。该反应可将孕烯醇酮（又称 $P_5$，因为它是一种 Δ5 类固醇）转化为孕酮（$P_4$，因为它是一种 Δ4 类固醇）。

**临床知识点 7-2**

- 被胞吞的 LDL 颗粒会经溶酶体酶消化。游离胆固醇（而非胆固醇酯）会被运出溶酶体并进入细胞胆固醇池。由 *LIPA* 基因编码的溶酶体酸脂肪酶（LAL）可催化胆固醇酯的裂解。*LIPA* 基因的突变会导致胆固醇酯沉积病和一种更为严重的变异病，即 Wolman 病。Wolman 病影响多种器官，并最终致命。就肾上腺皮质而言，Wolman 病可使细胞无法利用 LDL 胆固醇生成类固醇，从而导致肾上腺功能不全。这一情况强调了 LDL 胆固醇对类固醇生成的重要性。在受体介导的 LDL 受体内吞之后，将游离胆固醇从溶酶体中运输出去则必需 C 型 Niemann-Pick 病转运体（NPC1 和 NCP2）的参与。NPC 病是由 NPC1 或 NPC2 基因突变引起的，其中，后者的突变发生频率明显比前者要低很多。

- NPC 病会导致进行性神经退行性病变，此类患者会在出生后 10 年内死亡。*StarD1* 基因可编码 StAR。*StarD1* 的失活突变会使得 CYP11A1 无法在线粒体内捕获胆固醇并将其用于激素的合成，导致肾上腺皮质和性腺细胞被脂质（"类脂"）过度充盈。皮质醇的丢失会导致 ACTH 的增加，从而引起肾上腺肥大症。因此，*StarD1* 的突变可导致先天性类脂质性肾上腺增生症。ACTH 的升高还可增加胆固醇的合成，并促进其通过 LDL 受体介导的胞吞作用向细胞质内运输，从而使细胞内的脂质充盈加剧。

- 非 StAR 依赖的转运可导致此类患者仅产生少量的皮质醇、醛固酮或性腺类固醇激素。醛固酮的不足是此病最为严重的缺陷，因为它会导致盐的损耗、血容量的降低和低血压（尤其是直立性低血压）。醛固酮减少症还会引起高钾血症和代谢性酸中毒。当机体面临感染、创伤、手术或长时间禁食时，低糖皮质醇血症会成为一种尤为严重的威胁（见后文）。

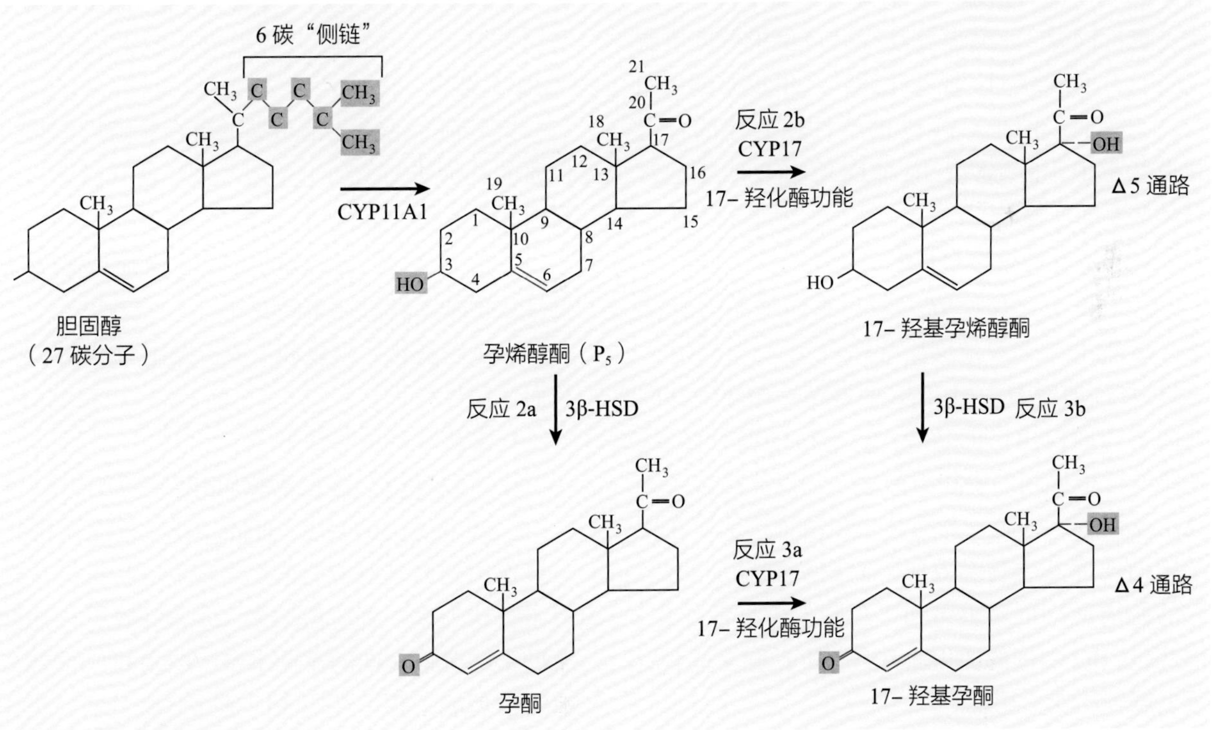

▲ 图 7-7　在皮质醇的合成途径中，反应 1 由 **CYP11A1** 催化。反应 **2a/b** 和反应 **3a/b** 则由 **CYP17**（具有 17- 羟化酶功能）和 3β 羟类固醇脱氢酶（3β-HSD）催化

- 反应 3a：接下来 CYP17 可催化孕酮发生羟基化并转化为 17- 羟基孕酮。17 号位羟基化是皮质醇（和性类固醇激素）形成的一个不可或缺的步骤。我们会发现 CYP17 的存在与否对类固醇生成组织性质的定义起着重要的作用。

- 反应 2b：孕烯醇酮也可经 CYP17 羟基化，并转化为 17- 羟基孕烯醇酮（这一反应被称为 Δ5 途径）。由于 3β-HSD Ⅱ 的活性水平较高，反应 2a 比反应 2b 更加重要（见前文）。

• 反应 3b：17- 羟基孕烯醇酮可经 3β-HSD 的催化并转化为 17- 羟基孕酮。注意，CYP17 有两种不同的活性，17- 羟化酶功能和 17,20- 裂解酶功能。后一种功能可去除碳 20 和 21，从而将类固醇还原为活性雄激素的 19 碳前体。由于可增强 CYP17 的 17,20- 裂解酶活性的辅酶因子不会在束状带内表达，因此在其内不会产生大量的雄激素前体。

相反，17- 羟基孕酮则被高效地输送到皮质醇特异性途径中，而该途径内涉及由肾上腺皮质特异性酶催化的两次后续的羟基化。

• 反应 4 和 5：CYP21 可催化 17- 羟基孕酮的 21 号碳原子发生羟基化，并产生 11- 脱氧皮质醇。随后，由 CYP11B1 催化 11- 脱氧皮质醇的 11 号碳原子发生高效的羟基化，从而产生皮质醇（图 7-8）。需要注意的是，孕酮（反应 2a 的产物）也可以经 21- 羟基化途径并产生脱氧皮质酮（DOC），或者经 11- 羟基化途径产生皮质酮（图 7-5）。然而，由于 CYP17 的活性在人体的肾上腺束状带中十分强大，因而 DOC 和皮质酮通常只是次要的产物。

2. 皮质醇的运输和代谢

在血液中，皮质醇主要与蛋白质结合并运输。这些蛋白主要是皮质醇结合球蛋白（CBG）（又称运皮质激素蛋白），它能够结合循环中 90% 的激素，而白蛋白能结合 5%～7% 的循环激素。如第 6 章中提到的甲状腺激素，它以非结合（游离）形式进入细胞，并与其受体结合，从而在靶细胞内发挥其生物学效应。而皮质醇也是如此，它的游离形式可对垂体和下丘脑产生反馈作用。因此，CBG 水平的变化通常会与下丘脑 - 垂体 - 肾上腺轴的变化相抵消。

肝脏是类固醇失活的主要部位，失活作用可通过若干酶促反应来实现。肝脏还可将 95% 的活性和无活性类固醇与葡萄糖醛酸苷或硫酸盐结合，使其更容易被肾脏排出（见第 1 章）。循环中皮质醇的半衰期为 70min。

皮质醇向脱氢皮质酮的转化是一种可逆性失活反应（图 7-14）。该反应由 11β 羟基类固醇脱氢酶 II（11β-HSD II）催化。由于皮质醇对盐皮质激素受体（MR）的亲和力很高，因此其失活可保护醛固酮应答细胞（如肾的远曲小管细胞）中的 MR。由 11β-HSD II 催化的皮质醇灭活反应是可逆的，因为另一种酶，即 11β-HSD I，可将脱氢皮质酮还原为皮质醇。皮质醇的这种活化作用可发生在能够表达糖皮质激素受体（GR）的组织中，包括肝脏、脂肪、皮肤和 CNS（图 7-14）。

3. 皮质醇的作用机制

皮质醇主要通过 GR 发挥作用，而 GR 可以调节基因的转录（图 1-22）。在激素缺失的情况下，GR 可与多个分子伴侣形成稳定的复合物并位于细胞质中，这些分子伴侣包括热休克蛋白 90 和亲环素等。皮质醇与 GR 的结合可促进伴侣蛋白的解离，随后紧接着以下步骤。

• 皮质醇 -GR 复合体可快速移动至细胞核中。

• 随后该复合体发生二聚化，并与皮质醇调节基因的基础启动子附近的糖皮质激素应答元件（GRE）结合。

• 招募辅激活物或辅阻遏物蛋白，随后催化染色质的共价修饰（如组蛋白乙酰化使其激活，组蛋白去乙酰化使其失活）。

• 一般转录因子组装的变化（增加或减少），可导致靶基因转录速率的变化。

• 发生磷酸化后出核和（或）发生 GR 的降解，从而使信号终止。

4. 皮质醇的生理作用

皮质醇对多个器官系统均有广泛的作用（表 7-2）。20 世纪 30 年代，Hans Selye 将皮质醇的一些作用列为其对应激的综合应答，因此，皮质醇常被认为是一种应激激素。一般来说，皮质醇有助于维持禁食期的血糖水平、CNS 的功能和心血管的功能，并可在应激时通过肝脏的糖异生作用消耗肌肉蛋白以升高血糖。皮质醇可保护机体免受极端炎症和免疫反应对自身的伤害。皮质醇还可抑制生殖功能，从而将能量分配用于抵御应激刺激。如下文所述，皮质醇除了有一些应激相关功能，还对骨骼、皮肤、结缔组织、胃肠道和发育中的胎儿有一些其他的作用。

(1) 代谢作用：正如术语"糖皮质激素"一

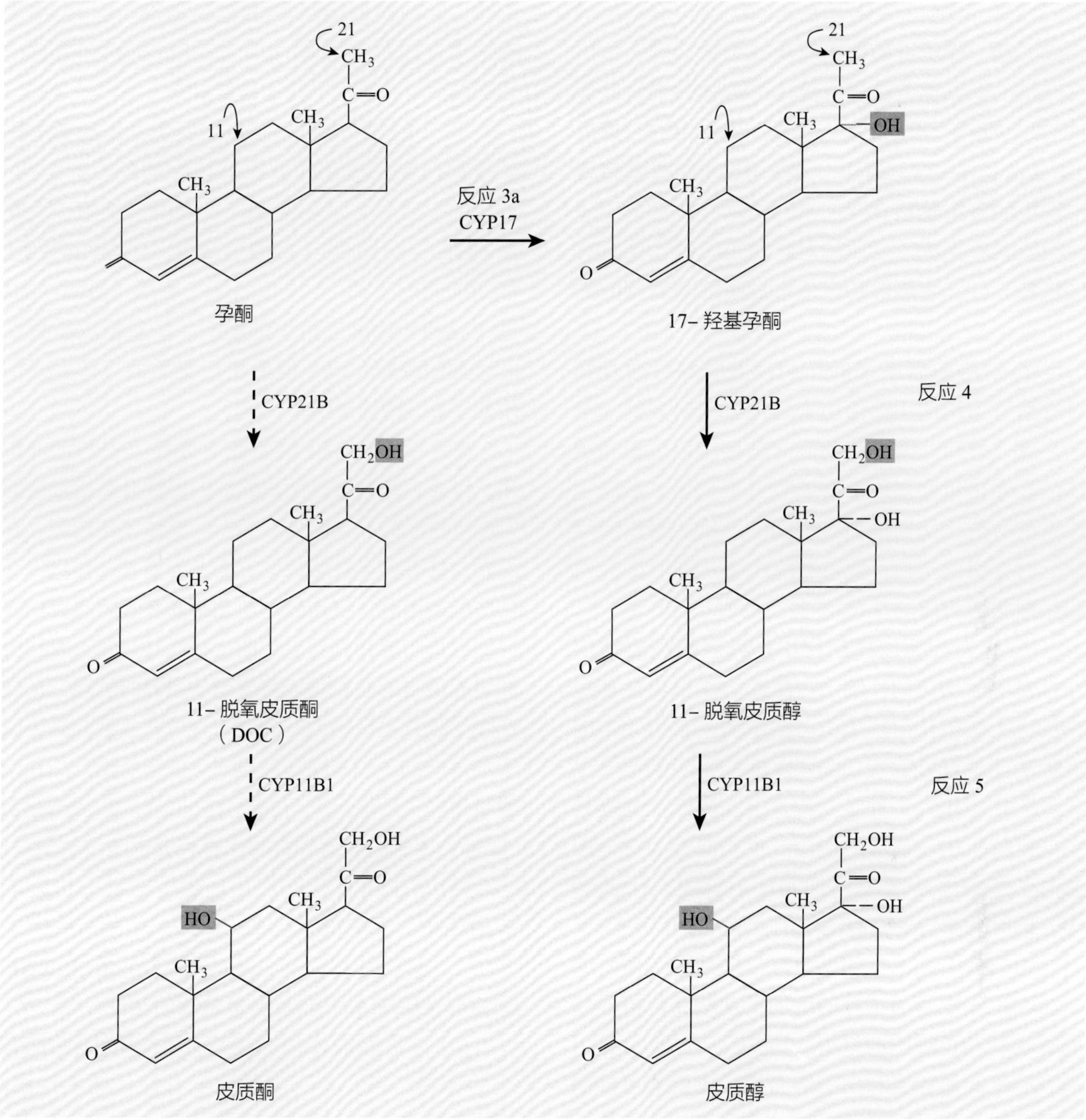

▲ 图7-8 反应4和反应5，由 CYP21 和 CYP11B1 完成皮质醇合成的最后两步，图中还展示了肾上腺束状带中皮质酮合成的次要通路

词所示，皮质醇是一种来自肾上腺皮质的类固醇激素，并且它具有调节血糖的功能。皮质醇可通过刺激糖异生来升高血糖。皮质醇可通过直接作用以及对胰高血糖素和儿茶酚胺反应性的增强，来提高磷酸烯醇丙酮酸羧化酶激酶（PEPCK）和葡萄糖 –6– 磷酸脱氢酶这两种肝脏糖异生酶的基因表达。皮质醇还能减少骨骼肌和脂肪组织中由 GULT4 介导的葡萄糖的摄取。在禁食期间（胰

岛素 / 胰高血糖素的比值较低），皮质醇可通过增强儿茶酚胺对脂肪分解的作用来增加葡萄糖的储备，从而使 FFA 成为能量的来源，并将甘油用于糖的异生。皮质醇可抑制蛋白质的合成，并显著增加其水解，上述作用在骨骼肌中尤为显著，皮质醇的此类作用可为肝脏内的糖异生提供丰富的碳源。过量的皮质醇会引起肌肉萎缩。

在消化过程中，当胰岛素 / 胰高血糖素的比

值较高时，皮质醇可与胰岛素协同促进肝糖原的合成。这一作用可确保在应激或禁食期间，体内有充足的糖原储备。皮质醇还可与胰岛素协同促进前脂肪细胞分化为脂肪细胞，该作用的发挥需要 PPARγ 的参与。同样，该作用也可将进食过程中产生的多余热量储存起来，使这些能量可用于应激或禁食期内。皮质醇对脂肪组织的作用具有区域特异性，它能够特定地增加腹部和肩胛间的脂肪组织。

(2) 对心血管系统的作用：皮质醇可通过其对心血管系统的正向作用来强化血糖向大脑的输送。皮质醇对儿茶酚胺功能的姑息作用可提高躯体的心输出量和血压。皮质醇可刺激促红细胞生成素的合成，从而增加红细胞的产量。当皮质醇缺乏时会引起贫血，而皮质醇水平过高时则会引起红细胞增多症。

(3) 抗炎和免疫抑制作用：炎症和免疫反应通常是应激反应的一部分。然而，如果炎症和免疫反应无法维持内环境稳态的平衡，它们原本的保护功能就有可能转变为严重的危害，甚至可以导致死亡。作为一种应激激素，皮质醇在免疫稳态的维持中起着重要的作用。皮质醇可与肾上腺素和去甲肾上腺素一同抑制促炎细胞因子的产生，同时刺激抗炎细胞因子的合成。

由损伤引起的炎症反应包括局部毛细血管的扩张和毛细血管通透性的增加，这些变化可导致局部水肿和白细胞的聚集。这些反应一部分是由前列腺素、血栓素和白三烯介导。皮质醇可抑制磷脂酶 $A_2$，而它是前列腺素、白介素和血栓素合成中的关键酶。皮质醇还可以稳定溶酶体膜，从而使蛋白酶的释放减少，导致局部肿胀进一步加剧。在应对外伤时，白细胞通常会离开血管系统并迁移到受伤部位。皮质醇能够抑制上述变化并同时抑制中性粒细胞的吞噬活性，尽管在这种情形下，骨髓对中性粒细胞的释放是受到促进的。皮质醇可减少循环中的嗜酸性粒细胞数量。结缔组织成纤维细胞的增殖可参与炎症和组织的修复，这一过程也会受到皮质醇的抑制。后一种反应在某些特定病原体传播屏障的形成过程中，具有十分重要的作用。由于糖皮质激素具有抗炎的

特性，它的类似物经常被作为药物应用。当皮质醇水平过高时，机体的多个感染防御机制就会受到抑制。

由于皮质醇能够抑制免疫反应，因此糖皮质激素类似物已被用作器官移植中的免疫抑制药。较高的皮质醇水平会使循环中 T 淋巴细胞（尤其是辅助 T 淋巴细胞）的数量减少，还会使它们迁移到抗原刺激部位的能力下降。糖皮质激素可促进胸腺和其他淋巴组织的萎缩。虽然糖皮质激素能够抑制细胞免疫，但 B 淋巴细胞的抗体生成作用似乎并未受到影响。

图 7-9 对比了皮质醇在应激反应中的正常作用，以及在病理条件下皮质醇的慢性升高所带来的影响。皮质醇在这两种状态下的整体代谢效应大有不同，这种差异在脂代谢方面尤为显著。在机体受到应激刺激时，皮质醇可与儿茶酚胺和胰高血糖素协同促进脂解和糖异生代谢，并同时与儿茶酚胺协同引起适当的心血管应答。当皮质醇的病理性过度产生导致其水平慢性升高时，它可在血糖升高（由于食欲增加）和高胰岛素血症（由于血糖升高和糖耐量增加）的情况下与胰岛素协同作用，促进躯干（腹部、内脏）和肩胛骨间的脂肪堆积。

(4) 对生殖系统的作用：生殖活动的进行需要消耗相当多的能量。在人类中，生殖行为及其功能会在应激时受到抑制。皮质醇可在下丘脑、垂体和性腺轴水平抑制生殖系统的功能。

(5) 对骨骼的作用：糖皮质激素能够增加骨质的吸收。它们具有多种改变骨骼代谢的作用。糖皮质激素可减少肠道对钙的吸收，以及肾脏对钙的重吸收。这两种机制都会导致血清钙浓度的下降。随着血清钙水平的下降，甲状旁腺激素（PTH）的分泌会增加，该激素可通过刺激骨质吸收来动员骨骼中的钙。除此之外，糖皮质激素还能直接抑制成骨细胞的成骨功能（见第 4 章）。虽然糖皮质激素可以有效治疗与关节炎相关的炎症，但它的过度使用会导致骨质的流失（骨质疏松症）。

(6) 对结缔组织的作用：皮质醇可抑制成纤维细胞的增殖和胶原的形成。在皮质醇过多的情况下，皮肤会变得单薄且易受损伤。支撑毛细血管的结缔组织会受到损伤，并且毛细血管的损伤

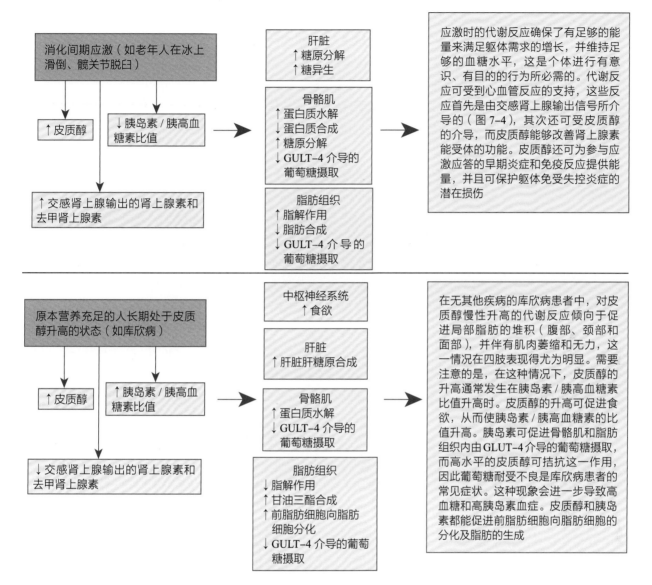

▲ 图 7-9 皮质醇（与儿茶酚胺和胰高血糖素协同）在应激反应中的代谢作用（上方），并与其他健康个体中皮质醇慢性升高时（与胰岛素协同）的作用（下方）进行的对比

（瘀伤）也会增加。

(7) 对肾脏的作用：皮质醇可抑制抗利尿激素（ADH）的分泌和作用，是一种 ADH 的拮抗剂。在皮质醇缺失的情况下，抗利尿激素（ADH）的作用增强，使机体难以提高自由水清除率来应对水负荷，并且会使水中毒发生的可能性提高。如前所述，皮质醇对 MR 的亲和力很高，但当 11β-HSD Ⅱ 酶将皮质醇转化为脱氢皮质酮而失活后，两者之间的结合会因此而受阻。然而，皮质醇的盐皮质激素活性（保 $Na^+$ 保水，排 $K^+$ 排 $H^+$）取决于皮质醇（或合成的糖皮质激素）的相对含

量和 11β-HSD Ⅱ 的活性。某些药物（如黑甘草中的化合物）可以抑制 11β-HSD Ⅱ，从而提高皮质醇的盐皮质激素活性。皮质醇可通过增加心输出量及直接作用于肾脏来增加肾小球滤过率。

5. 对肌肉的作用

皮质醇对肌肉的作用十分复杂。当皮质醇过量时，常见的症状为肌肉无力和疼痛。肌肉无力是由多种原因造成的。一部分是源于皮质醇所导致的蛋白质过度分解（肌肉萎缩）。高水平的皮质醇可（通过其盐皮质激素作用）导致低钾血症，这一作用可使肌肉细胞的质膜超极化并稳定，使

得该细胞难以受到刺激，从而引发肌肉无力。

(1) 对胃肠道的作用：皮质醇对胃肠道黏膜有营养作用。当皮质醇缺乏时，胃肠道蠕动会减少，其黏膜会发生退化，胃肠道酸和酶的产生也会减少。由于皮质醇能够促进食欲，皮质醇增多症常与体重的增加相关。由皮质醇介导的胃酸和胃蛋白酶分泌的增多会增加溃疡发生的风险。

(2) 对心理的作用：当日常皮质醇水平处于正常范围时，可维持人体最佳的心理功能。精神障碍与过高的皮质类固醇水平或其不足有关。过量的皮质类固醇最初会使人产生幸福感，但持续暴露于过量的皮质醇环境下，最终会导致情绪不稳定及抑郁。激素过量或不足均可导致 Frank 精神病。已有证据表明，皮质醇能够增加失眠的倾向，并减少快速眼动睡眠（rapid eye movement sleep，REM）。缺乏皮质类固醇的人往往抑郁、冷漠和易怒。

6. 胎儿发育期内皮质醇的作用

皮质醇是 CNS、视网膜、皮肤、胃肠道和肺部的正常发育所必需的成分。在目前各器官与皮质醇关系的研究中，被了解的最透彻的是肺部与皮质醇的关系，在肺部，皮质醇可诱导 2 型肺泡上皮细胞的分化和成熟。这些细胞会在孕晚期产生表面活性物质，减少肺部的表面张力，从而使胎儿能够在出生时就开始用肺呼吸。

## （二）皮质醇生成的调节

束状带产生的皮质醇受到下丘脑 – 垂体 – 肾上腺轴的调节，它们包括促肾上腺皮质激素释放激素（CRH）、ACTH 和皮质醇（见第 5 章）。下丘脑和垂体可刺激皮质醇的生成，而皮质醇则对下丘脑和垂体释放负反馈以维持其设定值。

一部分促垂体小细胞神经元可分泌 CRH，CRH 可与阿黑皮素原（POMC）细胞（又称促肾上腺皮质激素细胞）上的 Gs 耦联 CRH 受体结合（见第 5 章）。神经源性（如恐惧）和全身性应激（如低血糖、出血、细胞因子）均能刺激 CRH 的释放（框 7-3）。CRH 也受到来自于视交叉上核的强劲的昼夜节律调节，因此皮质醇水平会在黎明前和清晨激增，随后在整个白天和晚上持续下降（图 5-14）。CRH 可刺激 ACTH 的急性释放，

---

**框 7-3　促肾上腺皮质激素释放激素分泌的刺激因素**

- 视交叉上核传入的昼夜节律
- 促炎细胞因子 / 感染
- 低血糖
- 出血
- 神经源性应激（如恐惧）
- 生理应激（如手术）

---

并可慢性增加 POMC 基因的表达和促肾上腺皮质激素细胞的肥大和增生。一部分小细胞神经元可共表达 CRH 和抗利尿激素（ADH）。到达垂体前叶的抗利尿激素可与促肾上腺皮质激素细胞上的 Gq 耦联血管升压素 –3 受体（$V_3$ 受体）结合，从而增强 CRH 的作用。

ACTH 可与位于束状带细胞上的黑皮素受体 2（MC2R）结合。MC2R 主要参与 Gs-cAMP-PKA 信号通路。

ACTH 作用可以被细分为以下 3 个方面。

- ACTH 的急性作用可在数分钟内发生。经 HSL 的翻译后激活作用后，胆固醇可迅速从脂滴中动员，并被转运到线粒体外膜。ACTH 既能快速提高 StAR 基因的表达水平，又能通过 PKA 依赖的磷酸化激活 StAR。总之，ACTH 的这些急性作用可使孕烯醇酮的水平提高。

- ACTH 的慢性作用可在数小时内发生。这些作用涉及增加编码类固醇合成酶及其辅酶的基因的转录。ACTH 还可增加 LDL 受体的表达。

- ACTH 的营养作用可在数周至数月的时间内发生于肾上腺束状带及网状带。在接受为期 3 周以上的糖皮质激素类似物治疗（超过生理水平）的患者体内，会发生上述最后一种效应，这种效应的表现为束状带的萎缩。在这种情况下，外源性皮质激素可完全抑制 CRH 和 ACTH 的产生，导致束状带的萎缩和内源性皮质醇合成的减少（图 7-10）。在治疗结束时，患者需要逐渐停用外源性糖皮质激素，以使其下丘脑 – 垂体 – 肾上腺轴重新建立，同时使其束状带增大并恢复能产生足量皮质醇的能力。

皮质醇可同时抑制肾上腺皮质激素细胞内 POMC 基因的表达和下丘脑内 CRH 原基因的表达。

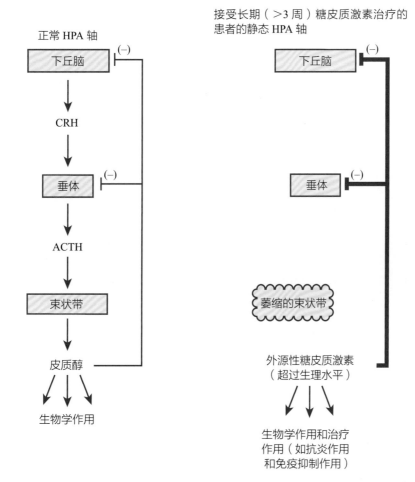

**▲ 图 7-10　正常的 HPA 轴与接受外源性糖皮质激素治疗的患者的静态 HPA 轴的比较。在治疗 3 周之后，后者的束状带发生了萎缩，需要谨慎制订停药方案，以便在完全停止外源性皮质类固醇用药之前重建肾上腺组织**
CRH. 促肾上腺皮质激素释放激素；ACTH. 促肾上腺皮质激素；HPA. 下丘脑 – 垂体 – 肾上腺

然而，强烈的应激可以掩盖皮质醇对下丘脑的负反馈效应，从而将其设定值重调至更高的水平。

## （三）网状带

网状带位于肾上腺皮质最内侧，于出生后 5 年开始出现。肾上腺雄激素，尤其是 DHEAS，是网状带的主要产物，在 6 岁时，我们就能在人体的血液循环中检测到该激素。

这种肾上腺雄激素生成的启动被称为肾上腺功能初现，这一现象可促使人体在 8 岁长出腋毛和阴毛。DHEAS 的水平可继续增加，并在 25 岁达到峰值，然后随着年龄的增长逐渐下降。

1. 网状带内肾上腺雄激素的合成

网状带与束状带内的类固醇生成酶活性有几个重要区别。首先，3β-HSD 在网状带中的表达

水平远低于其在束状带中的表达水平，因此 Δ5 途径在网状带中占主导地位。

少量的 Δ4 雄激素，即雄烯二酮，也可在网状带内合成。人类的肾上腺皮质通常会产生少量的强效雄激素(如睾酮)或18-碳雌激素(图7-5)。

2. 代谢及转归（DHEAS 和 DHEA）

DHEAS 可以经外周硫酸酯酶转化回脱氢表雄酮（dehydroepiandrosterone，DHEA）。重要的是，一些外周组织（如毛囊、乳房）能够表达类固醇合成酶，这些酶可将 DEHA 和雄烯二酮转化为强效雄激素，即睾酮和双氢睾酮（见第 9 章），或者转化为强效雌激素，即雌二醇（见第 10 章）

其次，网状带能够表达辅助因子或增强 CYP17 的 17,20- 裂解酶的功能，从而将 17- 羟基孕烯醇酮转化为 19 碳雄激素前体分子，即

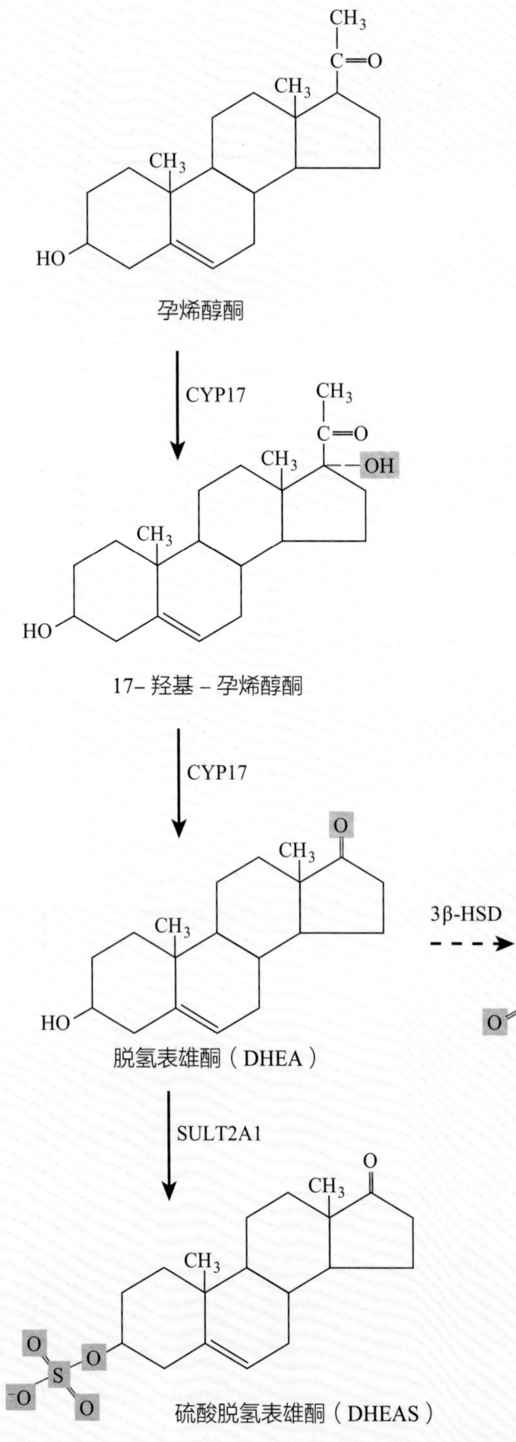

**▲ 图 7–11　网状带中的类固醇的生成途径**

该途径中的第一个常见反应是通过 CYP11A1 将胆固醇转化为孕烯醇酮，此反应图中未显示。3β 羟类固醇脱氢酶（3β-HSD）在网状带中的表达相对较低，因此与 DHEA 和 DHEAS 相比，雄烯二酮是次要的产物。此外网状带还能够产生少量的睾酮和雌激素（图中未显示）

脱氢表雄酮（DHEA）。此外，网状带还可表达DHEA-硫转移酶（*SULT2A1*基因），该酶可将DHEA转化为DHEAS（图7-11）。

这种DHEA、DHEAS和雄烯二酮的外周转化是女性胎儿或成年女性因肾上腺雄激素分泌过多而发生男性化的基础。

DHEA可以低亲和力与白蛋白和其他转运球蛋白结合，并因此由肾脏有效排出。DHEA的半衰期为15~30min。相比之下，DHEAS对白蛋白具有较高的亲和力，其半衰期为7~10h。

3. 肾上腺雄激素的生理作用

在男性体内，肾上腺雄激素经外周转化产生的活性雄激素的数目远低于睾丸产生的活性雄激素的数目。然而，在女性中，肾上腺贡献了50%的循环活性雄激素，这是促进腋毛和阴毛生长，以及产生性欲所必需的。当肾上腺雄激素过量（如肾上腺肿瘤、皮质醇增多症、先天性肾上腺皮质增生症）时，女性可发生男性化。这一现象可涉及子宫内外的生殖器（如阴蒂肥大）的男性化，并可使成年女性的面部和身体产生过多的毛发（多毛症）和痤疮。过量的肾上腺雄激素也会导致卵巢排卵障碍（多囊卵巢综合征）。乳腺将肾上腺雄激素转化为活性雌激素，即雌二醇的能力，是雌激素受体阳性乳腺癌患者体内的一个复杂因素。

除了提供雄激素前体外，目前还不清楚网状带在成人体内的其他作用（如果有的话）。DHEAS是年轻人体内最丰富的循环激素。DHEAS的水平会稳步增加，并在25岁达到峰值，然后再逐渐下降。因此，人们对DHEAS在衰老过程中可能扮演的角色产生了极大的兴趣。然而，人们对这种富含于年轻人体内的类固醇的功能，以及其随年龄逐渐消失的所带来的影响仍知之甚少。值得注意的是，DHEA和DHEAS的年龄相关性下降与这些类固醇作为膳食补充剂的普遍使用有关，尽管很少有（如果有的话）研究支持这种做法的有效性或安全性。

4. 网状带功能的调节

ACTH可促进网状带的激素合成作用。DHEA和雄烯二酮均表现出与皮质醇类似的昼夜

节律（DHEAS的循环半衰期较长，它并未表现出昼夜节律）。在ACTH水平很低或缺乏的情况下，网状带可表现出与束状带相同的萎缩变化。然而，在这种情况下，其他因素必然会调节肾上腺雄激素的功能。肾上腺功能发生在ACTH和皮质醇水平恒定的情况下，而DHEAS的上升和下降与ATCH或皮质醇产生的模式并不类似。然而，其他因素，无论来自肾上腺外还是肾上腺内，其调控机制仍不清楚。

网状带调控的一个重要临床意义是，尽管ACTH可刺激肾上腺雄激素的产生，但肾上腺雄激素及其更强效的代谢物（如睾酮、双氢睾酮-睾酮、17β雌二醇）对ACTH或CRH均无负反馈（图7-12）。这意味着与皮质醇合成相关的酶促缺陷（如CYP21的缺乏）与ACTH（未接受来自皮质醇的负反馈）和肾上腺雄激素（因为ACTH升高）水平的激增有关。正是下丘脑-垂体-肾上腺轴的这一"漏洞"导致了先天性肾上腺皮质增生症（congenital adrenal hyperplasia，CAH）（见后文）。

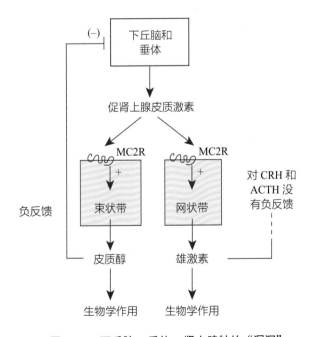

▲ 图7-12 下丘脑-垂体-肾上腺轴的"漏洞"

ACTH可刺激皮质醇和肾上腺雄激素的产生，但只有皮质醇会对ACTH和CRH释放负反馈。因此，如果皮质醇的产生被阻断（CYP11B1缺乏），ACTH的水平就会与肾上腺雄激素一同升高

## 四、球状带

球状带是肾上腺最外层的一层薄带。这个区域可产生盐皮质激素和醛固酮，并能够调节水盐的平衡。ACTH 对球状带的影响很微弱。相反，它主要是由肾素 – 血管紧张素系统、细胞外 $K^+$ 和心房利尿钠肽（ANP）调节的。

### 球状带内醛固酮的合成

球状带类固醇生成能力的一个重要特征是它不表达 CYP17。因此，球状带细胞从不产生皮质醇，也不产生任何形式的肾上腺雄激素。孕烯醇酮可分别经 3β-HSD 和 CYP21 催化并转化为孕酮和 DOC（图 7–13）。

在所有类固醇合成腺体中，球状带具有一个独一无二的特征，即它能够表达 CYP11B2。在人体内，*CYP11B2* 基因紧邻 *CYP11B1* 基因并与之位于同一条染色体上，由该基因编码的酶能够催化束状带中的 11– 脱氧皮质醇发生 11– 羟基化并形成皮质醇（图 7–5）。然而，CYP11B2 具有不同的启动子，并且受到不同信号通路的调控。这种酶本身被称为醛固酮合酶，它能够催化球状带中由 DOC 合成醛固酮的最后三步反应。首先由 DOC 发生 11– 羟基化形成皮质酮，随后又发生 18– 羟基化形成 18– 羟基皮质酮，最终经 18– 氧化生成醛固酮（图 7–13）。

#### 1. 醛固酮的运输和代谢

醛固酮对转运蛋白（白蛋白、皮质类固醇结合蛋白）的亲和力较低，因此其生物半衰期较短，为 20min。所有的醛固酮都可经肝脏一次性灭活，随后与葡萄糖醛酸结合，并经肾脏排出。

#### 2. 醛固酮的作用机制

醛固酮的作用与皮质醇（及其他类固醇激素）相似，它能够通过与特定的细胞内受体 MR 结合来发挥其主要作用。醛固酮 –MR 复合物与伴侣蛋白解离后，会发生核易位、二聚化，随后与盐皮质激素应答元件结合，从而调节特定基因的表达。

皮质醇也可与 MR 稳定结合，并与醛固酮活化相同的基因。然而，如前所述，这些细胞也会表达 11β-HSD Ⅱ，该酶可将皮质醇转化为无活性类固醇，即脱氢皮质酮（图 7–14）。脱氢皮质酮可以经 11β-HSD Ⅰ 还原为皮质醇，而 11β-HSD Ⅰ 在包括肝脏和皮肤在内的各种糖皮质激素应答组织中均有表达。

#### 3. 醛固酮的生理作用

对肾脏的作用的更多信息，请参见 Koeppen BM, Stanton BA: Renal Physiology, 6th ed., St. Louis, 2001, Mosby。

醛固酮的主要作用是增加远端肾单位对 $Na^+$ 和 $H_2O$（次要于 $Na^+$）的重吸收。肾单位中 95% 的 $Na^+$ 重吸收发生在远端肾单位之前，并且不受醛固酮的调节。但是，远端肾单位对 $Na^+$ 的重吸收量可发生几个百分比幅度的调节，以匹配膳食中 $Na^+$ 摄入量的变化。远端肾单位对 $Na^+$ 的摄取伴随着 $Cl^-$ 和 $H_2O$。如《Mosby 肾脏生理学》专著中所强调的："$Na^+$ 的排泄分数每发生 2% 的变化，细胞外液体积的变化就会超过 3L"。因此，醛固酮不足的患者会出现盐损失和脱水。

醛固酮主要通过增加上皮钠通道（epithelial sodium channel，ENaC）α 亚基的表达来增加远端肾单位（远曲小管和皮质集合管的后半部）对 $Na^+$ 的重吸收。醛固酮还能增加 ENaC 在顶膜（管腔膜）中的稳定性（图 7–15）。醛固酮的这种作用是由醛固酮诱导的丝氨酸 / 苏氨酸激酶，即 SGK1 介导的。醛固酮可迅速且极大地增加 *SGK1* 基因的表达。SGK1 还可防止一种名为 Nedd4-2 的蛋白质对 ENaC 的靶向降解（临床知识点 7–3）。

醛固酮还可通过增加远端肾单位基侧的 $Na^+/K^+$-ATP 酶的活性来促进 $Na^+$ 的重吸收，尽管该激素并不会显著增加该转运体的基因表达。

醛固酮还能够促进 $K^+$ 和 $H^+$ 的排泄。醛固酮可提高肾脏钾通道蛋白（renal outer medullary potassium channel,ROMK）的基因表达和远端肾单位顶膜中该通道的密度（图 7–15）。

$K^+$ 的排泄与 $Na^+$ 的重吸收有关，而 ENaC 和 $Na^+/K^+$-ATP 酶为 $K^+$ 的顶端分泌创造了电化学条件。在这个意义上，SGK1 可间接促进 $K^+$ 的分泌。此外，SGK1 可增加顶膜上插入的 ROMK 通道的数量，并增强其转运活性。高醛固酮血症会导致

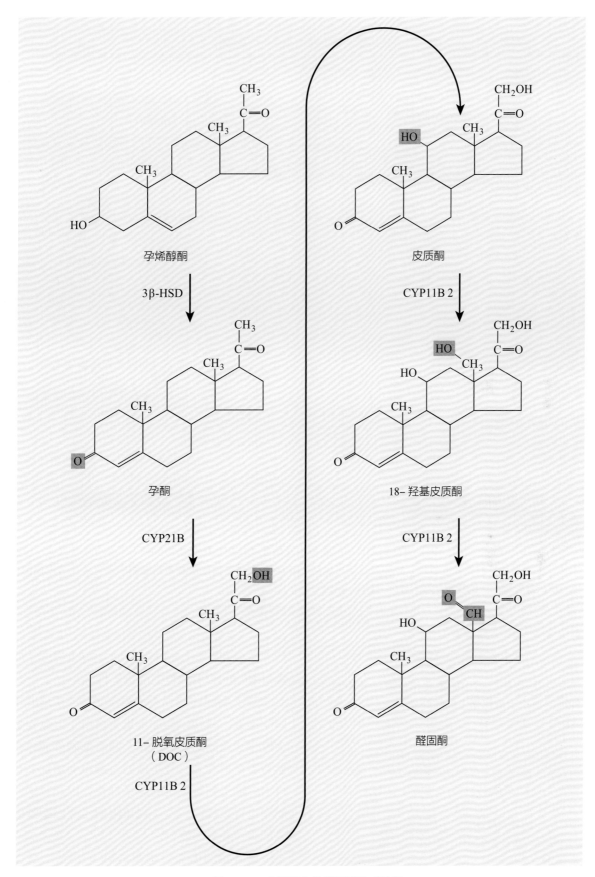

▲ 图 7-13 球状带中的类固醇生成途径

该途径中的第一个常见反应是 CYP11A1 催化胆固醇生成孕烯醇酮，图中未标示。注意，最后 3 步反应由 CYP11B2 催化

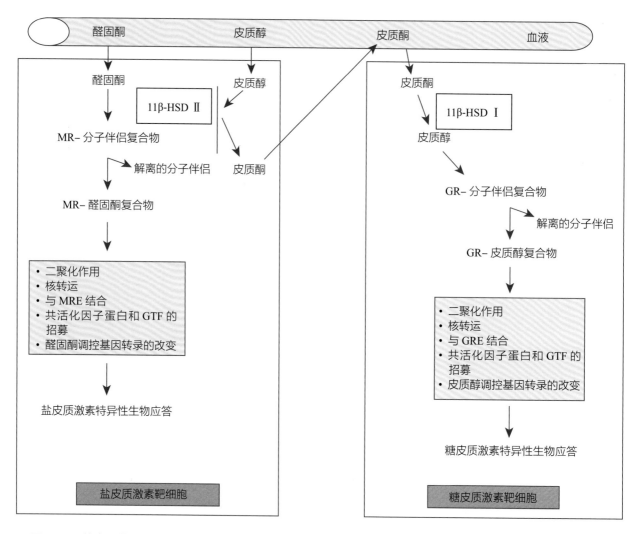

▲ 图 7-14　盐皮质激素受体（MR）可受到 11β 羟类固醇脱氢酶 Ⅱ（11β-HSD Ⅱ）的保护而不被皮质醇活化，该酶可将皮质醇转化为无活性的脱氢皮质酮。脱氢皮质酮可以经 11β-HSD Ⅰ 酶在糖皮质激素靶细胞中催化还原为皮质醇。皮质醇可与皮质醇靶细胞中的糖皮质激素受体（GR）结合

MRE. 盐皮质激素应答元件；GTF. 通用转录因子；GRE. 糖皮质激素应答元件

---

**临床知识点 7-3**

- ENaC 在醛固酮作用中的重要作用通过醛固酮抵抗的形式表现出来［假性醛固酮减少症 Ⅰ 型（PHA1）］。PHA1 的特征是与醛固酮缺乏相关的症状（耗盐、脱水、高钾、低血压、高水平的肾素、血管紧张素和醛固酮；见后文）。PHA1 在一些病例中是由 ENaC 的亚基失活突变造成的。在这些突变的存在时，醛固酮不能有效地增加 $Na^+$ 的重吸收。
- 与 PHA1 相反，Liddle 综合征（又称假性醛固酮增多症）的特点是高血压、低血钾、肾素和醛固酮水平低。在这些患者中，ENaC 亚基的突变可阻止 Nedd 4-2 与 ENaC 相互作用及靶向降解。因此，在 Liddle 综合征中，ENaC 在顶端膜中驻留的时间更长，在不依赖醛固酮的情况下运输更多的 $Na^+$。

低钾血症和代谢性碱中毒，这一现象强调了醛固酮对 $K^+$ 和 $H^+$ 的内稳态的重要性。

醛固酮的连续给药会导致在 2~3 天出现醛固酮逃逸。最初，会加重水钠潴留，但血容量不会发生无限制的持续扩张。随着细胞外液体积和血管容量的增加，肾小球滤过率也会增加。这使得 $Na^+$ 输送到肾单位的速率加快，因此肾钠的排泄率也得以提高，这一现象限制了醛固酮继续扩大细胞外容量的能力。

血容量的增加会刺激 ANP 的释放，从而促进肾脏对 $Na^+$ 的排泄。但醛固酮对 $K^+$、$H^+$ 排泄的影响不会消失，使得 $K^+$ 损耗和代谢性碱中毒

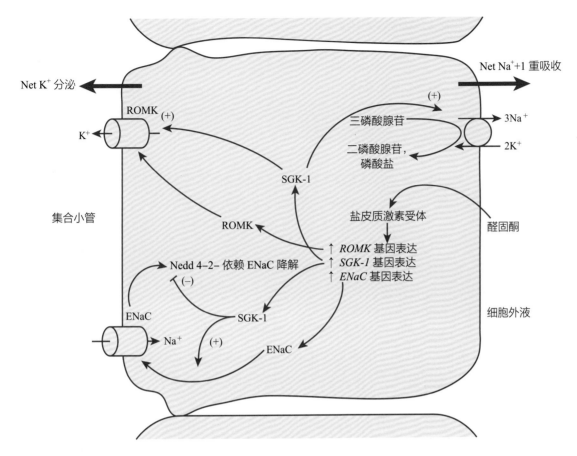

**▲ 图 7-15 醛固酮对集合管的影响**

醛固酮可增加激酶 SGK1、上皮钠通道 ENaC 和肾脏钾通道蛋白（ROMK）的基因表达。SGK1 激酶活性可通过增加细胞膜上插入的 ENaC 的数量并抑制 Nedd4-2 对 ENaC 降解来增强醛固酮的作用。SGK1 也能够增加 ROMK 和基侧 $Na^+/K^+$-ATP 酶的活性

持续存在。此外，某些形式的先天性肾上腺皮质增生症所引起的盐皮质激素的增加与长期高血压是有关联的。

**4. 对其他上皮细胞的作用**

在发生醛固酮的水盐稳态调节作用的所有器官中，结肠是其中一个重要的肾外部位。与远端肾单位一样，醛固酮可增加结肠内钠和水的重吸收，并增加结肠内 $K^+$ 的排泄。醛固酮对唾液腺、汗腺和胃腺的上皮细胞都有与上述类似的作用。

**5. 对心肌的作用**

人类的临床研究表明，醛固酮除了能够影响钠水的重吸收以外，还会危害心血管系统的功能。醛固酮可对心血管系统产生促炎、促纤维化作用，并能够促进左心室肥厚和心室重塑。醛固酮的这种作用与原发性高血压患者的发病率和死亡率的增加是有关联的。

**6. 醛固酮分泌的调节**

鉴于醛固酮的主要作用是促进 $Na^+$ 的重吸收和水分的摄取，那么 $Na^+$ 的水平和容量的变化对醛固酮生成的反馈作用就具有了理论依据（框 7-4）。

---

**框 7-4 球状带细胞对醛固酮产生的调节**

**促进因子**
• 血管紧张素 II
• 细胞外 $K^+$
• 促肾上腺皮质激素（ACTH）的急性升高

**抑制因子**
• 心房利尿钠肽（ANP）
• ACTH 慢性升高

---

这一作用是通过肾素 - 血管紧张素系统（renin-angiotensin system，RAS）来实现的。在肾脏中，邻近肾小球的入球小动脉的血管平滑

肌细胞被称为球旁细胞（juxtaglomerular cell，JG），它们能够特异性分泌一种名为肾素的蛋白水解酶。

当入球小动脉血管壁上的压力感受器检测到血压的降低时，JG 细胞会相应地释放肾素（图 7-16）。当压力感受器检测到体循环血压的降低时，JG 细胞也会释放肾素。体循环血压的降低可使交感神经纤维兴奋，并通过 $\beta_1$ 受体直接支配 JG 细胞。除了感受血压降低的刺激外，当输送到特定的髓襻升支细胞（统称为致密斑）的 $Na^+$ 减少时，这些细胞会向 JG 细胞发出请求释放肾素的信号。

一旦被分泌出去，肾素就会作用于循环中的血管紧张素原（肾素底物），并产生十肽血管紧张素 I。血管紧张素 I 可在肺中由血管紧张素转换酶（ACE）转化为血管紧张素 II（8 个氨基酸）（图 7-16）。血管紧张素 II 可与球状带细胞和多数血管平滑肌细胞上的 Gq 耦联血管紧张素 I 受体结合。血管紧张素 II 可强效促进醛固酮的产生。血管紧张素 II 可提高 StAR 和 CYP11B2（醛固酮合酶）的表达水平。顾名思义，血管紧张素 II 也是一种强力的血管收缩剂，并在血管容积消耗的代偿中起着直接的作用。

影响醛固酮合成的另外两个调节因子是细胞外 $K^+$ 和 ANP。血清 $K^+$ 水平的升高可使肾小球的细胞膜发生去极化，从而刺激电压敏感性钙通道的开放。由此引起的钙内流可刺激醛固酮的产生。与血管紧张素 II 和细胞外 $K^+$ 相反，ANP 是醛固酮过多的反应信号，过多的醛固酮会导致细胞外液增多和血压升高。ANP 可由心脏分泌，并直接作用于球状带细胞，从而抑制醛固酮的产生。需要注意的是，ANP 也可通过抑制肾素的释放来间接的抑制醛固酮，并且 ANP 在醛固酮逃逸应答中发挥着重要的作用（见前文）。

# 五、与肾上腺皮质相关的病理状况

## （一）原发性慢性肾上腺皮质功能减退症（艾迪生病）

艾迪生病（Addison disease）是最主要的肾上腺功能减退症，在该病患者的体内盐皮质激素

和糖皮质激素通常都处于极低的水平。

在北美和欧洲，引起艾迪生病最常见的原因是肾上腺皮质的自身免疫性破坏。由于皮质醇的缺乏，ACTH 的分泌会增加。ACTH 的水平升高后，会在黑色素细胞中竞争 MC1R，从而导致皮肤色素沉着的加重，这种现象尤其多见于皮肤皱褶、瘢痕和牙龈上（图 7-17；另见第 5 章）。盐皮质激素的丢失会导致细胞外液容积缩减，从而产生循环性低血容量症，进而导致血压的下降。由于皮质醇的损失减弱了儿茶酚胺的血管加压反应，导致外周阻力下降，从而使发生低血压的可能性增强。低血压容易使人发生循环性休克。这些人在应激或禁食时也容易出现低血糖。其他具有升血糖作用的激素，如胰高血糖素、肾上腺素和生长激素，通常会在其他情形下防止低血糖的发生。虽然盐皮质激素的丢失会导致血容量的损耗，但如果这时给予一定的水负荷，就有可能导致水中毒的发生。皮质醇的减少会削弱人体应在水负荷时对自由水的清除能力，从而使人无法消除体内多余的水分。艾迪生病的患者会表现出高钾性酸中毒。因为皮质醇对肌肉功能的发挥十分重要，所以当它缺乏时患者会表现出肌肉无力。皮质醇的损失会导致贫血，并减少胃肠道的蠕动和分泌，还会使铁和维生素 $B_{12}$ 的吸收减少。由于皮质醇缺乏本身会导致食欲的下降，再加上胃肠道的功能障碍，使得这些患者更容易出现体重减轻。这些患者通常表现出情绪和行为的障碍，并且更容易罹患抑郁症（框 7-5）。

## （二）肾上腺皮质功能亢进

### 1. 皮质醇增多症

皮质醇增多症又称库欣综合征。目前，引起皮质醇增多症的最常见的病因是外源性糖皮质激素药物的应用。其次是 ACTH 分泌肿瘤（垂体或垂体外）。由功能性垂体腺瘤引起的皮质醇增多症被称为库欣综合征。第四大病因是由功能性肾上腺肿瘤引起的原发性高皮质醇血症。如果该疾病是原发性或由皮质类固醇的治疗引起的，ACTH 分泌就会受到抑制，但不会发生皮肤的色素沉着的加重。

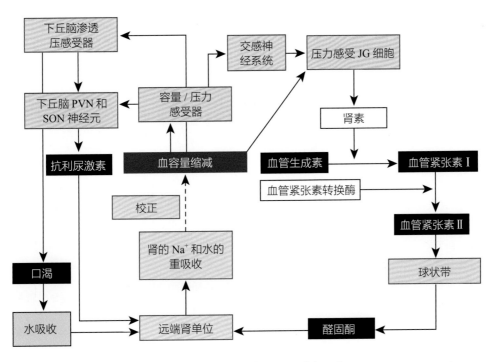

▲ 图 7-16 血容量缩减时的综合反应

血容量的变化和渗透压的增加可激活特异性抗体，从而促进 ADH 的释放并加剧口渴。ADH 可促进远端肾单位对水的重吸收（第 5 章）。血容量的缩减还可通过降低入球小动脉的血压并兴奋交感神经系统（SNS）来直接活化肾旁细胞。肾素可将血管紧张素原转化为血管紧张素 I。肺中的血管紧张素转换酶（ACE）随后可催化血管紧张素 II 的产生。血管紧张素 II 可直接刺激球状带产生醛固酮。醛固酮可作用于远端肾单位，增加 Na⁺ 的重吸收，进而产生渗透压差，并最终导致水的重吸收增加

ADH. 抗利尿激素；PVN. 室旁核；SON. 视上核；JG. 球旁

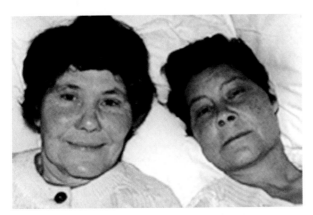

▲ 图 7-17 图右女性为艾迪生病患者，图左为其健康的双胞胎姐妹。注意观察该女性面部明显的色素沉着

经许可转载，引自 Hall R, Evered DC: *Color Atlas of Endocrinology*, 2nd ed., London, 1990, Mosby-Wolfe.

然而，如果肾上腺的过度分泌是由可分泌 ACTH 的非垂体源性肿瘤引起的，即便在存在皮质醇增多症的情况下，ACTH 的水平有时也会升高至足以加重皮肤色素沉着的程度。

皮质醇分泌的增加会导致体重的增加，这种增重的特征为脂肪在腹部和肩胛间（水牛背）的堆积（表 7-2）。患者的面部呈圆形（满月脸），脸颊可能发红（多血质），部分是由于红细胞增多症，而另一部分原因是皮肤变薄。患者的四肢会因为骨骼肌的萎缩（蛋白质分解增加）而变细，并且肌肉无力（由于肌肉蛋白质分解和低钾血症）的现象会很明显。由于近端肌无力十分明显，因此患者可能很难攀爬楼梯或从坐位起立。腹部脂肪的堆积，加上腹部肌肉的萎缩，以及变薄的皮肤，就会形成一个巨大、凸出的腹部。腹部的紫纹是由长期的蛋白质水解、腹内脂肪的增加和腹肌张力的丧失而造成的皮肤损伤（图 7-18）。

毛细血管的脆性增加通常是由支撑毛细血管的结缔组织受到了损伤而引起的。患者可能表现出骨质疏松和伤口愈合不良的迹象。他们会出现代谢紊乱，包括葡萄糖不耐受、高血糖和胰岛素抵抗。长期的高皮质醇血症可导致患者产生糖

---

**框 7-5　原发性肾上腺皮质功能减退的表现**

皮质醇不足
- 胃肠道功能紊乱
  - 厌食
  - 恶心
  - 呕吐
  - 腹泻
  - 腹痛
  - 体重减轻
- 精神障碍
  - 淡漠
  - 精神病
  - 意识错乱
- 代谢异常
  - 低血糖，尤其是在应激和空腹时
  - 糖异生受损
  - 胰岛素敏感性增加
  - 心血管或肾脏疾病
  - 游离水排泄障碍
  - 儿茶酚胺压力反应受损
  - 低血压
- 垂体
  - 促肾上腺皮质激素分泌增加
  - 色素沉着

醛固酮不足
- 不能储钠
- 细胞外液容积减少
- 血容量减少
- 体重减轻
- 心输出量减少
- 肾素产生增加
- 低血压
- 休克
- 肾脏中钾和氢的分泌量受损
- 高钾血症
- 代谢性酸中毒

---

**表 7-2　皮质醇增多症的临床表现**

| 症　状 | 代谢表现 |
|---|---|
| • 体重增加 | • 脂肪向心分布、食欲增加 |
| • 蛋白质损耗<br>• 毛细血管脆性增加（瘀斑）<br>• 肌肉萎缩、肌肉无力<br>• 骨质疏松<br>• 伤口愈合不良<br>• 生长迟缓 | • 皮肤菲薄、腹部紫纹 |
| • 糖不耐受<br>• 胰岛素抵抗 | • 葡萄糖利用异常<br>• 高血糖 |
| • 皮质醇的盐皮质激素作用 | • 高血压、低钾血症 |
| • 免疫抑制 | • 感染易感性增强 |
| 其他表现 | • 多毛症、月经稀发、红细胞增多症、人格改变 |

尿病的表现。然而，皮质醇本身的脂解作用非常弱，如果存在较高的胰岛素水平，那么脂肪的合成将会取代其分解，并成为主导效应。

在由皮质醇增多症引起的常见的脂肪组织质量增加的机制中，胰岛素可能起着重要作用。

皮质醇可与胰岛素相互作用，并促进前脂肪细胞分化为脂肪细胞。由于某些尚不完全清楚的原因，皮质醇增多症与一种特殊的脂肪沉积模式有关，即向心性脂肪分布，在这种脂肪分布模式中，脂肪组织集中在躯干，而四肢却十分消瘦。脂肪组织容易在腹部积聚。内脏的脂肪组织可表达高水平的 $11\beta$-HSD I，从而有效地将脱氢皮质酮转化为皮质醇，并增加前脂肪细胞向脂肪细胞的分化。然而，某些其他的机制也可能会促进该过程的发生。此外，皮质醇增多症能够使锁骨间脂肪垫增大，从而产生了这种内分泌失衡所特有的水牛背特征（表 7-2）。

由于人体内有许多可升高血糖的激素，皮质醇的缺乏不太会导致低血糖，除非处于禁食期间或应激状态下。然而，血糖生成所需的适当的蛋白质的动员必须有皮质醇的参与。皮质醇给药后的血清学变化包括血尿素氮的升高，血清丙氨酸的降低（因其用于糖异生而消耗），亮氨酸、异亮氨酸和缬氨酸这 3 种支链氨基酸的增加，以及血清脂肪酸水平的升高。支链氨基酸水平的变化表明肌肉蛋白质的合成减少且蛋白质的水解增加，而脂肪酸的增加反映了脂肪组织的脂解作用。由于糖皮质激素会抑制免疫系统，这类患者更易出现感染。糖皮质激素的盐皮质激素活性，以及可能的出现的醛固酮分泌增加会造成水钠潴留，进而导致高血压。

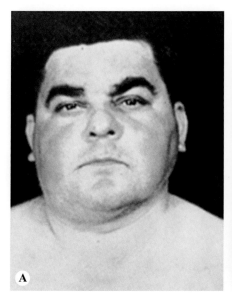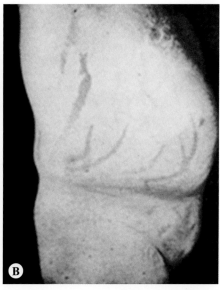

▲ 图 7–18　**A.** 皮质醇增多症典型的满月脸和红脸颊；**B.** 向心性肥胖和腹部紫纹

经许可转载，引自 Wilson JD, Foster DW: *Williams' Textbook of Endocrinology*, 8th ed., Philadelphia, 1992, Saunders.

ACTH 还可调控网状带，库欣病还与肾上腺雄激素的过量分泌相关。对女性来说，库欣病可导致多毛症，雄激素性脱发及阴蒂肥大（肾上腺生殖综合征）。

### 2. Conn 综合征

原发性醛固酮增多症又称 Conn 综合征。此病常继发于醛固酮分泌性肿瘤。过量的盐皮质激素分泌会导致钾消耗、钠潴留、肌肉无力、高血压和低钾性碱中毒。虽然患者的细胞外液体积会增加，但并不常见水肿，因为高血容量引起的 ANP 的释放会导致尿钠排泄增多。

### 3. 先天性肾上腺皮质增生症

阻断任何可减少皮质醇合成的酶都会增加 ACTH 的分泌并导致肾上腺增生。最常见的先天性肾上腺皮质增生症是由于 21– 羟化酶（CYP21）的缺乏导致。缺乏该酶的患者不能产生正常数量的皮质醇、脱氧皮质醇、DOC、皮质酮和醛固酮。由于皮质醇的产生受损，ACTH 的水平将会升高。高水平的 ACTH 可驱使网状带产生肾上腺雄激素。雄激素对 ACTH 或 CRH 无反馈作用，因此可维持其水平的升高（图 7–12）。患有该病的女性胎儿会被男性化。反之，肾上腺雄激素转化为雌激素可导致男性女性化（如乳房发育，也称男性乳房发育）。

由于艾迪生病患者不能产生盐皮质激素、醛固酮、DOC 和皮质酮，其难以在体内保留盐并维持细胞外容量。因此，他们很可能会成为低血压患者。如果酶的阻断发生在下一步反应中，即 11β 羟化酶（CYP11B1）发生缺乏，则 DOC 会不断生成并累积。因为 DOC 具有显著的盐皮质激素活性，而这类患者的 DOC 水平变得很高，使得他们往往会以相当快的速度保留盐和水，从而患上高血压。如果患者缺乏 CYP17，则其体内的皮质醇和性激素均不能合成。在胎儿发育的过程中，若性腺无法产生正常的雄激素水平，可能导致男性和女性胎儿都表现为女性表型。3β-HSD Ⅱ 的完全缺失会导致胚胎的死亡。其不完全缺乏会导致机体无法产生足够的盐皮质激素、糖皮质激素、雄激素和雌激素。肾上腺可产生大量具有弱雄激素作用的 DHEA，从而使 3β-HSD Ⅰ 在一些非内分泌组织中表达，进而导致女性的男性化。

### 总　结

1. 肾上腺由中胚层来源的皮质和神经外胚层来源的髓质组成。其皮质可分泌类固醇激素（皮质醇、醛固酮和无活性的肾上腺雄激素），而髓质可分泌儿茶酚胺类激素（肾上腺素及少量去甲肾上腺素）。

2. 髓质儿茶酚胺合成中的调节酶是酪氨酸羟化酶、β 多巴胺羟化酶，以及苯基乙醇胺 –N– 甲基转移酶。其中前两种酶受到交感神经刺激的诱导，而后一种酶受到皮质醇的诱导。

3. 儿茶酚胺可增加血糖和血清脂肪酸水平。并具有刺激糖异生、肝糖原分解和脂解作用。儿茶酚胺可增加心输出量并舒张细支气管，但其对不同器官的血流具有选择性作用。

4. 嗜铬细胞瘤是一种来源于肾上腺髓质嗜铬组织的肿瘤，该肿瘤能够分泌大量的儿茶酚胺。嗜铬细胞瘤的症状通常是非特异性的，包括高血压、头痛、大汗、焦虑、心悸、胸痛及体位性低血压等。

5. 肾上腺皮质具有清晰的结构和功能分区，其球状带可分泌盐皮质激素和醛固酮；束状带可分泌糖皮质激素和皮质醇；网状带可分泌雄激素前体、DHEAS、DHEA 和少量雄烯二酮。

6. 皮质醇可通过与糖皮质激素受体结合来发挥作用。发生应激时，皮质醇可通过提高肝脏中糖异生基因的表达并分解肌肉蛋白质来提供糖异生前体，进而使血糖水平得以提高。皮质醇还可减少肌肉及脂肪组织对糖的摄取，并且对胰高血糖素和儿茶酚胺具有姑息作用。皮质醇对其他组织也有多种作用。从药理学角度来看，其免疫抑制作用和抗炎作用是最重要的。

7. 皮质醇可受到 CRH-ATCH– 皮质醇轴的调节。皮质醇可对下丘脑内的 CRH 合成神经元和垂体促肾上腺皮质激素细胞释放负反馈效应。CRH 可受到多种应激因素的调节，包括促炎细胞因子、低血糖、神经源性应激和出血等，同时也受昼间神经信号输入的调节。

8. 包括 DHEA、DHEAS 和雄烯二酮在内的肾上腺雄激素，都是雄激素的前体，它们可以转化为外周活性雄激素，并提供女性循环中 50% 的雄激素。在成年男性的体内，肾上腺雄激素的作用（如果有的话）仍不清楚。在女性体内，肾上腺雄激素可促进女性阴毛和腋毛的生长，以及性兴奋的发生。女性体内的肾上腺雄激素过多可导致不同程度的男性化和卵巢功能障碍。

9. 肾上腺皮质的球状带是醛固酮产生的部位。醛固酮是人体中作用最强的天然盐皮质激素。他能够促进远端肾单位对 $Na^+$ 和水的吸收，同时促进肾脏内 $K^+$ 和 $H^+$ 的排泄。醛固酮还可增加结肠和唾液腺对 $Na^+$ 和水的摄取。它对心血管系统具有促炎症反应和促纤维化的作用，可导致左心室肥大及心室重塑。

10. 血管紧张素 Ⅱ 对肾上腺皮质的主要作用是促进球状带的生长和其内部血管的生成，并增加 StAR 和 CYP11B2 酶的活性，同时促进醛固酮的合成。

11. 刺激醛固酮产生的主要因素是血管紧张素 Ⅱ 和血清钾浓度的升高。醛固酮主要的抑制信号是 ANP。

12. 艾迪生病的病因为肾上腺皮质功能不全。其常见的症状包括低血压、色素沉着、肌肉无力、厌食、低血糖和高钾性酸中毒。

13. 皮质醇增多症是由高皮质醇血症引起。如果其原因是垂体促肾上腺皮质激素分泌的增加，则被称为库欣病。皮质醇增多症的常见症状包括向心性肥胖、肌肉萎缩、近端肌无力、皮肤变薄并伴腹部紫纹、毛细血管的脆性增加、胰岛素抵抗和红细胞增多症。

14. 先天性肾上腺皮质增生症是由于先天性酶的缺乏导致的，这种缺乏会阻碍皮质醇的产生。这种阻碍效应会导致 ACTH 分泌增多，从而刺激肾上腺皮质的生长和阻断前已合成的前体的分泌。21– 羟化酶（CYP21B）缺乏症是该病最常见的一种形式。

## 自测题

1. 肾上腺素如何影响肝脏和脂肪组织中的代谢途径？

2. 儿茶酚胺为什么会在某些血管中引起收缩，而在另外一些血管中引起舒张？

3. 为什么长期服用合成的糖皮质激素会导致肾上腺皮质的萎缩？

4. 为什么女性男性化（肾上腺生殖综合征）常见于库欣病患者？

5. 解释醛固酮的功能发挥过程中 ENaC 和 SGK1 的相互作用。

6. 解释嗜铬细胞瘤患者和艾迪生病患者发生直立性低血压的原因。

## 关键词和概念

- 3β 羟类固醇脱氢酶（3β-HSD）
- 11β 羟类固醇脱氢酶 I
- 11β 羟化酶（CYP11B1）
- 11β 羟类固醇脱氢酶（11β-HSD II）
- 17,20- 裂解酶功能
- 17- 羟化酶功能
- 21- 羟化酶（CYP21）
- α 和 β 肾上腺素受体
- Δ4 通路
- Δ5 通路
- 艾迪生病
- 肾上腺雄激素
- 肾上腺皮质
- 肾上腺
- 肾上腺髓质
- 肾上腺功能初现
- 肾上腺皮质功能不全
- 肾上腺综合征
- 醛固酮
- 醛固酮逃逸
- 醛固酮合酶
- 血管紧张素 II
- 血管紧张素转换酶（ACE）
- 血管紧张素原（肾素底物）
- 抗炎及免疫抑制作用
- 血管紧张素 II 受体
- 心房利尿钠肽（ANP）
- 心输出量
- 嗜铬细胞
- 先天性肾上腺皮质增生症
- Conn 综合征
- 皮质醇结合球蛋白（CBG; 又称运皮质激素蛋白）
- 皮质酮
- 皮质醇

- 脱氢皮质酮
- 库欣病
- 皮质醇增多症
- CYP11A1
- CYP11B1
- CYP11B2
- CYP21
- 硫酸脱氢表雄酮（DHEAS）
- 去氧皮质酮（DOC）
- 肾上腺素
- "战或逃" 反应
- 糖皮质激素
- 糖皮质激素受体（GR）
- 糖皮质激素应答元件（GRE）
- 多毛症
- 低钾血症和代谢性碱中毒
- 球旁细胞
- Liddle 综合征
- 致密斑
- 男性化
- 黑皮质素受体 2（MC2R）
- 盐皮质激素
- 盐皮质激素受体（MR）
- 去甲肾上腺素
- 苯基乙醇胺 -N- 甲基转移酶（PNMT）
- 嗜铬细胞瘤
- 孕酮（$P_4$）
- 肾脏钾通道蛋白（ROMK）
- 肾素
- 肾素 - 血管紧张素系统（RAS）
- 盐损耗及脱水
- 清道夫受体 -BI（SR-BI；HDL 受体）
- 类固醇激素生成急性调节蛋白（StAR）
- 肾上腺
- 假性醛固酮减少症 I 型（PHA1）
- 酪氨酸羟化酶
- 抗利尿激素（ADH）
- 束状带
- 球状带
- 网状带

# 第8章 男性和女性生殖系统的生命周期
## Life Cycle of the Male and Female Reproductive Systems

尚梦远　译

学习目标

1. 熟悉并能绘制减数分裂的概况示意图。
2. 掌握男性和女性生殖系统的基本解剖结构。
3. 掌握胎儿期间男性和女性生殖系统的发育过程。
4. 掌握人体对青春期的调控作用。
5. 掌握青春期内（Tanner 期）男孩和女孩的变化。
6. 了解引起更年期的原因及更年期内的生理变化。
7. 了解男性体内雄激素下降的原因（男性更年期）。

许多与生殖系统相关的功能缺陷或临床综合征都在某种程度上与以下几个因素有关（作为原因或结果）。

- 男性及女性系统的胚胎发育过程。
- 于青春期开始的生殖系统发育及其活动。
- 由衰老导致的生殖功能下降（女性及男性更年期）。

因此，在对男性和女性的生殖系统进行详细的讨论之前，我们有必要先熟悉这两个系统的一般组成部分及其在生命周期中的发育和功能变化。

## 一、生殖系统的一般组成部分

性腺及生殖道是构成生殖系统的 2 种解剖结构。因为性腺（男性睾丸，女性卵巢）既可以分泌性激素也可以产生配子（精子和卵子），所以它同时具有内分泌及外分泌的功能。睾丸主要产生的激素为睾酮。排卵前的卵巢主要产生的激素为雌激素，而排卵后则为孕酮和雌激素。与甲状腺与肾上腺类似，成人性腺的内分泌功能可受下丘脑 – 垂体 – 性腺轴的调节。女性生殖轴的特别之处在于其内部同时存在正负两种反馈效应。睾丸基本上是以连续的方式在不断地产生精子，而卵巢则以间断性的方式每月排出一个卵子。

生殖器官（包括内、外生殖器官）可用于运输配子，在女性体内，它还承担着受精、精子植入、妊娠和分娩的功能。由于人类的自然受精涉及男性生殖器官在女性生殖器官内部的授精过程，因此，男性的生殖器官包含了一个插入性器官，即阴茎，而女性的生殖器官则包含了与之对应的交配器官（和产道），又称阴道。生殖器官的外部结构又称外生殖器，这一结构可受到与性兴奋和性高潮相关的神经的支配，从而增强人类的性欲。乳腺是女性生殖系统的附属物，具有为新生儿和婴儿提供营养和免疫保护的作用。性腺中正常配子的生成、男性和女性生殖道的发育和生理功能的发挥，以及青春期后乳房的发育都完全依赖于人体性腺的内分泌功能。

## 二、减数分裂概述

人类的有性生殖需要经减数分裂产生的特定单倍体细胞（配子）的参与（图 8-1）。男性的配子称为精子，由睾丸产生。女性的配子被称为卵子（或卵），由卵巢产生。有性生殖的优势在于其可在后代中产生新的基因型，从而增加物种的遗传多样性。人类基因多样性的优势主要在于它能够降低有害突变的比例及其影响，尽管这些突变也具有其适应性价值。在有性生殖的过程中，遗传物的质多样性可从以下 3 个层面产生。

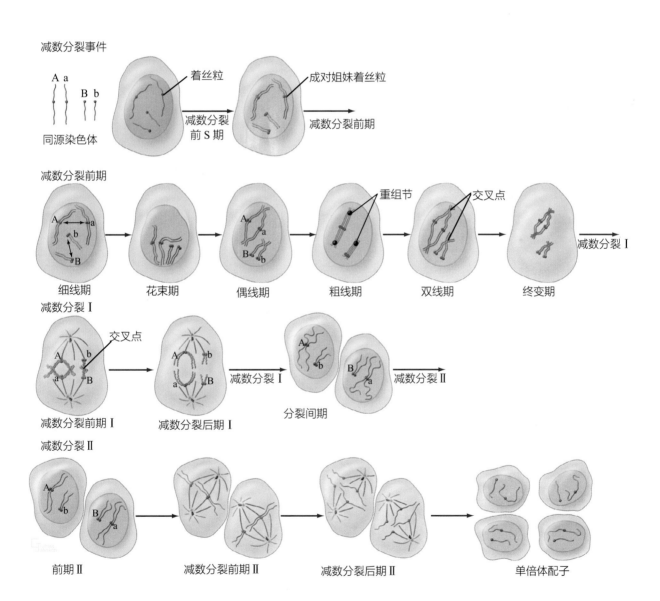

▲ 图 8-1 减数分裂中的各类事件

经许可转载，引自 Pollard TD, Earnshaw WC: *Cell Biology*, 2nd ed., Philadelphia, 2008, Saunders.

- 人类在受精后，来自父亲的 23 条染色体会与来自母亲的 23 条染色体进行同源染色体互补。这一步骤可使来自两个无关个体的 DNA 合并，并产生核型为 46,XX 或 46,XY 的个体。

- 减数分裂可促进染色体发生随机重组。在配子的生成过程中，23 对同源染色体分别会在减数分裂的过程中进行独立分配，使得单倍体配子内的可能产生的染色体组合数达到 $2^{23}$，即可产生 840 万种带有不同遗传基因的配子。

- 进入减数分裂前，染色体会进行复制，并产生姐妹染色单体，两条姐妹染色单体会沿着它们的长轴紧密地贴附在一起。在第一次减数分裂的过程中，同源染色体（现称姐妹染色单体）会进行配对，并形成二价染色体。在配对发生之前或其发生期间内，染色单体会诱导 DNA 发生双链断裂，进而出现复杂的同源染色体交叉互换过程。每条染色体内可有 2～3 个位点发生交叉互换，并同时发生基因重组，从而进一步打乱配子中的 DNA 序列。

减数分裂包含两个阶段（图 8-1）。在减数分裂前期，染色体复制后产生 2 条姐妹染色单体，它们会沿着其长轴通过着丝粒紧密地连接在一起。减数分裂前期 I 涉及复杂的交叉互换过程，接着是同源染色体的排列和分裂（分离）。由于发生了交叉互换，染色体会出现多个黏附点，称为交叉点。交叉点能够阻止同源染色体的分离，从而辅助引导染色体在赤道板上的排列。交叉点会在减数分裂后期 I 中被分解，从而使同源染色体得以分裂（分离）。

动粒是一种与染色体的着丝粒有关的大型蛋白质复合物，它能够与微管纺锤体相连，而后者能将染色体单体拉至细胞的两极。重要的是，在第一次减数分裂的过程中，姐妹染色单体的动粒会发生旋转并相互融合。这会导致姐妹染色体在第一次减数分裂后期中移动到同一极。因此，同源染色体会在第一次减数分裂时分离，但染色单体并不会分离（图 8-1）。在第一次减数分裂后，细胞会进入一个短暂的间期，而期间不会发生 DNA 的复制（没有 S 期）。在此期间，姐妹染色单体会发生分离，但其着丝粒的部分不会分开。

第二次减数分裂进行得更快，期间主要涉及染色单体的分离。在减数分裂后期 II 中，两个姐妹染色单体在着丝粒处的结合会消失，从而使两个动粒附着在细胞两极的纺锤体上。最终的产物即为单倍体配子。

不论是减数分裂的诱发的及其过程，还是配子的成熟、与体细胞的相互作用及其释放，这些过程在细节上都存在显著的性别特异性差异，我们将在下文对这些差异进行讨论（临床知识点 8-1）。

---

**临床知识点 8-1**

- 虽然减数分裂及有性生殖能够给人类的繁衍带来确切的优势，但在减数分裂的两个阶段内，染色体的分裂（或分离）必须准确无误，才能维持基因型的完整性（维持染色体的整倍性）。在第一次或第二次减数分裂的过程中，染色体分离失败即染色体不分离会导致分裂后的细胞中一极的遗传物质增多，而相对极的遗传物质则会减少。染色体的不分离会导致非整倍体（1 条或多条染色体未成功形成二倍体）或多倍体（所有染色体都未成功形成二倍体）的出现。由此产生的配子如果参与受精及胚胎的发生，将会导致自然流产。这种染色体不分离的错误具有极高的发生率，发生这种错误的受孕有 50% 会自然流产，而其中 60% 以上是由染色体的非整倍体分离引起的。总之，自然流产可以防止染色体数目错误的发生。在一些极少数的例子中，非整倍体个体也可以存活。例如，多出一条 21 号染色体（21 三体）的个体也能存活，这种情况会导致唐氏综合征的发生。唐氏综合征的患者会出现神经系统发育异常及预期寿命缩短等情况。

---

# 三、生殖系统的基本解剖结构

## （一）男性生殖系统的概述

睾丸是男性性腺。男性的两侧睾丸（左侧和右侧）都位于盆腹腔外的阴囊内（图 8-2）。睾丸会在小管内（生精小管）产生精子。生精小管内的液体可汇入称为睾丸网的小管吻合网中，随后这些液体又进一步汇入 20 个的睾丸输出小管内。最终，这些输出小管会在附睾内汇聚为一条管道。左右附睾、输精管和射精管可共同将精子

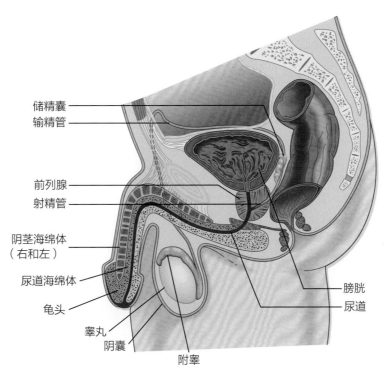

储精囊
输精管
前列腺
射精管
阴茎海绵体
（右和左）
尿道海绵体
龟头
睾丸
阴囊
附睾
膀胱
尿道

▲ 图 8-2　男性生殖道的解剖结构

经许可转载，引自 Koeppen BM, Stanton BA: *Berne and Levy Physiology*, 7th ed., updated edition, Philadelphia, 2017, Mosby.

从双侧睾丸内输送到男性中线上的尿道内。

男性的生殖道还包含两个较大的附属性腺，即精囊和前列腺。这些腺体可产生大部分的精液，当它们进入尿道时会与精子混合。精液的成分在很大程度上能够为精子在射入阴道后提供一个具有缓冲、抑菌和营养功能的微环境。

男性的尿道是男性生殖管道的最远端部分，由前列腺部（骨盆内）、膜部（会阴深隙内的一小段）和阴茎部（会阴浅部的骨盆外）组成。尿道可受到来自成对的尿道球腺和尿道旁腺（利特雷腺）内分泌物对其的润滑和清洁作用。整个阴茎中都有尿道的穿行。阴茎是一种能够在阴道内进行内部授精的插入性器官。支配阴茎的感觉（阴部）神经可在性交时引起性高潮，从而进一步增强性欲。

## （二）女性的生殖系统

卵巢是女性的性腺。女性的两侧卵巢（左侧和右侧）都位于盆腔内（图 8-3）。卵巢中没有任何管道。取而代之的是配子（初级卵母细胞）在上皮细胞和基质细胞的包裹下形成的卵泡结构，每个卵泡内含有一个卵母细胞。随着其生长，卵泡最终会形成一个充满液体的卵泡腔（窦卵泡）。当配子准备释放时，它（现为停留在第二次减数分裂中期的卵子）会被包裹在一层薄薄的上皮细胞中，随后漂浮在卵泡腔内。排卵是涉及一系列复杂事件的过程，其本质上是卵泡向卵巢的表面推挤并在该位置消融卵泡壁和卵巢壁，随后释放卵子。

不同于男性的生殖道，卵子会被排出到盆腔内，并由名为输卵管的女性生殖道的近端部分捕获（图 8-3）。输卵管在其近端，即自由端（输卵管伞部）有一个开口，捕获的卵子可通过该开口进行运输。通常每次只会有一个卵子从左侧或右侧卵巢排出，而发生排卵的那一侧卵巢在月经周期初始时理应含有最大的卵泡。输卵管可将卵子输送到人体中线上的子宫内，并可允许精子从子宫侧向卵子移动。受精和受精卵早期发育（受精后 5～6 天）的过程通常发生在输卵管中。早期胚胎（囊胚）最终会进入子宫腔并植入子宫内膜。生长中的胎儿在某种程度上会受到一种具有弹性的纤维状的子宫下段结构的支撑，这一结构又称为宫颈。当胎儿足月时，新生儿会通过宫颈和阴道从子宫中娩出。

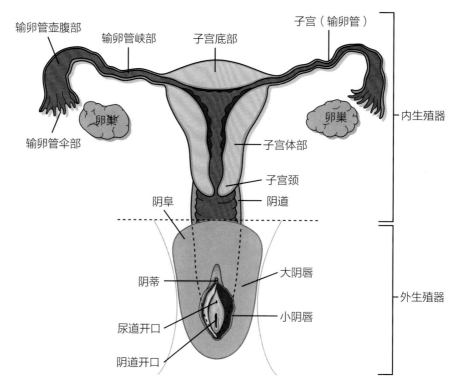

**▲ 图 8-3　女性生殖道的解剖结构**

经许可转载，引自 Koeppen BM, Stanton BA: *Berne and Levy Physiology*, 7th ed., updated edition, Philadelphia, 2017; Mosby.

阴道既是交配器官，也是产道。女性的外生殖器围绕着阴道表面的开口（阴道口）。大阴唇与未闭合的阴囊同源。而前庭球（位于小阴唇深处）和阴蒂的结构则与阴茎的勃起组织同源。然而，与阴茎不同的是，这些结构的勃起功能并不是生育所必需的。这些结构和阴道壁可受到感觉（阴部）神经的支配，并在性交期间引起性高潮，从而进一步增强性欲。

## 四、子宫内的性发育过程

胎儿的遗传性别取决于由卵子和精子所提供的性染色体。正常情况下，人类有 46 条染色体，由 22 对常染色体和一对性染色体组成。性染色体被称为 X 和 Y 染色体；46,XX 是女性的正常核型，而 46,XY 是男性的正常核型。遗传性别能够决定性腺的性别。随后，这些具有性别特征的性腺或分泌激素（男性胎儿）或不分泌激素（女性胎儿）。这种激素环境则进一步决定了生殖道和外生殖器的性别。

### （一）男性的发育

在胚胎发育的前 6 周，生殖嵴内的中胚层细胞会发育成具有双向潜能的性腺原基（表 8-1）。在此期间，原始生殖细胞会从卵黄囊内胚层迁移到性腺组织中。在孕 6 周时，性腺内的生殖细胞、支持细胞和基质细胞将成为两性体内一种能产生雄激素的类固醇细胞。

Y 染色体的短臂内包含了可编码 Y 染色体性别决定区（sex-determining region of Y，SRY）的基因。Y 染色体性别决定区能够与其他转录因子一同在妊娠的第 6~7 周，诱导双潜能性腺分化为睾丸（图 8-4）。随着睾丸的发育，支持性

**表 8-1　男性胚胎生殖系统的发育时间表**

| 胚胎孕周 | 发育特点 |
| --- | --- |
| 6~8 | 睾丸的分化 |
| 8 | • 沃尔夫（Wolffian）管的保留<br>• 米勒（Müllerian）管的退化 |
| 9~12 | 男性外生殖器的发育 |

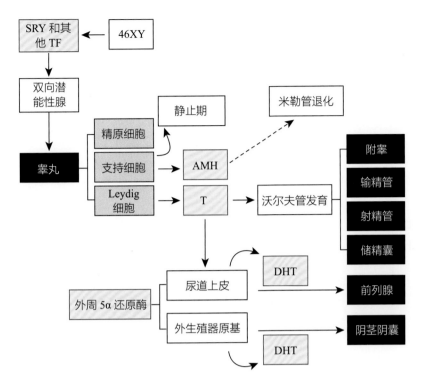

▲ 图 8-4 男性胚胎生殖系统的发育过程

AMH. 抗米勒管激素；DHT. 双氢睾酮；SRY. Y 染色体性别决定区；T. 睾酮；TF. 转录因子

上皮细胞将分化为支持细胞并进一步形成生精小管。支持细胞在早期胚胎发生中会发挥两个关键作用：①它们可包围男性的生殖细胞（精原细胞）并产生一种能够降解局部视黄酸的酶（CYP26B1；也可由睾丸间质细胞产生），从而阻止精原细胞的减数分裂过程；②它们能够分泌抗米勒管激素（AMH，又称米勒管抑制激素），这种激素能够引起米勒管的退化（见后文）。

激素可介导表型性别的表达。胎儿发育初始时具有两性的内生殖器和外生殖器（图 8-5 和图 8-6）。在胎儿体内，有 2 个沃尔夫（Wolffian）管（又称中肾管），它们具有分化为男性生殖道的非尿道段（附睾、输精管、射精管和精囊）的潜能，还有 2 个米勒（Müllerian）管（又称中肾旁管），而它们具有分化为女性大部分的生殖道（输卵管、子宫、子宫颈和阴道近端 1/3）的潜能。是否发育为男性或女性生殖道，取决于胎儿的睾丸是否会分泌睾酮和 AMH（表 8-1）。

睾酮可维持沃尔夫管的存在，并促使其向男性近端非尿道生殖道分化（图 8-4）。到第 8 孕周

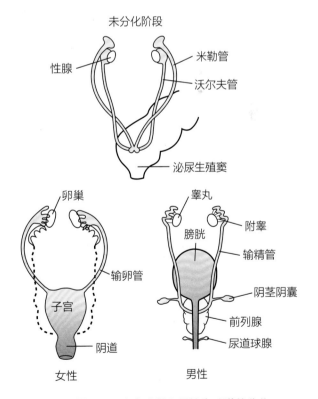

▲ 图 8-5 内生殖器和原始生殖道的分化

经许可转载，引自 George FW, Wilson JD: Embryology of the genital tract. In Walsh PC, Retik AB, Stamey TA, Vaughan ED, editors: *Campbell's Urology*, 6th ed., Philadelphia, 1992, Saunders.

时，由基质细胞分化而来的睾丸间质细胞即可产生睾酮。雄激素的产生首先受到胎盘黄体生成素（LH）样激素［人绒毛膜促性腺激素（hCG）］促进，随后则受到胎儿垂体 LH 的调控。此时，睾酮的作用更像是旁分泌因子而非真正的激素，因为每侧睾丸产生的睾酮都在促进同侧生殖道的分化（图 8-7）。

米勒管的退化需要睾丸内支持细胞产生的 AMH 的参与（图 8-4）。AMH 是一种糖蛋白二聚体，它属于转化生长因子 β（TGF-β）基因的家族。因此，AMH 能够与具有丝氨酸-苏氨酸激酶活性的辅助受体结合。AMH 与 AMH Ⅱ 型

受体（AMHR- Ⅱ）发生特异性结合后，后者会进一步与 Ⅰ 型受体结合并使其激活。如第 1 章所述，这一过程可激活 SMAD 依赖性信号通路（临床知识点 8-2）。

前列腺和男性外生殖器的分化发生在第 9～11 孕周（框 8-1、图 8-5 和图 8-6）。这一过程需要 5α 还原酶 -2 的参与，这种酶能够在一些生殖结构的原基（包括泌尿生殖窦、生殖结节、尿生殖褶和生殖隆起）内表达。5α 还原酶 -2 可催化外周睾酮转化为双氢睾酮（dihydrotestosterone，DHT）。睾酮和双氢睾酮可与同一的雄激素受体结合，但上述组织中仅需

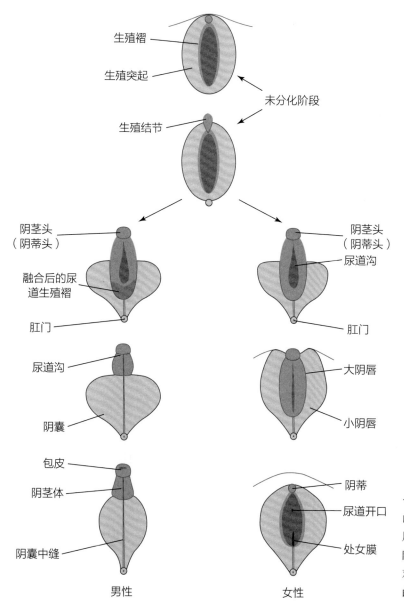

◀ 图 8-6　男性及女性外生殖器发育的调节
由于双氢睾酮（DHT）的存在，在妊娠第 9～12 周，泌尿生殖窦、生殖结节、尿生殖褶和生殖隆起会逐渐发育为男性的外生殖器，而在没有双氢睾酮的情况下，这些结构则会发育为女性的外生殖器

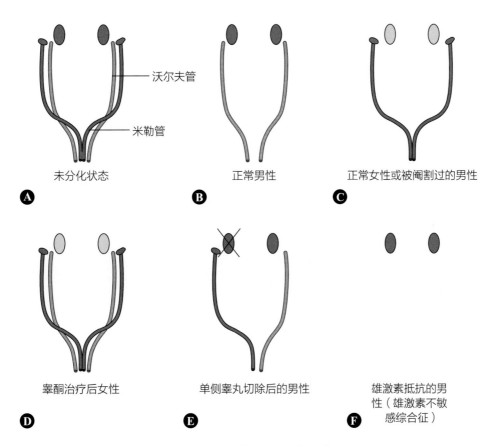

▲ 图 8-7　内生殖器发育的调节

A. 最初，男性和女性胎儿的体内都存在沃尔夫管和米勒管（未分化）；B. 如果睾丸的功能正常，则沃尔夫管会发育，而米勒管会退化；C. 如果没有睾丸的存在，则米勒管会发育，而沃尔夫管会退化；D. 如果女性胎儿暴露于雄激素中，则其体内可同时保留两种生殖道系统；E. 如果切除单侧睾丸，则切除侧的米勒管会发育，而该侧的沃尔夫管会退化；F. 睾丸功能正常但对雄激素不敏感的男性将表现为两种生殖管系统的退化

---

**临床知识点 8-2**

- 米勒管永存综合征（persistent Müllerian duct syndrome，PMDS）可发生在染色体核型为 46,XY 的男性患者中。米勒管衍生物（输卵管、子宫、宫颈、阴道组织）的持续存在往往会阻碍一侧或双侧睾丸的下降，从而导致单侧或双侧隐睾的发生。隐睾症只能通过手术进行矫正。研究者已在家族性 PMDS 患者的基因中发现了 AMH 基因和 AMH Ⅱ型受体（AMHR-Ⅱ）的突变。大多数患者均为纯合突变，这些突变多发生在地中海和北非的近亲人群中。

---

DHT 的作用。我们尚不完全清楚睾酮和 DHT 的细胞特异性作用，它们的作用可能与共调节蛋白的细胞特异性表达、细胞特异性雄激素调节基因的染色体背景或激素受体复合物稳定性的细胞特

**框 8-1　外生殖器发育的调节**

- 在双氢睾酮的作用下，泌尿生殖窦、生殖结节、尿生殖褶和生殖隆起会发育为阴茎、阴囊和前列腺
- 当不存在双氢睾酮的作用时，泌尿生殖窦、生殖结节、尿生殖褶和生殖隆起会发育为大阴唇、小阴唇、阴蒂和阴道的下 2/3

---

异性差异有关。无论如何，前列腺和外生殖器的正常发育都依赖于睾酮向 DHT 的转化（临床知识点 8-3）。

## （二）女性的发育

在正常的 46，XX 胚胎中，Y 染色体性别决定区的缺失可引起其他转录因子的表达，从而诱

**临床知识点 8-3**

- 5α 还原酶 -2 的缺乏会导致 DHT 的形成减少。患者通常具有发育良好的男性内生殖器（前列腺除外），但却没有完整的男性化外生殖器（生殖器不明），同时伴有小阴茎和尿道下裂的表现。患者的睾丸可位于腹股沟或阴唇内。严重受累的患者可能在出生时被误认为女性。患者睾酮的产生是正常的，并且在青春期，当睾酮的分泌量大大增加时，他们的外生殖器可能会出现一些男性化的特征。此外，患者皮肤中 5α 还原酶 -1 的活性会在青春期出现，这将产生足够的 DHT 来诱发青春期的变化。这些变化包括肌肉量增加、声音变粗及睾丸下降到阴囊褶皱中。在婴儿期就确诊该疾病的患者会被指定为男性，并接受雄激素治疗来诱导阴茎的生长，同时接受尿道下裂的修复手术。在青春期后才确诊的患者可能已经出现对自身性别的认同观念，他们或许需要某些形式的矫正手术。而在青春期后由女性身份转变为男性的患者并不少见。

导性腺分化为卵巢（图 8-8）。然而，直到妊娠的前 3 个月结束时，卵巢才会分化完全（框 8-2）。生殖细胞可分化为卵原细胞并开始有丝分裂。自妊娠第 11 周开始，所有的卵原细胞会开始减数分裂并产生初级卵母细胞，之后便会停留在第一次减数分裂前期。卵母细胞由单层鳞状细胞，即颗粒细胞及其基膜包围。这种结构被称作原始卵

**框 8-2　女性胚胎生殖系统的发育时间表**

**孕 7～12 周**
- 卵原细胞发生第一次减数分裂并停留在第一次减数分裂前期
- 卵巢的形成
- 原始卵泡的形成

**孕 11～12 周**
- 输卵管、子宫、子宫颈、外生殖器和阴道的发育

**孕 20～25 周**
- 卵巢内初始卵泡的形成

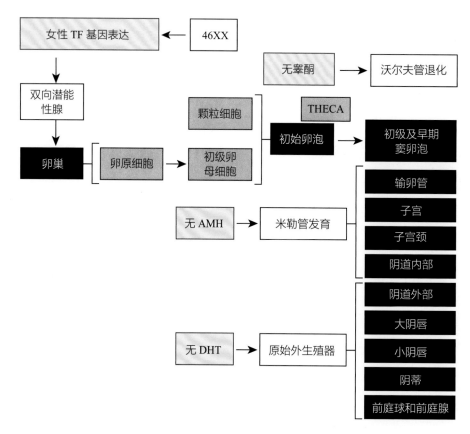

▲ 图 8-8　女性胚胎生殖系统的发育过程

AMH. 抗米勒管激素；DHT. 双氢睾酮；TF. 转录因子；THECA. 卵泡膜

泡，它们会在孕中期出现。尽管胚胎的一些卵泡会在母体妊娠期间相继发育（见第 10 章），但在妊娠期，胚胎内卵巢的激素分泌仍处于静止状态。

由于缺乏支持细胞来源的 AMH，米勒管将持续存在，并逐渐发育为输卵管、子宫、子宫颈和阴道内部的 1/3（图 8-5、图 8-8 和框 8-3）。由于缺乏睾丸和睾酮的作用，沃尔夫管将逐渐退化。如果由于先天性肾上腺皮质增生症（见第 7 章）或母体内分泌失调，导致女性胎儿的睾酮水平升高，那么这两组导管可能会同时保留在胎儿的体内（图 8-7）。

| 框 8-3　内生殖器发育的调节 |
| --- |
| • 在睾酮的作用下，沃尔夫管会逐渐发育为附睾、输精管、精囊和射精管<br>• 当胚胎缺乏由支持细胞分泌的米勒管抑制物质时，米勒管会逐渐发育为输卵管、子宫、子宫颈和阴道的上 1/3 |

由于缺乏雄激素的作用，外生殖器将逐渐发育成大阴唇、小阴唇、阴蒂、前庭球和腺体，以及阴道外部的 2/3（图 8-6、图 8-8 和框 8-1）。

## 五、青春期

### （一）青春期发生时机的调节

生殖轴由下丘脑中叶内的促性腺激素释放激素（GnRH）神经元驱动，该神经元可以脉冲的形式分泌 GnRH。而 GnRH 会反过来刺激垂体分泌 LH 和促卵泡激素（FSH）（参见第 5 章）。

GnRH 神经元会在妊娠期内表现出活性，而这种活性在分娩时会降低。在婴儿期的前 2 年（又称"婴儿迷你青春期"）内，GnRH 神经元的活性会显著增加，而在随后 10 年内，生殖轴的活性会处于一个较低的水平（图 8-9）。随着年龄的增长，生殖系统的活性复苏的时期被称为青春期，这种复苏会引起一系列外观和行为的改变。这些改变的发生会早于个性的成熟和情绪的稳定。

在不同国家，甚至同一国家的不同种族的人群之间，青春期出现的时机都是不同的。在过去的半个世纪里，美国女孩进入青春期的平均年龄呈下降趋势，其原因可能是健康和营养状况的改善，以及近期的儿童肥胖率的增加（尚未得到证实）。非裔美国女孩通常比白人女孩提前 6 个月进入青春期。潜在的疾病或失调会导致青春期出现过早（性早熟）或过晚（青春期延迟），甚至

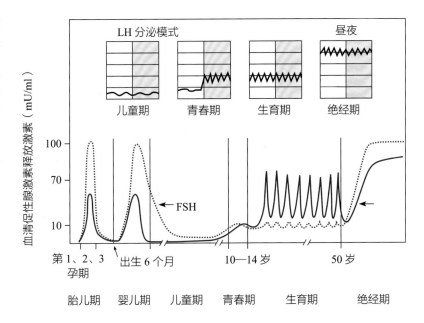

▲ 图 8-9　女性的一生中血清黄体生成素（LH）和促卵泡激素（FSH）的相对水平的变化

经许可转载，引自 Braunwald E, et al: *Harrison's Principles of Internal Medicine, 4th ed.*, New York, 1987, McGraw-Hill.

根本不出现青春期。北美女孩乳房发育（进入青春期最初表现）的平均年龄约为 10 岁。而北美男孩睾丸增大（进入青春期最初表现）的平均年龄为 11.5 岁。正常发育与性早熟的界定年龄为女孩 8 岁，男孩 9 岁。而随着进入青春期年龄的降低，这些年龄阈值可能会偏高。

在出生之后的 1~2 年，两性生殖轴的活性都较为显著（图 8-9）。随后是 GnRH 神经元活性的显著抑制（但不是绝对的）。我们对引起生殖活性的"儿童期低谷"产生的抑制信号的确切性质仍然知之甚少。一些能够在下丘脑后叶附近引起肿胀或组织破坏的肿瘤可导致中枢性性早熟，这使人们认为中枢神经系统（CNS）内可能存在生殖活动的抑制中心。还有一些证据表明，下丘脑和垂体对类固醇激素的负反馈作用非常敏感（低设定值或性腺）。研究结果表明，原发性性腺缺失患儿的促性腺激素水平通常高于正常儿童（尽管由于 CNS 的抑制，两种人群的促性腺激素水平都很低）。进入青春期后，这种抑制机制可能会终止。

GnRH 除了会在 CNS 的抑制作用下释放，还有一些强力的证据表明 CNS 中刺激中心的激活能够在青春期内诱导 GnRH 的脉冲性分泌。作为一种神经递质，亲吻促动素 –1（Kiss-1）因其在青春期对 GnRH 脉冲性释放的诱导作用，在近期受到人们的广泛关注。亲吻促动素由 KISS-1 基因编码。Kiss-1 是一种由 54 个氨基酸组成的肽，由下丘脑中的神经元表达。Kiss-1 可通过与名为 Kiss-1R（曾称 GPR54）的 G 蛋白耦联受体结合来发挥作用，该受体由 GnRH 神经元表达。下丘脑中 Kiss-1 的水平会在青春期内增加，而在雌性猴子的脑中注入 Kiss-1 会诱发其性早熟。青春期发育异常的个体中可以检测到 Kiss-1R 基因的无效突变，而人类体内编码 Kiss-1 和 Kiss-1R 基因的功能增益突变会导致中枢性性早熟的发生。

在围青春期，会出现与睡眠相关的 GnRH 脉冲型分泌的激增（图 8-9）。这一阶段，促性腺激素细胞对 GnRH 的敏感性会增加，从而导致 LH 的分泌增加。在青春期，GnRH 脉冲性分泌的频率和幅度都会增加，这种变化会使得 LH 和

FSH 的分泌量在一整天内都会上升，并最终导致性腺类固醇激素的产生。在女性体内，雌激素对 GnRH 和促性腺激素的正反馈机制多于青春期后期才开始成熟（图 8-9；生育期内的峰值）。第一次月经（初潮）的平均发生年龄通常在青春期开始后的 2.6 年（临床知识点 8-4）。

---

**临床知识点 8-4**

- 1 型卡尔曼（Kallmann）综合征是一种三级（下丘脑）内分泌失调症，并且是一种孤立的低促性腺素性功能减退症。该遗传性疾病通常与失嗅症（嗅觉丧失）或嗅觉减退（嗅觉差）有关。这是由一种名为 anosmin 的功能蛋白的缺失所导致的，而该蛋白是由 X 连锁 KAL1 基因编码的。该综合征的发生是由全部或部分 GnRH 神经元无法从鼻基板正确迁移到下丘脑内侧基底部而引起的（见第 5 章）。Anosmin 与黏附分子类似，因此可能在 GnRH 神经元的迁移过程中起指导作用。患有该疾病的男性比女性更为多见。其男性患者可发生睾丸未降的现象（隐睾症）。虽然患者的沃尔夫管衍生结构可正常分化发育，但其阴茎多发育不足，常出现小阴茎的现象。这种现象可能是由于胎儿内生殖器的早期发育是受睾丸雄激素控制的，而患者体内的该激素最初是经由胎盘 hCG（见第 11 章），而非胎儿 LH 进行调节。这种情况会导致患者的沃尔夫管衍生结构和前列腺的成年化生长及功能均受到损伤。当雄激素开始调控外生殖器的发育和生长时，患儿因不能分泌正常量的 LH 会直接影响发育后期的睾丸功能。由于 LH 分泌受损的严重程度各不相同，此类患者生殖系统问题的严重程度也因此表现各异。患者的青春期通常会推迟。

---

## （二）与青春期相关的生理变化

Marshall 和 Tanner 客观地描述了英国男孩和女孩青春期发育中的关键变化，并将其称为 Tanner 分期（青春分期）。他们将第二性征的发育分为 5 个阶段，以成人期发育的结束作为第 5 阶段。对男孩而言，这些变化包括睾丸、阴茎的大小（表 8-2）和阴毛的变化。对女孩来说，这些变化包括乳房的发育（表 8-3）和阴毛的变化。这些变化是由性激素的增加而驱动的。此外，肾上腺雄激素会在性腺内配子发生及性激素生成

表 8–2　男性的青春分期

| 阶　段 | 外生殖器 | 阴　毛 |
| --- | --- | --- |
| 1 | 青春前期 | 青春前期，无阴毛生成 |
| 2 | 阴囊和睾丸增大，阴囊皮肤质地改变 | 稀疏、长、柔软的阴毛，主要在阴茎根部 |
| 3 | 阴茎长度增加，睾丸和阴囊进一步增大 | 毛发增粗变黑 |
| 4 | 阴茎长度和宽度增加，阴囊皮肤变黑 | 阴毛的形质与成人相同，覆盖面积小于成人 |
| 5 | 外生殖器达到成人的大小 | 与成人阴毛的质地和数量相同；毛发的分布呈菱形，向上延伸至腹白线 |

经许可转载，引自 Marshall WA, Tanner JM: Variations in the pattern of pubertal changes in boys. *Arch Dis Child* 45:13, 1970.

表 8–3　女性的青春分期

| 阶　段 | 乳　房 | 阴　毛 |
| --- | --- | --- |
| 1 | 青春前期 | 青春前期，无阴毛生成 |
| 2 | 乳房略隆起，乳头升高；呈小丘样 | 细软的阴毛，少量生长 |
| 3 | 乳房增大，可触及乳腺组织 | 毛发更黑、卷曲、更浓密 |
| 4 | 乳晕和乳头进一步增高 | 阴毛的形质与成人相同，覆盖面积小于成人 |
| 5 | 发育为成人的乳房 | 阴毛的形质与成人相同，其分布呈三角形 |

经许可转载，引自 Marshall WA, Tanner JM: Variations in pattern of pubertal changes in girls. *Arch Dis Child* 44:291, 1969.

（性腺发育）之前增加（肾上腺功能初现），这一过程会出现在 6—7 岁的女孩及 7—8 岁的男孩中。在此过程中，肾上腺雄激素会转化为睾酮、双氢睾酮和雌二醇，从而帮助阴毛和腋毛的生长，这一作用在女孩中尤为明显。

## （三）男性

男性进入青春期（Tanner1 期）的第一个迹象是睾丸体积的增加（图 8–10）。在青春期前，男性体内已产生了少量部分分化的睾丸间质细胞。青春期开始后，更多可产生类固醇激素的睾丸间质细胞会由间充质管周细胞分化而来，并逐渐分裂形成成人睾丸中的簇状结构。在生精小管内，减数分裂和精子生成都会于青春期启动，而随着睾酮和 FSH 水平的升高，精子的生成率会逐渐达到成人的水平。在青春期，支持精子的睾丸支持细胞会开始分裂并变得更为活跃，从而形成封闭连接并行使其他的激素依赖功能，包括睾丸

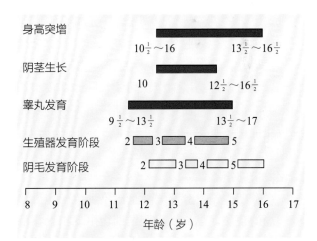

▲ 图 8–10　男性青春期变化的正常顺序，图中数字 2～5 指的是不同的青春期分期
经许可转载，引自 Marshall WA, Tan ner JM: Variations in the pattern of pubertal changes in boys. *Arch Dis Child* 45:13, 1970.

液的分泌。发生遗精的年龄即可代表首次射精的年龄，在此过程中，精子会在夜间排出并在尿液中出现。

青春期内可涉及多种原发性和继发性的性征变化，如前列腺和精囊的生长及其相关功能的出现，如阴茎的增长、肌肉量的增加、声带的增厚、阴毛（阴毛初现）、胡须和体毛的出现，以及性欲的增加（表 8-2）。这些变化大多都取决于睾酮向双氢睾酮的转化。

### （四）女性

女性进入青春期的时机可受其体脂水平的影响，瘦女孩通常比胖女孩更晚进入青春期，而体脂水平低的女运动员则经常出现原发性闭经。这一现象可能是由于脂肪组织能够显著的表达 CYP19（芳香化酶），而该酶可将雄激素转化为雌激素（见第 9 章）。然而，越来越多的证据表明，由脂肪组织产生的瘦素也在青春期下丘脑的成熟过程中发挥着姑息作用。在月经初潮（月经周期开始）的前几年，可发生肾上腺功能初现。其主要表现为阴毛和腋毛的出现。

女性进入青春期的一个标志是乳房的有限发育（图 8-11）。进入青春期后，雌激素的增加会使乳晕增大并变暗，乳晕是一种围绕在乳头周围的圆形组织，它具有色素沉着但没有体毛，乳晕和乳头下方的乳腺导管也会出现一定的发育。这些乳腺组织变化的起始被称为乳房萌发。排卵周期一旦启动，孕激素会进一步刺激乳腺的发育和成熟。孕激素还会增加组织间质水肿和上皮组织内空泡的形成，从而在黄体后期诱发乳房的饱胀感或压痛感（见第 10 章）。表 8-3 显示了女性青春期发育的 Tanner 分期，而图 8-11 显示了这些变化发生的年龄。

青春期生长发育突增期是指一种生长速度显著增加的现象。生长发育突增会出现于女孩的青春期早期，而男孩则多在青春期结束时才出现生长发育突增。生长发育突增可受到复杂的激素调节，其中包括三碘甲腺原氨酸（$T_3$）、生长激素及其靶分子，如胰岛素样生长因子 I（IGF-I）和性激素。雌二醇可促进两性骨骼的正常骨密度的形成。此外，雌二醇可通过促进两性体内骨骺板的闭合，终止长骨的生长。雌激素受体（ERα）发生无义突变或缺乏 CYP19 芳香酶的男

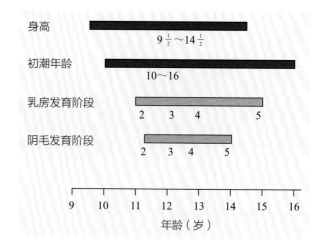

▲ 图 8-11　女性青春期内各种变化出现的顺序及其发生的年龄范围。图中数字 2～5 指的是不同的青春期分期

经许可转载，引自 Marshall WA, Tanner JM: Variations in the pattern of pubertal changes in boys. *Arch Dis Child* 45:13,1970.

性在其 20 岁之后仍能继续维持长骨的生长。

## 六、女性更年期及男性更年期

### （一）女性更年期

如前所述，卵巢内所有卵原细胞都会发生减数分裂，因此不存在干细胞群（就像在睾丸中一样）。女性的更年期通常是由于功能性卵泡的耗尽而导致的原发性卵巢功能的下降。女性更年期通常发生在 46—55 岁，并可延续数年。在最初阶段，月经周期会变得不规则并且出现周期性无排卵现象。这一时段被称为绝经过渡期。这种月经周期的缩短主要是卵泡期的缩短。最终，女性的排卵周期将完全停止。在闭经 1 年后进行回溯可确定其末次月经，从末次月经到死亡前的生命阶段被称为绝经后期。

然而，在绝经后的卵巢中仍可观察到一些形态正常的卵母细胞存在，这表明卵母细胞的耗竭并不是引起更年期的唯一原因。人们认为这些剩余的卵泡可能对促性腺激素不太敏感。近期有人提出，随着年龄的增长而出现的 CNS 的变化，包括 GnRH 关键分泌模式的改变，可能先于卵泡耗竭出现，并在更年期中发挥重要的作用。因为卵泡的发育不再受 LH 和 FSH 分泌的调控，体内雌激素和孕酮的水平也会下降。在此期间，雌激

素对 GnRH、LH 和 FSH 的负反馈抑制会消失，最终会导致血清 LH 和 FSH 水平发生显著的升高。并且 FSH 上升的水平会超过 LH 的水平。这可能是由卵巢抑制素的丢失所引起的。

　　绝经期女性的血清雌二醇水平可下降到有规律月经周期的年轻女性的 1/6，而孕激素的水平会下降到年轻女性卵泡期该水平的 1/3。但这些激素的产生并未完全停止，只是绝经后女性体内雌二醇和活性雄激素（双氢睾酮，DHT）的主要来源转变成了肾上腺雄激素的外周转化。由于脂肪组织中产生的主要雌激素为雌酮，因此它成了绝经后女性体内雌激素的主要循环形式。循环中性激素和抑制素水平的降低会导致促性腺激素，尤其是 FSH 的显著增加。血清中的 FSH 的水平甚至在进入绝经过渡期之前就会增加。

　　大多数与更年期有关的症状和体征都是由雌激素的缺乏引起的。以下是一些由更年期雌激素缺失所引起的后果。

　　• 阴道上皮萎缩，并变得干燥，阴道内的正常菌群减少，其内部 pH 升高。这些变化通常会导致阴道和泌尿道感染率的增加，以及性交痛的发生。

　　• 骨质的流失加速，可能会导致骨质疏松。更年期对骨质疏松症的影响是惊人的，在美国，每年由更年期骨质疏松症导致的骨折＞100 万例。在这些骨折中有很大一部分是髋部的骨折，这种骨折会大大增加并发症和死亡率，并使患者丧失独立生活的能力。

　　• 潮热是由核心温度的周期性升高引起的，这会导致外周血管的舒张、出汗和不适。潮热还导致了睡眠障碍，这种情况显著影响了绝经后女性的日常工作和生活质量。潮热与 LH 的脉冲性分泌相关，目前的观点认为 CNS 内的某些机制使两者产生了联系。潮热通常在更年期症状出现后 1～5 年消退。

　　• 绝经期后心血管疾病的发病率会显著增加。这种情况在一定程度上是由于雌激素对高密度脂蛋白的水平具有有益作用。然而，个人的生活方式也起着重要作用，更年期会影响个人的生活方式。如果女性因潮热而失眠，那么她白天运动的

可能性就会降低。更年期还会产生其他心理社会的影响，包括疲劳和抑郁。

　　大多数更年期后遗症对激素替代治疗（hormone replacement therapy，HRT）的反应良好，如雌激素替代治疗（estrogen replacement therapy，ERT）或雌激素及孕激素替代治疗。然而，由女性健康提倡协会和其他机构的研究结果显示，在对绝经后女性应用包含雌激素和孕激素（不是以 17β 雌二醇和孕激素的生物同型形式）HRT 时，其治疗的安全性显示了互相矛盾的结果，强调医生应在制订缓解绝经后症状治疗方案之前，先充分考虑每位女性的个人病史和家族史。一般来说，标准的治疗方案是使用最低有效剂量并采用最短起效时间。来自女性健康倡议协会的最新分析表示，在 60 岁之前给予 ERT（短期）与发生血栓栓塞、脑卒中或乳腺癌的风险的增加无关。

## （二）男性更年期

　　男性不存在明显的更年期。然而，随着年龄的增长，性腺对 LH 的敏感性会降低，且雄激素的生成会减少。此时，男性血清中 LH 和 FSH 水平会升高。尽管精子的产量通常在 50 岁之后才开始下降，但许多男性可以终生保持生育功能并产生精子。

---

### 总　结

　　1. 男性及女性的生殖系统由性腺（卵巢及睾丸）及生殖管道组成。

　　2. 性腺具有内分泌功能，此功能受到下丘脑 - 垂体 - 性腺轴的调控。

　　3. 性腺通过产生配子来发挥其外分泌功能。这一功能的实现完全依赖于性腺激素。

　　4. 减数分裂是有性生殖的核心。减数分裂可通过两次分裂来产生单倍体配子，分别为第一次减数分裂（减数分裂 I）及第二次减数分裂（减数分裂 II），这两个过程中不涉及 DNA 的合成。有性生殖的主要优势是遗传物质的重组。这一重组可经染色体的独立分离、卵子与精子的单倍体基因组的组合，以及染色体的交叉互换来完成。

5. 染色体交叉互换的过程涉及同源染色体（每个染色体有两个姐妹染色单体）联会形成二价体，随后会发生复杂的同源链间信息交换。在这些互换位置会形成染色体交叉，而它们则有助于染色体在赤道板上的排列。

6. 染色体必须在两次减数分裂期间发生精准的分裂（分离）。分离过程中的异常会导致染色体不分离，从而产生非整倍体或多倍体。

7. 男性的生殖系统包括睾丸，而睾丸内的生精小管可产生精子。这些精子可由睾丸网和传出小管运输出去。精子随后可进入附睾、输精管、射精管和男性尿道。精子会从精囊和前列腺接收精浆（精液）。男性的生殖道一直延伸到阴茎，而阴茎是一种可进行体内授精的插入性器官。

8. 女性的生殖系统包括卵巢、输卵管、子宫、子宫颈、阴道和外生殖器。女性的生殖道不与其尿道相通。

9. 卵巢内的配子是停留在第一次减数分裂前期的初级卵母细胞。在排卵之前，卵母细胞会完成第一次减数分裂，并再次停留在第二次减数分裂中期（此时称为卵子）。

10. 排卵是一个复杂的过程，此过程涉及卵泡壁和卵巢壁的局部穿透。

11. 早期胚胎具有可双向分化的性腺，其内包含了从卵黄囊迁移过去的原始生殖细胞。遗传性别（46,XY 或 46,XX）决定了性腺的性别。已具有性别特征的性腺会产生不同的激素环境，这一环境将决定生殖道和外生殖器的发育。

12. Y 染色体性别决定区是参与妊娠 6～7 周男性胎儿性征发育（睾丸形成）的重要因素。

13. 睾丸的形成涉及由精原细胞和支持细胞组成的生精小管的组织。睾丸间质细胞可在小管周间隔中发育。

14. CYP26B1 可阻断男性配子的减数分裂过程，并促进视黄酸的分解和失活。

15. 睾丸支持细胞可分泌 AMH，从而诱导女性米勒管的退化。

16. 睾丸间质细胞可在 hCG 和胎儿分泌 LH 的刺激下产生睾酮。睾酮可促进沃尔夫管分化为附睾、输精管、射精管和精囊。

17. 睾酮也能够诱导睾丸下降至阴囊内。

18. 睾酮向双氢睾酮的外周转化可由 5α 还原酶 –2 介导。双氢睾酮可诱导泌尿生殖窦分化为近端男性尿道和前列腺。并诱导外生殖器原基形成阴茎和阴囊。

19.5 α 还原酶 –2 的缺乏可导致基因型为 46,XY 的胎儿形成女性外生殖器或外生殖器不明。这类患者的女性表型会在青春期转变为男性表型，这些患者需要接受其性别身份的重新评估，随后接受适当的手术和激素替代治疗。

20. 核型为 46,XX 的女性胚胎中因缺乏 Y 染色体性别决定区，使得特异性转录因子可驱动卵巢的分化。这一过程比睾丸的分化要晚得多。

21. 卵原细胞可由原始生殖细胞发育而来，并通过有丝分裂在单个卵巢内产生 100 万个卵原细胞。所有的卵原细胞开始减数分裂后会停留在第一次减数分裂前期（又称卵母细胞）。卵母细胞由上皮细胞及其基膜包围，从而形成一种名为原始卵泡的结构。

22. AMH 的缺乏可使米勒管发育成输卵管、子宫、子宫颈和阴道内部的 1/3。睾丸激素的缺乏会导致沃尔夫管的退化。双氢睾酮的缺乏会导致外生殖器分化为女性结构（大阴唇、小阴唇、阴蒂、前庭球和腺体）和阴道外部的 2/3。

23. 人类的生殖轴包括下丘脑内的 GnRH 脉冲性释放神经元和能够分泌 LH 和 FSH 的垂体促性腺细胞。生殖轴在婴儿早期发挥其显著活性之后，会在 10 年内保持非常低的活性。这种现象可能是由 CNS 的活性抑制作用及生殖轴对负反馈的敏感度较高所致。

24. 进入青春期后，生殖轴和生殖系统会被显著激活。这一现象可能涉及 CNS 抑制机制的解除，以及其他 CNS 中心的激活。

25. 亲吻促动素（Kiss-1）可在下丘脑中产生，并与其位于 GnRH 神经元上的 Kiss-1R 受体结合。Kiss-1R 的无义突变可导致 GnRH 缺乏性青春期发育异常。而 Kiss-1 和 Kiss-1R 的功能增益突变则与性早熟有关。

26. 青春期的发育进展可由 5 个 Tanner 期进行量化。对男孩来说，这些分期的界定是参照其睾丸大小（体积）、阴茎和阴毛的生长状况来进行评估的。而在女孩中，其 Tanner 分期则主要参考乳房发育和阴毛的生长状况。

27. 青春期的生长发育突增期开始于女孩的青春期早期和男孩的青春期晚期。这一过程涉及生长速度的增快，这种增快依赖于生长激素、IGF-Ⅰ、T₃ 和性类固醇的增加。

28. 更年期可涉及卵巢性激素和抑制素分泌的大量减少，这一状况可能与促性腺激素反应型卵泡数量的减少有关。在更年期内，LH 和 FSH 的水平也会增加。

29. 更年期症状包括阴道壁变薄、血管舒缩失调（潮热）、睡眠障碍、性格改变、骨质疏松症和心血管疾病风险的增加。

30. 男性不会经历生殖轴功能的突然停止。有些男性甚至在高龄时仍可以生育。一些男性会出现雄激素分泌减少（不完全男性更年期），并伴随性欲低下和勃起功能障碍等症状。

## 自测题

1. 有性生殖是如何增加遗传多样性的？

2. 解释核型为 46,XX 的胚胎在发生 SRY- 常染色体易位（SRY 功能获得性突变）时会如何发育。

3. 解释当 AMH 受体发生无义突变后，核型为 46,XY 的个体中性腺、内生殖器和外生殖器的变化。

4. 比较成年男性和成年女性的生殖系统内减数分裂的起始及其过程。

5. 为什么沃尔夫管衍生结构会在患有 1 型卡尔曼综合征的胚胎中发育？

6. 解释 Kiss-1R 中的功能增益突变是如何影响青春期发生的时机的？

7. 为什么女性在更年期时会出现不孕，而男性在 90 岁后仍可具有生育功能？

8. 列出女性更年期的危害。

## 关键词和概念

- 肾上腺素功能初现，女性更年期
- 男性更年期，性早熟
- 男性和女性生殖道的解剖结构
- 胚胎发育：男性和女性的生殖系统
- 内外生殖器的分化
- 睾酮
- 5α 还原酶
- 抗米勒管激素（AMH）
- 双氢睾酮（DHT）
- 米勒管和沃尔夫管
- 雌激素
- 配子：GnRH 神经元
- 亲吻促动素 -1（Kiss-1）
- 睾丸间质细胞（Leydig 细胞）
- 促卵泡激素（FSH）和黄体生成素（LH）
- 减数分裂
- Y 染色体性别决定区
- Tanner 分期

# 第 9 章　男性生殖系统
## The Male Reproductive System

胥晓飞　译

学习目标

1. 掌握男性性腺、睾丸的组成和精子发生过程，探究支持细胞如何产生精子。
2. 掌握产生睾酮的间质细胞中类固醇生成途径、睾酮到 17β 雌二醇或双氢睾酮的外周转化，以及这些类固醇在男性中的作用。
3. 熟悉下丘脑 – 垂体 – 睾丸轴对睾丸功能的调节。
4. 了解近端生殖道，特别是附睾在精子发育过程中的作用。
5. 了解射精过程，能解释包括附属性腺在内的男性生殖道远端组成。
6. 掌握阴茎中与勃起有关的神经血管事件。
7. 掌握 Klinefelter 综合征、睾丸女性化伴随的雄激素不敏感等男性生殖系统疾病。

男性生殖系统已经进化为持续的、终生的配子发生系统，间歇性产生含有高密度精子的精液（3～5ml 精液中精子数量＞60×10⁶/ml）。这意味着在成年男性中，性激素的基本作用如下。

- 支持配子发生（精子发生）。
- 维护男性生殖道和产生精液。
- 维持第二性征和性欲。这种活动在男性中没有整体周期性。

## 一、睾丸的组织生理学

睾丸和卵巢之间的主要区别在于，睾丸位于腹盆腔外的阴囊中，并通过精索与腹盆腔男性生殖道相连（图 8-2）。提睾反射、精索中的静脉逆流交换器、阴囊皮肤的折叠和阴囊皮肤内的汗腺等机制和结构，共同将睾丸温度维持在 35℃，这对于精子发育是至关重要的。睾丸在发育过程中未能通过腹股沟管垂降到阴囊会导致精子发生减少和睾丸癌风险增加。

男性睾丸被覆结缔组织，被纤维隔膜分成 300 个小叶。每个小叶内有 2～4 条生精小管（图 9-1）。生精小管进入睾丸纵隔交织成睾丸网。睾丸网与输出小管相连，将精子从睾丸引入睾丸上部的附睾头（图 9-8）。一旦进入附睾，精子就会从附睾头到附睾体再到附睾尾，最后进入到输精管。精子能够储存在附睾尾和输精管数月，且保留活力。

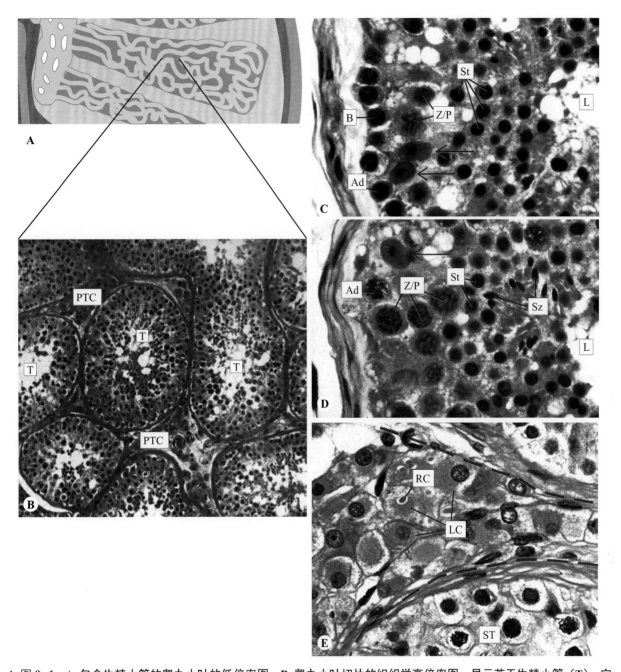

▲ 图 9-1　**A.** 包含生精小管的睾丸小叶的低倍率图。**B.** 睾丸小叶切片的组织学高倍率图，显示若干生精小管（**T**），它们共同构成管内隔室和管周隔室（**PTC**）。**C** 和 **D.** 两个生精小管的组织学高倍率图，显示支持细胞（橘箭）、精原细胞（**Ad** 和 **B**）、初级精母细胞（**Z/P**）、精子细胞（**St**）、精子（**Sz**）、管腔（**L**）。需注意，由于生精周期阶段的不同，两个相邻小管中精子细胞的组合不同。**E.** 管周隔室（虚线之间）的组织学高倍率图，显示了一组间质细胞（**LC**）

经许可转载，A 引自 Porterfield SP: *Endocrine Physiology*, 2nd ed., St. Louis, 2001, Mosby. B 至 E 引自 Stevens A, Lowe J: *Human Histology*, 3rd ed., Philadelphia, 2005, Mosby.

睾丸小叶中生精小管的存在将每个小叶内分为两个隔室，包括管内隔室，由曲细精管的生精上皮组成；管周隔室，由神经血管成分、结缔组织细胞、免疫细胞和间质细胞组成，主要功能是产生睾酮（图 9-1）。

（一）管内隔室

生精小管管壁由生精上皮构成，生精上皮包含两种细胞类型（图 9-2）。

• 处于精子发生各个阶段的生精子细胞。

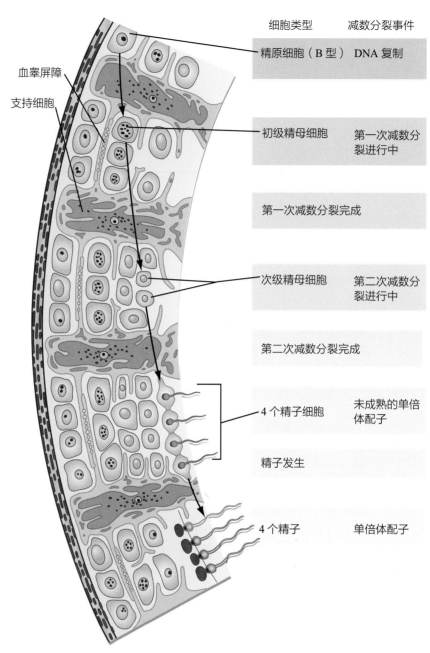

**▲ 图 9-2　生精上皮**

精原细胞经历有丝分裂（精原细胞发生）以产生精原细胞库和分化为初级精母细胞的成熟精原细胞。精母细胞通过细胞质桥（未显示）保持连接。初级精母细胞经历复杂的第一次减数分裂成为次级精母细胞，次级精母细胞经历快速的第二次减数分裂成为单倍体精子细胞。精子细胞通过精子发生过程成熟为精子。支持细胞从上皮的基底层延伸到顶部，并在精原细胞和初级精母细胞之间形成血睾屏障（经许可转载，引自 Koeppen B, Stanton B: *Berne and Levy Physiology*, updated 6th ed., Philadelphia, 2010, Mosby.）

- 与生精子细胞密切相关的支持细胞，调节精子发生的许多方面。

### 1. 精子发生

精原细胞产生精子的整个发育过程称为精子发生。精子发生从青春期开始，包括有丝分裂和减数分裂过程（图 9-2）。精原干细胞（又称前精原细胞）位于生精上皮的基底部。精原干细胞通过有丝分裂产生子代精原细胞（精原细胞发生）。这些有丝分裂最初是不对称的，其中一个子细胞仍然是精原干细胞（从而在整个生命中进行自我更新），而另一个子细胞将通过多次分裂增加数量。经过几次有丝分裂后，子代精原细胞完成 S

期（DNA复制）并进行减数分裂。值得注意的是，这些数量增加的分裂伴随着不完全的胞质分裂，因此所有精原细胞子细胞和随后的精子细胞（处于不同阶段）通过细胞质桥保持相互连接。这种结构有助于同源精子细胞群的同步发育。

精原细胞从基底层顶部迁移开始第一次减数分裂（图9-2），这一时期称之为初级精母细胞。在第一次减数分裂前期，初级精母细胞染色体进行联会、交换、交叉和第一次分离（见第8章）。经过第一次减数分裂产生次级精母细胞，次级精母细胞很快（在20min内）完成第二次减数分裂。

减数分裂的初始产物是单倍体精子，它们位于生精上皮的顶层，靠近生精小管的管腔（图9-2）。精子是具有圆形细胞核的小圆形细胞。精子经历显著形态学变化过程，称为精子发生，最终形成精子（图9-3）。精子包含以下部分。

- 头部：头部由两个主要部分组成。

    – 致密的流线型的细胞核。细胞核的染色质高度异质（致密），核小体组蛋白被鱼精蛋白取代。精子DNA转录沉默。

    – 顶体囊泡。顶体囊泡含有从高尔基体运送来的水解酶。这些酶在受精和预防多精受精方面发挥重要作用（见第11章）。顶体囊泡附着在细胞核的前端并延伸到细胞核两侧，部分覆盖细胞核。

- 颈部：包含两个中心粒（近端和远端）。近端中心粒附着在细胞核上，远端中心粒产生一个"9+2"的微管结构，称为轴丝。

- 尾部（又称鞭毛）：尾部有一个连续的轴丝核心，由结构不同的区域组成，称为中段、主段和末段。中段最厚，包含一个线粒体鞘，可提供腺苷三磷酸（ATP）维持鞭毛运动。中段外层为纤维鞘。主段和末段无线粒体鞘，末段外层无纤维鞘。

精子发生的过程需要72天。相邻的精原细胞间隔16天依次进入精子发生过程，因此精子发生过程沿着生精小管依次进行。精原细胞不会沿着生精小管同时进入精子发生过程，不同生精小管中的精原细胞也不同步进入精子发生过程（每个睾丸有500条生精小管）。一个睾丸内的生

精小管总长400m，这些生精小管在睾丸内的不同部位不断产生精子。生精小管的组织学检查发现，在任何一个时间点，精子细胞都表现出特别的关联，称为生精时相。6个不同的时相在生精小管内的某一点作为一个循环进行和重复，称为生精周期。在精子产生之前，这些时相沿着生精小管在空间上交错排列，这种周期的空间结构称为生精波。

精子的最终释放，称为排精，是一个动态的过程，涉及支持细胞和精子之间的黏附连接的溶解。需要注意的是，排出后的精子尚未完全成熟，几乎不能活动，只是被动地离开生精小管，留在由支持细胞产生的液体中。

2. 支持细胞

支持细胞是生精上皮真正的上皮细胞，从基底层延伸到管腔（框9-1）。支持细胞围绕精子细胞，在上皮内提供结构支撑，并与各个阶段的精子细胞形成黏附型连接和间隙连接（图9-2）。通过这些连接的形成和分解，支持细胞将进入精子发生后期阶段的精子细胞引导到管腔。支持细胞的主要分泌产物包括蛋白酶和蛋白酶抑制剂。排精需要支持细胞-精子细胞连接的最终分解。

支持细胞的另一个重要结构特征是相邻支持细胞之间形成紧密连接（图9-2）。紧密连接将生精上皮分为基底部，包含精原细胞和早期初级精母细胞，以及管腔部（朝向管腔的部分），包含晚期初级精母细胞和所有后续阶段的生精子细胞。因为早期的初级精母细胞从基底部移动到管腔部，紧密连接需要解体和重构。紧密连接构成血睾屏障的物理基础，为精子的发育提供特异的、免疫安全的微环境。紧密连接通过阻断细胞旁扩散，限制血液和发育中的生殖细胞之间的物质跨支持细胞的运输途径，支持细胞以这种方式控制生殖细胞获取营养。因此，支持细胞也能为该环境提供营养，如转铁蛋白、铁和乳酸。例如，精原细胞和释放的精子使用果糖和葡萄糖作为能量。然而，进行减数分裂的精子不能有效地利用葡萄糖作为能量来源。支持细胞通过葡萄糖转运体1（GLUT1）获取葡萄糖，将其代谢为乳酸，并通过专门的乳酸转运因子将其运输给发育

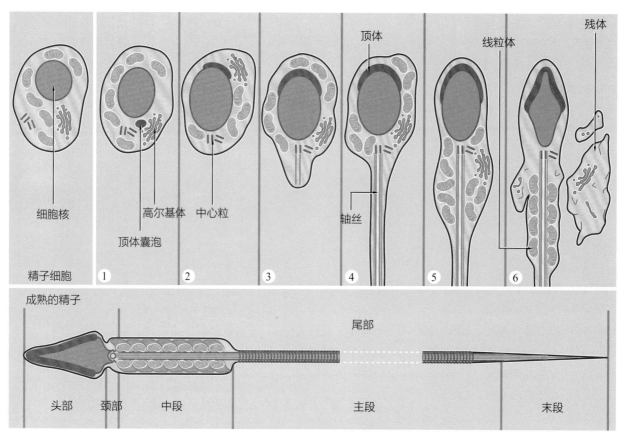

▲ 图 9-3　精子发生和精子的结构，残体被支持细胞吞噬

经许可转载，Young B, Lowe J, Stevens A, et al: *Wheater's Functional Histology*, 5th ed., Edinburgh, 2007, Churchill Livingstone.

---

#### 框 9-1　支持细胞功能

**支持功能（"护理"）**

- 维持、打破和重构精子发育中的多个连接点
- 维持血睾屏障
- 吞噬作用
- 将营养物质和其他物质从血液转移到发育中的精子细胞
- 旁分泌因子和精子产生的旁分泌因子受体的表达

**外分泌功能**

- 产生液体将尚不具备活动能力的精子从睾丸移向附睾
- 产生雄激素结合蛋白
- 决定生精小管中精子的排放

**内分泌功能**

- 雄激素受体和促卵泡激素受体的表达
- 产生米勒管抑制物质，也称为抗米勒管激素
- 转化睾酮为 17β 雌二醇（局部作用，不是严格的内分泌作用）

---

中精子。这个过程依赖于激素调控［促卵泡激素（FSH）和睾酮；见后文］，同时精子细胞产生的局部旁分泌因子也可改善此过程。

因此，健康的支持细胞功能对于精子细胞的活力和发育至关重要。在这方面，应该注意的是，精子发生完全依赖于管周支持细胞产生的睾酮（见后文），但表达雄激素受体的是支持细胞，而不是发育中的精子细胞。同样，垂体激素促卵泡激素也是产生大量精子所必需的，表达促卵泡激素受体的是支持细胞，而不是发育中的精子。因此，这些激素通过调节支持细胞功能间接调控精子发生。

支持细胞具有多种功能。支持细胞表达CYP19 酶（又称芳香酶），可将支持细胞产生的睾酮转化为强效雌激素 17β 雌二醇（见后文）。局部产生的雌激素可促进人类的精子发生。支持细胞可以产生雄激素结合蛋白（androgen binding protein，ABP）。ABP 由与性激素结合球蛋白

（SHBG）相同的基因编码，但具有不同的糖基团，并且在睾丸内特异性表达。ABP维持肾上腺腔室、曲细精管腔和男性生殖道近端部分的高雄激素水平。支持细胞还会产生大量的液体。这种液体为精子提供了适当的沐浴介质，并有助于将尚不具备活动能力的精子从生精小管移入附睾。支持细胞执行重要的吞噬功能，能够吞噬残体（精子发生过程中脱落的细胞质），以及死亡的精子细胞。

此外，支持细胞具有重要的内分泌作用。在发育过程中，支持细胞产生抗米勒管激素（AMH），也称为米勒管抑制物质（Mlerian inhibiting substance，MIS），可诱导胚胎米勒管退化，该管按照基因表达可发育为雌性生殖道（见第8章）。支持细胞也产生激素抑制素。抑制素是一种与转化生长因子β（TGF-β）家族相关的异源二聚体蛋白激素。促卵泡激素刺激抑制素的产生，抑制素对促性腺激素施加负反馈抑制FSH的产生。因此抑制素将FSH水平维持在特定范围内（见后文）。

## （二）管周隔室

管周隔室（图9-1）包含睾丸的初级内分泌细胞间质细胞。该隔室还包含松散结缔组织的常见细胞类型和极其丰富的管周毛细血管网络，为生精小管（通过支持细胞）提供营养，同时将睾酮从睾丸输送到外周循环。

### 间质细胞

间质细胞是类固醇基质细胞。这些细胞从头合成胆固醇，并通过低密度脂蛋白（LDL）受体和在较小程度上通过高密度脂蛋白（HDL）受体［高密度脂蛋白受体也称为清道夫受体B1（SR-B1）］获取胆固醇，并将胆固醇储存为胆固醇酯，与前述肾上腺皮质细胞相似（见第7章）。游离胆固醇由胆固醇激素敏感性脂肪酶（HSL）产生并转移到线粒体外膜，然后以类固醇激素生成急性调节蛋白（StAR）转移到线粒体内膜（图7-6）。与所有类固醇细胞一样，胆固醇通过CYP11A1转化为孕烯醇酮。然后孕烯醇酮被3β羟类固醇脱氢酶Ⅱ（3β-HSDⅡ）和CYP17转化成孕酮、17α羟基孕酮和雄烯二酮（图9-4）。第7章曾

介绍CYP17是一种双功能酶，具有17-羟化酶活性和17,20-裂解酶活性。CYP17在间质细胞中显示出稳定的两种活性水平。在这方面，间质细胞与网状带细胞相似，只是它表达更高水平的3β-HSD，因此最终有利于Δ4途径。另一个主要区别是间质细胞表达了一个间质17β羟类固醇脱氢酶（17β-HSDⅢ）的细胞特异性亚型，可将雄烯二酮转化为睾酮（图9-4）。男性中这种特定基因的突变会导致某种形式的性发育障碍（disorder of sex development，DSD）。

## 二、雄激素的转运、作用和代谢

### （一）睾丸内雄激素

间质细胞产生的睾酮具有多种代谢命运和多种作用（框9-2和表9-1）。由于间质细胞靠近生精小管，大量的睾酮扩散到生精小管中，并通过ABP集中在腔内。生精小管内的睾酮维持在明显高于循环睾酮水平的水平。这种管内睾酮浓度对于正常精子发生是必要的。如前所述，支持细胞

---

**框9-2　雄激素的作用**

- 调节男性胎儿内外生殖器分化
- 刺激男性内外生殖器的生长、发育和功能
- 刺激生殖器官毛发生长
- 刺激皮脂腺分泌
- 刺激促红细胞生成素的合成
- 控制蛋白质合成代谢作用
- 刺激骨骼生长
- 转化为雌二醇后促进骨骺闭合
- 精子发生的启动和维持
- 刺激雄激素结合蛋白的合成（与促卵泡激素协同作用）
- 维持性腺分泌物
- 调控包括性欲在内的行为效果

---

表9-1　成年男性的近似激素产生率

| | |
|---|---|
| 睾酮 | 5mg/d |
| 雌二醇 | 10～15μg/d |
| 双氢睾酮 | 50～100μg/d |

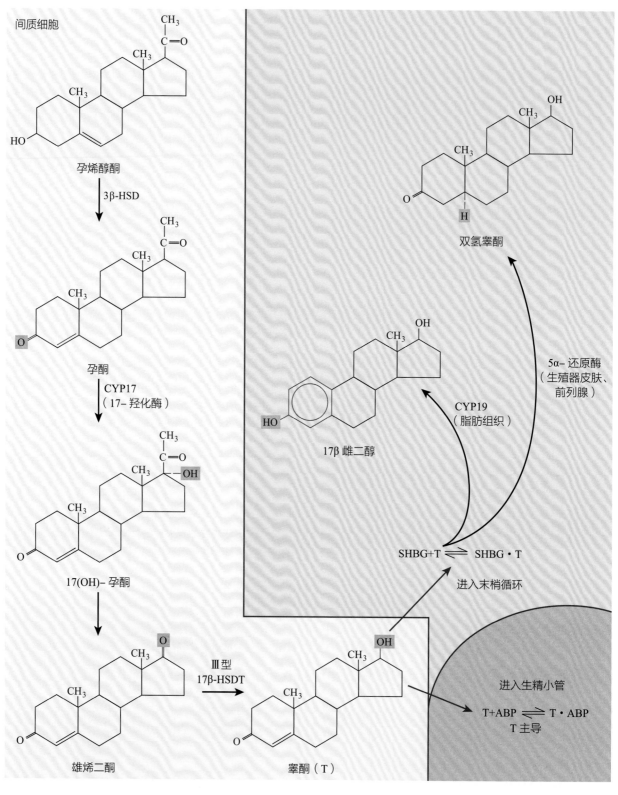

▲ 图 9-4　间质细胞中的类固醇生成途径产生睾酮（未显示胆固醇转化为孕烯醇酮）。睾酮（T）扩散到相邻的生精小管和管周毛细血管网络中，然后进入外周循环。在生精小管腔中，T 通过与雄激素结合蛋白（ABP）结合而浓缩。T 通过性激素结合球蛋白（SHBG）和白蛋白进入外周循环。间质细胞产生的双氢睾酮和 17β 雌二醇的量有限，这两种类固醇激素更多是通过外周转化产生的

表达CYP19（芳香酶），将少量睾酮转化为高效的雌激素17β雌二醇。人类精子细胞表达至少一种雌激素受体（ER）同种型。从CYP19芳香酶缺陷男性患者得出，这种局部产生的雌激素可以优化人类的精子发生。

## （二）外周转化为雌激素

在一些组织（尤其是脂肪组织）中，睾酮通过CYP19转化为雌激素（图9-4）。这种外周转化是男性产生雌激素的主要来源（临床知识点9-1）。

---

**临床知识点 9-1**

- 对CYP19芳香化酶缺乏症男性的研究表明，由于无法分泌雌激素，导致长骨缺乏骨骺闭合产生的身材高大、骨质疏松症，这表明外周雌激素在男性的骨成熟和生物学中起着重要作用。此外，这些研究还提示雌激素在促进胰岛素敏感性、改善脂蛋白谱（增加高密度脂蛋白、降低甘油三酯和低密度脂蛋白），以及对垂体促性腺激素施加负反馈方面起重要作用。

---

## （三）外周转化为双氢睾酮

睾酮还可以通过5α还原酶转化为有效的非芳香性雄激素5α双氢睾酮（DHT）（图9-4）。5α还原酶有两种亚型，1型和2型。5α还原酶-2主要在男性泌尿生殖道、生殖器皮肤、毛囊和肝脏表达。5α还原酶-2产生双氢睾酮是外生殖器男性化和前列腺发育，以及青春期变化（见第8章）所必需的，包括前列腺的生长和活动、阴茎生长、阴囊变黑和折叠、阴毛和腋毛生长、面部和体毛，以及肌肉量增加（图9-5）。5α还原酶-1在青春期开始表达，主要在皮肤中表达，促进皮脂分泌，导致青春期痤疮发生（临床知识点9-2）。

---

**临床知识点 9-2**

- 由于双氢睾酮对其靶器官具有强烈的促生长（营养）作用，选择性5α还原酶-2抑制药的开发有利于前列腺增生和前列腺癌的治疗。

---

## （四）外周睾酮的作用

5α还原酶-2缺乏的患者出生时外生殖器不明确或女性化，这说明睾酮需要转化为双氢睾酮才能对某些雄激素反应组织产生影响。睾酮可以在多种细胞类型中发挥作用（图9-5）。如前所述，睾酮调节支持细胞功能。在5α还原酶缺乏的情况下，睾酮会诱导男性生殖道中起源于中肾管的部分（见第8章）的发育。睾酮具有多种代谢作用，包括增加极低密度脂蛋白（VLDL）和低密度脂蛋白，同时降低高密度脂蛋白，促进腹部脂肪组织沉积，增加红细胞生成，促进骨骼生长和健康，促进肌肉中蛋白质合成代谢作用，维持勃起功能和性欲。

## （五）雄激素作用机制

睾酮和双氢睾酮通过相同的雄激素受体（AR）发挥作用。正如其他类固醇激素受体所描述的（见第1章），雄激素受体驻留在细胞质中，在没有配体的情况下与伴侣蛋白结合。睾酮与雄激素受体结合或双氢睾酮与雄激素受体结合导致伴侣蛋白解离，雄激素–雄激素受体复合物的核易位、二聚化与雄激素应答元件（ARE）结合，以及共调节蛋白的募集到特定基因的启动子附近。目前尚不清楚睾酮和双氢睾酮在不同细胞类型背景下激活雄激素受体的能力有何不同。

## （六）雄激素的运输和代谢

当睾酮进入外周循环，迅速与血清蛋白达到平衡。60%循环睾酮与性激素结合球蛋白结合，38%与白蛋白结合，2%游离（图9-4）。睾酮及其代谢物主要通过尿液排出。50%的代谢物是尿17-酮类固醇，其余大部分是结合雄激素或二醇或三醇衍生物。尿液中30%的17-酮类固醇来自睾丸，其余的由肾上腺雄激素产生。雄激素在肝脏中与葡萄糖醛酸或硫酸盐结合，通过尿液排出体外。

雄激素类似物可口服、舌下给药、肌内注射、透皮贴剂和皮下缓释丸剂给药。

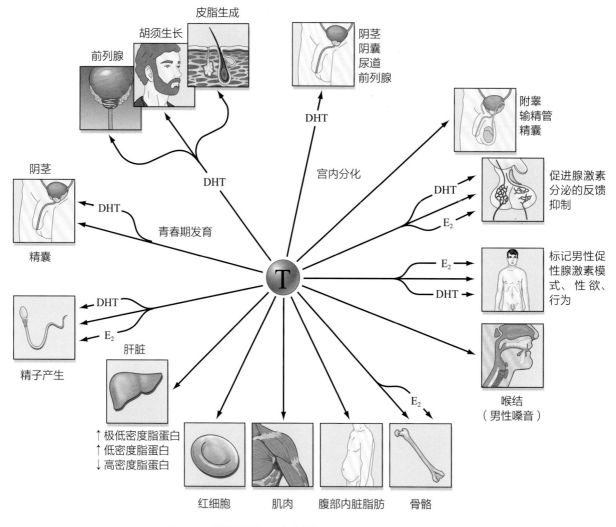

▲ 图 9-5　男性睾酮、双氢睾酮（DHT）和雌二醇（E₂）的作用

经许可转载，引自 Koeppen B, Stanton B: *Berne and Levy Physiology*, updated 6th ed., Philadelphia, 2010, Mosby.

## 三、下丘脑－垂体－睾丸轴

睾丸受内分泌轴调节，涉及下丘脑促性腺激素释放激素（GnRH）分泌神经元和垂体促性腺激素，可产生黄体生成素（LH）和促卵泡激素（图 9-6）。此外促性腺激素释放激素神经元的功能依赖于亲吻促动素，这一种由邻近下丘脑神经元产生的肽。第 5 章曾指出，黄体生成素和促卵泡激素是垂体糖蛋白激素，它们是异源二聚体，由一个共同的 α 亚基，α 糖蛋白亚基（αGSU）和一个特定的 β 亚基（LHβ 或 FSHβ）组成。

### （一）间质细胞功能的调节

间质细胞具有表达黄体生成素的受体。黄体生成素作用于间质细胞，类似促肾上腺皮质激素（ACTH）作用于束状带细胞（见第 7 章）。黄体生成素受体与 Gs- 环磷酸腺苷、cAMP-PKA 发生作用并释放信号（见第 1 章）。直接的作用包括胆固醇酯的水解和 StAR 的新表达。缓慢的作用包括类固醇生成酶基因表达的增加，以及低密度脂蛋白受体和 SR-BI 的表达。从长远来看，黄体生成素会促进间质细胞的生长和增殖。

睾酮对垂体促性腺激素黄体生成素和促卵泡激素产生负反馈，包括睾酮和 17β 雌二醇（图

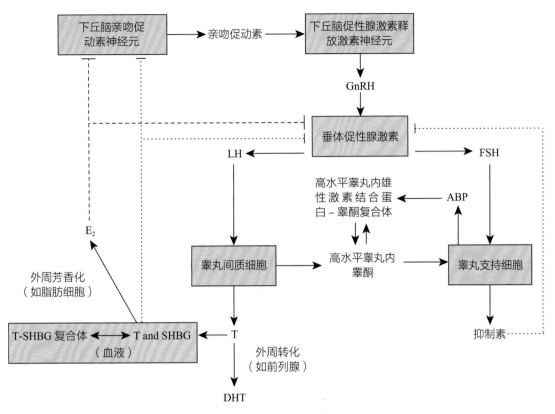

▲ 图 9-6 睾丸功能调节总结

促性腺激素释放激素（GnRH）神经元受亲吻促动素调节释放促性腺激素释放激素。促性腺激素释放激素促进垂体促性腺激素分泌黄体生成素（LH）和促卵泡激素（FSH）。黄体生成素作用于间质细胞产生睾酮（T）。促卵泡激素作用于支持细胞，睾酮和促卵泡激素均能调控支持细胞的所有功能。在调节回路方面，支持细胞产生抑制素，负反馈垂体促性腺激素以选择性抑制促卵泡激素产生，支持细胞产生雄激素结合蛋白（ABP），在睾丸内维持高水平的游离睾酮和睾酮与雄激素结合蛋白复合体。睾酮进入血液并与性激素结合球蛋白（SHBG）结合。游离睾酮可直接负反馈调控促性腺激素和亲吻促动素神经元，外周芳构化为雌二醇（$E_2$）后亦可直接负反馈调控促性腺激素和神经亲吻促动素神经元。睾酮也可以转化为双氢睾酮（DHT），但双氢睾酮不参与下丘脑 – 垂体 – 睾丸轴内的调节

9-6）。两种类固醇激素都抑制黄体生成素 β（促性腺激素释放激素受体）的表达，并在较小程度上抑制促卵泡激素 β 的表达。这些类固醇还通过抑制下丘脑亲吻促动素神经元间接抑制促性腺激素释放激素的释放。双氢睾酮似乎不参与垂体或下丘脑的负反馈。

## （二）支持细胞功能的调节

睾酮和雌激素对黄体生成素和促卵泡激素都产生负反馈，但它们对于黄体生成素的抑制比对促卵泡激素的抑制更有效。历史经验表明，这一发现提出了一种可能性，即支持细胞衍生的因子可能会反馈促卵泡激素的产生。支持细胞受到睾酮和促卵泡激素的刺激，促卵泡激素受体也主要与 Gs-cAMP-PKA 发生作用。除了刺激支持细胞

合成有关的蛋白质外（如雄激素结合蛋白），促卵泡激素还刺激二聚体蛋白抑制素的合成。抑制素有一个共同的 α 亚基，与称为抑制素 A 的 βA 亚基或称为抑制素 B 的 βB 亚基结合。只有抑制素 B 在男性中表达。促卵泡激素促进抑制素 B 表达，抑制素 B 对垂体促性腺激素施加负反馈，有针对地抑制促卵泡激素产生（临床知识点 9-3）。

## 四、男性生殖道

一旦精子从传出小管中出现，它们就会离开性腺并进入男性生殖道的睾丸外部分（图 9-8）。睾丸外生殖道包括附睾（头、体和尾）、输精管、射精管、尿道前列腺部、尿道膜部和尿道海绵体部。与女性生殖道不同。

---
**临床知识点 9-3**

- 睾丸内睾酮水平需要比循环激素水平高 100 倍以上才能维持正常的精子发生率，但它是向垂体和下丘脑提供负反馈的睾酮的循环水平。这意味着睾酮的外源性给药可以提高循环水平，足以抑制黄体生成素，但不足以在睾丸中以正常精子发生所需的浓度集中。然而，黄体生成素水平的降低会减少睾丸间质细胞产生的睾酮，从而导致精子发生水平降低（图 9-7）。目前正在研究这一点，作为开发男性口服避孕药的可能策略。某些情况下男性滥用类固醇也是不育的原因。
---

- 从生精小管到男性生殖道末端（尿道海绵体部尖端）有一个连续的管腔。

- 男性生殖道与远端泌尿道（男性尿道）相连。除了输送精子外，男性生殖道的主要功能如下。

- 精子在附睾中停留 1 个月，进一步成熟。附睾上皮具有活跃的分泌能力，向精液中添加大量蛋白质和糖脂。进入附睾头部的精子活动性较弱，但在离开尾部时具有很强的单向活动性。精子也可能经历去能过程，这涉及稳定其细胞膜以防止精子在接触卵子之前发生顶体反应（见第 11 章），精子在女性生殖道输卵管内获能（见第 10 章）。附睾的功能依赖于来自生精小管的管腔睾酮 –ABP 复合物和来自血液的睾酮。值得注意的是，附睾上皮非常紧密，因此存在血附睾屏障。

- 精子储存在附睾和输精管的尾部。精子可以储存数月而不会丧失活力。输精管的主要功能除了提供储存场所外，还能在性交过程中将精子推进男性尿道。输精管有一个非常厚的肌层，受交感神经支配。通常在性交期间对阴茎的重复触觉刺激做出反应，输精管的肌层会收到交感神经刺激的爆发，导致蠕动收缩。输精管内容物排入尿道前列腺部称为排精，在射精之前立即排出，是将精液从男性尿道中排出的一个过程。

- 在排精过程中，输精管的收缩与精囊和前列腺这两个附属性腺体的肌层收缩同时收缩。此时，精子与精液的所有成分混合。精囊分泌 60% 的体积。这些腺体是果糖的主要来源，果糖是精子的关键营养素。精囊还分泌精液凝集素，在射精后立即诱导精液部分凝固。前列腺的碱性分泌物占体积的 30%，富含柠檬酸盐、锌、精胺和酸性磷酸酶。前列腺特异性抗原（prostate specific antigen，PSA）是一种丝氨酸蛋白酶，可在几分钟后液化凝固的精液。在前列腺感染、前列腺增生和前列腺癌的情况下，可以在血液中检测到 PSA，目前用作前列腺健康的指标之一。精液中的主要缓冲液是磷酸盐和碳酸氢盐。尿道球腺（又称考珀腺）排入尿道海绵体部，以在射精和射精前对性兴奋做出反应。尿道旁腺同样沿着男性尿道分泌。尿道球部和尿道旁分泌物起到润滑、清洁和缓冲的作用。据报道，平均每毫升精液精子数为 6000 万～1 亿。精子数量 <2000 万 /ml、活动精子 <50% 或正常精子 <60% 的男性通常不育。

- 如前所述，在性交过程中发生排精和射精是反射弧反射，该反射弧涉及及来自对于阴茎（通过阴部神经）的感觉刺激，然后是交感神经运动刺激传递到男性生殖道的平滑肌，躯体运动刺激（通过阴部神经）到达与阴茎根部相关的肌肉组织。然而，发生性交之前，男性必须达到并保持阴茎勃起。阴茎已经进化为一种插入器官，旨在分隔阴道壁，穿过阴道腔的潜在空间，并将精液送入到靠近子宫颈的阴道腔深端。只有当阴茎在勃起过程中变硬时，才能进行这种内部授精过程。

勃起是一种神经血管事件（图 9-9）。阴茎由 3 个勃起体组成，包括两个阴茎海绵体和一个尿道海绵体。阴茎内尿道贯穿海绵体（尿道海绵体部）。这 3 个海绵体由勃起组织组成一个潜在的海绵状血管空间的吻合网络，内衬在松散的结缔组织支持内的连续内皮。在松弛状态期间，流向海绵状空间的血流量很少，因为血管收缩使血液从海绵状空间分流。为响应性唤起，支配向海绵体空间供血的螺旋动脉的血管平滑肌的副交感神经释放一氧化氮（NO）。一氧化氮激活鸟苷酸环化酶，增加环磷酸鸟苷（cGMP），从而降低细胞内钙离子浓度，导致血管平滑肌松弛。血管舒

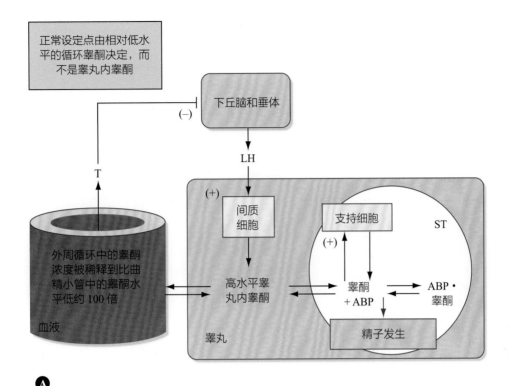

▲ 图 9-7　睾丸内睾酮与循环睾酮浓度的差异及其在下丘脑 - 垂体 - 睾丸轴中的重要性

A. 正常成年男性的反馈循环。B. 睾酮（或雄激素类似物）给药会增加循环睾酮（雄激素）水平，从而增加对黄体生成素（LH）释放的负反馈。黄体生成素水平降低会减少间质细胞活性和睾丸内雄激素的产生。睾丸内睾酮水平降低导致精子生成减少，并可能导致不育。请注意，此图中省略了抑制素反馈回路。ABP. 雄激素结合蛋白（经许可转载，引自 Koeppen B, Stanton B: *Berne and Levy Physiology*, updated 6th ed., Philadelphia, 2010, Mosby.）

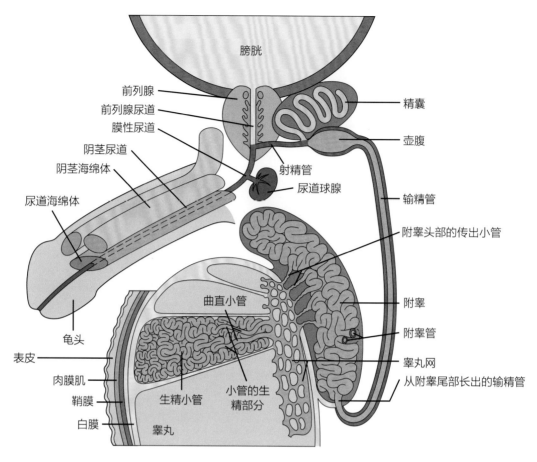

▲ 图 9-8　男性生殖道示意图，包括生殖道的睾丸内部分

经许可转载，引自 Stevens A, Lowe J: *Human Histology*, 3rd ed., Philadelphia, 2005, Mosby.

张使血液流入间隙，导致充血和勃起（图 9-9）。阴茎中的静脉在进入背深静脉之前延伸至阴茎周围。在勃起期间，充血的组织将静脉压在不顺应的外筋膜上，从而减少静脉引流。最后，躯体刺激增加阴茎根部肌肉的收缩，进一步促进勃起（临床知识点 9-4）。

## 五、男性生殖系统疾病

### Klinefelter 综合征（XXY 综合征）

　　男性具有额外 X 染色体的遗传病称为 Klinefelter 综合征（又称细精管发育障碍）。尽管这种疾病有多种排列，但最常见的形式是 47, XXY 核型。由于存在 Y 染色体，受影响的人在性征上为男性，并且他们在出生时看起来很正常。在青春期，促性腺激素水平升高的水平不足以诱导正常的睾丸生长和精子发生。相反，睾丸

---

**临床知识点 9-4**

- 无法实现或维持勃起被称为勃起功能障碍（erectile dysfunction, ED），是导致不育的原因之一。多种因素可导致勃起功能障碍，如雄激素分泌不足；神经血管损伤（如糖尿病、脊髓损伤）；阴茎、会阴或骨盆的结构性损伤；心理因素（如抑郁、表现焦虑）；处方药和消遣性药物，包括酒精和烟草。勃起功能障碍治疗的主要进展是选择性环磷酸鸟苷磷酸二酯酶抑制药的可用性，有助于维持勃起。

---

有纤维玻璃状病变，依旧小而硬。生精小管大部分被破坏，导致不育。然而，可能有小部分生精小管存在，允许提取精子用于卵胞质内单精子注射（intracytoplasmic sperm injection, ICSI）作为辅助生殖程序的一部分。雄激素的产生通常很低（患者之间差异很大），而促性腺激素的水平升高，表现为原发性性腺功能减退症。阴茎小和

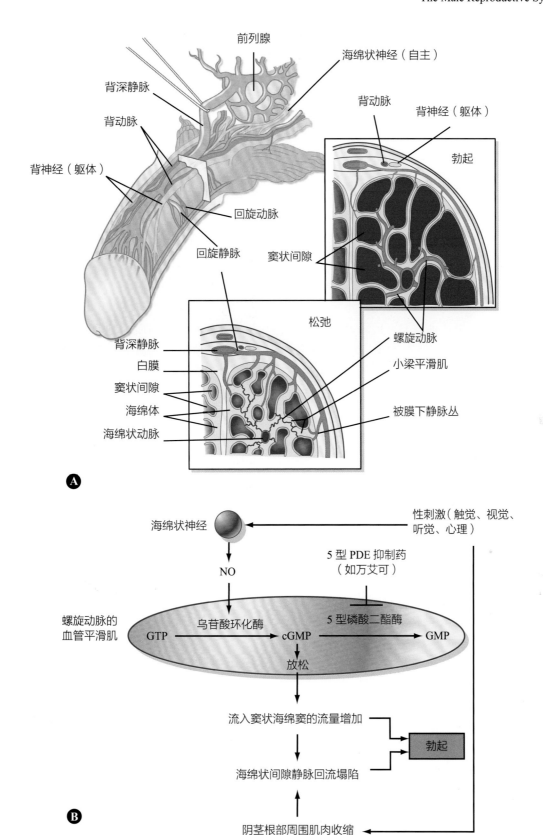

▲ 图 9-9　**A.** 阴茎内脉管系统和海绵体组织的排列。在松弛状态下，进入海绵状间隙的血液受到螺旋动脉收缩的限制。**B.** 导致阴茎勃起的神经血管事件的概述

经许可转载，引自 Bhasun S, et al. In Larsen P, Kronenberg H, Melmed S, et al, editors: *Williams Textbook of Endocrinology*, 10th ed., Philadelphia, 2003, Saunders.

体毛少是雄激素分泌减少的两个迹象（图 9-10）。雌二醇与睾酮的比值升高会导致中度女性化，包括可能出现有限的男性乳腺发育（男子乳腺增大）。Klinefelter 综合征与智力发育迟缓、行为问题、骨骼生长和密度改变，以及其他几种并发症有关。雄激素替代诱导男性化是最常见的治疗方法。

### 雄激素不敏感综合征

雄激素不敏感综合征（androgen insensitivity syndrome，AIS）是由控制雄激素受体表达的 X 染色体基因的遗传缺陷引起的。因为缺陷的程度可以从部分到完全不能对雄激素做出反应，雄激素不敏感综合征患者的女性化程度是不定的。由于核型为 46,XY，患者性腺发育成睾丸，会在子宫内产生睾酮和米勒管抑制物质。然而，中肾管（沃尔夫管）不会发育成男性结构，因为雄激素作用不足，而米勒管抑制物质会导致米勒管退

化。因此，患者没有功能性的内生殖器。

患者外生殖器通常发育为女性，性征为女性（图 9-11）。严重的雄激素不敏感综合征患者，有阴唇、阴蒂和短小的阴道，不发生月经。因为性毛的发育依赖于雄激素，患者阴毛和腋毛稀少。血清雄激素水平正常或偏高。当青春期雄激素产生增加时，来自睾丸和雄激素外周芳香化的雌二醇产生增加。黄体生成素水平在整个成年期保持升高，睾酮由于雄激素受体的缺陷而无法对垂体和下丘脑施加负反馈。黄体生成素增加导致分裂的肥大间质细胞产生更多的雄烯二酮、睾酮和 17β 雌二醇。雄激素在外周转化为雌激素，雌激素以不受雄激素作用影响的方式使个体女性化。源自过度刺激的间质细胞分泌类固醇的表型，这些类固醇会转化为雌激素并导致女性化，称为睾丸女性化综合征又称性发育障碍（DSD）/ 雄激素不敏感综合征。

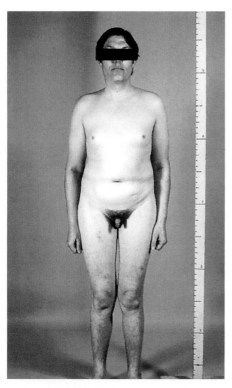

▲ 图 9-10　一名年轻的 **Klinefelter** 综合征患者。存在有限的男性乳腺发育，体型偏女性化

经许可转载，引自 Besser GM, Thorner MO: *Clinical Endocrinology*, 2nd ed., London, 1994, Mosby-Wolfe.

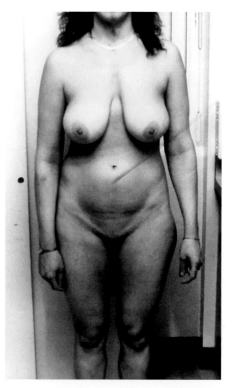

▲ 图 9-11　46 岁患者，**XY** 染色体，具有完全的雄激素不敏感和女性性征。完整的乳腺发育和女性的身体形态（如骨盆加宽）构成了睾丸女性化的证据

经许可转载，引自 Quigley CA, De Bellis A, Marschke KB, et al: Androgen receptor defects: Historical, clinical, and molec- ular perspectives. *Endocr Rev* 16:271, 1995.

需注意，患者睾丸通常留在腹部，因为睾丸下降需要雄激素作用。由于促性腺激素过度刺激和暴露在高温下，睾丸是癌症生长的可能部位，通常手术切除作为预防。

## 总　结

1. 曲细精管（管内隔室）包含支持细胞和发育中的精子。支持细胞具有支持功能，为精子发育提供适当的微环境。相邻支持细胞之间的紧密连接形成了血睾屏障。支持细胞还具有重要的外分泌功能，可产生液体和雄激素结合蛋白。此外，支持细胞具有内分泌功能，可产生抗米勒管激素和抑制素。支持细胞表达雄激素受体和促卵泡激素受体。

2. 精子发生涉及有丝分裂和减数分裂。最终产生单倍体精子。正常的精子发生依赖于促卵泡激素和睾丸内高水平的睾酮（T）。睾丸内高水平的睾酮是通过支持细胞分泌雄激素结合蛋白来实现的。精子细胞不表达雄激素受体或促卵泡激素受体，它们的发育完全依赖于支持细胞。促卵泡激素刺激抑制素的产生，选择性地反馈垂体促性腺激素的促卵泡激素产生。

3. 间质细胞位于管周隔室中。间质细胞表达黄体生成素受体并产生睾酮，以及少量的双氢睾酮和 $17\beta$ 雌二醇。

4. 睾酮可以在外周转化为双氢睾酮（如在前列腺中）或 $17\beta$ 雌二醇（如在脂肪组织中）。睾酮和双氢睾酮调节第二性征，是男性生殖道正常发育、生长和功能所必需的。男性正常骨矿化和骨骺板闭合，以及调节脂蛋白分布（降低极低密度脂蛋白和低密度脂蛋白，增加高密度脂蛋白）都需要雌激素。

5. 内分泌功能在下丘脑 – 垂体 – 睾丸轴内调节。促性腺激素释放激素是由下丘脑神经元响应肽（亲吻促动素）的刺激产生的。促性腺激素释放激素通过垂体促性腺激素刺激黄体生成素和促卵泡激素的产生。睾酮和 $17\beta$ 雌二醇的循环水平对垂体和下丘脑产生负反馈。

6. 男性生殖道包括附睾、输精管、射精管和男性尿道。男性生殖道还包括附属性腺、精囊和前列腺。这些腺体的分泌物产生了大部分的精液。精液为精子提供主体，维持精子活动的碱性环境，为精子提供营养，防止精子获能，并抑制男性生殖道中的精子活力。射精主要是通过对男性生殖道肌肉的交感神经刺激和对骨盆肌肉的躯体刺激来实现的。

7. 男性生殖道还包括一个交配器官，即阴茎。在女性生殖道内部授精需要阴茎勃起。阴茎勃起是一个神经血管过程，涉及勃起组织小动脉的副交感神经刺激，导致血管舒张和海绵状空间充血，多种因素可导致勃起功能障碍。

8. Klinefelter 综合征（细精管发育障碍）是男性多了一条额外的 X 染色体。睾丸中的纤维化病变会破坏大部分生精小管。

9. 雄激素不敏感综合征由控制雄激素受体表达的基因的遗传缺陷引起。由于反馈减少，促卵泡激素水平升高，睾酮水平也升高。更多睾丸来源的睾酮转化为雌激素，导致女性性征（乳房发育增强，女性骨盆）。这个过程称为睾丸女性化。整体状况（在没有雄激素作用的情况下高雌激素水平）会导致性发育障碍。

## 自测题

1. 支持细胞与生精小管的基底室有什么关系？

2. 说出支持细胞的两种内分泌产物及其功能。

3. 描述精子的结构。从精子细胞到精子的过程称为什么？

4. 先天性 $17\beta$ 羟基类固醇脱氢酶（3 型）缺失是如何影响精子发生、外生殖器、乳房发育？

5. 滥用雄激素为什么会导致精子数量低？

6. 简述一个发生在精子细胞发育过程中的事件，包括精子细胞生成、精子生成、通过附睾、射精。

7. 精囊和前列腺的作用是什么？什么是前列腺特异性抗原（PSA）？

8. 环磷酸鸟苷如何控制勃起？

## 关键词和概念

- 5α 双氢睾酮（DHT）
- 5α 还原酶
- 17β 羟基类固醇脱氢酶
- 顶体囊泡
- 腔室
- 雄激素不敏感综合征
- 雄激素受体
- 雄激素结合蛋白
- 抗米勒管激素
- 芳香化酶
- 轴丝
- 基底室
- 血附睾屏障
- 血睾屏障
- 尿道球腺
- 循环睾酮水平
- 尿道海绵体
- 阴茎海绵体
- 性发育障碍
- 传出小管
- 射精；排精
- 附睾
- 勃起功能障碍
- 勃起组织
- 鞭毛
- 果糖
- 男性乳腺发育
- 不完全胞质分裂
- 抑制素
- 间质细胞
- 睾丸内睾酮水平
- 管内隔室
- Klinefelter 综合征
- 支持细胞
- 腔内睾酮 –ABP 复合物
- 男性假两性畸形
- 尿道海绵体部
- 管周隔室
- 初级精母细胞
- 前列腺
- 前列腺特异性抗原（PSA）
- 尿道前列腺部
- 阴部神经
- 残体
- 睾丸网
- 阴囊
- 次级精母细胞
- 精囊
- 生精上皮
- 曲细精管发育不全
- 曲细精管
- 支持细胞
- 性激素结合球蛋白（SHBG）
- 精子
- 精子细胞生成
- 精子发生
- 生精周期
- 生精时相
- 生精波
- 精子形成
- 精子发生
- 海绵状尿道
- 精原干细胞
- 睾丸女性化
- 睾酮
- 尿 17– 酮类固醇
- 输精管

# 第 10 章　女性生殖系统
## The Female Reproductive System

陈继明　夏百荣　**译**

学习目标

1. 掌握卵巢的解剖学和组织学，以及卵巢卵泡的发育。
2. 掌握卵巢卵泡内的类固醇生成途径，以及卵巢类固醇、17β 雌二醇和孕酮的功能。
3. 熟悉并能图解月经周期背景下的下丘脑 – 垂体 – 卵巢轴。
4. 熟悉在整个月经周期中女性生殖道的生理变化。
5. 熟悉女性性反应过程中女性外生殖器的解剖结构和功能。
6. 熟悉女性生殖系统的病理生理情况，包括特纳综合征和多囊卵巢综合征。

第 11 章讨论了妊娠的生理学、胎盘和乳腺的发育和功能。

女性生殖系统由性腺卵巢和女性生殖道组成。乳腺（乳房）也是女性生殖系统的一部分。卵巢具有内分泌和产生卵子的功能。内分泌功能受下丘脑 – 垂体 – 卵巢轴的调节，而卵巢激素对女性生殖道的健康和正常功能是绝对必要的。女性生殖系统与男性生殖系统在几个重要方面有所不同（表 10–1）。

## 一、卵巢的解剖学和组织学

卵巢位于阔韧带的腹膜皱褶内，通常靠近骨盆腔的外侧壁（图 10–1）。卵巢延伸到腹膜腔内，排出的卵子在被输卵管捕获之前短暂地驻留在腹膜腔内。神经和血管在卵巢的外侧和内侧两极进出卵巢。

卵巢大致可分为皮质和髓质（图 10–2）。神经血管成分进入卵巢的髓质。卵巢的皮质是由致密的细胞间质组成的。在这个间质内存在着卵巢卵泡，其中含有一个被卵泡细胞包围的初级卵母细胞（见后文）。皮质被一层叫作白膜的结缔组织和一层叫作卵巢表面上皮细胞的单层上皮所覆盖。卵巢中没有通道将卵子输送到生殖道。因此，排卵的过程涉及一种侵蚀卵巢和卵泡的炎症事件。排卵后，卵巢表面上皮细胞迅速分裂以修复细胞壁。正是这种高度有丝分裂的细胞群，即卵巢表面上皮细胞，导致了超过 80% 的卵巢癌患者。

表 10-1　男性和女性生殖系统之间的主要区别

| 男性生殖系统 | 女性生殖系统 |
| --- | --- |
| • 性腺（睾丸）位于腹腔外，阴囊内<br>• 性腺与生殖道连续相连<br>• 配子（精子）从性腺的释放是连续不断的<br>• 配子储备在一生中都得到补充<br>• 睾酮对垂体黄体生成素（LH）和促卵泡激素（FSH）分泌呈负反馈作用<br>• 男性生殖道提供配子的运输和成熟<br>• 男性生殖道的活动无节律性<br>• 睾酮是主要的性腺类固醇激素<br>• 男性生殖系统不能为新生儿做准备 | • 性腺（卵巢）位于腹腔内<br>• 性腺与生殖道不是连续的<br>• 配子（卵子）每月从性腺释放 1 次<br>• 卵子储备是有限的，并在绝经后被耗尽<br>• 雌激素对垂体 FSH 和 LH 分泌呈正反馈也呈负反馈<br>• 女性生殖道用于配子的运输、成熟、受精、胎盘形成，以及妊娠<br>• 女性生殖道的活动基于每月的月经周期，或者基于妊娠的时间长短决定<br>• 在月经周期的前半部分雌激素是主要的性腺类固醇激素，在月经的后半部分孕激素是主要的性腺类固醇激素<br>• 女性生殖系统的乳腺发育和泌乳可以为新生儿做准备，并参与新生儿的母乳喂养 |

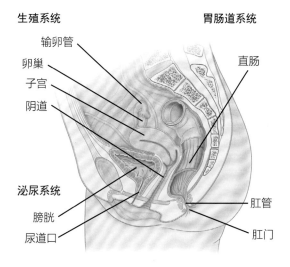

▲ 图 10-1　女性骨盆及正中矢状面的解剖学

经许可转载，引自 Drake RL, Vogl W, Mitchell AWM: *Gray's Anatomy for Students*, Philadelphia, 2005, Churchill Livingstone.

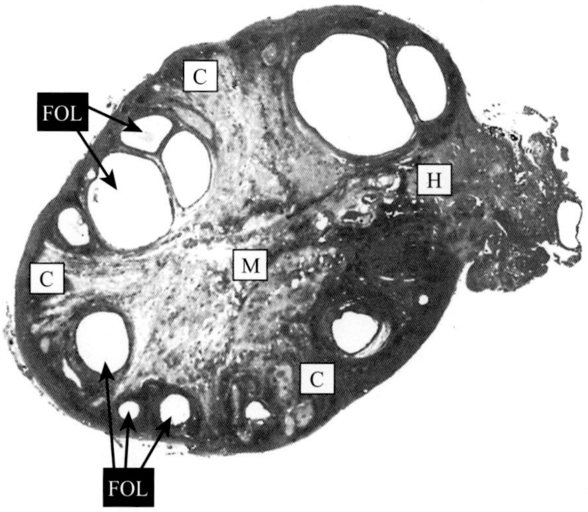

▲ 图 10-2　卵巢的组织学特征。卵巢显微镜显示卵巢门（H）、髓质（M）和皮质（C）。卵泡（FOL）的形成和成熟发生在皮质，是囊腔形成的原因

经许可转载，引自 Stevens A, Lowe J: *Human Histology*, 3rd ed., Philadelphia, 2005, Mosby.

## 二、卵泡的生长、发育和功能

卵泡是卵巢的功能单位，既具有产生卵子功能，又具有内分泌功能。绝经前期的女性卵巢的组织切片包含许多不同发育阶段的卵泡结构。卵泡的发育史可分为以下几阶段。

1. 始基卵泡。

2. 窦前（初级和次级）卵泡。

3. 生长中的窦状（第三级）卵泡。

4. 优势（排卵前、格拉夫）卵泡。

5. 排卵期内的优势卵泡。

6. 黄体期（月经或妊娠）。

7. 闭锁卵泡。

在后文中，卵泡生物学将从以下方面进行

讨论。

- 卵泡的生长和结构。
- 卵子的状态。
- 卵泡细胞的内分泌功能。

## （一）始基卵泡

### 1. 生长与结构

始基卵泡是卵巢中最早和最简单的卵泡结构。原始卵泡在孕中期通过配子和体细胞的相互作用出现。700 万卵原细胞进入减数分裂过程，从而成为初级卵母细胞（见第 8 章）。初级卵母细胞在减数分裂前期（前期 I）停滞。

在此期间，始基卵母细胞被一个单层卵泡上皮细胞覆盖，从而形成初级卵泡（图 10-3）。卵泡细胞（又称颗粒前细胞）彼此之间，以及与卵母细胞之间建立缝隙连接。卵泡细胞本身代表一个真正的无血管上皮，被基底膜包围。在支持细胞 - 精子的相互作用中，颗粒细胞在整个发育过程中都与卵母细胞密切相连。颗粒细胞提供氨基酸、核酸和丙酮酸等营养物质来支持卵母细胞的成熟。

始基卵泡代表卵泡的卵巢储备（图 10-4）。这从最初的 700 万到生殖成熟时减少至 <30 万个卵泡。其中，女性在月经初潮（第一个月经周期）和绝经期（月经周期停止）之间会排卵 450 个。在绝经期，卵巢中留下的始基卵泡 <1000 个。始基卵泡的丢失主要是由于卵泡闭锁而死亡的。然而，一小部分始基卵泡会进入卵泡的波浪式生长。因为卵巢卵泡储备是一个固定的、有限的数量，始基卵泡死亡或开始发育的速度将决定女性的生殖寿命（临床知识点 10-1）。

休眠的始基卵泡进入生长过程的速率似乎不依赖于垂体促性腺激素。有证据表明，在小鼠中

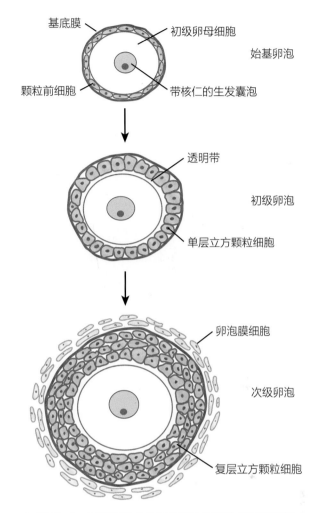

基底膜　初级卵母细胞
　　　　　　　　　始基卵泡
颗粒前细胞　带核仁的生发囊泡

透明带
初级卵泡
单层立方颗粒细胞

卵泡膜细胞
次级卵泡
复层立方颗粒细胞

▲ 图 10-3　早期卵泡从始基卵泡发育到次级窦前卵泡

卵泡细胞通过旁分泌因子刺激卵母细胞生长。卵母细胞对颗粒细胞生长的相互调控也可能发生。更多的证据表明，来自生长中的卵泡的因素抑制了太多始基卵泡的发育。其中一个因素似乎是抗米勒管激素（AMH）。由于卵泡发育速度快，*AMH* 基因敲除小鼠的卵巢储备消耗速度比野生型小鼠更快。综上所述，始基卵泡是否进入早期生长阶段，主要依赖于卵泡细胞和卵母细胞产生

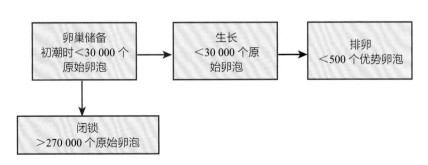

| 卵巢储备<br>初潮时 <30 000 个<br>原始卵泡 | → | 生长<br><30 000 个原<br>始卵泡 | → | 排卵<br><500 个优势卵泡 |

闭锁
>270 000 个原始卵泡

◀ 图 10-4　女性卵巢储备的过程

**临床知识点 10–1**

- 女性绝经年龄的决定有很强的遗传因素，但也受到环境因素的影响。例如，吸烟会显著减少卵巢储备。过快的闭锁或发育迅速也会耗尽卵巢储备，导致卵巢早衰，卵巢早衰定义为在 40 岁之前就进入绝经期，此外，严重的感染或肿瘤、化学药物治疗和放射治疗，以及破坏下丘脑 – 垂体 – 卵巢轴的内分泌因素也可能导致卵巢早衰。

的卵巢内旁分泌因子。

2. 卵子

如前所述，始基卵泡中的卵子来源于已进入第一次减数分裂的卵原细胞，现在被称为初级卵母细胞。这些初级卵母细胞在第一次减数分裂前期（称为前期Ⅰ）中持续了 2 周，然后停滞在双线期。这一阶段的特征是染色质的解缩，它支持卵母细胞成熟所需的转录。减数分裂停滞在这个阶段，可能长达 50 年，似乎是由于"成熟无能"，或者缺乏必要的细胞周期蛋白来支持减数分裂的完成。卵母细胞的细胞核，称为生发泡，在这个阶段保持完好。

3. 内分泌功能

虽然始基卵泡释放旁分泌因子，但它们不产生卵巢类固醇激素。

## （二）生长中的窦前卵泡

### 1. 生长与结构

卵泡生长的第一个可见迹象之一是在卵母细胞周围出现的立方颗粒细胞。此时，该卵泡被称为初级卵泡。当颗粒细胞增殖时，它们在卵母细胞周围形成一个多层（复层）上皮细胞。在这个阶段，卵泡被称为次级卵泡，在形成充满液体的窦之前，初级卵泡和次级卵泡称为窦前卵泡。一旦次级卵泡获得 3～6 层颗粒细胞，它就会分泌旁分泌因子，诱导附近的基质细胞分化为上皮样膜细胞。膜细胞在卵泡周围形成一层扁平的细胞。一旦形成膜层，卵泡就称为成熟的窦前卵泡（图 10–3）。在人类中，一个初级卵泡需要几个月的时间才能达到成熟的窦前卵泡。

卵泡发育与卵泡从外皮质向内皮质的内向运

动有关，从而更靠近卵巢髓质的血管系统。卵泡释放血管生成因子，诱导 1～2 个小动脉的发育，并在卵泡周围产生一个血管环。

2. 卵子

在窦前卵泡阶段，卵母细胞开始生长并产生细胞和分泌蛋白。卵母细胞开始分泌称为 ZP 蛋白 1～4 的细胞外基质糖蛋白，形成透明带（图 10–3）。人类透明带最终厚度为 13μm，并为受精过程中为精子提供了一个特异性的结合位点（见第 11 章）。重要的是，颗粒细胞和卵母细胞通过透明带实现细胞延伸，并保持缝隙连接接触。卵母细胞还继续分泌旁分泌因子，调节卵泡细胞的生长和分化。

3. 内分泌功能

颗粒细胞在窦前期表达促卵泡激素（FSH）受体，但主要依赖于卵母细胞的因子来生长。在卵泡发育的早期阶段，它们不产生卵巢激素。

新获得的卵泡膜细胞类似于睾丸间质细胞（见第 9 章），它们位于上皮滋养细胞外，表达黄体生成素（LH）受体，并产生雄激素。间质细胞和卵泡膜细胞之间的主要区别是卵泡膜细胞不表达高水平的 17β 羟类固醇脱氢酶（17β-HSD）。因此，卵泡膜细胞的主要产物是雄烯二酮，而不是睾酮。雄烯二酮在这一阶段的产生缺失或极少。

## （三）生长中的窦卵泡

### 1. 生长与结构

成熟的窦前卵泡发育为早期的窦卵泡（图 10–5），在 25 天的时间内，从直径 0.1mm 增长到 0.2mm。一旦颗粒上皮增加到 6～7 层，细胞间隙之间就充满液体并汇合成窦。在 45 天的时间里，这一波小的窦卵泡将继续生长为直径为 2～5mm 的大的、可募集的窦卵泡。这一生长时期的特征是颗粒细胞增加了 100 倍（从 1 万个细胞增加到 100 万个细胞）。它的特征也是窦卵泡增大，这使越来越多的颗粒细胞分成两个独立的群体（图 10–5 和图 10–6）。

- 壁层颗粒细胞（又称颗粒层）是形成卵泡外壁的细胞。基底层附着在基底膜上，靠近外侧的膜层。壁层颗粒细胞在排卵后分泌大量的类固醇

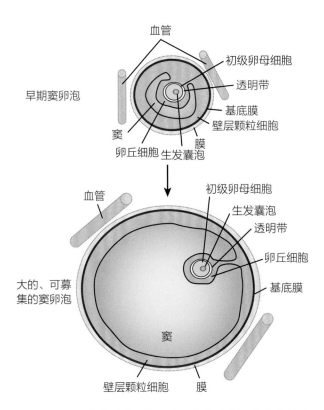

▲ 图 10-5 卵泡发育晚期，由早期的窦卵泡发育为较大的窦卵泡

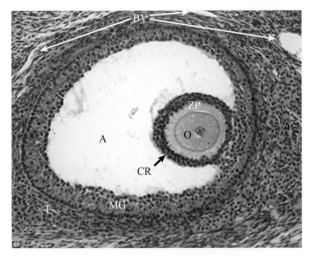

▲ 图 10-6 卵巢格拉夫卵泡的组织学特征

卵泡（O）被透明带（ZP）所包围。由于收缩伪影，透明带似乎看起来比正常要大。显示了卵丘细胞（C）及大窦卵泡（A）

BV. 膜外间质血管；MG. 壁层颗粒细胞；T. 膜细胞

激素，并留在卵巢内分化成为黄体。

• 卵丘细胞是包围卵母细胞的内部细胞（又称卵丘）。最接近卵母细胞的卵丘细胞层，即放射

冠，与卵母细胞保持着缝隙和紧密连接。在排卵过程中，卵丘细胞在排卵过程中随卵母细胞（统称卵丘 – 卵母细胞复合体）从卵巢释放出来。卵丘细胞对于输卵管伞端通过纤毛运输机制将卵母细胞沿输卵管长度"捕获"并移动到受精部位的能力是至关重要的。

早期窦卵泡的正常生长依赖于垂体 FSH。大的窦卵泡的生长和持续的生存能力高度依赖于垂体 FSH。正如后面所讨论的（在"优势卵泡"下），这是由于前一个月经周期结束时发生的 FSH 的短暂增加，2～5mm 的卵泡被募集进入一个快速生长期。

2. 卵子

卵母细胞在窦卵泡早期生长迅速，然后在较大的卵泡中生长减慢。在窦卵泡期，卵母细胞合成细胞周期蛋白，如周期蛋白依赖性激酶 –1（cyclin-dependent kinase-1，CDK-1）和细胞周期蛋白 B，卵母细胞在排卵时能够完成减数分裂 Ⅰ。因此，在窦前卵泡中，卵母细胞由于缺乏特定的减数分裂相关蛋白（它们无法完成减数分裂 Ⅰ）无法完成减数分裂 Ⅰ。然而，较大的窦卵泡获得减数分裂能力，但仍保持减数分裂停滞，直到月经周期中期 LH 激增。减数分裂停滞是在减数分裂能力强、前期受阻的卵母细胞中通过维持升高的环磷酸腺苷（cAMP）水平而实现的。卵母细胞表达一种结构活性（没有配体的活性）G 蛋白耦联受体，称为 GPR3，维持较高 cAMP 水平（图 10-7 和图 10-8）。通过 cAMP-PKA 磷酸化级联反应，细胞周期蛋白 b– 周期蛋白依赖性激酶 CDK–1 复合物，又称促成熟因子（maturation promoting factor，MPF）保持无活性。如第 1 章所述，细胞内 cAMP 的水平是由产生 cAMP 的腺苷酸环化酶的活性和将 cAMP 代谢为 AMP 的磷酸二酯酶（phosphodiesterase，PDE）的活性决定的。环磷酸鸟苷（cGMP）通过抑制卵母细胞特异性 PDE、PDE3A 来维持活性卵母细胞中 cAMP 水平的升高。环状 GMP 在卵丘细胞和壁面颗粒细胞中产生，并通过缝隙连接转移到卵母细胞中（图 10-8）。

3. 内分泌功能

大的窦卵泡的膜细胞产生大量的雄烯二酮和

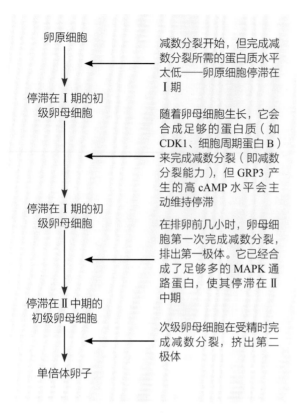

卵原细胞　　　　　减数分裂开始，但完成减
　　↓　　　　　　数分裂所需的蛋白质水平
　　　　　　　　　太低——卵原细胞停滞在
停滞在 I 期的初　　I 期
级卵母细胞
　　↓　　　　　　随着卵母细胞生长，它会
　　　　　　　　　合成足够的蛋白质（如
　　　　　　　　　CDK1、细胞周期蛋白 B）
　　　　　　　　　来完成减数分裂（即减数
停滞在 I 期的初　　分裂能力），但 GRP3 产
级卵母细胞　　　　生的高 cAMP 水平会主
　　↓　　　　　　动维持停滞
　　　　　　　　　在排卵前几小时，卵母细
　　　　　　　　　胞第一次完成减数分裂，
　　　　　　　　　排出第一极体。它已经合
　　　　　　　　　成了足够多的 MAPK 通
　　　　　　　　　路蛋白，使其停滞在 II
停滞在 II 中期的　　中期
初级卵母细胞
　　↓　　　　　　次级卵母细胞在受精时完
　　　　　　　　　成减数分裂，挤出第二
　　　　　　　　　极体
单倍体卵子

▲ 图 10-7　卵母细胞发育的各个阶段

相对较少的睾酮。这是由于 CYP17 的高表达，同时具有 17- 羟化酶和 17，20- 裂解酶的活性。雄激素通过壁层颗粒细胞转化为雌二醇 -17β。在这

一阶段，FSH 刺激颗粒细胞增殖，诱导 CYP19-芳香化酶的表达（图 10-9 和图 10-10）。这是雌激素合成所必需的。此外，大的窦卵泡的壁层颗粒细胞在卵泡早期产生越来越多的抑制素 B。低水平的雌激素和抑制素对 FSH 的分泌有负反馈作用，从而有助于选择对 FSH 反应最强的卵泡。

### （四）优势卵泡

#### 1. 生长与结构

在前一个月经周期结束时，募集一群大的（2～5mm）窦卵泡（图 10-4）以开始快速、促性腺激素依赖的发育。在年轻女性（<33 岁）中，双侧卵巢中募集的卵泡总数可高达 20 个，但在年龄较大时迅速下降。通过选择的过程，募集的卵泡数量减少到排卵配额（人类是一个）。当 FSH 水平下降时，快速生长的卵泡逐渐闭锁，直到只剩下一个卵泡。一般来说，FSH 受体最多的最大卵泡成为优势卵泡。选择发生在卵泡早期阶段。到月经中期，优势卵泡在促性腺激素的激增的情况下，变成一个直径为 20mm 的排卵前卵泡，含 5000 万个颗粒细胞。

#### 2. 卵子

卵母细胞有能力完成减数分裂 I 期，但通过

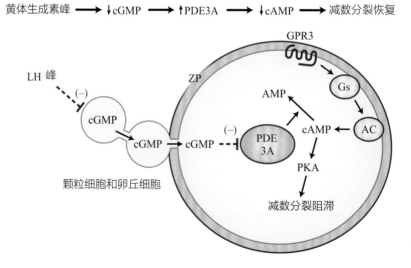

黄体生成素峰 ⟶ ↓cGMP ⟶ ↑PDE3A ⟶ ↓cAMP ⟶ 减数分裂恢复

▲ 图 10-8　具有减数分裂能力的初级卵母细胞减数分裂停止的机制

较小的细胞代表卵丘、柄和壁层颗粒细胞，都通过缝隙连接连接，都有助于卵母细胞中环磷酸鸟苷（cGMP）升高。AC. 腺苷酸环化酶；PDE3A. 磷酸二酯酶 3A；ZP. 透明带（经许可转载，引自 Koeppen BM, Stanton BA, editors: *Berne and Levy Physiology*, 7th ed., Philadelphia, 2017, Mosby.）

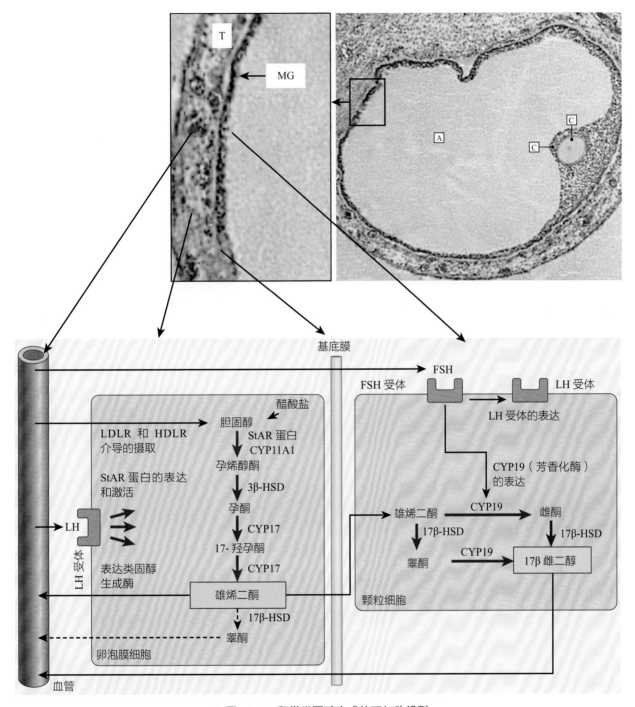

▲ 图 10-9 卵巢类固醇生成的双细胞模型

3β-HSD. 3β 羟类固醇脱氢酶；17β-HSD.17β 羟类固醇脱氢酶；FSH. 促卵泡激素；HDLR. 高密度脂蛋白受体；LDLR. 低密度脂蛋白受体；LH. 黄体生成素；StAR. 类固醇激素生成急性调节蛋白（经许可转载，引自 Koeppen BM, Stanton BA, editors: *Berne and Levy Physiology*, 7th ed., Philadelphia, 2017, Mosby.）

前面描述的机制仍停滞在优势卵泡中。卵母细胞的生长还在继续，但速度较慢，人类卵母细胞在排卵时的直径为 140μm。卵丘细胞与壁层颗粒细胞的附着逐渐减弱。

3. 内分泌功能

新选择的卵泡在其发育过程中首次出现，成为一个重要的类固醇分泌腺体。卵巢类固醇生成同时需要卵泡膜细胞和颗粒细胞（图 10-9）。如

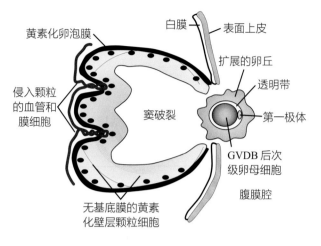

▲ 图 10-10 排卵

前所述，卵泡膜细胞表达 LH 受体并产生雄激素。基础水平的 LH 也能刺激类固醇生成酶，以及膜上低密度脂蛋白受体的表达。卵泡膜细胞也表达 CYP11A1（又称 P-450 胆固醇侧链裂解）、3β 羟类固醇脱氢酶（3β-HSD）和 CYP17，具有 17- 羟化酶活性和 17,20- 裂解酶活性。从卵泡膜释放的雄激素（主要是雄烯二酮，但也有一些睾酮）可以扩散到壁层颗粒细胞或进入卵泡周围的血管系统。

所选卵泡的壁层颗粒细胞含有大量的 FSH 受体，对 FSH 信号非常敏感。FSH 极大地上调 CYP19（芳香化酶）基因的表达和活性（图 10-9）。CYP19 将雄烯二酮转化为弱雌激素—雌酮，并将睾酮转化为强效雌激素 17β 雌二醇。颗粒细胞表达激活的 17β 雌二醇脱氢酶（17β-HSD）亚型，最终驱动类固醇的生成，产生 17β 雌二醇（见后文）。FSH 还能诱导卵泡期抑制素 B 的表达。

颗粒细胞表达 17β-HSD 的激活亚型，最终推动类固醇生成，产生 17β 雌二醇（见后文）。FSH 还诱导卵泡期抑制素 B 的表达。

重要的是，FSH 还在卵泡期的后半段诱导了壁层颗粒细胞中 LH 受体的表达（图 10-9）。因此，壁层颗粒细胞对这两种促性腺激素都有反应，使这些细胞在 FSH 水平下降时保持高水平的 CYP19。LH 受体也确保了壁层颗粒细胞对 LH 激增做出反应（见后文）。

## （五）围排卵期的优势卵泡

围排卵期可以定义为从 LH 峰开始到卵丘 - 卵母细胞复合体从卵巢排出（排卵）的时间。这个过程在女性中会持续 32～36h。与此同时，在排卵过程中，卵泡膜和壁颗粒细胞的类固醇生成功能也发生了变化。这一过程被称为黄体化，最终形成黄体。

在排卵后几天内，黄体能够产生大量孕酮和雌激素。

### 1. 生长与结构

LH 峰引起优势卵泡的显著结构变化，包括卵丘 - 卵母细胞复合体破裂、排卵，以及由剩余的卵泡膜细胞和壁层颗粒细胞形成的新结构，称为黄体。在此转变过程中发生了主要的结构变化（图 10-10）。

• 在排卵前，巨大的排卵前卵泡压迫卵巢表面，形成一个血管化程度较差的卵巢壁的凸起，称为柱头。LH 的峰引起了卵泡膜细胞及颗粒细胞释放炎性细胞因子及水解酶。这些分泌的成分会导致卵泡壁、白膜和柱头附近的表面上皮细胞的破裂。在这一过程结束时，窦腔与腹膜腔相通。

• 卵丘细胞与壁层颗粒细胞上的柄状附着分离，卵丘 - 卵母细胞复合体在窦腔内自由漂浮。卵母细胞作为对 LH 峰的间接反应（对 LH 依赖的旁分泌因子的反应），卵母细胞释放转化生长因子 β（TGF-β）相关因子 GDF9。GDF9（见前文）刺激卵丘细胞分泌透明质酸和其他细胞外基质成分。这些分泌的成分使整个卵丘 - 卵母细胞复合体变大，这个过程被称为卵丘扩张。这种扩大的卵丘 - 卵母细胞复合体更容易被输卵管捕获和运输。膨胀的卵丘也使精子更容易找到卵母细胞复合物。卵丘 - 卵母细胞复合物通过破裂的柱头以缓慢、温和的过程被释放，这表明窦内的卵泡液没有受到增加压力的影响。导致卵丘 - 卵母细胞复合体排出的具体力量尚不清楚。

• 壁层颗粒细胞的基底膜被酶降解，血管和外层的细胞膜可以推入颗粒细胞。颗粒细胞分泌血管生成因子，如血管内皮生长因子（vascular

endothelial growth factor，VEGF）、血管生成素 -2
和碱性成纤维细胞生长因子（basic fibroblast
growth factor，bFGF），它们显著增加了新黄体的
血供。

2. 卵子

排卵前，初级卵母细胞有能力完成减数分
裂，但由于高 cAMP 水平而停滞于前期Ⅰ（图
10-8）。LH 峰诱导卵母细胞进入减数分裂Ⅱ中
期。卵母细胞随后在Ⅱ中期停止，直到受精。LH
受体只存在于壁层颗粒细胞上。LH 峰诱导了一
系列事件，最终导致卵母细胞中 cGMP 的下降。
cGMP 的降低消除了对 cAMP 磷酸二酯酶 PDE3A
的抑制，PDE3A 变得活跃，并在卵母细胞中降解
cAMP。

卵母细胞中 cAMP 和 cAMP 依赖性蛋白激酶
（PKA）活性的降低最终导致由 CDK-1 和细胞周
期蛋白 B 组成的 MPF 的激活，MPF 驱动核事件，
随着第一极体的挤压而完成减数分裂Ⅰ期。次级
卵母细胞（卵子）在减数分裂Ⅱ中期停滞。这是
通过增加一种叫作集落刺激因子（CSF）的活性

来实现的。现在已知 CSF 由激酶、c-Mos 及其
促分裂原活化的蛋白激酶激酶（MAPKK），也
称为 MEK1（见第 1 章）和 MAPK 组成。因此，
MAPK 信号通路的升高是中期Ⅱ停滞所必需的，
而受精会导致 MAPK 的快速降解。应该强调的
是，我们对正常卵母细胞成熟的理解对体外受精
（IVF）技术产生了重大影响。正常的卵母细胞生
物学决定了激素治疗的类型、取卵的时机，以及
用于受精的卵子的减数分裂阶段。

3. 内分泌功能

卵泡膜细胞和壁层颗粒细胞在 LH 峰时均表
达 LH 受体。LH 峰诱导颗粒细胞的终末分化（黄
体化），这一过程将在排卵后持续几天。在排卵
期，LH 峰诱导了壁层颗粒细胞类固醇生成活性
的以下变化（图 10-11）。

• 它能暂时抑制 CYP19 的表达，从而抑制雌
激素的产生。雌激素的快速下降有助于停止对
LH 分泌的正反馈。

• 它通过诱导基底膜的破裂，导致颗粒细胞直
接血管化。这使得这些细胞可以获得高密度脂蛋

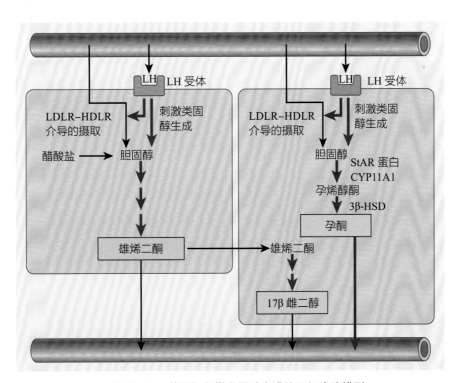

▲ 图 10-11　黄体期卵巢类固醇生成的双细胞胞模型

3β-HSD. 3β 羟基类固醇脱氢酶；HDLR. 高密度脂蛋白受体；LDLR. 低密度脂蛋白受体；LH. 黄体生成素；StAR 蛋白，类固醇生成性快
速调节蛋白。注意没有基底膜（摘自 Koeppen BM, Stanton BA, editors: *Berne and Levy Physiology*, 7th ed., Philadelphia, 2017, Mosby.）

白和高密度脂蛋白胆固醇来进行类固醇生成。LH 峰也增加了颗粒细胞中 LDL 受体和 HDL 受体（SR-BI）的表达。

• 它增加了 StAR、CYP11A1（侧链裂解酶）和 3β-HSD 的表达。由于 CYP17 的活性，特别是在颗粒细胞中 17,20 裂解酶的功能大部分缺失，这些细胞开始分泌孕酮，孕酮水平将在接下来一周内逐渐增加。

## （六）黄体

### 1. 生长与结构

排卵后，窦腔的残余部分充满了柱头附近受损血管的血液。这会导致前窦腔内充满凝结的血液，从而形成出血体（图 10-12）。几天内，巨噬细胞清除红细胞和碎片，成纤维细胞用透明样细胞外基质填充窦腔。在成熟的黄体中，颗粒细胞现在被称为黄体颗粒细胞，变大并充满脂质（胆固醇酯）。增大的黄体颗粒细胞塌陷并部分填充旧的窦腔。这些细胞的增殖能力非常有限。细胞膜与血管、肥大细胞、巨噬细胞、白细胞和其他结缔组织细胞一起，在多个部位渗入颗粒层。

人类黄体的存活期为（14±2）天（月经黄体），除非被 LH 样激素，人绒毛膜促性腺激素（hCG）拯救，这种激素源于植入胚胎（hCG 是在妊娠试验中检测到的蛋白质；见第 11 章）。如果被拯救，妊娠黄体将存活至妊娠（通常 9 个月），并作为维持妊娠孕酮的主要来源，直到胎盘发育到足以接管孕酮的产生（2～3 个月）。尽管月经的黄体在 14 天内退化的时间非常一致，但机制尚不完全清楚。作为对旁分泌因子的反应，可能还有孕酮分泌的下降，黄体对垂体 LH 逐渐失去反应，需要额外的 hCG 来维持存活。黄体最终被纤维化，叫作白体（图 10-12），进入卵巢髓质并被慢慢吸收。

### 2. 卵子

LH 峰引起两个平行事件，即排卵和黄体化。如果排卵正常发生，黄体中就没有卵子。

### 3. 内分泌功能

由黄体产生的孕酮（图 10-11）从 LH 峰开始稳步增加，并在黄体中期达到峰值。这一时机

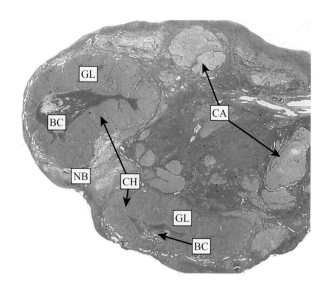

▲ 图 10-12　黄体出血的组织学特征

含有 2 个黄体出血（CH）的卵巢的显微照片。这些都是由于 2 个优势卵泡的混合，创造了非同卵双胞胎的可能性。每个黄体均显示 1 个中央血凝块（BC），其周围有一层厚厚的富含脂质的颗粒叶黄素细胞（GL）。退化的黄体被称为白体（CA），它看起来像瘢痕组织，最终被降解（修改自 Stevens A, Lowe J: *Human Histology*, 3rd ed., Philadelphia, 2005, Mosby.）

的主要目的是将子宫内膜转化为有黏附和支持的结构，用于着床和早期妊娠。如第 11 章所述，黄体中期与早期胚胎发生同步，因此当囊胚在月经周期的第 22 天进入子宫时，子宫处于最佳状态。雌激素分泌在 LH 峰时会短暂下降，但随后反弹，并在黄体中期达到峰值。

黄体激素的分泌完全依赖于基础 LH 水平（图 10-11）。事实上，女性孕酮的分泌与 LH 释放的脉冲模式密切相关。黄体期由于孕激素和雌激素的负反馈，FSH 和 LH 降低到基础水平。此外，黄体颗粒细胞分泌抑制素 A，从而进一步抑制 FSH 的分泌。黄体中期雌激素水平升高可能是黄体对 LH 敏感性降低的原因，因此黄体后半期孕酮和雌激素水平下降，除非循环 LH 样活性（以 hCG 形式）的增加补偿了对 LH 敏感性的降低（临床知识点 10-2）。

其他哺乳动物的黄体也会产生一种叫作松弛素的胰岛素样激素。然而，人黄体产生的松弛素水平非常低，而循环松弛素在人类中的生理作用尚未确定。

- 黄体必须在几天时间内产生大量的孕酮，以支持着床和早期妊娠。因此，黄体的寿命（14 天）非常有规律，黄体期缩短常规会导致不孕。黄体的质量在很大程度上取决于黄体发育的优势卵泡的大小和健康症状。反之，优势卵泡的发育又依赖于卵泡期正常的下丘脑和垂体的刺激。在卵泡期，许多干扰下丘脑和垂体分泌的因素，包括大量运动、饥饿、高催乳素水平和甲状腺功能异常，可导致黄体期不足和女性不孕症。

### （七）卵泡闭锁

卵泡闭锁是指卵巢卵泡的死亡，是目前卵巢中的主要过程。在闭锁期间，颗粒细胞和卵母细胞发生凋亡。卵泡膜细胞通常持续存在并重新填充卵巢的细胞间质。卵泡膜细胞保留了 LH 受体和产生雄激素的能力，统称为卵巢的间质腺。卵泡在发育过程中随时都可能发生闭锁。

### （八）卵泡的发育和月经周期

月经周期的前半部分被称为卵巢的卵泡期，其特点是有 15～20 个有窦卵泡（直径 2～5mm）的募集和生长，选择其中一个卵泡作为优势卵泡，并发育优势卵泡直到排卵。优势卵泡必须包含一个完全发育的、有减数分裂能力的卵母细胞和分泌高水平雌激素的卵泡细胞。一个始基卵泡

需要几个月的时间才能达到一个可以被募集的窦卵泡的大小（图 10-13）。因此需要注意的是，大部分的卵泡发育与每月的月经周期无关。月经周期的后半段被称为卵巢的黄体期，主要由黄体的激素分泌主导。然而，在黄体期，卵巢间质内仍有小卵泡发育。

## 三、人类月经周期

如前所述，晚期卵泡发育和黄体功能完全依赖于正常的下丘脑和垂体功能。与男性一样，下丘脑神经元以脉冲的方式分泌促性腺激素释放激素（GnRH）。GnRH 反过来又会刺激垂体促性腺激素产生 LH 和 FSH。高频率的 GnRH 脉冲（每 60～90min 一个脉冲）选择性地促进 LH 的分泌，而慢频率（每 120min 一个脉冲）选择性地促进 FSH 的分泌。男性和女性生殖轴之间的一个主要区别是雌性周期中期促性腺激素的激增，这依赖于来自优势卵泡的特定时间内分泌的高水平雌激素。

在卵巢、垂体和下丘脑之间发生了一个高度动态的相互作用，并调节月经周期（图 10-14）。在此概述了涉及调节月经周期的卵巢和垂体促性腺激素的主要事件，并概述了下丘脑的参与情况。下一节将讨论激素变化对女性生殖道的影响，特别是对子宫的影响。

以下是事件的大纲（图 10-14），从卵巢开

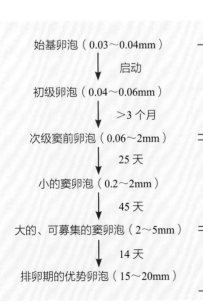

▲ 图 10-13　卵泡生长的时间和阶段

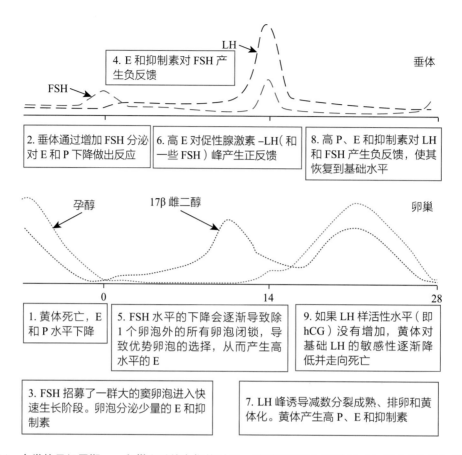

▲ 图 10-14　人类的月经周期——卵巢和垂体之间的对话，以下丘脑作为促进者（有关下丘脑参与情况的内容，请参阅正文）

E. 雌激素；FSH. 卵泡刺激素；hCG. 人绒毛膜促性腺激素；LH. 促黄体生成素；P. 孕激素

始，在一个非生育周期的黄体期结束。

• 卵巢——事件 1：在没有受精和植入的情况下，黄体退化并死亡（黄体溶解现象）。这会导致孕酮、雌激素和抑制素 A 的水平在月经周期的第 24 天急剧下降。

• 垂体促性腺激素——事件 2：促性腺激素将黄体功能的结束视为一种负反馈的释放。这使得 FSH 在月经开始前 2 天出现上升。FSH 选择性增加的基础尚不完全清楚，但可能是由于孕酮水平较高导致黄体期 GnRH 脉冲频率缓慢所致。

• 卵巢——事件 3：FSH 水平的上升招募了一群窦卵泡（直径 2～5mm）开始快速、高度依赖促性腺激素的生长。这些卵泡产生低水平的雌激素和抑制素 B。

• 垂体促性腺激素——事件 4：促性腺激素通过减少 FSH 的分泌对雌激素和抑制素 B 水平的缓慢升高做出反应。高水平的孕酮和雌激素水平

的缺失会导致促性腺激素释放 GnRH 脉冲的频率增加，从而选择性地增加 LH 的合成和分泌。因此，LH/FSH 比值在整个卵泡期缓慢增加。

• 卵巢——事件 5：卵巢对 FSH 水平下降的反应是除一个优势卵泡外，所有被招募的卵泡均出现卵泡闭锁。因此，在 FSH 分泌的情况下，卵泡对 FSH 的极度依赖驱动了选择过程。通常，只有具有最多 FSH 受体和最佳血供的最大卵泡（血管生成最多的卵泡）才能存活。该卵泡在卵泡期的后半段产生越来越多的 17β 雌二醇和抑制素 B。FSH 还能诱导优势卵泡壁层颗粒细胞中 LH 受体的表达。

• 垂体促性腺激素——事件 6：一旦优势卵泡导致女性循环雌激素水平＞200pg/ml，持续 50h，雌激素对促性腺激素产生正反馈，产生周期中期 LH 峰。在周期中期开始产生的少量孕酮会增强这一反馈。正反馈的确切机制尚不清楚，但它

主要发生在垂体的水平。促性腺激素中 GnRH 受体和对 GnRH 信号的敏感性显著增加。下丘脑通过增加 GnRH 脉冲的频率来促进促性腺激素的激增。有一些证据表明，下丘脑的其他神经元（如 kisspeptin 神经元；见第 8 章）通过增加 GnRH 释放的频率和数量来对高水平的雌激素进行反应。

• 卵巢——事件 7：LH 峰源于卵巢发生 3 种情况。

– 初级卵母细胞完成减数分裂 I 期，并在减数分裂 II 的中期停滞。这与生发泡破裂（germinal vesicle breakdown，GVBD）有关，即核膜和间期核结构的溶解，然后形成中期纺锤体，然后是第一次卵母细胞分裂。中期 II 期卵子在排卵时发育完成。

– 柱头的卵泡壁和卵巢壁破裂，自由漂浮的卵丘 - 卵母细胞复合体从卵巢中挤出（排卵）。这发生在 LH 峰开始后 32～36h。

– 壁层颗粒细胞和卵泡膜细胞重组形成黄体。这涉及颗粒细胞的直接血管化及其分化成产生孕激素和雌激素的细胞。

值得注意的是，雌激素的产生会在 LH 生成开始后的 2 天会短暂下降，这可能会终止正反馈。颗粒细胞也分泌抑制素 A。黄体化的过程在 LH 峰开始后持续数天。围排卵期分泌的少量孕酮有助于 LH 激增。

• 垂体促性腺激素——事件 8：由成熟的黄体产生的孕激素、雌激素和抑制素 A 水平的升高，对垂体促性腺激素产生负反馈。即使雌激素水平超过了 200pg/ml 的正反馈阈值，高孕激素水平也会阻止任何正反馈。因此，FSH 和 LH 水平均下降到基础水平。

• 卵巢——事件 9：LH（而不是 FSH）的基础水平是正常黄体功能绝对必需的。然而，黄体对 LH 信号逐渐不敏感，除非 LH 样活性（来自植入胚胎的 hCG）增加，否则黄体死亡。

在非生育周期中，月经的黄体将在 14 天内退化，孕激素和雌激素水平将在 10 天内开始下降。

• 垂体促性腺激素——事件 10：负反馈的移除导致周期结束时 FSH 的增加，整个过程重新开始。

从这一系列情况中可以明显看出，卵巢是月经周期的主时钟。垂体的两个主要事件，募集大窦卵泡的 FSH 的短暂升高和诱导排卵的 LH 峰，分别由两个卵巢事件决定的。

– 黄体高度规律的寿命及其在 14 天后的死亡。

– 优势卵泡生长能够维持雌激素持续高水平分泌，从而诱导垂体转换为正反馈。

下丘脑 GnRH 的释放在整个周期中发生变化。GnRH 脉冲的频率在卵泡期的后半段增加，而在黄体期则减少。

## 四、女性生殖道

女性生殖道并不与卵巢直接相连（图 10-15），其由左、右输卵管、子宫、子宫颈和阴道等结构组成。阴道的外部开口被外生殖器所包围。

### （一）输卵管

#### 1. 结构和功能

输卵管是指两端开放的肌肉管。靠近卵巢表面的输卵管末端有手指状突起，称为伞端。另一端穿过子宫壁，并进入子宫腔。输卵管可分为 4 个部分（图 10-16）。从卵巢到子宫，这些部分的命名如下。

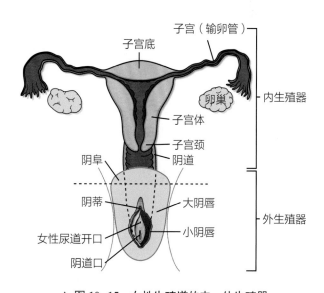

▲ 图 10-15 女性生殖道的内、外生殖器

改编自 Drake RL, Vogl W, Mitchell AWM: *Gray's Anatomy for Students*, Philadelphia, 2005, Churchill Livingstone.

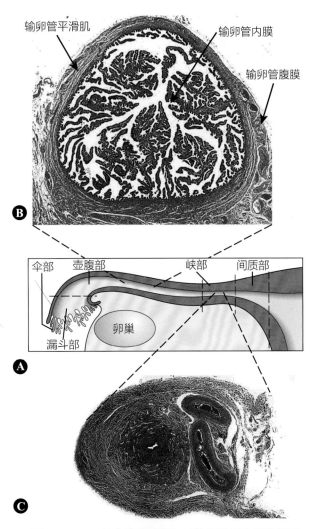

▲ 图 10-16　A. 输卵管的结构；B. 输卵管壶腹部横截面，大管腔内充满黏膜（输卵管内膜）褶皱；C.输卵管峡部横截面，管腔要小得多，但有较厚的肌层（输卵管平滑肌）

经许可转载，引自 Stevens A, Lowe J: *Human Histology*, 3rd ed., Philadelphia, 2005, Mosby.

• 漏斗部，其中包括伞部。

• 壶腹部，管腔相对较宽，黏膜广泛形成皱襞。

• 峡部，其管腔相对狭窄，黏膜皱襞较少。

• 子宫壁内或子宫段，在子宫的上角穿过子宫壁。

输卵管壁由输卵管内膜的黏膜、输卵管肌层的双层肌层和包含大量血管的外层结缔组织组成（图 10-17）。输卵管黏膜层由单层柱状上皮所构成，上皮细胞包括纤毛细胞和分泌细胞。纤毛在卵巢末端（漏斗和壶腹）最多，并向子宫方向蠕

动。伞端上的纤毛是将排卵卵丘细胞复合体运输进入输卵管的唯一机制。一旦复合体通过输卵管开口进入壶腹，它就会借助纤毛和输卵管肌的蠕动收缩而向宫腔移动。

输卵管的卵巢末端（漏斗和壶腹部）有一个宽腔，部分充满高度折叠的输卵管平滑肌（图 10-17）。这使得卵丘 – 卵母细胞复合物在与纤毛黏膜细胞密切接触的同时被运输。输卵管的子宫端（峡部和间质部）有一个狭窄的管腔和一个相对较厚的肌层。这使得早期胚胎主要通过肌层的蠕动波缓慢地运输到子宫。

输卵管的主要功能如下。

• 在排卵时捕获卵丘 – 卵母细胞复合体，并将卵丘 – 卵母细胞复合体运输到一个中间点（壶腹 – 峡部交界处），在那里进行受精。输卵管分泌物覆盖并注入卵丘 – 卵母细胞复合体，这可能是其存活和受精所必需的。

• 提供一个供精子储存的场所。在性交后 5 天内排卵的女性可能会妊娠。精子通过黏附在峡部内的上皮细胞上来保持存活。输卵管的分泌物也会诱导精子的获能和活动（见第 11 章）。

• 通过输卵管分泌物为着床前胚胎提供营养支持。此外，胚胎进入子宫的时机是至关重要的，因为人类子宫的植入窗口期为 3 天。输卵管需要容纳早期胚胎，直到它到达囊胚期（受精后 5 天），再允许胚胎进入子宫腔（见第 11 章）。

分泌细胞产生一种富含蛋白质的黏液，通过纤毛沿着输卵管输送到子宫。这个纤毛 – 黏液结构自动维持着一个健康的上皮细胞，将卵丘 – 卵母细胞复合体向子宫移动，并可能为游动的精子提供方向提示。卵丘 – 卵母细胞复合体的运动在壶腹 – 峡部交界处减慢，这是受精通常发生的地方。这似乎部分归因于人类峡部产生的厚厚的黏液和峡部肌肉张力的增高。输卵管分泌物的成分是复杂的，包括生长因子、酶和输卵管特异性糖蛋白。值得注意的是，体外受精已经表明，对于体外技术而言，输卵管的分泌物不是生育所必需的。然而，正常的输精管功能对于体内受精的受精和着床都是绝对必要的，并降低异位妊娠（子宫外着床）的风险。事实上，异位妊娠最常见的

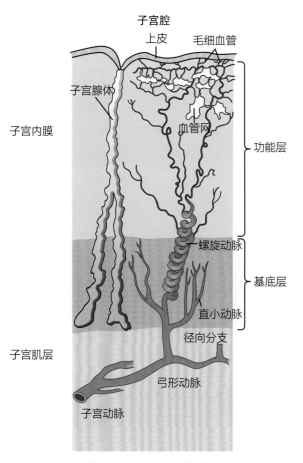

子宫腔
上皮
毛细血管
子宫腺体
血管网
子宫内膜
功能层
基底层
螺旋动脉
直小动脉
径向分支
子宫肌层
弓形动脉
子宫动脉

▲ 图 10-17　子宫内膜的结构

经许可转载，引自 Strauss J Ⅲ , Coutifaris C: The endometrium and myometrium: Regulation and dysfunction. In Yen SSC, Jaffe RB, Barbieri RL, editors: *Reproductive Endocrinology,* 4th ed., Philadelphia, 1999, Saunders, pp 191-217.

部位是输卵管（临床知识点 10-3）。

---

**临床知识点 10-3**

• 原发性纤毛运动不良症（又称纤毛不动综合征或 Kartagener 综合征）是一种高度异质性的遗传性疾病，由纤毛 – 鞭毛轴突的众多成分之一的缺失或缺陷引起，该突变会导致无摆动（纤毛静止）、异常摆动（纤毛运动不良）或纤毛丧失（纤毛发育不全）。该病的主要特征是上呼吸道、鼻腔和中耳的感染。研究发现，50% 的原发性纤毛运动不良症的女性存在不孕或生育力低下，表明了纤毛在输卵管运输中的重要性。

---

2. 月经周期的激素调节
一般来说，卵泡期分泌的雌激素增加输卵管

内皮细胞的大小和高度。雌激素增加了流向输卵管固有层的血流，增加了输卵管特异性糖蛋白的产生（其功能尚不清楚），并增加了整个输卵管的纤毛生成。雌激素促进峡部内黏液的分泌，增加峡部肌层的张力，从而使卵丘 – 卵母细胞复合体保持在壶腹 – 峡部交界处进行受精。在黄体早期到中期，高水平孕激素和雌激素会降低上皮细胞的大小和功能。孕激素起抑制作用，能减黏液的分泌，松弛峡部的张力。

## （二）子宫

### 1. 结构和功能

子宫是一个单一器官，位于盆腔中线的膀胱和直肠之间。子宫的黏膜称为子宫内膜层，三层厚的肌层称为子宫肌层，外层结缔组织和浆膜称为子宫浆膜层。子宫输卵管入口向上升起的那部分是子宫底和子宫体，占子宫的大部分；子宫峡部为子宫体下端较短而狭窄的部分；子宫颈为延伸到阴道的部分（图 10-1 和图 10-15）。由于宫颈黏膜不同于子宫的其他部分，并且不经历月经的过程，因此需要单独讨论。子宫的特有功能与支持妊娠有关（见第 11 章）。子宫的主要功能如下。

• 为囊胚的附着和植入提供一个合适的位置，包括一个厚的、营养丰富的间质。

• 限制植入胚胎的侵袭性，使其停留在子宫内膜内，不到达子宫肌层。

• 提供一个成熟的胎盘结构的母体侧。这包括胎儿侧附着的基底侧，以及在前 3 个月后充满母体血液的大的绒毛间隙。

• 随着胎儿的生长而生长和扩张，使胎儿在一个基本不粘连的水环境中发育。

• 提供强烈的肌肉收缩力，在足月时排出胎儿和胎盘。

要了解子宫的功能和非生育月经周期中激素诱导的子宫变化，就需要了解子宫内膜的解剖结构，以及子宫血供与子宫内膜的关系（图 10-17）。子宫内膜表面被一层简单的立方柱状上皮所覆盖。上皮细胞与深入子宫内膜的黏膜腺体（称为子宫腺）相连。黏膜由螺旋动脉供血，螺旋动脉是贯穿子宫肌层的子宫动脉的分支。螺旋动脉的末端小动脉投射到表面上皮细胞的下方。这些小动脉形成一个上皮下的毛细血管和小静脉丛，它们中膨胀的薄壁节段称为静脉湖或腔隙。固有层（支持上皮细胞的黏膜结缔组织和黏膜间质）本身是密集的细胞。固有层间质细胞在妊娠和月经期间都起着重要作用。

子宫内膜层 2/3 在月经期间丢失，被称为功能层（图 10-17）。月经后残留的 1/3 位于基底的子宫内膜称为基底层。基底层由与螺旋动脉分离的直动脉供血，包含子宫内膜的所有细胞类型（来自腺体剩余顶端的上皮细胞、间质细胞和内皮细胞）。

2. 月经周期中子宫内膜的激素调节

子宫周期的各个阶段由卵巢雌激素和孕激素调控。因此，子宫内膜周期的各个阶段对应于卵巢周期的各个阶段。

(1) 增殖期：在月经结束时（第 3~5 天），子宫内膜的功能层已经脱落，基底层正在进行再上皮化（图 10-18）。在卵巢中，卵泡期正在进行中。到卵巢周期的第 5 天，FSH 招募了一组 2~5ml 的窦卵泡，这些卵泡开始产生低水平但不断增加的雌二醇。一旦在卵泡中期选择了优势卵泡，雌二醇的产生就会显著增加（图 10-14）。卵巢卵泡

期产生的雌激素驱动子宫内膜的增殖期。雌激素诱导基底层所有类型的细胞增殖，从而重塑子宫内膜的功能层。事实上，在历史上雌激素化合物的定义一直是促进子宫生长的。目前尚不清楚雌激素是刺激多潜能干细胞的生长和分化，还是刺激所谓的内皮、上皮和基质的细胞的生长。雌激素通过雌激素受体 α（ERα）直接增加细胞增殖，并通过产生生长因子，如胰岛素样生长因子 I（IGF-I），间接增加细胞增殖。雌激素还能诱导孕激素受体的表达，从而驱动子宫内膜，在卵巢黄体期对孕激素做出反应。

在增殖期，子宫内膜的功能层为厚度从 0.5mm 增加到 5mm。有丝分裂的图像遍布整个组织。子宫腺体呈直状或螺旋状，管腔狭窄（图 10-18）。

(2) 分泌期：到排卵时，在雌二醇的促增殖作用下，功能层的厚度已经恢复（图 10-18）。排卵后，黄体产生高水平的孕激素和雌二醇。卵巢的黄体期将子宫内膜的增殖期转变为分泌期。一般来说，孕激素会进一步抑制子宫内膜的生长，并诱导上皮细胞和基质细胞的分化。孕激素诱导子宫腺体分泌一种营养丰富的产物，从而支持植入的囊胚，提高胚胎的存活率。随着分泌期的进行，黏膜层的子宫腺体变成弯曲和囊状的。孕酮

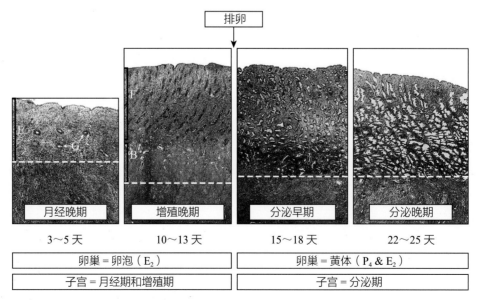

▲ 图 10-18　子宫周期不同阶段子宫内膜腺体及卵巢周期相应阶段的变化

经许可转载，引自 Young B, Lowe J, Stevens A, et al: *Wheater's Functional Histology*, 5th ed., Edinburgh, 2006, Churchill Livingstone.

还可诱导表面上皮细胞黏附性的改变，从而产生胚胎植入的接受窗口（见第 11 章）。孕酮还能促进基质细胞分化为蜕膜前细胞，这些细胞应准备形成妊娠蜕膜，或者在没有妊娠的情况下协调月经。

重要的是，孕酮拮抗雌二醇的增殖作用。孕酮下调雌激素受体。孕酮还诱导 17β-HSD 的失活亚型，从而将活性雌二醇转化为非活性雌酮。此外，孕酮还可上调类固醇硫转移酶的表达，该酶可使雌激素硫酸化和失活。孕酮拮抗雌二醇的有丝分裂作用对保护子宫内膜免受雌激素引起的子宫内膜癌方面极为重要。相比之下，服用非对抗性雌激素会显著增加女性患子宫内膜癌的风险。

(3) 月经期：在非生育周期中，黄体的死亡会导致孕激素和雌激素水平的突然下降，从而导致子宫内膜的改变，引起功能层的脱落。月经通常持续 3～5 天（月经周期），失血量范围为 25～35ml。月经周期与卵巢的早期卵泡期一致。

功能层的脱落是由于称为基质金属蛋白酶的水解酶的上调，它破坏了子宫内膜的细胞外基质和基底层。这些酶由子宫内膜的 3 种常驻细胞类型产生，包括上皮细胞、基质细胞和内皮细胞。基质金属蛋白酶也由白细胞产生，它们在月经前浸润到子宫内膜。导致月经的另一个主要因素是前列腺素的产生。前列腺素合成所需的诱导酶，环氧合酶 –2（cyclooxygenase-2，COX-2），在停用黄体酮后在内皮细胞中增加。这增加了炎症性前列腺素的产生，特别是 PGF2α，这反过来促进了肌层平滑肌细胞和螺旋动脉血管平滑肌细胞的收缩。间歇性螺旋动脉收缩和扩张引起缺氧坏死，引起受损组织再灌注损伤。组织丢失的程度和组织修复的开始依赖于卵泡早期雌激素水平的增加（临床知识点 10–4）。

---

**临床知识点 10-4**

- 月经失调相对常见，包括月经过多（＞80ml 失血）和痛经。月经经期短，月经周期不规律的，称为月经过少；不来月经，称为闭经。通常是由于下丘脑 – 垂体 – 卵巢轴功能障碍或停止，而不是盆腔病理生理问题。

---

**3. 子宫肌层的激素调节**

子宫肌层的平滑肌细胞也对类固醇激素的变化有反应。排卵时子宫肌层的蠕动收缩有利于子宫腔内容物从子宫颈向子宫底移动，这些收缩可能对精子从子宫颈向输卵管的快速大量运输发挥作用。

在月经期间，子宫收缩从宫底传递到子宫颈，从而促进脱落的功能层的排出。平滑肌细胞的大小和数量由雌激素和孕激素决定。健康、月经周期规律的女性保持着强健的子宫肌层，而绝经后女性的子宫肌层逐渐变薄。

## （三）子宫颈

**1. 结构和功能**

子宫颈是子宫伸入阴道的下段（图 10-1 和图 10-15）。它由一层衬在宫颈管内的黏膜、高度弹性的固有层，以及与子宫肌层连续的肌层组成。子宫颈是进入女性子宫的通道。在月经周期中期，子宫颈管有助于精子的生存和进入。在黄体期，宫颈管的变化会阻碍精子和微生物的通过，从而减少第二个胚胎再植入的机会，并抑制进入胎盘、胎膜和胎儿的上行感染。子宫颈支撑着生长中的胎儿重量。在足月时，宫颈的软化和扩张允许新生儿和胎盘从子宫进入阴道。

**2. 月经周期内宫颈黏膜的激素调节**

宫颈管内有衬简单的柱状上皮腺体，以激素反应的方式分泌宫颈黏液。雌激素刺激产生大量稀薄的、水状的"蛋清"黏液，这些黏液通过形成"羊齿状"模式的通道来帮助精子通过子宫颈。此外，黏液的微碱性 pH 使其成为精子的理想环境。孕激素刺激产生少量的、黏性的、微酸性的黏液，而不是"羊齿状"模式，这对精子有害。在子宫内膜分泌期和妊娠期，胎盘产生大量的孕酮，这种厚厚的黏液会在宫颈管内形成屏障（见第 11 章）。

## （四）阴道

**1. 结构和功能**

阴道是女性的主要性交器官（阴蒂是另一

个），也是产道的一部分（图 10-16）。阴道黏膜内衬有一层未角化的复层鳞状上皮。黏膜固有层较厚，富含弹性纤维和血管。阴道内没有腺体，所以性交过程中的润滑来自以下因素。

- 宫颈黏液（特别是在月经周期中期）。
- 固有层血管的渗出液（超滤液）。
- 前庭腺体（见后文）。

黏膜被一个相对较薄的（相对于子宫和子宫颈）两层肌层和外层结缔组织所包围。阴道壁由阴部神经分支支配，有助于实现性交过程中的性快感和高潮。

### 2. 月经周期中的激素调节

阴道上皮细胞的表层细胞不断脱落，这些细胞的性质受到激素环境的影响。雌激素刺激阴道上皮细胞的增殖，增加其糖原含量。雌二醇也能诱导顶端层的最小角化。孕激素可增加上皮细胞的脱落。糖原被共生乳杆菌代谢为乳酸，从而维持酸性环境。这种相对的酸性环境可以抑制非共生细菌和真菌的感染。

## （五）外生殖器

### 1. 结构和功能

女性外生殖器外侧被大阴唇（阴囊同源物）包裹，前侧被阴阜包裹（图 10-16）。外阴是指包括大阴唇、阴阜、小阴唇、阴蒂、阴道前庭、前庭球（腺体）和尿道外口在内的区域（图 10-19）。外阴也被临床医生称为阴部。

外阴的结构起性唤起和性高潮的作用，引导尿液的流动，并部分覆盖阴道开口，从而抑制病原体的进入。阴蒂是阴茎的同源物。阴蒂由勃起组织组成，勃起过程与阴茎的方式相同。与阴茎不同，阴蒂组织与尿道完全分离。因此，这就涉及阴蒂的唯一功能与性唤起和性高潮有关。

### 2. 月经周期中的激素调节

外阴的结构在月经周期中没有明显的变化。然而，这些结构的健康和功能取决于激素的支持。外生殖器和阴道似乎对雄激素（睾酮和双氢睾酮），以及雌激素都有反应。雄激素还作用于中枢神经系统（CNS），以增加女性的性欲。

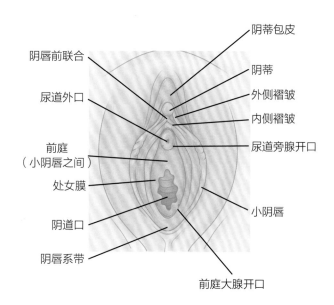

▲ 图 10-19　女性的外生殖器

经许可转载，引自 Drake RL, Vogl W, Mitchell AWM: *Gray's Anatomy for Students*, Philadelphia, 2005, Churchill Livingstone.

# 五、雌二醇和孕激素的生物学特性

## （一）雌激素和孕激素的作用机制

雌激素和孕酮是类固醇激素。因此，它们的同源受体属于核激素受体超家族（见第 1 章）。

## （二）雌激素和孕激素的生物学作用

虽然雌二醇和孕酮的水平在月经周期中会波动，但女性的雌激素和孕酮的水平总是高于男性。雌二醇和孕酮有多种作用，可以根据它们是否与生殖系统直接相关来分类。如前所述，这两种类固醇激素对卵巢、输卵管、子宫、宫颈、阴道和外生殖器，以及下丘脑和垂体都有深远的影响。雌激素和孕酮对以下非生殖器官也有重要作用。

(1) 骨骼：无论男性还是女性，雌激素是长骨骨骺骨板闭合所必需的。雌二醇在几个部位具有骨合成代谢和钙营养作用。雌激素刺激肠道钙吸收和肾小管钙重吸收。雌激素也是成骨细胞和破骨细胞功能最有效的调节因子之一。此外，雌激素可促进成骨细胞的存活和破骨细胞的凋亡，从而有利于骨形成而不是骨吸收。绝经后雌二醇的丢失常与骨质疏松症有关。

(2) 肝脏：雌激素对肝脏的总体作用是改善循环脂蛋白谱。雌激素增加了低密度脂蛋白（LDL）受体的表达，从而增加了肝脏对富含胆固醇的 LDL 颗粒的清除。雌激素还会增加高密度脂蛋白（HDL）的循环水平。此外，雌激素调节肝脏中多种转运蛋白的产生，包括皮质醇结合蛋白、甲状腺激素结合蛋白和性激素结合蛋白。

(3) 心血管器官：绝经前女性的心血管疾病发病率明显低于男性或绝经后的女性。雌激素通过增加一氧化氮的产生来促进血管舒张，从而放松血管平滑肌，抑制血小板活化。雌激素还可促进靶组织中的血管生成。

(4) 皮肤：总体而言，雌激素和孕激素共同维持皮肤健康、光滑，具有正常的表皮和真皮厚度。雌激素刺激角质细胞的增殖并抑制其凋亡，在真皮中，雌激素通过抑制基质金属蛋白酶来增加胶原的合成，并（与孕激素协同）抑制胶原的分解。雌激素还能增加真皮中糖胺聚糖的产生和沉积。此外，雌激素也能促进伤口愈合。

(5) 中枢神经系统：一般来说，雌激素具有神经保护作用，它可以抑制缺氧或其他损伤时的神经元细胞死亡。对血管生成的积极作用可能解释了雌激素对中枢神经系统的一些有益和刺激样作用。目前，雌激素对帕金森病和阿尔茨海默病的发病和严重程度的益处仍存在争议。孕激素作用于下丘脑，增加体温调节的设定值，从而使体温升高 0.5 华氏度。这是使用体温测量来确定是否发生了排卵的基础。孕酮通常对中枢神经系统起到抑制作用。月经黄体死亡时孕酮的缺失是经前期综合征（premenstrual syndrome，PMS）和一些女性所经历的严重变异性经前焦虑症（premenstrual dysphoric disorder，PMDD）的基础。

(6) 脂肪组织：雌激素通过降低脂蛋白脂肪酶活性和增加激素敏感性脂肪酶（具有脂肪分解作用）来减少脂肪组织。雌激素的丢失会导致脂肪组织的积累，特别是在腹部。

第 11 章讨论了雌激素和孕激素对母体生理、乳腺发育和功能的作用。

## （三）卵巢类固醇激素的转运与代谢

类固醇激素少量溶于血液，主要与血浆蛋白结合。60% 的雌激素与性激素结合球蛋白（SHBG）结合，20% 与白蛋白结合，20% 以游离形式运输。孕酮主要与皮质醇结合球蛋白（CBG）（又称运皮质激素蛋白）和白蛋白结合。由于它对这些蛋白质的结合亲和力相对较低，其循环半衰期（$t_{1/2}$）为 5min。

虽然卵巢是雌激素产生的主要部位，但了解雄激素向雌激素的外周芳构化可以在特定组织中产生局部高水平的雌二醇是很重要的。例如，CYP19（芳香化酶）在乳腺脂肪组织中表达是使用芳香化酶抑制药治疗雌激素依赖性乳腺癌的基础。

雌激素和孕激素在肝脏中被降解为非活性代谢物，与硫酸盐或葡萄糖苷酸结合，并通过尿液排出。雌二醇的主要代谢物包括雌酮、雌三醇和儿茶酚胺类激素（2- 羟基雌酮和 2- 甲氧基雌酮）。孕酮的主要代谢物是孕二醇，它与葡萄糖苷酸结合，并通过尿液排出。

# 六、卵巢病理生理学

## （一）特纳综合征

特纳综合征，又称性腺发育障碍综合征，是先天性性腺功能减退最常见的原因。在 50% 的患者中，它是由第二条 X 染色体完全缺失造成的，因此患者的染色体核型为 45,XO，生殖细胞不发育，每个性腺由一个由结缔组织填充的条纹组成。主要的临床特征包括身材矮小、特征性的颈蹼、低耳位、盾状胸、第四掌骨短和性腺发育不良导致的性幼稚（图 10-20）。内生殖器和外生殖器通常为女性。

## （二）多囊卵巢综合征

女性循环中雄激素、雌激素和 LH 水平较高的慢性无排卵者通常称为多囊卵巢综合征（polycystic ovarian syndrome，PCOS）。这种综合征可能是由任何一种潜在的因素引起的问题。PCOS 占无排卵性不孕症的 75%。目前，PCOS 的诊断需要满足以下 3 种情况中的 2 种，包括闭经、

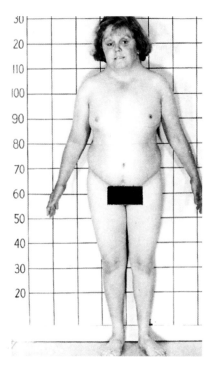

▲ 图 10-20　女性患有特纳综合征。注意典型的宽的、蹼状颈部，身材矮小，第二性征发育不良

经许可转载，引自 Goodman RM, Gorlin RJ: *Atlas of the Face in Genetic Disorders*, 2nd ed., St. Louis, 1977, Mosby.

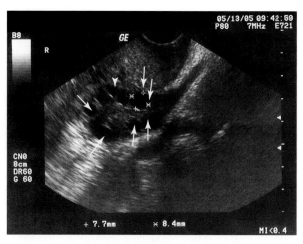

▲ 图 10-21　多囊卵巢超声检查，囊肿（白箭）是由于皮质中较大的窦状卵泡不能排卵

图片由 Department of Obstetrics and Gynecology, University of Connecticut Health Center, Farmington, Conn. Dr. Andrea DiLuigi 提供

雄激素分泌过多的表现（痤疮、多毛症）和多囊卵巢，通常通过超声检查发现（图 10-21）。卵巢囊肿代表未能排卵和黄体化的大窦卵泡。持续的促性腺激素分泌导致卵巢增大，卵巢通常表现为包膜增厚和大量卵泡，其中许多正在发生闭锁。

FSH 水平低会抑制颗粒细胞功能，而滤泡内高水平雄激素，抑制滤泡成熟。血液中雌激素的很大一部分是由雄烯二酮的外周芳构化形成的雌酮。这些高雄激素水平会产生多毛症和痤疮。多毛症是指在女性不典型的区域，如面部、背部和胸部，形成异常粗糙的毛发。

PCOS 的确切原因尚不清楚，但主要缺陷是下丘脑 – 垂体轴和卵巢之间的不适当的信号。有相当一部分 PCOS 患者超重或肥胖，并有胰岛素抵抗和高胰岛素血症。胰岛素促进卵巢雄激素的产生，而高胰岛素血症可能是雄激素产生增加的原因。降低胰岛素水平（如通过体重减轻、运动或二甲双胍治疗）可改善这些患者的高雄激素血症和 PCOS。另外，卵泡对 FSH 的反应不足可能是由于 IGF- I 或胰岛素信号通路受损。

## 总　结

1. 女性生殖系统包括卵巢、输卵管、子宫、子宫颈、阴道和外生殖器，以及垂体促性腺激素和下丘脑促性腺激素释放激素神经元。乳腺（乳房）也可以被认为是女性生殖系统的一部分。

2. 人类月经周期的卵巢周期分为卵泡期、排卵周期和黄体期。

3. 卵泡中包含一个停滞在减数分裂前期的初级卵母细胞和可变层的颗粒细胞和卵泡膜细胞。窦前和早期窦前卵泡的生长不依赖促性腺激素。中期窦卵泡生长依赖于 FSH 的基础水平，但不受月经周期相关 FSH 波动的影响。大的窦卵泡发育非常依赖于 FSH 的波动。卵泡可在闭锁过程中的任何阶段退化。

4. 优势卵泡是根据其大小、FSH 受体的数量、芳香化酶活性和血供来选择的。优势卵泡是卵泡期的内分泌结构。卵泡膜细胞表达 LH 受体，LH 刺激雄激素（主要是雄烯二酮）的产生。颗粒细胞表达 FSH 受体，FSH 促进雄激素向雌激素的芳构化（主要是雌二醇）。FSH 还能诱导优势卵泡颗粒细胞中 LH 受体的表达。

5. 优势卵泡通过产生雌激素来发出准备排卵的信号。由于垂体促性腺激素对 GnRH 脉冲的敏感性显著增加，持续高水平的雌激素通过正反馈机制诱导周期中期 LH 峰形成。

6. 排卵期包括初级卵母细胞减数分裂成熟为中期的次级卵母细胞（卵子）。排卵包括柱头处卵泡壁的破裂，卵丘 – 卵母细胞复合体的释放，以及剩余的卵泡细胞分化为黄体。

7. 黄体期的特点是孕酮水平高。黄体会在 14 天内退化，除非被 hCG 挽救。

8. 输卵管的功能是捕获卵丘 – 卵母细胞复合体，运输和培育男性和女性配子，促进受精和早期胚胎发育，并决定囊胚进入子宫腔的时间

9. 子宫的黏膜称为子宫内膜。子宫内膜的功能是允许着床和胎盘形成。卵巢卵泡中、晚期产生的雌激素促进子宫内膜增殖，在此期间子宫内膜的厚度增加。由卵巢的黄体期产生的孕激素驱动着子宫内膜的分泌期。孕激素可对抗子宫内膜功能区雌二醇依赖性的增殖。黄体退化后孕激素的缺失会导致子宫内膜脱落。这代表了子宫的月经期。卵巢类固醇激素的周期性变化也会改变宫颈黏液和阴道上皮细胞。外生殖器对雌激素和雄激素有反应。

10. 雌激素和孕激素调节许多与生殖直接相关的过程。然而，这些类固醇激素也能调节非生殖器官的生理，包括骨骼生长和健康、心血管功能、肝功能等。雌激素和孕激素主要通过与经典的雌激素和孕激素受体相互作用来发挥功能，这些受体属于核激素受体家族。雌激素和孕激素也有快速的膜启动作用。

11. 特纳综合征（性腺发育障碍症）是先天性性腺功能减退最常见的原因。这通常是由于第二条 X 染色体的缺失造成的，所以患者的核型为 45,XO。

12. 多囊卵巢综合征会导致慢性无排卵。循环中的雄激素、雌激素和 LH 水平通常都很高。

## 自测题

1. 在体外受精治疗期间，患者每天注射 FSH，连续 8～10 天，然后注射 1 次 hCG。人绒毛膜促性腺激素注射后 35h，卵泡在排卵前取回卵丘 – 卵母细胞复合体。由于卵母细胞是在排卵前取的，取卵后要用黄体酮治疗，那么注射 hCG 的目的是什么？

2. 在月经周期中，LH 受体何时在什么细胞中表达？

3. 描述卵巢排卵过程。

4. 卵巢类固醇生成的"双细胞模型"是什么意思？

5. 列举了雌激素对生殖器官的 3 种作用和对非生殖器官的 3 种作用。

6. 子宫内膜黄体期缩短、黄体提前退化的结局是什么？

7. 什么是卵巢储备？

8. 垂体促性腺激素对月经黄体退化的反应是什么？

9. 在卵泡早期阶段，卵巢对 FSH 水平下降的反应是什么？

## 关键词和概念

- 女性生殖系统的解剖学
- 黄体
- 雌激素
- 促性腺激素释放激素（GnRH）
- 颗粒细胞
- 月经周期：卵泡期和黄体期垂体和卵巢激素分泌
- LH 峰
- 黄素化
- 月经
- 卵泡：组织学、卵泡发育、排卵
- 垂体促性腺激素（FSH 和 LH）
- 子宫周期：增殖期、分泌期
- 子宫内膜结构：功能层、基底层、螺旋动脉、子宫腺体
- 类固醇激素（雌激素、孕激素）
- 卵泡膜细胞
- 卵泡期及黄体期的双细胞 – 双促性腺激素模型

# 第 11 章　受精、妊娠和哺乳
## Fertilization, Pregnancy, and Lactation

龚子元　译

学习目标

1. 掌握受精、早期胚胎事件和人类月经周期之间的同步性。
2. 掌握受精过程中涉及的事件。
3. 了解胚胎植入和胎盘形成的过程。
4. 熟悉胎盘的内分泌和转运功能。
5. 掌握胎儿内分泌系统的发育情况。
6. 熟悉妊娠期间母体内分泌的变化。
7. 熟悉目前人类分娩的初始和进展过程。
8. 掌握乳腺的发育和调节。
9. 熟悉避孕的内分泌基础、紧急避孕和口服避孕药。

　　人类生殖包括体内受精、体内妊娠，都是在女性生殖道内进行的。体内妊娠还涉及一个暂时性器官胎盘的发育。胎盘的特别之处在于它是由两个独立的组织组成的。

- 胎儿的胚胎外膜组织（称为绒毛膜）。
- 母亲的子宫内膜组织（称为蜕膜）。

　　从内分泌的角度来看，妊娠需要 3 个独立的内分泌系统，包括母体、胎儿和胎盘之间的相互作用，以促进胎儿的充分的营养获取和生长发育、决定分娩的时机、为母体哺乳做准备支持胎儿的宫外生命。

## 一、受精、早期胚胎形成、着床和胎盘形成

### （一）与母体卵巢和生殖道功能同步

　　受精、早期胚胎形成、着床和妊娠都与人类月经周期同步（图 11-1）。排卵前，卵巢处于卵泡晚期，产生高水平的雌激素。雌激素促进子宫内膜的生长并诱导孕酮受体的表达。雌激素最终诱导黄体生成素激增，进而诱导卵母细胞减数分裂成熟和卵丘 - 卵母细胞复合体排卵。

　　受精和着床之间需要 6 天的时间，着床发生

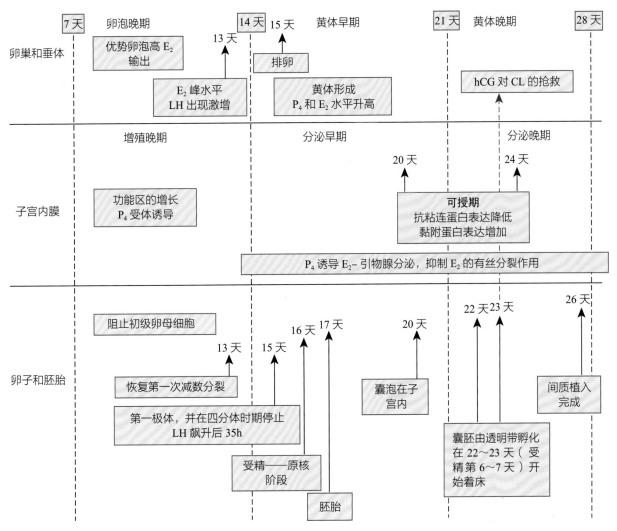

**▲ 图 11-1 人类月经周期与受精和早期胚胎发生的同步性**
CL. 黄体激素；$E_2$. 雌酮；hCG. 人绒毛膜促性腺激素；LH. 黄体生素；$P_4$. 孕酮

在月经周期的第 21 天。此时卵巢处于黄体中期，分泌大量孕酮。孕酮刺激子宫腺体分泌，子宫腺体为胚胎提供营养，这种方式称为组织营养，是孕早期母体向胎儿转移营养的一种重要方式，之后被血液营养所取代。孕酮抑制子宫肌层收缩，阻止导致月经的旁分泌因子的释放。

孕酮诱导子宫内膜的容受性窗口的开放，该窗口存在于月经周期的第 20~24 天。这一时期子宫内膜上皮的黏附性增加、子宫内膜上皮细胞膜顶端形成胞饮突，黏附蛋白（如整合素、钙黏蛋白）的表达增加，以及细胞膜顶端抗黏附蛋白（如黏蛋白）的表达减少。

因此，在受精卵在子宫着床的过程中，子宫内膜达到最大厚度，内分泌活跃，并能使胚胎紧密附着。还应注意的是，胚胎着床时子宫内膜血管分布良好。螺旋动脉延伸到表面上皮的基底层（图 10-17），并产生丰富的毛细血管床和毛细血管后静脉湖（又称腔隙）。除了向子宫内膜的所有细胞提供营养外，子宫内膜上皮的大量血液供应在接受胚胎人绒毛膜促性腺激素（hCG）和将该激素输送到卵巢方面起着至关重要的作用，在卵巢中该激素作用于黄体。子宫内膜丰富的血液供应对于孕酮向子宫内膜的有效输送也很重要。

## （二）受精

受精过程完成了遗传物质的重组，形成一个崭新的、基因不同的有机体，同时也启动了胚胎发育。要成功受精，必须经过几个步骤。精子必须找到通向卵细胞的途径，与卵细胞接触、相互识别并融合。精卵融合后，卵细胞内部产生细胞内信号，引起两个主要结果。首先，它允许卵细胞调节精子进入，只有一个精子可以与卵细胞融合，防止致命的多精受精。其次，它"唤醒"新陈代谢静止的卵细胞，这样它就可以恢复减数分裂，开始胚胎发育，这个过程叫作卵细胞激活。

男性射精后，精子进入子宫颈附近的阴道，它必须到达输卵管壶腹部进行受精。这一过程很大程度上依赖于女性的生殖道，当精子还在子宫内时，基本上不依赖于游行。在射精过程中，足够量的精子是成功受精所必需的。通常而言，3 亿个精子中，只有 200 个到达输卵管。临床上，每毫升精液中精子数量少于 2000 万的男性被认为是不育的。

女性生殖道是精子运输的重要调节器官。在月经周期的卵泡期末期和排卵前期，雌激素水平很高。雌激素使子宫颈产生一种水状黏液，由于其黏稠度，常被称为"蛋清样宫颈黏液"。这种黏液形成通道，帮助精子通过子宫颈，只有能动的精子才能通过这个屏障。此外，雌激素还会引起子宫肌层收缩，帮助推动精子向上到达输卵管（宫颈至子宫收缩）。

精子必须在女性生殖道中经历一个称为获能的过程，然后才能使卵细胞受精。精子获能是一个未完全研究透彻的短暂性事件，主要发生在输卵管。这个过程以几种方式改变精子，使其能够使卵细胞受精。变化包括以下几点。

• 从精子细胞膜中除去胆固醇，改变膜流动性。

• 从细胞膜上除去蛋白质和糖，否则这些物质可能会堵塞与卵细胞结合的通路。

• 膜电位的变化，可能允许 $Ca^{2+}$ 进入精子，从而促进顶体反应（见后文）。

• 蛋白质的磷酸化。

未获能的精子主动与输卵管峡部的上皮细胞结合，当它们获能后又分离。这种结合减缓了获能过程，延长了精子的寿命，阻止了过多的精子到达卵细胞，并增加了当卵细胞排卵时精子进入输卵管的可能性。因此，精子可以在女性的生殖道中存活数天。过度激活是输卵管中发生的另一种现象。过度激活包括鞭毛运动从波状运动变为鞭状运动，由 $Ca^{2+}$ 通过精子特异性 $Ca^{2+}$ 通道（CatSper 通道）进入引起，该通道由卵丘细胞产生的孕酮激活。这种鞭状鞭毛运动是精子从输卵管上皮分离所必需的，非常适合在输卵管液中游行，并有助于推动精子穿过卵细胞外层到达卵细胞的质膜。

获能精子到达输卵管壶腹部接触卵细胞，被其扩张的卵丘细胞包围。受精包括精子进入卵细胞。为此，精子必须突破 3 个障碍（图 11-2）。

• 卵丘细胞群。

• 透明带。

• 卵的质膜（称为卵膜）。

卵丘细胞基质主要由透明质酸组成，精子能够利用一种称为 PH-20 的膜结合透明质酸酶（又称精子黏附分子 1 或 SPAM1）消化通过这一层。精子遇到的下一个障碍是透明带，一种由 4 种糖蛋白（ZP1、ZP2、ZP3、ZP4）组成的细胞外被膜。精子通过透明带的运输是通过顶体反应实现的，这一过程依赖 $Ca^{2+}$，精子质膜与外顶体膜融合，释放顶体囊泡的内容物（图 11-2），接着从顶体小泡释放的酶消化透明带。顶体反应似乎是在精子与卵丘细胞接触时开始的，并可能通过与透明带蛋白的结合而增强。

精子和卵细胞质膜相互作用的分子机制还不完全清楚。精子和卵细胞分别通过蛋白质 IZUMO1 和 JUNO 相互识别和结合。精子 – 卵细胞融合很可能涉及卵细胞中的四分体蛋白，如 CD9（图 11-2）。

在融合过程中整个精子进入卵细胞。鞭毛和线粒体解体，因此受精卵中的线粒体 DNA 大部分是来源母系的。一旦精子进入卵细胞内部，与紧密凝聚的精子 DNA 相关的鱼精蛋白就会被高度还原的卵细胞细胞质解开，导致精子 DNA 的解凝聚。当新激活的卵细胞完成第二次减数分裂时，精子 DNA 周围形成一层称为原核的膜。

卵细胞是一种代谢静止的细胞，在一个称为卵细胞激活的过程中，由于精卵融合而被"唤醒"。所有与卵细胞激活相关的事件都依赖于卵

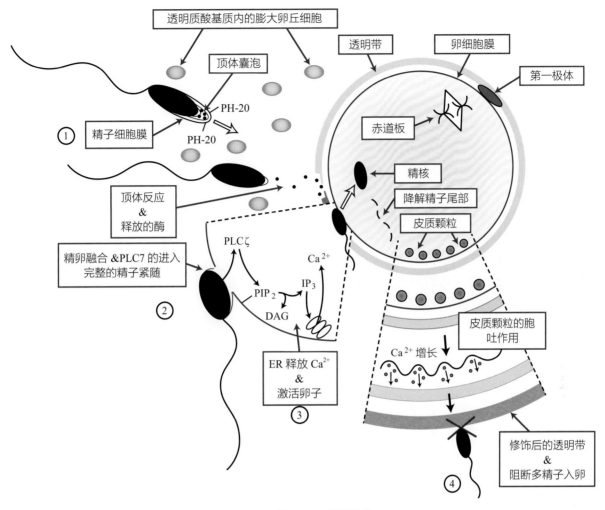

▲ 图 11-2 受精事件

①穿透膨胀卵丘；②顶体反应；③精卵膜融合及卵细胞活化；④皮质颗粒的胞吐作用和阻断多精子入卵。PH-20.透明质酸酶；DAG.二酰甘油；IP₃.1,4,5- 三磷酸肌醇；PIP₂.磷脂酰肌醇 4,5- 双磷酸；PLCζ.磷脂酶 Cζ

细胞内 $Ca^{2+}$ 的细胞内释放。响应精子特异性磷脂酶 C，即在精卵融合时引入卵细胞的 PLCζ，1,4,5- 三磷酸肌醇（$IP_3$）的产生刺激了 $Ca^{2+}$ 的释放（图 11-2）。PLCζ 切割卵膜磷脂，磷脂酰肌醇 4,5- 双磷酸（$PIP_2$），形成 $IP_3$ 和二酰甘油。$IP_3$ 与内质网上的受体结合，打开 $Ca^{2+}$ 通道（见第 1 章）。在人类卵细胞中，最初的 $Ca^{2+}$ 爆发发生在精卵融合后不久，随后是一系列的 $Ca^{2+}$ 振荡，在受精后持续数小时。这些 $Ca^{2+}$ 脉冲是卵细胞激活所有主要事件所必需的。

最早的 $Ca^{2+}$ 依赖事件发生在哺乳动物卵细胞受精时，目的是防止多精受精。该过程依赖于一种充满酶的囊泡，称为皮质颗粒，它们位于未受精的卵细胞的最外层或皮质区域（图 11-2）。随着细胞内 $Ca^{2+}$ 的增加，这些小泡转移到质膜，并通过胞吐作用释放水解酶。这些酶修饰 $ZP_2$，产生 $ZP_f$，阻止更多精子的结合。因此通常只有一个精子进入卵细胞。偶然状况中，不止一个精子进入了卵细胞，这将形成三倍体受精卵，导致细胞致死。据统计，10%～15% 的流产是由多精受精引起的。

$Ca^{2+}$ 的释放也刺激卵细胞重新进入细胞周期，并在受精后募集母体信使 RNA（mRNA）。未受精的卵细胞在减数分裂中期在细胞周期调节蛋白复合物、促成熟因子（MPF），以及包含促分裂原活化的蛋白激酶（MAPK）成分的集落刺激因子（CSF）共同作用下，处于减数分裂停止状态。$Ca^{2+}$- 钙调蛋白使 MPF 和 CSF 都失活，从而使减数分裂中期染色体去浓缩，后期促进复合物变得活跃，并且卵可以形成原核。未受精的卵细胞在转录上是无活性的，受精时的 $Ca^{2+}$ 释放也是补充储存的母体 mRNA 以翻译成早期胚胎发育所需的母体衍生蛋白质。

激活的卵细胞完成第二次减数分裂，同时精子脱氧核糖核酸解聚，在其周围形成原核（图 11-3）。一旦卵细胞完成减数分裂，来自母体的染色体周围也会形成一个原核。精子形成的中心体成为微管组织中心，微管从该中心延伸，直到它们接触到雌性原核。雄性和雌性脱氧核糖核酸复制的同时，两个原核被拉在一起。一旦原核相互接触，核膜破裂，染色体排列在一个共同的中期平板上，第一次胚胎分裂发生。

### （三）早期胚胎发生和着床

受精通常发生在月经周期的第 15～16 天，着床发生在 6 天后。因此，胚胎的第一周在输卵管和子宫腔内（图 11-4）。在这段时间的大部分时间里，胚胎仍然被透明带包裹着。前两次分裂需要 2 天，胚胎在 3 天内成为 16 个细胞的桑椹胚。桑椹胚的外部细胞变得彼此紧密黏附，并开始将液体输送到胚胎块中。在第 4 天和第 5 天，液体的运输产生了一个空腔，称为胚泡腔（囊胚腔），此时胚胎被称为胚泡（图 11-5）。胚泡由两个细胞亚群组成。

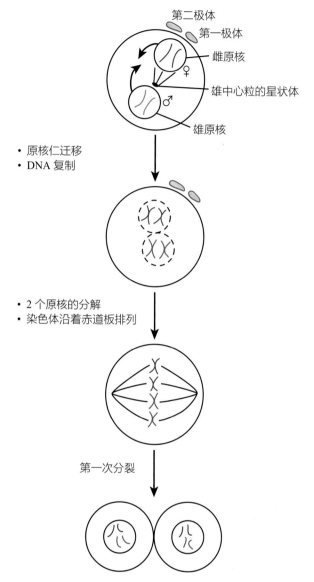

- 原核仁迁移
- DNA 复制

- 2 个原核的分解
- 染色体沿着赤道板排列

第一次分裂

▲ 图 11-3　原核形成和第一次胚胎分裂

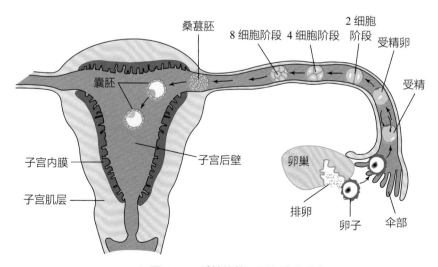

▲ 图 11-4　受精的第 1 周和胎儿发育

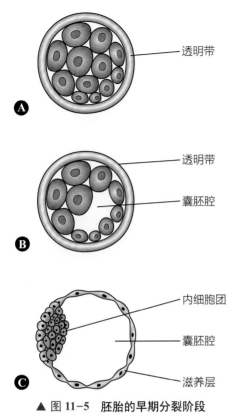

▲ 图 11-5　胚胎的早期分裂阶段

A. 桑葚胚；B. 早期囊胚，透明带完整；C. 晚期囊胚显示细胞团和囊胚腔

- 偏心的内细胞团。
- 上皮状的滋养层外层。滋养层紧邻内细胞团的区域称为对胚极，正是这个区域在着床时附着在子宫内膜上。

胚胎在前 3 天停留在输卵管内，然后进入子宫。发育到 5～6 天，胚泡的滋养层分泌蛋白酶来消化外层的透明带。此时，对应于月经周期的第 22 天，孵化的胚泡（图 11-6）能够黏附并植入子宫内膜。

在附着和着床时，滋养细胞分化为两种细胞类型，包括内层细胞滋养层和外层多核－多细胞合胞滋养层。细胞滋养层最初提供了一个持续分裂的细胞的滋养层。合胞滋养细胞执行 3 种一般类型的功能，包括黏附、着入和内分泌。合胞滋养细胞表达黏附表面蛋白（钙黏蛋白和整合素），与子宫表面上皮结合，当胚胎着床时，它们与子宫细胞外基质的成分结合。在人类中，胚胎完全钻入子宫内膜的浅层（图 11-7）。这种着床模式被称为间质着床，是胎盘哺乳动物中最具侵入性的。空隙的着床包括黏附支持的合胞体滋养细胞

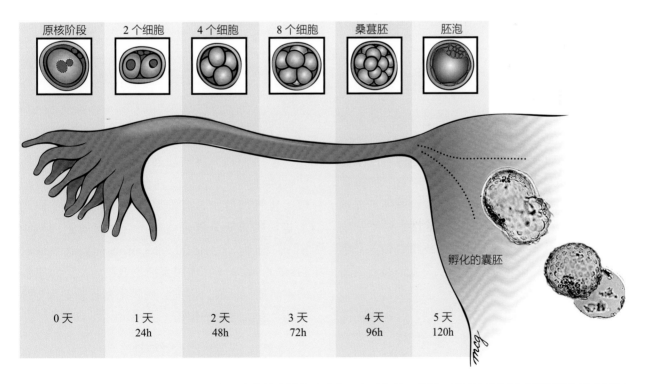

▲ 图 11-6　卵裂并沿输卵管运动。受精发生在输卵管的壶腹部。在最初的 5 天里，受精卵在通过输卵管进入子宫时经历了卵裂。在第 5 天，囊胚从透明带中孵化出来，然后能够植入子宫内膜

经许可转载，引自 Schoenwolf GC, Bleyl SB, Brauer PR, et al: *Larsen's Human Embryology*, 6th ed., Philadelphia, 2015, Elsevier.

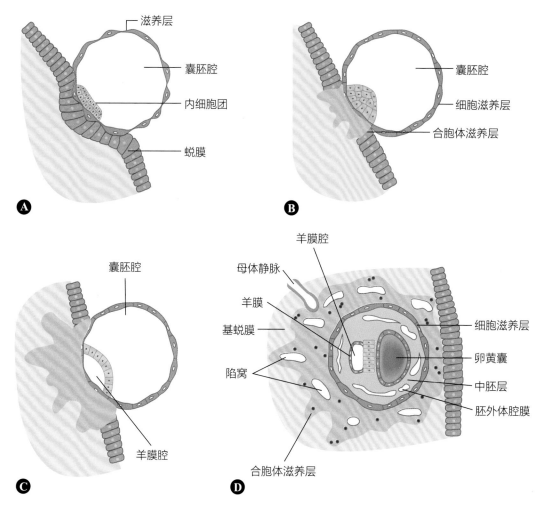

▲ 图 11-7　着床过程中的步骤
A. 囊胚的早期着床；B. 细胞滋养层和合胞滋养层的形成；C. 羊膜腔的形成；D. 具有母体静脉穿透的腔静脉的形成

侵入和迁移到子宫内膜，以及通过分泌基质金属蛋白酶和其他水解酶分解细胞外基质。

内分泌功能始于着床，此时合胞体滋养细胞开始分泌黄体生成素样蛋白，如 hCG，维持黄体的活力，从而维持孕酮的分泌。合胞体滋养细胞在 10 周后具有高度类固醇生成性，并使孕酮处于足够的水平，以独立于黄体维持妊娠。合胞体滋养层产生其他几种激素，以及修饰激素的酶（见后文）。

在胚胎植入和胎盘形成过程中，合胞体滋养层细胞承担重要的吞噬功能，以及气体、营养物和废物的双向胎盘转移功能。跨合胞体滋养层的交换包括扩散（如气体）、协助转运（例如，葡萄糖转运蛋白 1 作为媒介的葡萄糖转运）、主动转运（如特定转运蛋白转运氨基酸）和胞饮 - 胞

吞（如铁 - 转铁蛋白复合物）。

母体对着床也有反应，这一过程称为蜕膜化，包括子宫内膜间质转化为增大的充满糖原的蜕膜细胞（子宫内膜现在称为蜕膜）。蜕膜形成上皮样薄片，具有抑制植入胚胎迁移的黏附连接。蜕膜还分泌一些因子，如金属蛋白酶组织抑制物（tissue inhibitor of metalloproteinase, TIMP），调节子宫内膜基质中合胞体滋养层来源的水解酶的活性。因此，蜕膜化在胚胎着床中起到调节着入过程的作用（临床知识点 11-1）。

### （四）成熟胎盘的结构

胎盘发育的进程是复杂的，读者可以参考系统的胚胎学文献。探索胎盘发育时，首先聚焦整个妊娠的子宫，然后分析成熟胎盘的精细结构。

**临床知识点 11-1**

- 正常情况下，着床的胚胎和胎盘不延伸并累及肌层。胎盘增生是指子宫内膜的破坏和胎盘与子宫肌层的黏附，这与一种潜在的危及生命的情况，并与产后出血有关。值得注意的是，蜕膜反应只发生在子宫内。因此，在异位着床的情况下，人类胚胎的高度侵入性对母体构成了相当大的风险。异位着床最常见的部位是输卵管（引起输卵管妊娠），但也可发生在卵巢和子宫颈，以及腹腔内，不过非常少见。

最初，生长的合胞体滋养层从胚胎均匀地延伸到外层蜕膜。妊娠 9 天，合胞体滋养层内出现间隙，称为腔隙。这些空间充满了子宫内膜腺体的分泌物和来自母体退化血管的血液，以及酶消化基质的残余物，称为胚胎滋养层，提供组织营养（图 11-8）。

在发育的第二周结束时，具有细胞滋养层核心的合胞体滋养层柱可被区分为初级绒毛。这时，一个新的胚外层，称为胚外中胚层，它与细胞滋养层和合胞体滋养层连接在一起，被称为绒毛膜。在初级绒毛获得中胚层核心后，它们被称为次级绒毛。胚外中胚层在绒毛膜和胚胎之间提供了一种连接，称为连接柄。正是在这个中胚层中胎儿（脐部）循环发育。一旦绒毛含有脐血管，它们被称为第三级绒毛（图 11-9）。绒毛膜绒毛代表胎盘的功能单位，通过广泛的分支，大大增加了母胎交换的表面积。

虽然绒毛是由整个球形绒毛膜发育而来的，但球形绒毛膜在大部分绒毛膜周围迅速退化，形成光滑的绒毛膜或绒毛膜层。然而，在原始胚胎极区，绒毛膜发育成高度分枝的绒毛膜，称为绒毛膜前叶（图 11-10）。绒毛膜前叶代表成熟胎盘的胎儿侧。

子宫蜕膜直接附着在绒毛膜上，称为基底蜕膜，形成成熟胎盘的母体侧。绒毛膜下面的蜕膜称为包膜。随着时间的推移，包膜蜕膜与壁蜕膜融合，壁蜕膜是子宫内膜中不与绒毛膜直接相关的部分（图 11-10）。这意味着原有的子宫腔消失，包蜕膜最终退化。

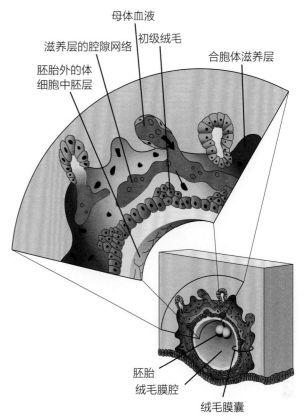

▲ 图 11-8 组织营养（黑箭），子宫内膜腺体和螺旋动脉被推进的合胞滋养细胞侵入和侵蚀（第 14 天）

经许可转载，引自 Modified from Moore KL, Persaud TVN: *The Developing Human: Clinically Oriented Em-bryology*, Philadelphia, 2003, Saunders.

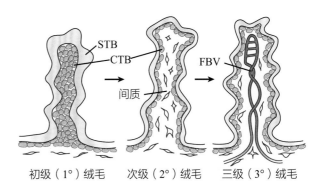

▲ 图 11-9 初级（1°）、次级（2°）和三级（3°）绒毛的发育

CTB. 细胞滋养层；FBV. 胎儿血管；STB. 合胞体滋养层

另一种胚外膜，称为羊膜，生长并包围着发育中的胎儿。羊膜变成一个充满液体的囊，为胎儿的发育提供了一个无黏性的环境。到孕晚期开始，羊膜与绒毛膜融合，形成羊膜绒毛膜，羊膜

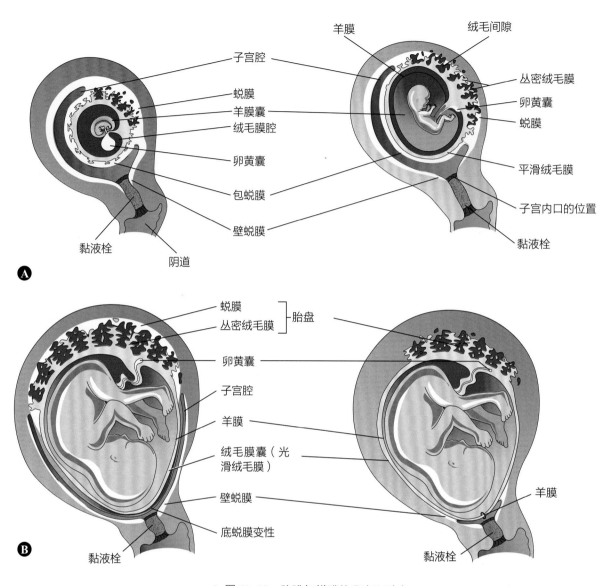

▲ 图 11-10　胎膜与蜕膜的发育和融合

经许可转载，引自 Moore KL, Persaud TVN: *The Developing Human: Clinically Oriented Embryology*, Philadelphia, 2003, Saunders.

绒毛膜又与蜕膜融合（图 11-10）。随着蜕膜囊消失，只有胎儿羊膜绒毛膜横跨宫颈管内开口，分娩时破裂的是羊膜绒毛膜。

成熟胎盘（图 11-11）由 3 个主要结构组成。

(1) 分支绒毛：外部衬有合胞体滋养层，核心内有脐血管末端。而绒毛膜绒毛分支，它们逐层缩小、变薄，并更多地参与母胎交换。最小的绒毛称为终末绒毛，是母胎交换的主要部位。终末绒毛有一层合胞体滋养层，在某些区域变得非常薄。在合胞体滋养层最薄区域的下方，细胞滋养层消失，脐带毛细血管压迫合胞体滋养层。因

此，滋养终末绒毛的母体血液中的营养物质（见下一篇文章中的绒毛间隙）只需穿过一层扁平的合胞体滋养层、合胞体滋养层和毛细血管内皮的融合基底层，以及扁平的脐状内皮细胞。母体血液和脐带血循环之间的这种屏障被称为胎盘膜（图 11-12），也称为血管内膜。它代表了胎盘哺乳动物（真哺乳亚纲）之间最薄的母胎交换屏障。

(2) 绒毛间隙：母体血液从螺旋动脉的开口端流入其中（图 11-11）。这些血液浸泡绒毛膜绒毛，并通过子宫内膜静脉返回母体循环。因为胎盘的母体侧是绒毛间隙内的母体血液，而胎儿侧

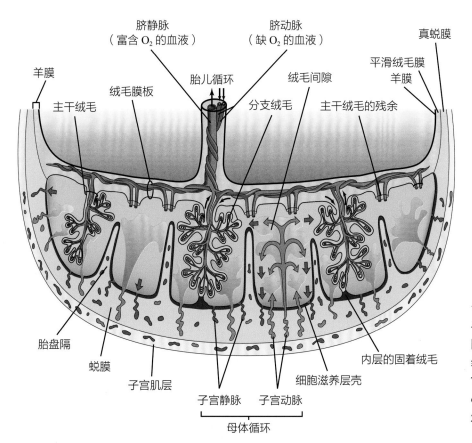

▲ 图 11-11　成熟的血液绒毛膜胎盘结构，绒毛部分被切除，以显示母体的血液流动
经许可转载，引自 Moore KL, Persaud TVN: *The Developing Human: Clinically Oriented Embryology*, Philadelphia, 2003, Saunders.

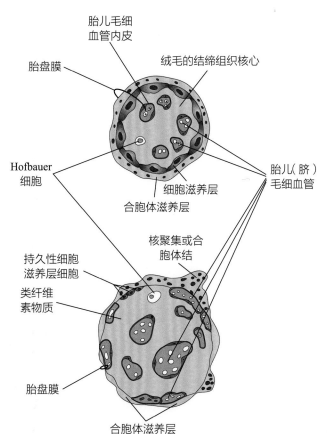

▲ 图 11-12　早期（上）和成熟（下）末端绒毛的横截面
在成熟的末端绒毛中，细胞滋养层变得不连续，胎儿血管在合胞体滋养层附近处于偏心位置，合胞体滋养层除了核聚集（又称合胞体结）的部位变得非常薄（经许可转载，引自 Moore KL, Persaud TVN: *The Developing Human: Clinically Oriented Embryology*, Philadelphia, 2003, Saunders.）

是绒毛膜血管内膜，所以人类胎盘形成被称为血液绒毛膜胎盘形成。

（3）基底蜕膜：延伸穿过绒毛间隙并锚定在蜕膜上的绒毛称为固定绒毛。细胞滋养层柱移出锚定绒毛的末端，并扩散到基底蜕膜。这些绒毛外细胞滋养层形成了一个黏附层，称为细胞滋养层壳，将绒毛膜前叶锚定在基底蜕膜上（图 11-11）。螺旋动脉延伸穿过基底蜕膜，并通过细胞滋养层中的裂口进入绒毛间隙。在孕早期，绒毛外细胞滋养层迁移到螺旋动脉并将其堵塞。因此，胚胎和早期胎儿发育主要由缺氧环境中的组织营养支持。在这期间，侵入螺旋动脉的细胞滋养层取代了中膜（血管平滑肌层）和内膜（内皮及其固有层），从而将动脉转化为低阻力、高容量的血管。在孕中期开始时，与胎儿进入快速生长阶段相一致，螺旋动脉重塑停止，血液营养在分娩前占主导地位（临床知识点 11-2）。

**临床知识点 11-2**

- 子痫前期是妊娠高血压和蛋白尿的一种形式，通常伴有胎盘的浅层侵袭和细胞滋养细胞无法转化螺旋动脉。这种情况导致了宫内发育迟缓（intrauterine growth retardation, IUGR），增加了胎儿围产期死亡的风险。

## （五）胎盘的内分泌功能

胎盘的合胞体滋养层产生几种类固醇和蛋白质激素。这些激素在妊娠期间的功能包括如下。

- 保持子宫的妊娠状态。
- 刺激乳房小叶上皮生长和功能。
- 调节母体代谢和生理的各个方面以支持胎儿的成长。
- 调节胎儿发育的各个方面。
- 调节分娩的时间和进程。

## （六）人绒毛膜促性腺激素

合胞体滋养层产生的第一种激素是人绒毛膜促性腺激素。这种激素在结构上与垂体糖蛋白激素有关（见第 5 章）。因此，人绒毛膜促性腺激

素由一个共同的 α 糖蛋白亚单位（αGSU）和一个激素特异性 β 亚单位 β 人绒毛膜促性腺激素组成。用于检测人绒毛膜促性腺激素的抗体（如实验室检测和过期妊娠检测）旨在特异性检测 β 亚单位。人绒毛膜促性腺激素与黄体生成素最相似，与黄体生成素受体结合亲和力高。人绒毛膜促性腺激素的 β 亚基比黄体生成素长，含有更多的糖基化位点，大大延长了人绒毛膜促性腺激素的半衰期，可达 30h。人绒毛膜促性腺激素的稳定性使其能够在母体循环中快速积累，因此在胚胎植入后 24h 内在母体血清中可检测到人绒毛膜促性腺激素。妊娠前 6 周，血清人绒毛膜促性腺激素水平每 2 天翻一倍，直到 10 周达到峰值。血清人绒毛膜促性腺激素在峰值的 50% 降至恒定水平（图 11-13）。

人绒毛膜促性腺激素的主要作用是刺激黄体上的黄体生成素受体。这可以防止黄体萎缩，并在妊娠最初的 10 周内保持高水平的黄体源性孕酮生成，之后由合胞体滋养细胞产生孕酮。快速增加的人绒毛膜促性腺激素与早孕期的恶心相关。人绒毛膜促性腺激素与促甲状腺激素（TSH）受体结合较弱，因此，早孕可能出现短暂的妊娠期甲状腺功能亢进症。少量（1%～10%）的人绒毛膜促性腺激素进入胎儿循环。在胎儿促性腺激素轴完全成熟之前，人绒毛膜促性腺激素刺激胎儿睾丸间质细胞产生睾酮。人绒毛膜促性腺激素也可能在孕早期刺激胎儿产生肾上腺皮质（临床知识点 11-3）。

**临床知识点 11-3**

- 高水平人绒毛膜促性腺激素是由滋养层细胞来源的肿瘤产生的，如水泡状胎块和绒毛膜癌。因此，人绒毛膜促性腺激素水平可以作为衡量化学药物治疗疗效的一种指标。

## （七）孕酮

合胞体滋养层细胞表达高水平的 CYP11A1（侧链切割酶）和胎盘特异性 3β 羟类固醇脱氢酶 Ⅰ（3β-HSD Ⅰ），但不表达 CYP17（图 11-14）。

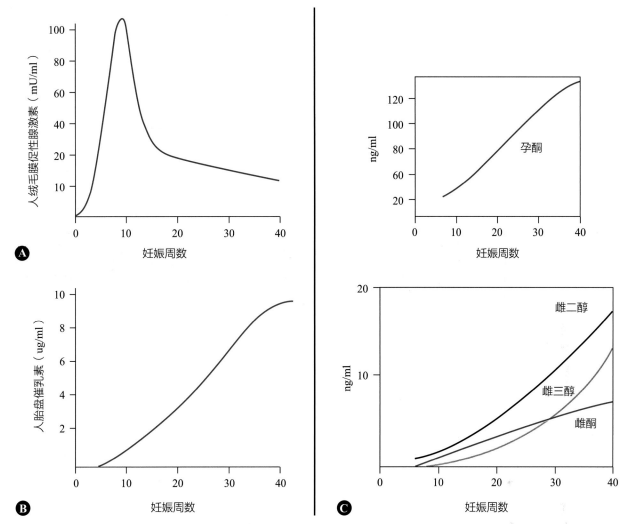

▲ 图 11-13　**A.** 妊娠期母体血清人绒毛膜促性腺激素水平；**B.** 妊娠期人胎盘催乳素水平；**C.** 孕酮和雌激素水平
经许可转载，引自 Koeppen B, Stanton B: *Berne and Levy Physiology*, updated 6th ed., Philadelphia, 2010, Mosby.

合胞体滋养层也表达从母体血液中接收胆固醇的受体（如低密度脂蛋白受体）。因此，胎盘产生大量孕酮，这是维持静止子宫肌层和妊娠子宫所需要的。胎盘产生的孕酮在很大程度上是不受调节的，胎盘产生的孕酮与胆固醇的供应量相当，这也是 CYP11A1 和 3β-HSD 的水平所允许的量。值得注意的是，胎盘类固醇生成不同于肾上腺皮质，也不同于卵巢和睾丸中的类固醇生成，因为胆固醇通过一种独立的不稳定类固醇激素生成急性调节蛋白（StAR）的机制转运到胎盘线粒体中。因此，与其他类固醇生成腺体中不同，胎盘中类固醇的生成的第一步是不受调控、不限速的。这意味着如果 StAR 失活基因产生突变，将表现出类脂先天性肾上腺皮质增生症（见第 7 章）和

性腺功能减退，但胎盘产生的孕酮水平正常。还需要注意的是，胎盘产生孕酮不需要胎儿组织。因此，孕酮水平在很大程度上与胎儿健康状况无关，不能作为胎儿健康的衡量标准。妊娠期间，母体孕酮水平持续升高（图 11-13）。

孕酮主要释放到母体循环中，是着床和维持妊娠所必需的。孕酮对母体生理也有几个影响，并诱导乳房生长和分化。从黄体产生的孕酮到胎盘生产生孕酮的过程转换（黄体 – 胎盘转换）在妊娠第 8 周完成。孕晚期，胎儿肾上腺皮质的永久带会利用孕酮和孕烯醇酮（见后文）产生皮质醇。

## （八）雌激素

雌激素由合胞体滋养层产生。合胞体滋养细

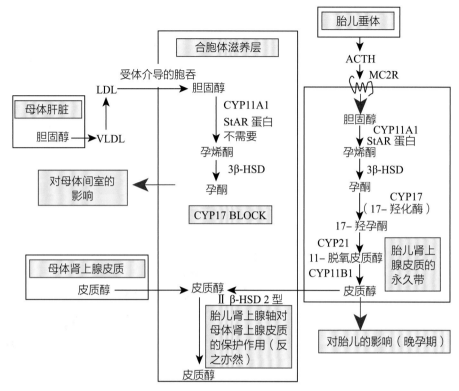

▲ 图 11-14　合胞体滋养层对孕酮的生物合成

3β-HSD. 3β 羟类固醇脱氢酶；11β-HSD. 11β 羟类固醇脱氢酶；MC2R. 黑皮质素受体 2（ACTH 受体）；StAR. 类固醇激素生成急性调节蛋白；VLDL. 极低密度脂蛋白

胞缺乏 CYP17，依赖另一种细胞类型提供碳 –19 雄激素用于芳构化。产生雄激素的辅助细胞位于胎儿肾上腺皮质。

胎儿肾上腺皮质的细胞在妊娠第 5 周出现，到第 8 周出现明显的皮质和髓质。最初，大脑皮质由一个区域组成，即胎儿区（图 11-15）。胎儿区被细胞包围构成了最终皮质，最终皮质将分化为成人球状带和束状带。胎儿区占孕晚期胎儿肾上腺体积的 80%。胎儿区在出生后消退（图 11-15）。网状带在 1—3 岁时发育，但直到 6—8 岁时肾上腺才开始分泌激素。

胎儿区不表达 3β-HSD，在妊娠的大部分时间里释放硫酸脱氢表雄酮（DHEAS）。胎儿肾上腺产生脱氢表雄酮依赖于孕早期胎儿垂体分泌的促肾上腺皮质激素。

胎儿区释放的脱氢表雄酮有两种归宿。第一种，脱氢表雄酮可以直接进入合胞体滋养层，被胎盘类固醇硫酸酯酶脱硫，并被用作合成 17β 雌二醇和雌酮的碳 –19 底物。第二种是在胎儿肝脏

中被 CYP3A7 酶 16- 羟基化，16- 羟基 – 脱氢表雄酮然后被合胞体滋养层转化为妊娠的主要雌激素雌三醇（图 11-16）。

因为雌激素的产生依赖于胎儿的健康，雌三醇水平可以用来评估胎儿的健康状况。胎儿胎盘单位代表产生雌激素的组织总称。雌激素增加子宫胎盘的血流量，增强低密度脂蛋白受体表达合胞体滋养细胞，并诱导与分娩有关的几种物质的产生（如前列腺素、催产素受体）。此外，雌激素能够直接促进乳腺的生长和发育，也能通过刺激母体垂体催乳素的产生而间接促进乳腺的生长和发育（见后文）。雌激素不是正常妊娠所必需的，但却是分娩所必需的。

## （九）人胎盘催乳素

人 胎 盘 催 乳 素（human placental lactogen, hPL），又称人绒毛膜生长激素（human chorionic somatomammotrophin, hCS），是一种在合胞体滋养层产生的 191 个氨基酸构成的蛋白质激素，其

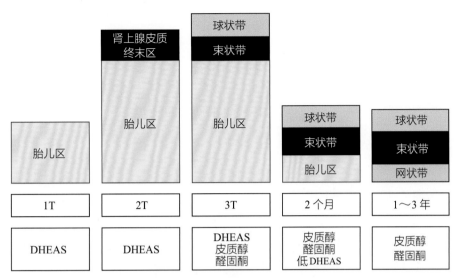

▲ 图 11-15 胎儿肾上腺皮质区

DHEAS. 硫酸脱氢表雄酮

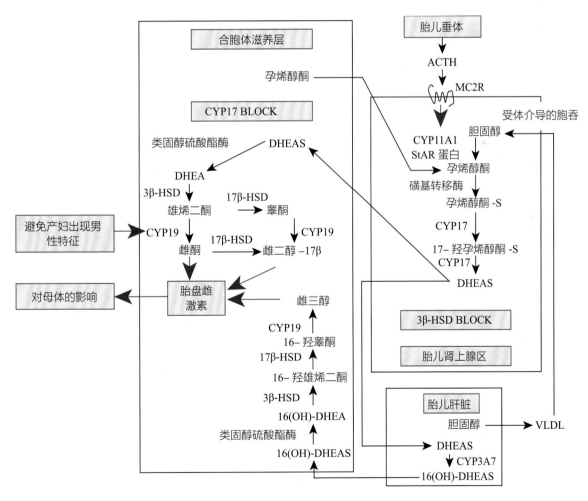

▲ 图 11-16 由胎儿胎盘单位进行的雌激素生物合成

ACTH. 促肾上腺皮质激素；DHEA. 脱氢表雄酮；DHEAS. 硫酸脱氢表雄酮；3β-HSD. 3β 羟类固醇脱氢酶；17β-HSD. 17β 羟类固醇脱氢酶；MC2R. 黑皮质素受体 2（ACTH 受体）；StAR. 类固醇激素生成急性调节蛋白；VLDL. 极低密度脂蛋白

结构类似于生长激素（GH）和催乳素（PRL）。在妊娠后 10 天，hPL 可以在合胞体滋养层中检测到，妊娠 3 周时在母体血清中检测到（图 11-13）。妊娠 3 周后，母体血清水平逐渐升高，孕晚期时一天可分泌多达 1g 的 hPL。

像生长激素一样，hPL 是促进蛋白质合成和脂肪分解的激素。它对胰岛素的拮抗作用可导致妊娠糖尿病。葡萄糖是胎儿的主要能量底物，hPL 通过抑制母体葡萄糖摄取来增加葡萄糖的利用（图 11-17）。脂肪分解作用有助于帮助母体使用游离脂肪酸作为能量。尽管 hPL 在母体血液中的含量非常高，但它可能对正常妊娠并不重要。

### （十）其他胎盘激素

胎盘是许多其他激素的来源。胎盘产生甲状旁腺激素相关蛋白（PTHrP），这增加了胎盘的钙转运（见后文）。此外，胎盘促肾上腺皮质激素释放激素（CRH）在引产中的作用将在后面讨论。

## 二、胎盘转运

如前文所述，胎盘膜的厚度越小，表面积越大。根据所涉及的物质，转运可以通过简单扩散、易化扩散、主动转运或胞吞作用进行。

气体、水和许多电解质通过简单的扩散穿过胎盘。因为胎盘膜比肺的扩散表面厚得多，所以以单位重量计算，胎盘气体运输效率仅为肺的 1/50。母体血液和胎儿血液之间的氧气梯度

相当大。胎儿对低血氧分压（$PO_2$）是由高速的胎儿血流和高度的胎儿血红蛋白氧亲和力进行补偿的。

另外，二氧化碳在身体组织中更易溶解，扩散能力更大。

氨基酸由选择性活性转运蛋白转运。葡萄糖通过易化扩散，主要是通过葡萄糖转运蛋白 1 转运。中性脂肪不穿过胎盘，低密度脂蛋白则通过低密度脂蛋白受体介导的胞吞作用转运到胎盘。

脂溶性类固醇激素进行跨膜转运相对容易，但蛋白质类激素极少被跨膜转运。

## 三、胎儿内分泌系统

表 11-1 列出了胎儿内分泌系统的发育时间和一些关键性问题。胎儿生殖系统发育的细节在第 8 章中介绍。

## 四、妊娠期母体内分泌变化

### （一）脑下垂体

妊娠期间催乳素水平升高是因为雌激素刺激催乳素的合成和分泌（见后文）。在妊娠期间，脑垂体的大小显著增大（增大 2 倍以上）。这种垂体增大是由于催乳激素肥大和增生。如果垂体压迫视交叉，妊娠期间垂体增大会导致头晕

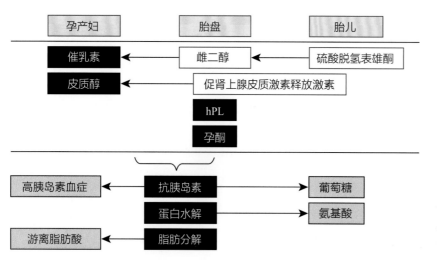

◀ 图 11-17　人胎盘催乳素（hPL）、催乳素（PRL）和皮质醇在妊娠后期对母体代谢的改变，为胎儿提供氨基酸和葡萄糖方面的作用

表 11-1 胎儿内分泌系统的发育

| 内分泌腺 | 发育时间 | 备 注 |
|---|---|---|
| 下丘脑与垂体 | • 所有垂体激素在第 12 周产生<br>• 所有下丘脑释放激素在第 12 周产生 | • 下丘脑垂体门静脉系统在 18 周时起作用 |
| 甲状腺 | • $T_4$ 产生时间为 10～12 周 | • 早期神经发育依赖于某些母体 $T_3$，母亲即使轻度甲状腺功能减退症也会导致胎儿神经缺陷（如低智商）<br>• 由于 I 型脱碘酶的表达，胎儿血液中 $T_3$ 在 30 周后显著增加<br>• 胎盘Ⅲ型（内环）脱碘酶保护胎儿免于母体甲状腺功能亢进 |
| 甲状旁腺 | • 甲状旁腺形成于 8～10 周，甲状旁腺分泌受到相对高钙状态的抑制 | • 1,25-二羟基维生素 $D_3$ 促进母体肠道对钙的吸收，胎盘 PTHrP 促进胎盘将钙转移到胎儿 |
| 胰岛 | • 在第 15 周分泌胰岛素和胰高血糖素 | • 胎儿血糖主要由胎盘转运而不是胎儿胰腺激素决定<br>• 孕晚期，血糖控制不良的母体糖尿病可诱发胎儿胰岛细胞增生和胎儿高胰岛素血症 |
| 肾上腺 | • 胎儿皮质在 7 周时产生 DHEAS，孕晚期产生皮质醇，接近预产期时分泌醛固酮<br>• 神经嵴细胞迁移到肾上腺中心，并在肾上腺包膜形成之前的孕早期末分化为嗜铬细胞 | • 如前所述，胎儿肾上腺皮质由大的胎儿区和小的终末皮质区组成（图 11-15）<br>• 胎儿皮质醇的一个主要作用是诱导肺内表面活性物质的产生，未经治疗的早产与呼吸窘迫综合征有关<br>• *CYP21A2* 基因编码的 21-羟化酶活性的完全或部分丧失是先天性肾上腺皮质增生症（CAH）最常见的原因。孕晚期胎儿皮质醇的缺失会导致胎儿体内 ACTH 水平较高、最终皮质的肥大和肾上腺雄激素的产生增加。在女性胎儿中，CAH 会导致外生殖器遭病毒感染。严重缺乏 21-羟化酶会导致新生儿因醛固酮缺乏而导致危险的盐分丢失和低钠血症 |

和视力问题，分娩时垂体易受血管损伤和坏死（Sheehan 综合征）。

由于胎盘产生的雌激素和孕酮的高水平负反馈抑制，垂体产生的黄体生成素和促卵泡激素在妊娠期间减少。

### （二）甲状腺

妊娠期甲状腺体积增大，血清总 $T_4$ 和总 $T_3$ 水平可增加 1 倍。总甲状腺激素水平增加的主要由于雌激素诱导肝脏分泌的甲状腺素结合球蛋白（TBG）增多，这导致激素结合的增加。在妊娠期间，血清游离 $T_4$ 和 $T_3$ 水平不会显著增加，人绒毛膜促性腺激素对母体甲状腺的影响见前文。

### （三）肾上腺

雌激素不仅刺激肝脏分泌甲状腺素结合球蛋白（TBG），还非特异性地刺激肝脏产生许多其他血清蛋白，如皮质醇结合球蛋白（CBG）。因此，总血清皮质醇水平上升。虽然母体血清促肾上腺皮质激素水平在妊娠期间略有升高，但通常保持在非妊娠正常的范围内。然而，在孕晚期，血清游离皮质醇水平在分娩时稳定上升到峰值，是非妊娠水平的 2 倍。胎盘 11β 脱氢酶 2 型的存在保护胎儿免受母体皮质醇水平的影响，它将皮质醇转化为无活性的可的松（图 11-14）。

雌激素刺激肝脏分泌血管紧张素原和肾脏分泌肾素。因此，血管紧张素Ⅱ和醛固酮的合成增加。雌激素增强血管紧张素Ⅱ的肾上腺作用，但拮抗血管升压作用。醛固酮通过增加氯化钠重吸收量（高达 1000mEq）以增加母体血容量。然而，由于抗利尿激素（ADH）升高和口渴阈值降低，母体血液的渗透压略有下降。

# 五、妊娠期母体生理变化

由于发育中胎儿大小，以及与妊娠相关的内分泌和心血管变化，孕妇会发生一些生理变化（框 11-1 和临床知识点 11-4）。

---

**框 11-1　妊娠的生理变化**

**心血管变化**
- 血管容积
- 外周阻力
- 每搏量
- 心率
- 收缩性
- 心输出量

**呼吸系统变化**
- 每分通气量
- 潮气量
- 二氧化碳分压
- 功能余气量
- 补呼气量

**肾功能变化**
- 抗利尿激素、肾素、血管紧张素Ⅱ、醛固酮分泌
- 呼吸性碱中毒

---

**临床知识点 11-4**

- 由于孕期增大的子宫对由下肢进入腹部的静脉施加压力，站立时下肢静脉压升高，可能会发生水肿和静脉损伤。仰卧位可导致子宫压迫下腔静脉，继而导致产妇低血压。

---

## （一）心血管变化

妊娠期，孕妇心血管系统将出现心输出量增加、外周阻力降低和血容量增加。

妊娠期间的心输出量比孕前水平增加 40%，其中大部分增加发生在妊娠第 8 周。心输出量增加是由于妊娠的正性频率作用和变力效应，这可

能是由于交感神经张力增加和对儿茶酚胺敏感性增加而导致。

外周阻力降低有几个原因。如前所述，由于螺旋动脉转化为低阻力、高顺应性的血管，这使子宫胎盘血流量从孕早期到妊娠结束时增加一个数量级（60～600ml/min）。总之，整个母体循环系统的血管阻力降低，舒张压趋于下降。血压通常要到孕晚期才会上升。

血容量增加，由于水分潴留多达 8L，增加的水分在母体与发育中胎儿的循环系统、子宫胎盘循环和增大的羊膜囊之间分配。在妊娠期间，血容量增加 50%，以适应子宫胎盘循环的增大。因此，腹胀或轻度水肿在妊娠时很常见。

## （二）呼吸变化

随着妊娠的进行，功能余气量（安静呼气结束时肺中的空气量）和余气量（最大呼气结束时的剩余容量）降低，呼吸频率保持不变。每分输出量增加，潮气量增加，所以二氧化碳分压（$PCO_2$）减少。

与妊娠相关的呼吸系统变化有 3 个主要原因。生长中的胎儿和子宫的体积增加了腹腔压力，迫使横膈向上移动。胎儿的高代谢率增加了母体的氧气消耗和二氧化碳的产生。此外，孕酮作用于中枢神经系统，降低二氧化碳调节呼吸的调定点，从而增加了通气量。

## （三）肾脏变化

肾小球滤过率比非妊娠水平增加 60%，滤过负荷增加，导致妊娠期糖尿和氨基酸尿。

妊娠期母体血清盐皮质激素脱氧皮质酮（deoxycorticosterone，DOC）水平升高。循环内血清盐皮质激素脱氧皮质酮水平的增加不是由于肾上腺分泌增加，而是由于胎盘孕酮向血清盐皮质激素脱氧皮质酮的肾转化。血清盐皮质激素脱氧皮质酮和醛固酮（见前文）水平的升高，导致肾脏促进盐和水的潴留。

## （四）胃肠变化

妊娠期可出现胃灼热或酸性胃分泌物反流到

食管，导致其发生的原因有多种。腹腔压力增加会增加胃内压力，从而增加反流进入食管的可能性。孕酮还会降低食管下括约肌张力，从而增加反流倾向。

### （五）妊娠糖尿病

妊娠期间易出现胰岛素抵抗、高胰岛素血症状态（图 11-17）。在孕晚期，母体能量代谢从营养储存的合成代谢状态转变为分解代谢状态，有时被描述为加速饥饿。在这种状态下，母体能量代谢向脂肪利用转移，同时保留葡萄糖。外周对胰岛素的反应性降低，胰腺胰岛素分泌增加。B 细胞增生发生在妊娠期。虽然这通常不会导致任何临床症状，但妊娠会导致现有的糖尿病加重，并且糖尿病也可以在妊娠期首次出现。如果糖尿病在分娩后自然消退，这种情况则称为妊娠期糖尿病。导致妊娠糖尿病的激素有人胎盘催乳素、催乳素、皮质醇和孕酮（图 11-17）。

## 六、分娩

人类妊娠从最后一个月经期（胎龄）开始平均持续 40 周，胚胎平均胎龄为 38 周。分娩是子宫收缩导致分娩的过程，包括 3 个阶段。

1. 强烈的子宫收缩迫使胎儿紧靠子宫颈，子宫颈扩张和变薄（几小时）。

2. 胎儿分娩（<1h）。

3. 胎盘的娩出，以及子宫肌层收缩而止血（<10min）。

人类的分娩调控是复杂的，确切机制尚不清楚。在许多物种中，如绵羊，分娩的时间由来自胎儿的信号控制，而对人类而言，胎儿的调节只是其中的一个因素。

### （一）胎盘促肾上腺皮质激素释放激素与胎儿肾上腺轴

胎盘产生促肾上腺皮质激素释放激素（CRH），它与下丘脑产生的 41 氨基酸肽相同。孕晚期和分娩期间，胎盘肾上腺皮质激素释放激素产生和母体血清肾上腺皮质激素释放激素水平迅速增

加。此外，循环内的肾上腺皮质激素释放激素通常有两种形式，包括具有生物活性的游离肾上腺皮质激素释放激素形式与肾上腺皮质激素释放激素结合蛋白结合形式。母体肾上腺皮质激素释放激素结合蛋白水平骤降，而游离肾上腺皮质激素释放激素水平升高。胎盘肾上腺皮质激素释放激素也在胎儿循环中积累，并刺激胎儿促肾上腺皮质激素分泌。促肾上腺皮质激素刺激胎儿肾上腺皮质醇的产生和胎儿胎盘雌激素的产生。与皮质醇对下丘脑肾上腺皮质激素释放激素产生的抑制作用相反，皮质醇刺激胎盘肾上腺皮质激素释放激素产生。这就建立了一个自我强化的正反馈回路。肾上腺皮质激素释放激素本身通过使子宫对前列腺素和催产素敏感来促进子宫肌层收缩。雌激素也直接和间接刺激子宫肌层收缩力。这一机制与分娩开始时皮质醇诱导的胎儿系统成熟相关，包括肺和胃肠系统。

### （二）雌激素

分娩需要雌激素。它增加子宫肌层对催产素的受体和敏感性，并增加前列腺素的产生（临床知识点 11-5）。

---

**临床知识点 11-5**

- 在类固醇硫酸酯酶缺乏症的男性胎儿中，胎儿胎盘不能产生雌激素。这导致母亲的雌激素水平比正常妊娠期低一个数量级。这些婴儿通常是剖宫产的，因为缺乏雌激素会导致子宫肌层静止，妊娠将超过预产期几周。然而，妊娠过程正常，而新生儿除与硫酸盐酶缺乏相关的表型（鱼鳞病或鳞状皮肤）外，新生儿是正常的。

---

### （三）催产素

催产素会随着子宫颈的伸展而释放，它会刺激子宫收缩，从而促进分娩（图 11-18）。宫颈伸展对催产素释放的反应刺激了更多催产素的产生，从而建立了一个正反馈回路，在分娩时终止。催产素有时用于诱导分娩，分娩前子宫对催产素的敏感性增加。

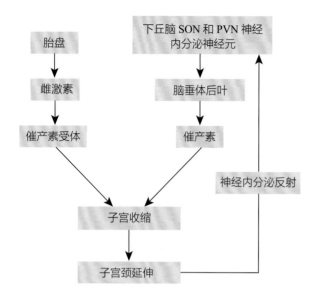

### （四）前列腺素

前列腺素和其他细胞因子增加子宫运动，这些化合物的水平在分娩过程中增加，从而促进分娩。前列腺素 $PGF_{2\alpha}$ 和 $PGE_2$ 增加子宫运动。大剂量的前列腺素已被用于引产。

### （五）子宫大小

子宫大小被认为是调节分娩的一个因素，因为包括子宫在内的平滑肌的伸展会增加肌肉收缩。此外，子宫拉伸刺激子宫前列腺素的产生。多胎通常会导致早产。

## 七、乳腺发育和哺乳

### （一）乳腺的结构

乳腺由 20 个叶组成，每个叶都有一个在乳头开口的分泌乳汁的导管（图 11-19）。每叶又由几个小叶组成，小叶包含被称为腺泡的分泌结构和导管的末端部分。腺泡和导管的上皮由顶端管腔导管或腺泡细胞和上皮基侧的肌上皮细胞层组成。肌上皮细胞是星状的平滑肌样细胞，这些细胞在催产素的作用下收缩，将乳汁从腺泡腔和导管中排出。肌上皮细胞产生上皮质的基底层，并阻止乳腺癌细胞从管腔侵入外层基质。

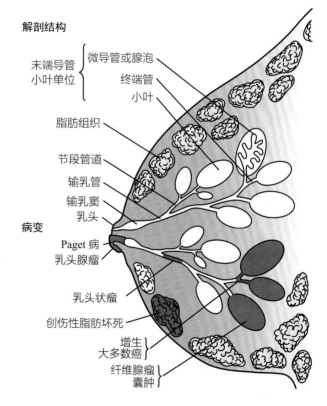

▲ 图 11-19　乳房的解剖学和乳房内各部位的主要病变
经许可转载，引自 Cotran RS, Kumar V, Robbins SL: *Pathologic Basis of Disease,* 5th ed., Philadelphia, 1994, Saunders.

叶和小叶由结缔组织基质支撑。这个结构的密度会影响乳房 X 线片的分辨率。乳房的另一个主要基质成分是脂肪组织。乳头处的输乳管是中空的，这是一个高度受神经支配的、无毛的乳房突起，以利于婴儿哺乳。乳头周围有一层色素沉着、无毛的乳晕，由皮脂腺润滑。乳头突出，称为乳头勃起，是由响应哺乳刺激、机械刺激、寒冷刺激和性冲动等刺激的平滑肌纤维的交感神经刺激介导的。

## （二）乳腺发育的激素调节

乳腺在子宫内发育为未发育的乳腺芽。在青春期，雌激素增加了乳腺导管的生长和分支。随着卵巢黄体期的开始，孕酮和雌激素进一步诱导乳腺导管生长和腺泡的形成。在非妊娠周期，乳房发育然后退化。雌激素也会增加脂肪组织的沉积。脂肪组织表达 CYP19（芳香酶），这种组织在乳房中的积累增加了循环雄激素中雌激素的局部产生。

最大限度的乳房发育发生在妊娠期间，在此期间导管及分支生长、小叶腺泡进一步发育。高水平的胎盘雌激素和孕酮刺激乳房的发育。雌激素通过催乳激素增加母体垂体催乳素的产生，直接或间接的作用于乳房。虽然腺泡上皮细胞开始表达编码乳蛋白和泌乳相关酶的基因，但孕酮抑制泌乳的开始。

分娩后，人类乳房立即排出初乳，初乳富含蛋白质，具有参与机体抗菌、调节机体抗炎症的活性。在没有胎盘孕酮的情况下，正常的母乳产生发生在几天内。小叶腺泡结构产生乳汁，之后导管上皮分泌乳汁。在其他激素水平正常的情况下，包括胰岛素、皮质醇和甲状腺激素，催乳和维持泌乳（半乳糖生成）需要垂体催乳素的刺激。在妊娠期间，胎盘雌激素刺激催乳素分泌，哺乳期间对催乳素分泌的刺激是婴儿哺乳（图 11-20）。催乳素水平与乳头吮吸的频率和持续时间直接相关。乳头吮吸和催乳素分泌之间的联系还涉及神经内分泌反射，其中多巴胺（催乳素释放抑制因子，见第 5 章）正中隆起处的分泌受到抑制。也有可能是哺乳增加了不明催乳素释放激素的分泌。

催乳素也抑制促性腺激素释放激素的释放。因此，哺乳可能与哺乳期闭经有关（图 11-20）。催乳素的这种作用被称为自然的避孕药，可能在

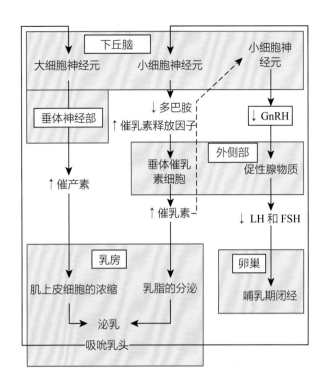

▲ 图 11-20 将乳头哺乳与催产素和催乳素释放联系起来的神经内分泌反射
FSH. 促卵泡激素；GnRH. 促性腺激素释放激素；LH. 黄体生成素

维持妊娠间隔时间方面发挥作用。然而，只有非常规律的 24h 护理，才足以让母亲处于催乳素诱导的无排卵状态。因此，对于大多数女性来说，哺乳期闭经不是一种有效或可靠的避孕方式。

乳头哺乳还通过神经内分泌反射刺激垂体后叶分泌催产素（见第 5 章）（图 11-20）。肌上皮细胞上的催产素受体引起收缩，最终导致乳汁分泌减少或乳汁从腺泡腔和导管腔排出。催产素的释放和乳汁的减少可能是由心理刺激引起的，如听见电视节目中婴儿哭泣或想念孩子。这种心因刺激不影响催乳素的释放（临床知识点 11-6 和临床知识点 11-7）。

### 临床知识点 11-6

- 高水平的催乳素对促性腺激素释放激素的抑制具有重要临床意义。催乳素瘤是最常见的分泌激素的垂体肿瘤形式，高催乳素血症是男女不孕不育的重要原因。高催乳素血症也可能与男性和女性的溢乳或泌乳不畅有关。

**临床知识点 11-7**

- 乳腺上皮细胞是一种具有激素反应性、高度有丝分裂性的细胞群。侵袭性乳腺癌（invasive breast cancer，IBC）来自乳腺上皮细胞（主要来自小导管内的上皮细胞）。侵袭性乳腺癌是美国女性中一种非常常见的癌症，是 45 岁以上女性死亡的主要原因。侵袭性乳腺癌最常见的分型为 Luminal A 型，其中大多数细胞表达雌激素受体 ERα 的 α 亚型。这些肿瘤高度依赖于雌激素，并在抗雌激素治疗后消失或不复发。这种治疗方法包括使用选择性雌激素受体调节药（SERM），如他莫昔芬或芳香化酶（CYP19）抑制药。早期（未转移）Luminal A 型乳腺癌的治疗通常包括手术切除癌症（腔内切除术、乳房切除术），然后是几周的放射治疗和几年的抗雌激素治疗。在北美，早期、淋巴结阴性、ERα 阳性的 Luminal A 型乳腺癌的总生存率 > 90%。

## 八、避孕

### （一）行为和机械方法

避孕方法有多种，包括传统的避孕方法，一种为在排卵前后的可孕期内避免同房（可孕期定义为排卵前 3～4 天到排卵后 3～4 天），另一种是中断性交或射精前抽出阴茎。这两种方法的避孕失败率（20%～30%）都高于屏障法（2%～12%）、宫内节育器（< 2%）和口服避孕药（< 1%）。

避孕套或子宫帽与杀精软膏联用时，避孕更为有效。

在各种避孕方法中，除口服避孕药外，宫内节育器是最有效的。这些避孕装置被认为通过在子宫内膜产生局部炎症反应来阻止着床。某些形式的宫内节育器含有铜、锌或孕激素，可抑制精子在女性生殖道中的运输或生存能力。

女性（输卵管结扎术）和男性（输精管结扎术）绝育也是有效的选择，特别是对于已生育并且性生活活跃而持续，且不希望进一步生育的夫妇。

### （二）口服避孕药

自 20 世纪 60 年代初以来，口服避孕药已经在美国上市。与最初制剂中使用的剂量相比，今天使用的类固醇剂量比以往低数倍。如果使用得当，口服避孕药的避孕失败率很低。

如今，市场上有许多种口服避孕药。多年来的趋势是减少类固醇的使用剂量，因为口服避孕药的不良反应是剂量依赖性的。所有口服类固醇避孕药都含有孕激素类似物，有些还含有雌激素类似物。不同的药物类型、制剂（如片剂、药贴）的使用周期和持续时间不在本章的讨论范围之内。

口服避孕药可通过多种机制发挥作用。在大多数情况下，能阻断诱发排卵的黄体生成素激增。然而，一些片剂，如仅含孕激素的片剂，可通过改变宫颈黏液的性质、改变子宫内膜发育和调节输卵管运动来阻止孕育。此外，这些避孕药可抑制促卵泡激素，从而影响早期卵泡的发育。

使用避孕药的不良反应包括腹胀、乳房压痛和计划外出血（如突破性出血）。雌孕激素组合片剂有可能会增加静脉血栓形成的风险。组合片剂对乳腺癌的影响最小，并且可降低卵巢癌和子宫内膜癌的发病率。然而，口服避孕药将导致宫颈癌的发病率升高。

### （三）紧急避孕和流产的激素治疗

紧急避孕包括使用激素抑制或延迟排卵、抑制黄体功能、破坏输卵管和子宫的功能。紧急避孕的适用人群包括遭受过性侵犯或经历过屏障法避孕失败（如避孕套破裂）的女性。目前首选的药物是左炔诺孕酮，这是一种合成的纯孕激素药品。紧急避孕药的功效与性交后服用的时间成反比。确切的作用机制尚不清楚。如果胚胎已经着床，则不能起到避孕治疗效果。

通过服用米非司酮（RU-486）可以实现妊娠 49 天内的药物终止妊娠。米非司酮是一种孕激素受体拮抗药（抗孕激素），可导致妊娠子宫内膜的退化。可先通过口服或阴道使用合成前列腺素 E（如米索前列醇），48h 后再服用米非司酮，来诱导子宫肌层收缩。

## 九、体外受精

随着我们对生殖基础科学理解的加深，体

外受精（IVF）和其他辅助生殖技术的发展成为可能。

## 总　结

1.受精、早期胚胎发生和着床的事件与人类月经周期的激素变化同步，最终确保能在子宫顺利着床。

2.精子与输卵管峡部上皮结合，输卵管峡部分泌使精子获能的因子。过度激活使精子从输卵管上皮分离并到达壶腹部，形成卵丘-卵母细胞复合体。受精包括由膜透明质酸酶介导的精子穿透扩张的卵丘，由顶体反应介导的透明带穿透，以及由特异性膜融合蛋白介导的与卵母细胞膜的融合。卵细胞被激活，完成第二次减数分裂，并释放阻止多精受精的皮质颗粒酶。雌性和雄性原核被拉在一起，排列在赤道板上，并完成第一次卵裂。

3.胚胎经历分裂后在输卵管内形成桑葚胚。胚胎在第3天进入子宫，形成胚泡，降解透明带（孵化），并在第6~7天着床到子宫内膜。

4.滋养层分化为内层细胞滋养层和外层合胞滋养层。合胞滋养层细胞分泌侵袭性酶，表达黏附分子，产生蛋白质和类固醇激素，最终成为参与母胎交换的原代细胞。随着胚胎外胚层的增加，滋养层变成了绒毛膜。胎儿（脐）血管在胚外中胚层的间质内发育。绒毛膜最终产生突起，形成分支绒毛，构成胎盘的功能单位。

5.子宫内膜因着床而蜕膜化，蜕膜对入侵的胚胎起到调节作用。

6.绒毛间隙充满了来自被侵蚀的螺旋动脉的母体血液。这就产生了血液绒毛膜胎盘。螺旋动脉在孕早期被绒毛外细胞滋养层堵塞，因此胚胎/早期胎儿在相对缺氧的环境中发育并接受组织营养。细胞滋养层将螺旋动脉转化为低阻力、高容量的血管，在孕中期和孕晚期向胎盘供血。

7.胎盘产生的第一种激素是人绒毛膜促性腺激素。这种激素在结构上与黄体生成素相似，但半衰期更长。它的功能是拯救黄体，黄体是前10周产生孕酮所必需的。人绒毛膜促性腺激素还刺激男性胎儿性腺产生睾酮和早期胎儿肾上腺。

8.孕酮的产生将由胎盘接管。合胞体滋养细胞利用母体胆固醇产生孕酮。因为没有胎儿组织参与孕酮的合成，孕酮水平不是衡量胎儿健康的标准。不过，维持妊娠需要孕酮。孕酮可维持子宫肌层静止，影响母体生理的多个方面。孕酮被胎儿肾上腺皮质用来合成皮质醇。

9.胎儿肾上腺皮质不同于成人。大的内部区域被称为胎儿区。胎儿区产生脱氢表雄酮，然后由合胞体滋养层转化为雌二醇和雌酮。脱氢表雄酮也被胎肝转化为16-羟基-脱氢表雄酮，这种类固醇被合胞体滋养层进一步转化为雌三醇。雌激素合成的多器官途径被称为胎儿胎盘单位。母体血清雌三醇水平可作为胎儿健康的指标。妊娠不需要雌激素。雌激素的主要功能是为子宫分娩做好准备。雌激素和孕激素在妊娠期乳腺发育中起重要作用。

10.胎儿肾上腺皮质的外层区域在孕中期开始产生皮质醇，并在接近足月时产生醛固酮。皮质醇的产生在孕晚期增加，在胎儿肺表面活性物质合成、胎儿胃肠道成熟和胎儿发育晚期的其他方面发挥作用。

11.人胎盘催乳激素（hPL）在结构和功能上类似于生长激素和催乳素。它是一种胰岛素拮抗剂，具有脂肪分解作用。

12.葡萄糖通过GLUT1载体介导的易化扩散穿过胎盘。氨基酸转运是通过载体介导的次级主动转运，低密度脂蛋白转运是通过受体介导的胞吞作用。气体传输是通过简单的扩散实现的。

13.妊娠期心血管变化包括血管容积增加、外周阻力降低和心输出量增加。

14.孕期的呼吸变化包括每分通气量和潮气量增加。

15.妊娠期间，抗利尿激素、肾素、血管紧张素Ⅱ和醛固酮分泌都增加，从而增加水钠潴留。

16.人类启动分娩的确切机制尚未确定。可能的刺激包括胎盘肾上腺皮质激素释放激素产生、胎儿促肾上腺皮质激素和皮质醇产生、子宫大小、催产素受体浓度和子宫前列腺素产生的增加。分娩需要雌激素，雌激素刺激前列腺素合成和催产素受体表达。

17. 乳腺是小叶腺泡结构。雌激素和孕酮促进导管和腺泡生长，而孕酮和催乳素刺激腺泡发育。妊娠中广泛的乳腺发育是由催乳素、雌二醇和孕酮驱动的。孕期泌乳被孕酮阻断。

18. 分娩后，催乳素和催产素分泌需要依靠乳头吮吸。催乳素维持乳汁分泌（半乳糖生成），催产素使肌上皮细胞收缩。催乳素抑制促性腺激素释放激素的分泌，促性腺激素释放激素的分泌是泌乳性闭经的基础，也是催乳素瘤伴高催乳素血症导致男女不孕的基础。

19. 乳腺癌通常是早期的激素反应性癌症，因此抗雌激素和芳香化酶抑制剂作为辅助治疗是有效的。

20. 随着生殖内分泌学基础科学的发展，口服避孕药、紧急避孕药、药物流产和体外受精技术得以发展。

## 自测题

1. 卵细胞激活是什么意思？
2. 描述胚胎植入的初始事件。
3. 胎盘孕酮合成与胎盘雌三醇合成有何不同？
4. 雌激素在妊娠和分娩中的作用是什么？
5. 孕早期甲状腺功能亢进症的基础是什么？
6. 孕酮如何影响妊娠期母体呼吸？
7. 在生理情况下，不孕和催乳素之间有什么关系？处于病理状态时呢？

为什么是短暂的？

## 关键词和概念

- 羊膜
- β 人绒毛膜促性腺激素
- 绒毛膜
- 妊娠黄体
- 早期胚胎发生
- 雌激素：17β 雌二醇、雌三醇、雌激素
- 受精事件：精子获能、顶体反应、精卵融合、卵细胞激活、皮质颗粒胞吐
- 胞吐
- 着床：胚泡、细胞滋养层、合胞体滋养层、蜕膜化
- 泌乳：催乳素、催产素、神经内分泌反射、催乳、乳汁生成
- 小叶腺泡发育
- 月经周期：与受精和早期胚胎发生的关系
- 胎盘
- 类固醇生成：孕酮、雌激素、胎儿胎盘单位
- 类固醇合成急性调节蛋白，17α 羟化酶，3β 羟基类固醇脱氢酶，促肾上腺皮质激素，胎儿区，胎儿肝脏，磺基转移酶

# 附录部分

## 附录 A　自测题答案
### Answers to Self-Study Problems

王晓茜　胡跃伟　译

### 第 1 章

1. 蛋白质类激素储存在分泌囊泡中，当受到刺激时就会分泌出来。类固醇激素可以自由地扩散出细胞。与分泌截然相反，它们的合成是由刺激调节的。

2. 血清中的激素结合蛋白通常会延长激素的循环半衰期，是有活性的，是自由分数（不受约束的分数）。

3. 提高 Gs 的 GTP 酶活性会导致 Gs 的失活速度更快，从而降低腺苷酸环化酶活性和 cAMP 水平。因此，细胞通过 Gs– 耦联 GPCR 作用表现出对激素的不敏感性。

4. IRS 蛋白被胰岛素受体招募并磷酸化。IRS 蛋白内的磷酸酪氨酸招募并激活 Ras-Raf-MAPK 通路，将胰岛素受体结合转化为生长反应。IRS 蛋白上的其他磷酸酪氨酸激活 PI₃ 激酶 –PKB 通路，该通路主要与胰岛素的代谢作用有关（包括 GLUT4 转到膜上）。

5. 细胞因子和 TGF-β 相关激素（如抑制素）通过磷酸化一个转录因子（细胞因子利用 STATs，TGF-β 相关激素使用 SMAD）发出信号。然后转录因子转移到细胞核（作为二聚体），并激活特定基因的表达。

6. 激素结合到 GPCR 诱导受体的构象变化，使受体成为丝氨酸 / 苏氨酸 GPCR 激酶（GRK）的底物。然后 β 抑制素结合磷酸化的残基，并将受体连接到网格蛋白包被的凹坑和网格蛋白介导的胞吞作用。核内体内的受体可以循环回膜，或者如果核内体与溶酶体融合，则可能被溶酶体酶破坏。

7. 鸟嘌呤核苷酸交换因子（GEF）允许小 G 蛋白将结合的 GDP（非活性态）交换为 GTP（活性态）。GPCR 本质上是配体激活的 GEF 用于三聚 –G 蛋白复合物。如果没有这种活性，GPCR 无法激活三聚体 G 蛋白复合物的 α 亚基。

8. 磷脂酶 C（PLC）将膜磷脂磷脂酰肌醇裂解为二酰甘油（DAG）和 1,4,5– 三磷酸肌醇（IP₃）。DAG 激活蛋白激酶 C 的某些亚型，而 IP 与内质网中的受体结合，诱导 Ca²⁺ 释放到细胞质中。

### 第 2 章

1. 头期、胃期、肠期。促胃液素的最大释放发生在胃期：①胃中的氨基酸直接刺激 G 细胞释放促胃液素；②食物通过胃壁升压受体促进促胃液素的释放；③食物缓冲酸减少抑制性生长抑素的释放；④有来自小肠和结肠的最小抑制信号。

2. A. 刺激；B. 刺激；C. 抑制；D. 刺激；E. 刺激。

3. S 细胞分泌促胰液素，Ⅰ细胞分泌 CCK。CCK 抑制胃蠕动。分泌素可作为肠促胃液素抑制促胃液素分泌，但对胃排空影响甚微。

4. A. 一些刺激；B. 强刺激；C. 无影响；D. 增加；E. 减少。

5. 胰高血糖素样肽 –1（GLP-1）和胰高血糖素编码在同一基因内，同时编码前胰高血糖素原激素。胰高血糖素由胰腺内分泌细胞分泌，并与胰高血糖素受体结合。GLP-1 由肠 L 细胞释放，通过 GLP-1 受体起作用。

6. 肠促胰岛素是肠道中对食物（尤其是葡萄糖）的反应而释放的一种激素（肽），它能增强葡萄糖促进胰腺 B 细胞释放胰岛素的能力。两种肠促胰素是 GIP 和 GLP-1。

7. 胃黏膜和皱襞（黏膜下皱襞）肥大和增生。肠嗜铬蛋白样细胞（ECL）的增殖程度最大。

8. 红霉素结合并激活胃动素受体。

## 第 3 章

1. 在进食状态下，肝脏的糖酵解导致脂肪酸和甘油三酯的从头合成。在脂肪组织中，糖酵解产生甘油 –3– 磷酸，用于将脂肪酸（通过 LPL 消化乳糜微粒）再酯化为甘油三酯。糖酵解也用于产生 ATP。

2. 糖原是葡萄糖的一种储存形式。在肝脏中，糖原溶解直接促进血糖升高，因为肝脏可以将葡萄糖 –6– 磷酸脱磷酸为葡萄糖。在肌肉中，糖原在运动中通过糖酵解提供 ATP。骨骼肌不能去磷酸化葡萄糖 –6– 磷酸，因此不能直接促进血糖水平升高。

3. 酮体。肝脏由游离脂肪酸和生酮氨基酸产生酮体。

4. 线粒体柠檬酸盐的积累（在 ATP 充足的时候）可以转移到细胞质，在细胞质中产生用于脂肪生成的细胞质乙酰辅酶 A。

5. 脂蛋白脂肪酶（胰岛素依赖激活）和激素敏感性脂肪酶（胰岛素依赖抑制）。

6. LDL 颗粒失去载脂蛋白 E，通过载脂蛋白 B100 与 LDL 受体结合。低密度脂蛋白受体通过受体介导的胞吞作用从血液中清除这些高胆固醇颗粒。肝脏在 LDL 受体介导的 LDL 颗粒清除中起主要作用，尽管类固醇细胞和增殖细胞（需要胆固醇的细胞）也会通过 LDL 受体吸收 LDL 颗粒。低密度脂蛋白受体的丧失导致血液中的低密度脂蛋白浓度高，因此，血液中的胆固醇含量高。

7. 丙二酰辅酶 A 抑制肉碱 – 棕榈酰转移酶 – Ⅰ 转运体。这就防止了合成脂肪酸的无效循环，只是为了将它们运输到线粒体中进行 β 氧化。

8. B 细胞中葡萄糖激酶活性降低会抑制糖酵解，从而抑制 ATP 的产生。ATP 降低会导致胰岛素分泌减少。葡萄糖激酶杂合子突变引起一种类型的 MODY。

9. ① 葡萄糖激酶 – 胰岛素通过 SREBP-1C 增加基因表达。

② 果糖 –1,6– 二磷酸酶 – 胰岛素通过失活 FOX01 抑制基因表达，通过增加果糖 –2,6– 二磷酸（果糖 –1,6– 二磷酸是果糖 –1,6– 二磷酸酶的变构抑制剂）水平抑制酶活性。

③ 丙酮酸激酶 – 胰岛素通过 SREBBP-1C 增加 PK 基因表达，通过蛋白磷酸酶介导的去磷酸化增加 PK 活性。

④ 乙酰辅酶a羧化酶 – 胰岛素通过 SREBP-1C 增加 ACC1 和 ACC2 基因表达，通过磷酸酶介导的去磷酸化增加其活性。

⑤ PEPCK– 胰岛素抑制 PEPCK 基因表达，至少部分是通过 FOX01 失活。

10. 当 Ⅰ/G 比较低时，脂肪组织会释放出更多的脂肪酸。这些脂肪酸被运送到肝脏进行代谢。β– 氧化增加。低 Ⅰ/G 比抑制糖酵解和脂肪生成。因此丙二酰辅酶 A 水平仍然很低。丙二酰辅酶 A 是肉碱 – 棕榈酰转移酶 – Ⅰ 的抑制药，当丙二酰辅酶 A 水平下降时，肉碱 – 棕榈酰转移酶 – Ⅰ 活性增加。肝细胞线粒体含有 β 氧化和生酮的酶。β 氧化产生的乙酰辅酶 A 升高，以及 NAD 耗尽导致的 TCA 活性下降，导致酮体产生增加。$T_1DM$ 还会导致肝脏葡萄糖生成增加，增强的糖异生通量包括草酰乙酸（如苹果酸）从线粒体流出的增强，进一步使乙酰辅酶 A 可用于生酮（与柠檬酸盐的产生相反）。

11. 肥胖与骨骼肌和肝脏中异位 TG 的积累有关。TG 合成和转换的副产物（尤其是二酰基甘油和神经酰胺）激活信号通路（丝氨酸 / 苏氨酸激酶），使胰岛素受体和胰岛素受体底物磷酸化和脱敏。

## 第 4 章

1. 1,25- 二羟基维生素 $D_3$ 直接抑制甲状旁腺激素基因表达。1,25- 二羟基维生素 $D_3$ 还会增加 CaSR 的基因表达，从而抑制甲状旁腺激素对血清钙升高的反应。因此，1,25- 二羟基维生素 $D_3$ 的丢失会导致甲状旁腺激素分泌的增加。在维生素 D 缺乏状态下，由于胃肠道吸收效率降低，导致血清 $Ca^{2+}$ 减少，甲状旁腺激素也会增加。

2. 维生素 D 缺乏会导致甲状旁腺激素分泌增加的机制已在前文中概述。甲状旁腺激素分泌的增加会维持血清 $Ca^{2+}$ 水平（佝偻病除外，骨骼钙储存可能有限），但会抑制近端小管对磷酸盐的再吸收。由此引起的低磷血症和 $Ca^{2+} \times Pi$ 产物的减少可抑制骨钙化，导致骨软化。在佝偻病中，不能调动骨头中的 $Ca^{2+}$ 也可能导致低钙血症。

3. 破骨细胞完成骨重建的骨吸收阶段。成骨细胞促进单核 – 巨噬细胞谱系细胞分化为破骨细胞前体（通过分泌 M-CSF），并促进破骨细胞前体成熟为积极吸收破骨细胞（通过膜表达和分泌 RANKL）。注意 PTH1R 由成骨细胞表达，而不是破骨细胞。

4. 甲状旁腺激素相关蛋白（PTHrP）与 PTH 结合并激活同一受体，即 PTH1R。PTHrP 通常充当旁分泌因子。然而，肿瘤可产生高水平的 PTHrP，从而引起高钙血症（如甲状旁腺功能亢进）。

5. RANKL 与破骨细胞祖细胞上的 RANK 结合，促进破骨细胞分化，并延长成熟破骨细胞的寿命和活性。OPG 作为 RANKl 的诱饵受体，从而抑制破骨细胞介导的骨吸收。因此，RANKL/OPG 比值的增加会导致骨吸收过剩和骨密度降低。

6. 由骨细胞产生的 FGF23 作用于肾近端小管，抑制 Pi 重吸收，从而降低血清 Pi 水平。

7. 原发性甲状旁腺功能亢进症的特点是高钙血症时血清甲状旁腺激素水平升高。通常情况下，尿 $Ca^{2+}$ 会波动在较高到高于正常的范围内。在 FHH 中，由于 CaSR 的表达减少，血清 $Ca^{2+}$ 水平将维持在一个较高的设定值。然而，甲状旁腺激素水平应该在正常到稍高于正常范围内。重要的是，由于 CaSR 的表达在肾脏的髓襻上升支也减少了，尽管存在高钙血症，$Ca^{2+}$ 仍将继续被重新吸收，从而导致低钙尿。

8. ① 维生素 D 缺乏 > $Ca^{2+}$ 吸收减少 > PTH 增加 > 骨 $Ca^{2+}$ 动员；肾远端小管 $Ca^{2+}$ 重吸收增加；肾 Pi 排泄增加 > 低磷血症 > 骨钙化不足。

② 甲状旁腺功能亢进症 > PTH 增高 > 增加 1,25- 二羟基维生素 $D_3$，甲状旁腺激素对骨骼和肾脏的作用导致血清 $Ca^{2+}$ 增加，1,25- 二羟基维生素 $_3$ 对肠道的作用；甲状旁腺素对肾脏的作用导致血清 Pi 下降。

③ 低钙血症 > PTH 增高 > 增加 1,25- 二羟基维生素 $D_3$，甲状旁腺激素对骨骼和肾脏的作用导致血清 $Ca^{2+}$ 增加，1,25- 二羟基维生素 $_3$ 对肠道的作用；甲状旁腺激素抑制 Pi 重吸收维持正常血清 Pi。

④ 低磷血症 > FGF 23 降低 > 增加 1,25- 二羟基维生素 $D_3$ > 增加肠内 Pi 和 $Ca^{2+}$ 摄取 > 减少甲状旁腺激素分泌，维持正常钙血症。

## 第 5 章

1. 神经垂体由间脑基底部（与成人的下丘脑相对应）的神经组织向下生长发育而来，并形成神经部、漏斗腺和中隆部。腺垂体 [ 垂体前叶（远端部加结节部）] 来源于口腔外胚层的组织延伸（拉特克囊构成）。

2. 正中隆起可释放激素，激素沿其进去下丘脑垂体门脉血管，其血管沿着漏斗柄向下延伸。

3. 虽然血容量减少可以刺激 ADH 的释放，但渗透压是其更敏感的调节剂。它由下丘脑中的渗透压感受器神经元感知，刺激 PVN 和 SON 的大细胞神经元，调节 ADH 的分泌。

4. ADH 在下丘脑中合成，特别是在 SON 和 PVN 的细胞体或大细胞神经元中合成，其在轴突内运输过程中被蛋白水解处理并合成新的化合物，最终从神经部的轴突末端释放。

5. ADH 分泌不再根据正常的机制进行调节，过高的 ADH 水平会导致体内水分过多并降低渗透压，这些会刺激 ANP 的分泌，从而促进钠流失，并且渗透压降低进一步会导致低钠血症。

6. 水通道蛋白 –2 受体和血管升压素 –2 受体。

7. 垂体可调节皮质醇的产生。

8. GHRH 受体与 Gs-cAMP-PKA 途径耦联增加 GH 基因表达和生长激素分泌。

9. GH 可抑制胰岛素对葡萄糖摄取，但这种激素调节不是其主要调节方式。

10. 皮质醇和 GH 都是"应激激素"，其可在机体应激状态下维持血糖水平。应激可以促进 CRH 和 GHRH 的分泌。TRH 受到皮质醇的抑制，因此会因应激而减少，这将降低应激状态下的代谢需求。同样，生殖系统需要大量的新陈代谢过程，在应激状态下其新陈代谢会相应减少。因此，GnRH 在应激状态下浓度降低。

11. 在摄入平衡膳食后，氨基酸会刺激 GH 的分泌。胰岛素的分泌将有助于肝脏对生长激素的应答过程，进而刺激 IGF–Ⅰ 的分泌。总之，生长激素和 IGF–Ⅰ 将刺激合成代谢过程，包括骨骼生长。在禁食期间，低血糖可以刺激生长激素的分泌。GH 可减少葡萄糖的代谢，在一定程度上可将脂肪作为替代能源。

12. ACTH 以较低的亲和力与黑素细胞上的 MC1R 结合。然而，原发性皮质醇增多症可导致较高水平的 ACTH，足以激活 MC1R。

13. 急性期低血糖可增加 GHRH 和 GH 分泌。在急性期，当不具备生长所需的条件时，肝脏分泌的 IGF–Ⅰ 将急剧减少或消失。

14. ① GH 可促进肝脏分泌 IGF–Ⅰ。② 在经典的长反馈回路中，IGF–Ⅰ 是生长激素上的主要负反馈信号。③ 生长激素和 IGF–Ⅰ 是骨生长的关键促进因子。GH 对骨板有直接作用，促进软骨细胞分化。此外，GH 可刺激肝脏和骨骼生成 IGF–Ⅰ。IGF–Ⅰ 是软骨、骨骼和器官生长的强力刺激因子。青春期开始时，性激素刺激生长激素和 IGF–Ⅰ 的产生，可加速青春期的生长。

## 第 6 章

1. 甲状腺的肥大和增生可导致甲状腺肿大，在这个过程中不可预测甲状腺的功能状态。甲状腺功能减退症（如碘缺乏）的患者可能继发于高 TSH 水平的甲状腺肿。在世界范围内，碘缺乏可导致甲状腺激素合成受损，这是甲状腺肿最常见的原因，碘缺乏常见的原因如缺乏含碘食盐、海鲜、海带、乳制品等。弥漫性甲状腺肿的患者因腺体代偿可在一定时间内代谢正常。结节性甲状腺肿患者的甲状腺激素和 TSH 在一定时期内是正常的。另外，Graves 病患者的促甲状腺激素受体受到刺激可以引起甲状腺功能亢进症，进而引起甲状腺的肿大和增生，最终极有可能导致甲状腺肿大。

2. 甲状腺激素受体（TR）实际上是一个编码 TRα₁、TRβ₁ 和 TRβ₂ 的基因家族。TRα₁ 最初在心脏和骨骼肌中表达。TRα₁ 的突变可导致心脏输出减少和心脏功能减退。TRβ₂ 在垂体促甲状腺素下丘脑的 TRH 神经元中表达。如果这种亚型没有突变，反馈系统将可以保持完整。

3. ① TSH-R 功能的丧失将降低甲状腺各个方面的功能，进而导致甲状腺功能减退症；② 甲状腺过氧化物酶，甲状腺过氧化物酶的缺失会导致组织缺陷。甲状腺摄取碘化物，但不会和甲状腺球蛋白相结合。应用高氯酸盐来抑制碘化物的进一步摄取会导致未结合的放射性碘化物从腺体中迅速排出；③ NIS：碘化钠载体的丢失将会阻碍甲状腺组织摄取活性碘化物。

4. 雌激素的增加是由于孕期肝脏甲腺素结合球蛋白的生成促进。随着甲腺素结合球蛋白水平的增加，血清结合激素也会增加。为了保持血清

中游离 $T_4$ 的水平，TSH 促进 $T_4$ 的产生直到较高水平。正常的孕妇在孕期其甲状腺激素水平会发生相应变化，但这并不是甲状腺功能亢进症。

5. 甲状腺最初产生 $T_4$ 和 $T_3$。甲状腺激素与蛋白结合后在血液中运输，这种蛋白主要是甲状腺结合球蛋白。同时，$T_4$ 可转化成 $T_3$。最重要的是 II 型脱碘酶，可将 $T_4$ 转换成 $T_3$，进而产生了具有细胞活性的激素。这个酶在垂体与促甲状腺激素的反馈方面具有重要的作用。同时，III 型脱碘酶可阻碍 $T_3$ 和 $T_4$ 的活化。

6. 在严重疾病期间，甲状腺轴受到中枢输入的抑制，导致 TRH 和 TSH 水平下降。在外周，II 型脱碘酶活性降低，而 III 型脱碘酶活性增加，导致 $T_4$ 和 $T_3$ 水平降低。这不是甲状腺功能减退症，而是一种机体适应过程，称为非甲状腺疾病综合征（病态甲状腺功能正常综合征）。

7. $T_3$ 可增加心脏的输出、静息心率、搏出量。此时，心肌细胞收缩的速度和力量得以加强，心肌细胞舒张时间缩短。由于皮肤、肌肉和心脏中血管扩张导致的每搏输出量增加和总外周血管阻力降低的综合效应，可引起脉压增大。这些效应是由于 $T_3$ 诱导的热量和代谢物的组织产生增加而引起的。$T_3$ 可以扩张外周循环中的动脉进而降低血管的阻力。

8. 先天性甲状腺功能减退症的新生儿，通常存在甲状腺发育不全或基因突变，而母体甲状腺激素的异常可能是其产生的原因。然而，这些必须被早期识别并且补充相应的激素才能保证胎儿正常的发育。

## 第 7 章

1. 肾上腺素作为肝脏的一种反调节激素，它刺激糖原分解、糖异生和生酮。在脂肪细胞，肾上腺素通过激活激素敏感性脂肪酶（HSL），具有很强的分解脂肪的作用。

2. 儿茶酚胺通过与肾上腺素受体结合发挥作用。$\beta_2$ 肾上腺素受体与 Gs-cAMP-PKA 通路耦合，促进血管平滑肌松弛（通过磷酸化肌球蛋白轻链激酶），从而促进血管舒张。其他血管有高密度的 $\alpha_1$ 肾上腺素受体，这些受体与 Gq-PLC-IP$_3$-$Ca^{2+}$ 信号通路结合，促进血管收缩。

3. 人工合成糖皮质激素抑制 CRH 和 ACTH 的产生。低 ACTH 水平会导致内源性糖皮质激素和肾上腺雄激素分泌减少，但也会导致束状带和网状带萎缩。

4. 过量的促肾上腺皮质激素会促使网状带内的肾上腺雄激素合成。高水平的弱雄激素会导致外周细胞产生较高水平的睾酮和 DHT，如毛囊细胞，导致多毛症。

5. 醛固酮可促进 ENaC（α 亚基）的合成。醛固酮也会增加 SGK1 基因的表达。SGK1 还可防止一种名为 Nedd4-2 的蛋白质对 ENaC 的靶向降解。因此醛固酮通过增加远端小管顶膜中 ENaC 的合成和稳定性来促进 $Na^+$ 的重吸收。

6. 嗜铬细胞瘤产生慢性高水平的儿茶酚胺，从而下调所有肾上腺素受体。在 Addison 病中，极低水平的醛固酮会减少血管内体积，降低血压。低皮质醇会降低肝脏产生的血管紧张素原，并减少肾上腺素受体的表达（特别是 $\alpha_1$）和血管中的信号转导。

## 第 8 章

1. ①染色体配对来自与基因无关的个体；②单倍体配子产生过程中染色体的独立分类；③减数分裂前期 I 完成交叉互换。

2. SRY 会诱导双潜能性腺分化为睾丸。睾丸会分泌睾酮和 AMH，从而导致米勒管的退化和沃尔夫管的发育。泌尿生殖窦和外生殖器也会分化为男性。因此，个体会向 46,XY 发展。性心理分化是最有可能是男性。

3. 这个人的睾丸、内生殖器和外生殖器发育正常。然而，对 AMH 无反应将导致"米勒管永存综合征"，其米勒管衍生物将无法消退。这些结构往往可以阻碍一侧或双侧睾丸下降，治疗包括手术切除米勒管衍生物和矫正隐睾。

4. 在睾丸中，减数分裂在早期发育中被视黄酸的分解所抑制。青春期后，减数分裂是一个持续的过程，从自我更新的干细胞（精原细胞），在 70 天内完成所有步骤。在卵巢中，所有的卵母细胞都进行减数分裂，从而产生有限数量的初级卵母细胞。初级卵母细胞在减数分裂前期 I 停止。在排卵前黄体生成素高峰的作用下，减数分裂继续进行。次级卵母细胞（卵子）在减数分裂中期 II 停止。减数分裂只有在受精时才能完成。

5. Kallmann 综合征 1 型是一种三级性腺功能减退症，导致低 GnRGH、LH、FSH 和睾酮（男性）。早期睾酮的产生是沃尔夫管最初发育所必需的。胎盘 hCG 与胎儿垂体黄体生成素相反，刺激早期睾丸产生睾酮。

6. Kiss-1R 基因功能增益突变会诱发中枢性性早熟。

7. 在卵巢发育过程中，视黄酸诱导所有卵原细胞进行减数分裂，这些初级卵母细胞被卵泡前细胞包围。由于卵泡闭锁和较小程度的排卵，卵泡的数量在整个胚胎期和整个婴儿期、儿童期、青春期和成年期减少。没有自我更新。在更年期，有功能的卵泡太少，无法进入月经周期。在男性中，由于存在 CYP26B1，其可以降解视黄酸，使得精原细胞在减数分裂过程中保持沉默。当精原细胞在青春期进入减数分裂时，微环境调控其分裂，通过不对称分裂的过程进行自我更新并分化为初级精原细胞。

8. 绝经与卵巢分泌的雌二醇和孕酮的减少有关。这会导致血管舒缩不稳定（潮热），骨密度下降（可能发展为骨质疏松），生殖器萎缩和阴道干燥。绝经后的女性也失去了雌激素对脂蛋白谱的有益作用（高密度脂蛋白高，低密度脂蛋白低），并有更大的风险患心血管疾病。

## 第 9 章

1. 支持细胞在精原细胞的顶端形成闭塞连接，这些相邻的支持细胞之间的连接形成了生精上皮的基底部和近腔部。

2. 支持细胞产生 AMH 和抑制素，前者导致 Müllerian 导管退化，后者对垂体产生的 FSH 产生负反馈。

3. 精子由一个具有浓缩的流线型细胞核的头部、一个顶体囊泡和一个具有两个中心粒（近端和远端）的颈部组成。近端中心粒附着在细胞核上，远端中心粒会产生一种被称为"轴丝"的"9+2"结构的微管。尾部（鞭毛），由中间部分（包括线粒体环）、主要部分和末段部分构成。精子形成。

4. 17β-HSD III 是一种睾丸特异性酶，催化雄烯二酮转化为睾酮。没有睾酮的产生，精子形成就不会发生，外生殖器就会分化成女性结构。睾丸睾酮分泌的减少会导致高水平的 LH 和高水平的循环雄烯二酮。雄烯二酮在外周会转化为雌酮和雌二醇，以及睾酮和双氢睾酮。通常，转化为雌二醇（直接转化或由雌酮转化）比转化为睾酮和双氢睾酮的更多，这会导致显著的乳腺发育。

5. 正常的精子发生完全依赖于 LH 驱动的睾丸内睾酮的产生，其可使生精小管内的睾酮水平保持在非常高的水平。外源性雄激素会增加血液睾酮水平，使其足以抑制黄体生成素释放，而这实际上会导致睾丸内睾酮水平下降。

6. ①精原细胞有丝分裂；②大部分细胞质丢失；③无获能；④精子与精囊和前列腺的分泌物混合。

7. 大部分的精液由精囊和前列腺产生，其含有缓冲剂（柠檬酸盐）、抗菌剂（富含锌离子）、果糖等。此外，精液中还含精液凝胶蛋白，这种蛋白会在低等脊椎动物的阴道中形成一个纤维蛋白栓子。PSA 是一种前列腺特异性的丝氨酸蛋白酶，最终会将降解该堵塞物。在人类中，这些蛋白质是进化遗留产物。然而，当前列腺因肿瘤发生而出现感染或破坏时，PSA 可以进入血液。PSA 水平，尤其是其快速变化，被用于评估前列腺的健康状况。

8. cGMP 增加了 $Ca^{2+}$ 从螺旋动脉的血管平滑肌细胞中的流出及向阴茎或阴蒂的海绵体中流入。细胞内 $Ca^{2+}$ 减少促使血管舒张，使血液进入海绵体。

## 第 10 章

1. 诱导初级卵母细胞在减数分裂过程中成熟

为卵细胞（第二次减数分裂时期的次生卵母细胞）。只有这类细胞能受精。

2. LH 受体总是在卵泡膜细胞上表达。它在大的排卵前卵泡的颗粒细胞中表达。LH 受体在黄体化的卵泡膜和颗粒细胞中表达。在卵巢的卵泡后期，LH 的表达由 FSH 诱导。

3. LH 峰在排卵前的时期中诱导了以下过程：①卵母细胞减数分裂成熟；②卵丘扩展，卵丘与颗粒细胞的连接裂解；③分泌水解酶，消化卵泡壁、卵巢壁，以及颗粒细胞的基质，允许直接血管化；④卵泡细胞黄体化，导致孕酮分泌。

4. 卵泡膜细胞将胆固醇转化为雄烯二酮。然而，卵泡膜细胞很少表达 17β-HSD，基本上不表达 CYP19 芳香化酶，因此不能产生雌二醇。雄烯二酮必须进入颗粒细胞，然后将其转化为雌二醇。

5. 例如，雌激素对垂体促性腺激素有负反馈和正反馈，刺激子宫内膜的生长，刺激乳腺导管的生长，刺激输卵管纤毛的生成，刺激子宫颈分泌稀薄的水样黏液。雌激素的非生殖作用包括骨矿化、生长和骺板闭合、增加 HDL 和降低 VLDL 和 LDL 的产生、增加血管舒张、维持皮肤健康和增加脂解。

6. 子宫内膜不会完全发育出分泌活性，不会充分表达着床过程中涉及的表面蛋白，会经历早期月经。

7. 卵巢储备是指在任意时间卵巢中原始卵泡的数量。

8. FSH 分泌有选择性反弹。

9. 招募卵泡的选择。

## 第 11 章

1. 精子在卵子中诱导 $Ca^{2+}$ 峰值的过程。其诱导皮质反应，减数分裂完成和参与早期胚胎发生的蛋白质合成。

2. 胚胎滋养层分化为细胞滋养层和合胞体滋养层。合胞体滋养层表达黏附分子和水解酶，允许侵入，并分泌 hCG。

3. 胎盘孕酮完全由合胞体滋养细胞生成，与胎儿的生存能力无关。雌三醇则需要胎儿的下丘脑、垂体、肾上腺、肝脏，以及胎盘的合胞体滋养细胞共同作用合成。因此胎儿和胎盘的健康会影响雌三醇的合成。

4. 除了哺乳期乳腺发育和分娩时子宫肌层的充分反应外，正常妊娠不需要雌激素。后一种过程还涉及催产素受体的上调和前列腺素合成的增加。

5. hCG 在妊娠前 3 个月迅速增加，并与母体甲状腺上的 TSH 受体发生交叉反应。在妊娠的前 3 个月后，hCG 的产生下降到一个稍低的稳定水平，从而使甲状腺功能亢进症的状态终止。

6. 孕酮引起的呼吸变化包括每分通气量气量增加和潮气量增加。

7. 催乳素抑制 GnRH，从而促使不孕发生。在常规的哺乳过程中，高水平催乳素会导致哺乳期闭经，阻碍哺乳新生儿的母体再次妊娠。最常见的垂体瘤类型是催乳素瘤。其与病理性催乳素升高、闭经和女性不孕症有关。

1. 在没有激素的情况下，哪种受体存在于细胞质中？
   - A. 胰岛素受体
   - B. 甲状腺激素受体
   - C. 催乳素受体
   - D. 糖皮质激素受体

2. 细胞内信号通路的一种一般模式包括哪种？
   - A. 基质分子的胞吐
   - B. 激素受体的蛋白质合成
   - C. 蛋白质或脂质的共价磷酸化
   - D. DNA 的复制

3. G 蛋白耦联受体作为哪种配体激活？
   - A. 蛋白酪氨酸激酶
   - B. G 蛋白交换因子
   - C. 蛋白磷酸酶
   - D. 膜磷脂酶

4. GPCR 可通过哪种以下方式下调？
   - A. 配体诱导的胞吞作用
   - B. 酪氨酸残基上的转磷酸化作用
   - C. 细胞膜内的二聚化作用
   - D. GS 亚基的激活

5. 被称为 STAT 的转录因子被哪类受体激活？
   - A. 受体酪氨酸激酶
   - B. 类固醇激素受体
   - C. GPCR
   - D. 细胞因子受体

6. 关于辅激活物，以下哪一项是正确的？
   - A. 它们修饰染色质卷曲
   - B. 它们位于细胞质中
   - C. 它们增加蛋白质翻译
   - D. 它们直接与类固醇激素结合。

7. 在胃期，促胃液素的分泌主要由以下哪种物质刺激？
   - A. 组胺
   - B. 长链脂肪酸
   - C. 生长抑素
   - D. 肽类

8. 红霉素可通过作为下列哪种物质的激动药来治疗胃排空延缓？
   - A. 生长抑素
   - B. 胃动素
   - C. 胆囊收缩素
   - D. GLP-1

9. Zollinger-Ellison 综合征（分泌促胃液素的肿瘤）直接导致哪种细胞类型的过度生长？
   - A. S（分泌素）细胞
   - B. 杯状细胞
   - C. 胰腺腺泡细胞
   - D. ECL 细胞

10. 肠促胰岛素这个术语是用来描述一种激素，下列哪项为它的作用？

　　A. G 细胞对胃胀敏感

　　B. 肠道 K 细胞对长链脂肪酸敏感

　　C. 胰腺 B 细胞对葡萄糖敏感

　　D. 肠道 L 细胞对葡萄糖敏感

11. 一名 25 岁的患者在一年一度的体检中被发现夜间空腹血值异常。基因检测显示 GLUT2 基因存在部分功能缺失突变。最初血液检查的结果最终指向 GLUT2 的是下列哪项？

　　A. 高肝酶

　　B. 低皮质醇

　　C. 高 LDL

　　D. 高葡萄糖

12. 在急性低血糖期间，胰岛素分泌被低葡萄糖抑制后的信号是下列哪项？

　　A. 通过毒蕈碱受体传递胆碱能信号

　　B. 通过 $\alpha_2$ 肾上腺素受体传递儿茶酚胺信号

　　C. 通过胰高血糖素受体传递胰高血糖素信号

　　D. 通过 GLP-1 受体传递 GLP-1 信号

13. 胰岛素受体主要通过以下哪种信号通路来调节代谢？

　　A. Akt 激酶

　　B. cAMP

　　C. $Ca^{2+}$

　　D. Ras

14. FAST 状态下，主要和直接刺激胰高血糖素分泌的是？

　　A. 低血糖

　　B. 胆碱能神经支配

　　C. 低胰岛素

　　D. 低血游离脂肪酸

15. 胰岛素通过以下哪种途径抑制葡萄糖 –6– 磷酸脱氢酶？

　　A. 激活 SREBP-1

　　B. 激活蛋白磷酸酶 -1

　　C. 抑制 FOX01

　　D. 激活 cAMP-PKA

16. 在进食状态下，胰岛素激活哪种酶 / 转运蛋白？

　　A. 脂肪组织脂蛋白脂肪酶

　　B. 肝丙酮酸羧化酶

　　C. 肌糖原磷酸化酶

　　D. 肝 GLUT2 转运蛋白

17. 从定量上说，胰岛素通过以下哪种途径维持糖耐量？

　　A. 抑制肝糖酵解

　　B. 增加肌肉中 GLUT4 介导的葡萄糖摄取

　　C. 抑制脂肪细胞激素敏感性脂肪酶

　　D. 增加肝糖异生

18. CaSR 中的杂合失活突变导致下列哪种症状？

　　A. 高钙血症

　　B. 1,25– 二羟基维生素 $D_3$ 水平低

　　C. 甲状旁腺激素水平升高

　　D. 低磷血症

19. 甲状旁腺激素间歇治疗改善骨密度的其中一个机制是？

　　A. 成骨细胞对 RANKL 的刺激

　　B. 诱导破骨细胞死亡

　　C. 抑制骨细胞分泌 SOST 蛋白

　　D. 减少成骨细胞产生护骨因子

20. 钠 – 磷共转运体（NPT）亚型 2a 在近端肾小管中表达。NPT2a 通过下列哪种方式调节？

　　A. 甲状旁腺激素增加

　　B. 钙尿增加

　　C. 甲状旁腺激素减少

　　D. 1,25– 二羟基维生素 $D_3$ 减少

21. 1,25– 二羟基维生素 $D_3$ 增加血清 $Ca^{2+}$ 的主要作用是？

　　A. 刺激成骨细胞 RANKL 产生

　　B. 增加肠道 $CA^{2+}$ 吸收

　　C. 增加肾脏磷酸盐排泄

　　D. 刺激 PTH 产生

22. 肾 $1\alpha$ 羟化酶的表达受以下哪种因素直接刺激？

　　A. FGF23

B. CaSR

C. PTH

D. 血清高 $Ca^{2+}$

23. 垂体柄的损伤可能会导致以下哪项增高？

A. FSH

B. GH

C. ACTH

D. PRL

24. 下列产生两种激素的垂体细胞是？

A. 促甲状腺激素细胞

B. 促性腺激素细胞

C. 促皮质激素细胞

D. 促生长细胞

25. Provasophysin 在下列哪种细胞中合成？

A. 垂体前叶

B. 垂体后叶

C. 下丘脑

D. 漏斗柄

26. 在禁食期间，以下哪种物质刺激生长激素的分泌？

A. 胰岛素

B. 胰高血糖素

C. 生长激素释放肽

D. 生长抑素

27. 三级皮质醇增多症可能源于下列哪项？

A. 白细胞介素刺激 CRH

B. 功能性肾上腺皮质肿瘤

C. 功能性垂体促皮质肿瘤

D. POMC 基因的遗传扩增

28. Ⅲ 型脱碘酶的功能增益突变可能导致下列哪种异常？

A. 血液 $T_3$ 水平的升高

B. 抑制 $T_4$ 的合成

C. 碘摄取曲线升高

D. 抑制促甲状腺激素水平

29. 就心血管功能而言，甲状腺功能亢进症引起下列何种异常？

A. 肌力增加和外周阻力增加

B. 肌力增加和外周阻力减少

C. 肌力下降和外周阻力增加

D. 肌力下降和外周阻力减少

30. 碘通过以下哪种途径转运到胶体中？

A. 钠碘同向转运体（NIS）

B. 甲状腺特异性碘酪氨酸脱碘酶

C. 甲状腺过氧化物酶

D. 单克隆抗体

31. 急性化学抑制甲状腺过氧化物酶，碘摄取曲线会受到什么影响？

A. 初始摄取减少，24h 内平稳

B. 初始摄取正常，24h 内碘丢失

C. 初始摄取增加，24h 内碘丢失

D. 初始摄取增加，24h 内平稳

32. 孕晚期母体血甲状腺激素水平可表现为下列哪种？

A. 总 $T_4$ 升高，游离 $T_4$ 正常

B. 总 $T_4$ 升高，$T_4$ 升高

C. 总 $T_4$ 正常，$T_4$ 正常

D. 总 $T_4$ 正常，$T_4$ 升高

33. 在患有碘缺乏诱发的甲状腺肿和寒冷不耐受症状，以及心率下降的个体中，可以发现以下哪些激素水平变化？

A. 高 TSH 和高 $T_3$

B. 高 TSH 和低 $T_3$

C. 低 TSH 和高 $T_3$

D. 低 TSH 和低 $T_3$

34. 在患有 Graves 病诱发的甲状腺肿和热不耐受症状，以及心率升高的个体中，可以发现以下哪些激素水平变化？

A. 高 TSH 和高 $T_3$

B. 高 TSH 和低 $T_3$

C. 低 TSH 和高 $T_3$

D. 低 TSH 和低 $T_3$

35. 不与 $T_3$ 结合的甲状腺激素受体位于？

A. 细胞质中

B. 质膜中

C. 细胞核中

D. 内质网膜中

36. 运动时，肾上腺素和去甲肾上腺素的作用为？

A. 增加肌肉糖原分解

B. 增加肝糖酵解

C. 减少脂肪细胞脂肪分解

D. 减少肝酮生成

37. 肾上腺皮质功能不全（Addison disease）的临床症状或体征是什么？

A. 浮肿、发红的脸（"月亮脸"）

B. 皮肤色素沉着

C. 皮肤粗糙程度增加

D. 高血糖症

38. CYP11B1 的先天性零突变会导致何种异常？

A. 钠消耗

B. 高血糖

C. 女性胎儿男性化

D. 肾上腺皮质萎缩

39. 高血压的一种治疗方法是使用醛固酮受体拮抗剂（如螺内酯）。这种治疗的不良反应可能是？

A. 心脏肥大

B. 高钾血症

C. 代谢性碱中毒

D. 水肿

40. 高剂量糖皮质激素类似物常被用于抑制炎症。这种治疗的不良反应可能是？

A. 肾上腺皮质肥大

B. 低血糖

C. 皮肤变黑

D. 骨质疏松症

41. 通过以下哪种作用阻止皮质醇与远端肾单位的盐皮质激素受体（MR）相互作用？

A. 皮质醇结合蛋白

B. $11\beta$ 羟基类固醇脱氢酶 II

C. $17\beta$ 羟基类固醇脱氢酶 I

D. 血清和糖皮质激素调节激酶（SGK）

42. 醛固酮抵抗（1 型假性低醛固酮症）可能是由于以下哪方面的失活突变？

A. 糖皮质激素受体

B. 上皮钠通道（ENaC）

C. $11\beta$ 羟基类固醇脱氢酶 II

D. 水通道蛋白 –2

43. 性腺中产生数百万个基因不同的配子的基础被称为？

A. 自由组合

B. 基因重组

C. 分离

D. 整倍体

44. 表型性别直接受以下哪种因素调节？

A. XX 或 XY 性染色体

B. 生殖道分化

C. 性类固醇

D. 性腺分化

45. 绝经后女性内源性雌二醇的主要来源是雄激素的外周转化，包括（　　）。

A. 剩余的少量卵泡

B. 卵巢基质

C. 肾上腺皮质

D. 脂肪组织

46. 男性先天性 $5\alpha$ 还原酶 2 型缺乏可能导致以下哪种情况出现？

A. 性腺卵巢分化

B. 精囊发育不良

C. 米勒管衍生物持续存在

D. 前列腺发育不良

47. 使 FSH 受体组成活跃的突变会导致哪些异常？

A. 血睾酮水平升高

B. 血黄体生成素水平降低

C. 血抑制素水平升高

D. 生精小管中雄激素结合蛋白（ABP）降低

48. 施用外源性雄激素可导致哪种异常？

A. 精子生成增加

B. 血液 LH 水平升高

C. 血细胞比容升高（红细胞增多症）

D. 肌肉蛋白水解增加

49. 支持细胞执行以下功能，除了（　　）。

A. 调节精子发育直至完全运动

B. 表达雄激素结合蛋白

C. 维持血睾屏障

D. 表达促卵泡激素和睾酮受体

50. 在一个 46，XY 个体中，17β 羟类固醇脱氢酶（HSD）Ⅲ 的先天性缺陷会导致以下哪种结果？

A. 成年人缺少阴毛

B. 青春期乳腺发育

C. 青春期阴茎和睾丸发育早熟

D. 输卵管和子宫发育

51. 双氢睾酮结合于（　　　）。

A. 雌激素受体

B. 双氢睾酮受体

C. 雄激素受体

D. 前列腺特异性抗原

52. 阴茎环磷酸二酯酶的上调将导致螺旋动脉血管平滑肌内发生以下哪种情况？

A. 张力增加

B. 一氧化氮水平增加

C. 细胞内 $Ca^{2+}$ 增加

D. GMP 增加

53. 发射是指精子进入（　　　）。

A. 输精管

B. 尿道海绵体部

C. 附睾

D. 尿道前列腺部

54. 睾酮对肝脏有以下何种作用？

A. 上调 LDL 受体

B. 增加 VLDL 的产生

C. 增加 ApoA1 的表达

D. AMP 活化蛋白激酶（AMPK）

55. 在卵泡晚期，黄体生成素受体表达于（　　　）。

A. 卵泡膜细胞

B. 颗粒细胞

C. 卵泡膜和颗粒细胞

D. 卵泡膜、颗粒细胞和卵母细胞

56. 在子宫分泌期，孕酮诱导（　　　）。

A. 雌二醇对雌酮的失活

B. 排卵前细胞的增殖

C. 子宫肌层收缩

D. 基质金属蛋白酶的释放

57. 卵巢储备是（　　　）统称。

A. 排卵前卵泡的数量

B. 原始卵泡的数量

C. 卵巢间质

D. 卵原细胞的数量

58. 在一年一度的体检中，患者告诉她的妇科医生，她注意到面部毛发和痤疮增加。卵巢的超声成像显示存在多个"囊肿"，并诊断为多囊卵巢综合征（PCOS）。患者 BMI 指数是 32，表明肥胖。她患 PCOS 的可能根本原因是（　　　）。

A. 雌二醇产生增加

B. 高胰岛素血症

C. 外周雌酮转化为雄激素

D. 循环促卵泡激素升高

59. 在卵巢类固醇生成的双细胞模型中，卵泡膜细胞主要产生（　　　）。

A. 雌二醇

B. 孕酮

C. 睾酮

D. 雄烯二酮

60. 选择优势卵泡的一个关键因素是哪个受体的高表达？

A. 促卵泡激素受体

B. 雄激素受体

C. 黄体生成素受体

D. 孕酮受体

61. 在黄体期早期，发生以下哪个过程？

A. 促卵泡激素分泌增加

B. 颗粒细胞 CYP19– 芳香化酶上调

C. 减数分裂完成和第二极体形成

D. 选择优势卵泡

62. 成熟黄体的类固醇生成途径的特征是（　　　）。

A. CYP19– 芳香化酶

B. CYP17（17– 羟化酶）

C. 3β 羟类固醇脱氢酶（3β-HSD）

D. 17β 羟类固醇脱氢酶（17β-HSD）的表达非常低；激活同种型

63. 卵丘 – 卵母细胞复合体不能进入女性生

殖道可能是由以下哪个部位感染或炎症
引起的?

A. 输卵管峡部

B. 输卵管壶腹

C. 输卵管壁内部分

D. 输卵管漏斗部

64. 雌激素对子宫内膜的启动是指（　　）。

A. 血管腔隙的形成

B. 孕酮受体的诱导

C. 所有细胞类型的快速增殖

D. 表面上皮细胞对胞饮突的表达

65. 黄体生成素激增的主要信号是（　　）。

A. 下丘脑促性腺激素释放激素神经元增
加促性腺激素释放激素脉冲的频率

B. 双卵巢抑制素B产生减少

C. 优势卵泡雌二醇的持续高血药浓度

D. 促性腺激素上促性腺激素释放激素受
体的快速下调

66. 精子获能的过程为（　　）。

A. 储存在附睾尾部

B. 黏附在输卵管

C. 通过宫颈黏液

D. 射精后进入阴道

67. 一对不孕夫妇进行体外受精。虽然丈夫
射出几亿个精子，正常表型超过50%，
但在卵胞质内单精子注射后，他们无法
使从妻子卵巢取出的卵子受精。这一观
察表明（　　）。

A. 表面透明质酸酶（PH-20）表达不足

B. 与 $ZP_3$ 结合

C. PLC ζ

D. 精子过度激活

68. "容受性窗口"是指（　　）。

A. 女性发生性行为的愿望

B. 处于黄体中期的粘连子宫内膜

C. 输卵管中存活的卵丘 - 卵母细胞复合
体的持续时间

D. 宫颈黏液厚度增加的时间

69. 子宫内膜腔隙和相关血管的主要功能是
（　　）。

A. 从植入胚胎中捕获 hCG

B. 向植入胚胎提供营养和氧气

C. 向植入胚胎输送卵巢激素

D. 诱导植入胚胎周围合胞体滋养细胞的
分化

70. 在人类中，成熟胎盘中的胎盘屏障包括
以下哪种细胞类型?

A. 合胞体滋养层，胎儿内皮细胞

B. 母体内皮细胞，合胞体滋养层，胎儿
内皮细胞

C. 合胞体滋养层，细胞滋养层，胎儿内
皮细胞

D. 细胞滋养层，胎儿内皮细胞

71. 在编码 StAR 的基因中携带零突变的胎儿
中，在孕晚期会观察到以下哪种情况?

A. 母体孕酮水平将非常低

B. 母体雌三醇水平将非常低

C. 羊膜 ACTH 水平将非常低

D. 母体皮质醇水平将非常低

72. 在肝脏 CYP3A7 基因编码 16- 羟化酶中
携带零突变的胎儿中，母体血液将显示
缺乏（　　）。

A. 孕酮

B. 雌二醇

C. 雌三醇

D. 雌酮

73. 短暂的妊娠期甲状腺功能亢进症是由于
（　　）。

A. 胎盘 I 型脱碘酶缺乏

B. 孕酮水平升高诱导下丘脑 TRH

C. hCG 与 TSH 受体的交叉反应

D. 雌二醇诱导的甲状腺上皮细胞肥大和
增生

74. 一些女性在妊娠后期可能会出现可逆的
视力问题。这是由于压在视神经上的脑
垂体增大。垂体增大是由以下哪种原因
引起的?

A. 雌激素诱导的催乳激素的大小和数量

B. 孕酮诱导的蝶鞍内水肿

C. GnRH 诱导的促性腺激素的生长

D. hCG 诱导的促甲状腺激素的生长

75. 下列选项中，有助于母亲增加其体积（用
于脐部循环、胎儿生长和扩大羊膜囊）
的因素是？

A. 孕酮对心房钠尿肽（ANF）的抑制

B. hCG 对抗利尿激素的抑制

C. 雌激素对肝脏血管紧张素原的诱导

D. 口渴阈值的增加

76. 哺乳期闭经类似于临床闭经和不孕，原
因是（　　　）。

A. 卵巢雄激素升高

B. 高催乳素血症

C. 产生催产素的肿瘤

D. GnRH 神经元停止搏动

77. 他莫昔芬用于治疗浸润性乳腺癌（手术
和放射治疗后）。他莫昔芬的作用机制是
（　　　）。

A. 抑制 CYP19- 芳香化酶

B. 竞争性抑制孕酮受体

C. 增加循环雌二醇的失活

D. 竞争性抑制雌激素受体

78. 在妊娠期间母亲的皮质醇水平增加，并
有助于（　　　）。

A. 垂体产生的催乳素增加

B. 母亲潮气量增加

C. 母亲胰岛素水平增加

D. 肝脏产生的皮质醇结合蛋白增加

79. 在足月前胎儿皮质醇显著升高。这是由
于皮质醇和胎盘之间的正反馈（　　　）。

A. CRH

B. 孕酮

C. 雌激素

D. hPL

80. 绒毛外细胞滋养层在孕早期发挥以下哪
种功能？

A. 诱导蜕膜细胞形成基板

B. 吞噬死亡细胞

C. 螺旋动脉转换

D. 形成一层羊膜

## 综合练习题考试答案

| | | | | | | | | | |
|---|---|---|---|---|---|---|---|---|---|
| 1. D | 17. B | 33. B | 49. A | 65. C | 2. C | 18. A | 34. C | 50. B | 66. B |
| 3. B | 19. C | 35. C | 51. C | 67. C | 4. A | 20. C | 36. A | 52. A | 68. B |
| 5. D | 21. B | 37. B | 53. D | 69. A | 6. A | 22. C | 38. C | 54. B | 70. A |
| 7. D | 23. D | 39. B | 55. C | 71. B | 8. B | 24. B | 40. D | 56. A | 72. C |
| 9. D | 25. C | 41. B | 57. B | 73. C | 10. C | 26. C | 42. B | 58. D | 74. A |
| 11. D | 27. A | 43. A | 59. D | 75. C | 12. B | 28. C | 44. C | 60. A | 76. B |
| 13. A | 29. C | 45. C | 61. C | 77. D | 14. C | 30. D | 46. C | 62. B | 78. C |
| 15. C | 31. B | 47. C | 63. D | 79. A | 16. A | 32. A | 48. C | 64. B | 80. C |

# 附录 C  缩略语和符号
## Abbreviations and Symbols

| | | | |
|---|---|---|---|
| αGSU | A– 糖蛋白亚基 | BAT | 棕色脂肪组织 |
| βhCG | B– 人绒毛膜促性腺激素 | bFGF | 碱性成纤维细胞生长因子 |
| βTSH | B– 促甲状腺激素 | BMP-15 | 骨形态发生蛋白 15 |
| 3β-HSD | 3β– 羟类固醇脱氢酶 | BMR | 基础代谢率 |
| 11β-HSD Ⅱ | 11β– 羟类固醇脱氢酶 Ⅱ | $Ca^{2+}$ | 磷酸钙 |
| 17β-HSD | 17β– 羟类固醇脱氢酶 | CaMK Ⅱ | 钙调蛋白依赖性蛋白激酶 Ⅱ |
| AA | 氨基酸 | cAMP | 环磷酸腺苷 |
| ABP | 雄激素结合蛋白 | CaSR | 钙敏感受体 |
| ACE | 血管紧张素转换酶 | CBG | 皮质醇结合球蛋白（又称运皮质激素蛋白） |
| Ach | 乙酰胆碱 | | |
| ACTH | 促肾上腺皮质激素 | CCK | 胆囊收缩素 |
| ADH | 抗利尿激素 | CDK-1 | 周期蛋白依赖性激酶 1 |
| AIS | 雄激素不敏感综合征 | CETP | 胆固醇酯转移蛋白 |
| ALS | 不耐酸亚基 | cGMP | 环磷酸鸟苷 |
| AMH | 抗米勒管激素 | CGRP | 降钙素基因相关肽 |
| ANP | 心房利尿钠肽 | CNS | 中枢神经系统 |
| APO | 载脂蛋白 | COMT | 儿茶酚 –O– 甲基转移酶 |
| AR | 雄激素受体 | COX-2 | 环氧合酶 2 |
| ARE | 雄激素应答元件 | CPT Ⅰ /CPT Ⅱ | 肉碱棕榈酰转移酶 |
| ATP | 腺苷三磷酸 | CREB protein | cAMP 应答元件结合蛋白质 |

| | | | |
|---|---|---|---|
| CRH | 促肾上腺皮质激素释放激素 | G-6-P | 6- 磷酸葡萄糖 |
| CSF | 集落刺激因子 | GAG | 糖胺聚糖 |
| CYP11β | 11β- 羟化酶 | GDF-9 | 生长分化因子 -9 |
| CYP21β | 21β- 羟化酶 | GEF | 鸟嘌呤核苷酸交换因子 |
| CYP | 细胞色素 $P_{450}$ 单氧化酶基因 | GFR | 肾小球滤过率 |
| DAG | 二酰甘油 | GH | 生长激素 |
| DBP | 维生素 D 结合蛋白 | GHRH | 生长激素释放激素 |
| DHEAS | 硫酸脱氢表雄酮 | GHS | 生长激素促泌素 |
| DHT | 双氢睾酮 | GH-V | 生长激素变体 V |
| DI | 尿崩症 | GI | 胃肠道 |
| DIT | 二碘酪氨酸 | GIP | 胃抑制肽 |
| DM | 糖尿病 | GLUT | 葡萄糖转运体 |
| DNA | 脱氧核糖核酸 | GnRH | 促性腺激素释放激素 |
| DOC | 脱氧皮质酮 | GPCR | G 蛋白耦联受体 |
| DOPA | 二羟基苯丙氨酸 | GPCR3 | G 蛋白耦联受体 3 |
| ECL | 肠嗜铬样（细胞） | GR | 糖皮质激素受体 |
| ED | 勃起功能障碍 | GRE | 糖皮质激素应答元件 |
| EGF | 表皮生长因子 | GRK/RTK | GPCR 激酶 |
| EnaC | 上皮钠通道 | GRP | 促胃液素释放肽 |
| ENS | 肠神经系统 | GTP | 鸟苷三磷酸 |
| ER | 雌激素受体 | GVBD | 生发泡破裂 |
| ERE | 雌激素应答元件 | HAD | 组蛋白脱乙酰酶 |
| FAS | 脂肪酸合酶（复合物） | HAT | 组蛋白乙酰转移酶 |
| FBHH | 家族性良性低钙尿性高钙血症 | Hb A1c | 血红蛋白 A1c |
| FDA | 美国食品药品管理局 | hCG | 人绒毛膜促性腺激素 |
| FFA | 游离脂肪酸 | $HCO_3^-$ | 碳酸氢根离子 |
| FGF 23 | 成纤维细胞生长因子 -23 | hCS | 人绒毛膜生长激素 |
| FSH | 促卵泡激素 | HDL | 高密度脂蛋白 |
| Gα | Gα 亚基 | HPA | 下丘脑 - 垂体 - 肾上腺轴 |
| Gβ/γ | Gβ 亚基二聚体 | hPL | 人胎盘催乳素 |

| | | | |
|---|---|---|---|
| HRE | 激素应答元件 | NCX | $Na^+$-$Ca^{2+}$ 交换 |
| HSD | 羟类固醇脱氢酶 | NO | 一氧化氮 |
| HSL | 激素敏感性脂肪酶 | OHSS | 卵巢过度刺激综合征 |
| ICSI | 卵胞质内单精子注射 | OPG | 护骨因子 |
| IDL | 中密度脂蛋白 | OxPhos | 氧化磷酸化 |
| IGF | 胰岛素样生长因子 | $PCO_2$ | 二氧化碳分压 |
| IGF-I | 胰岛素样生长因子 I | PCOS | 多囊卵巢综合征 |
| IGFBP | 胰岛素样生长因子结合蛋白 | PEPCK\tPEP | 磷酸烯醇丙酮酸羧化酶激酶 |
| $IP_3$ | 1,4,5- 三磷酸肌醇 | PFK1 | 磷酸果糖激酶 1 |
| IR | 胰岛素受体 | $PGE_2$ | 前列腺素 $E_2$ |
| IRS | 胰岛素受体底物 | PGF | 前列腺素 F |
| IUD | 宫内节育器 | PHEX | 与 X 染色体上的内肽酶同源的磷酸调控基因 |
| IVF | 体外受精 | | |
| LDL | 低密度脂蛋白 | Pi | 磷酸盐 |
| LH | 黄体生成素 | $PI_3K$ | 肌醇脂 -3- 激酶 |
| LPD | 黄体期不足 | $PIP_3$ | 3,4,5- 三磷脂酰肌醇 |
| LPL | 脂蛋白脂肪酶 | PKA | cAMP 依赖性蛋白激酶 |
| MAO | 单胺氧化酶 | PKB | 蛋白激酶 B |
| MAP | 促分裂原活化蛋白质 | PKG | cGMP 依赖性蛋白激酶 |
| MAPK | 促分裂原活化的蛋白激酶 | PLC ζ | 磷脂酶 C ζ |
| MC2R | 黑皮质素受体 2 | PMCA | 质膜钙 ATP 酶 |
| MCsF | 单核细胞集落刺激因子 | PMS | 经前期综合征 |
| MIT | 一碘酪氨酸 | PNMT | 苯基乙醇胺 -N- 甲基转移酶 |
| MMC | 迁移性肌电复合体 | Po2 | 氧分压 |
| MODY | 年轻人糖尿病的成熟发作 | POMC | 阿黑皮素原 |
| MPF | 促成熟因子 | PPARγ | 过氧化物酶体增殖物激活受体 γ |
| MR | 盐皮质激素受体 | | |
| MRE | 盐皮质激素应答元件 | PR | 孕激素受体 |
| MIS | 米勒管抑制物质 | PRE | 孕激素应答元件 |
| mRNA | 信使核糖核酸 | PRF | 催乳素释放因子 |

| | | | |
|---|---|---|---|
| PRL | 催乳素 | $T_1DM$ | 1 型糖尿病 |
| PSA | 前列腺特异性抗原 | $T_2DM$ | 2 型糖尿病 |
| PTH | 甲状旁腺激素 | $T_3$ | 三碘甲腺原氨酸 |
| PTHrP | 甲状旁腺激素相关蛋白 | $T_4$ | 甲状腺素 |
| PTU | 丙硫氧嘧啶 | TBG | 甲状腺素结合球蛋白 |
| PVH | 室旁下丘脑 | TCA | 三羧酸循环 |
| PVN | 室旁核 | TGF | 转化生长因子 |
| RAIU | 甲状腺放射性碘 –131（$^{131}I$） | TGF-β | 转化生长因子 β |
| RANKL | NF-κB 配体的受体激活剂 | TG | 甲状腺球蛋白 |
| RAS | 肾素 – 血管紧张素系统 | TG | 甘油三酯 |
| RDS | 呼吸窘迫综合征 | TNF-α | 肿瘤坏死因子 α |
| RGS | G 蛋白信号调节剂 | TPO | 甲状腺过氧化物酶 |
| RIA | 放射免疫分析 | TR | 甲状腺激素受体 |
| RNA | 核糖核酸 | TRE | 甲状腺激素应答元件 |
| ROMK channel | 肾脏钾通道蛋白 | TRH | 促甲状腺激素释放激素（甲状腺释放激素） |
| ROS | 活性氧 | | |
| $rT_3$ | 反向 $T_3$ | T/S | 甲状腺 / 血清（比值） |
| RTK | 受体酪氨酸激酶 | T/S[I] | 甲状腺 / 血清（用放射性碘测量） |
| SERM | 选择性雌激素受体调节药 | | |
| SHBG | 性激素结合球蛋白 | TSA | 促甲状腺抗体 |
| SIADH | 抗利尿激素分泌失调综合征 | TSAb | 促甲状腺激素受体刺激性抗体 |
| SOCS | 细胞因子信号传送阻抑物 | TSH | 促甲状腺激素 |
| SON | 视上核 | TTR | 甲状腺素转运蛋白 |
| SRBEP-1C | 甾醇调节结合元件蛋白 1C | TZD | 噻唑烷二酮类 |
| SRY | Y 染色体性别决定区 | VDR | 维生素 D 受体 |
| StAR | 类固醇激素生成急性调节蛋白 | VEGF | 血管内皮生长因子 |
| STAT | 信号转导和转录激活因子 | VLDL | 极低密度脂蛋白 |
| SUR | ATP– 结合亚基 | VMA | 香草基扁桃酸 |
| $t_{1/2}$ | 半衰期 | WAT | 白色脂肪组织 |